脊柱关节成形术：运动保留

Spinal Arthroplasty: the Preservation of Motion

注　意

医学在不断进步。虽然有关安全问题的注意事项必须遵守，但是由于新的研究和临床经验对我们知识的不断扩展，在治疗和用药方面做出某些改变也许是必须的或适宜的。建议读者核对所处方每种药品其生产厂家的最新产品信息，确认药物的推荐剂量、服用方法、时间及相关禁忌证。根据自己的经验和患者的病情，决定每一位患者的服药剂量和最佳治疗方法，是经治医师的责任。不论是出版商还是著者，对于因本出版物引起的任何个人或财产的损伤和（或）损失，均不承担任何责任。

出版者

脊柱关节成形术：运动保留

Spinal Arthroplasty: the Preservation of Motion

主　编　Alexander R. Vaccaro
Stephen Papadopoulos
Vincent C. Traynelis
Regis W. Haid
Rick C. Sasso

主　译　李　明　傅　强　田　伟　金大地

主　审　邱贵兴　党耕町　张光铂　侯树勋

学术顾问　Hansen A. Yuan　王　岩　邹德威　杨惠林

主译助理　马　辉　杨长伟

北 京 大 学 医 学 出 版 社
Peking University Medical Press

图书在版编目（CIP）数据

脊柱关节成形术：运动保留 /（美）瓦卡罗（Vaccaro，A.R.）等原著；李明，傅强等译. —北京：北京大学医学出版社，2008

书名原文：Spinal Arthroplasty: The Preservation of Motion

ISBN 978-7-81116-191-5

Ⅰ. 脊… Ⅱ. ①瓦…②李…③傅… Ⅲ. 脊柱—关节成形术 Ⅳ. R687.4

中国版本图书馆 CIP 数据核字（2008）第 137709 号

北京市版权局著作权合同登记号：图字：1-2008-2967

Spinal Arthroplasty: the Preservation of Motion

Alexander R. Vaccaro, et al.

ISBN-13: 978-1-4160-3125-3

ISBN-10: 1-4160-3125-1

Authorized Simplified Chinese translation from English language edition published by the Proprietor.

978-981-272-188-4

981-272-188-6

Elsevier (Singapore) Pte Ltd.

3 Killiney Road, #08-01 Winsland House I, Singapore 239519

Tel: (65) 6349-0200, Fax: (65) 6733-1817

First Published 2008

2008 年初版

脊柱关节成形术：运动保留

主　　译：李明　傅强　田伟　金大地

出版发行：北京大学医学出版社（电话：010-82802230）

地　　址：（100191）北京市海淀区学院路 38 号　北京大学医学部院内

网　　址：http: //www.pumpress.com.cn

E-mail：booksale@bjmu.edu.cn

印　　刷：北京佳信达艺术印刷有限公司

经　　销：新华书店

责任编辑：李海燕　**责任校对**：杜　悦　**责任印制**：郭桂兰

开　　本：889mm × 1194mm　1/16　**印张**：24　**字数**：718 千字

版　　次：2009 年 1 月第 1 版　2009 年 1 月第 1 次印刷

书　　号：ISBN 978-7-81116-191-5

定　　价：268.00 元

译校人员名单

主　　译　李　明　傅　强　田　伟　金大地

主　　审　邱贵兴　党耕町　张光铂　侯树勋

学术顾问　Hansen A. Yuan　王　岩　邹德威　杨惠林

主译助理　马　辉　杨长伟

审校人员（以姓氏笔画为序）：

王　岩　解放军总医院医院
王其杰　新加坡国立大学医学院
田　伟　北京积水潭医院
石志才　第二军医大学长海医院
许建中　第三军医大学西南医院
刘忠军　北京大学第三医院
吕国华　湖南中南大学湘雅二医院
何大为　第二军医大学长海医院
陈仲强　北京大学第三医院
李　明　第二军医大学长海医院
沈洪兴　第二军医大学长海医院
李　锋　武汉华中科技大学同济医学院附属同济医院
邹德威　解放军第 306 医院
金大地　广州南方医科大学南方医院
张文智　香港大学医学院
郑召民　中山大学附属第一医院
赵建华　第三军医大学附属大坪医院

张宏其　湖南中南大学湘雅医院
杨述华　武汉华中科技大学同济医学院附属协和医院
罗卓荆　第四军医大学西京医院
刘祖德　上海交通大学医学院附属仁济医院
周　跃　第三军医大学新桥医院
杨惠林　苏州大学第一医院
姜建元　复旦大学医学院附属华山医院
袁　文　第二军医大学长征医院
徐建广　上海交通大学医学院附属上海市第六人民医院
海　涌　北京首都医科大学附属朝阳医院
傅　强　第二军医大学长海医院

译者名单（以姓氏笔画为序）

马　辉	王　哲	王　聪	王传峰
王洪立	白玉树	刘先哲	朱晓东
吴大江	严　宁	苏佳灿	陈　超
陈志明	陈柏龄	赵　迪	赵颖川
邵燕翔	杨长伟	周立金	周非非
张　晔	张忠民	张海龙	贺石生
顾苏熙	徐　格	徐海栋	栗景峰
龚　凯	盛　斌	曹　鹏	谢　杨
谢登辉	鲍广全	廖晖译	

著者名单

Todd J. Albert, MD
Professor and Vice Chairman
Department of Orthopaedics and Neurosurgery
Thomas Jefferson University Medical College Philadelphia, Pennsylvania

D. Greg Anderson, MD
Associate Professor
Department of Orthopaedics
Rothman Institute at Thomas Jefferson University Hospital
Philadelphia, Pennsylvania

Paul A. Anderson, MD
Associate Professor
Department of Orthopedic Surgery and Rehabilitation
University of Wisconsin
Madison, Wisconsin

Gunnar B.J. Andersson, MD, PhD
Chairman
Department of Orthopaedic Surgery
Rush University Medical Center
Chicago, Illinois

Reem Ashry, MD
Department of Orthopedic Surgery
Rush University Medical Center
Chicago, Illinois

Robert S. Biscup, DO, MS
Chairman Spine Institute
Cleveland Clinic Florida
Weston, Florida

Christopher M. Bono, MD
Assistant Professor
Department of Orthopaedic Surgery
Boston University School of Medicine
Boston University Medical Center
Boston, Massachusetts

Andrew K. Brown, MD
Orthopaedic Spine Research Fellow
Rothman Institute at Thomas Jefferson University Hospital
Philadelphia, Pennsylvania

J. Kenneth Burkus, MD
Staff Physician
Spine Service
The Hughston Clinic
Columbus, Georgia

Andy Cappucino, MD
Chief
Spine Surgery
Buffalo Spine Surgery
Buffalo, New York

Alan Crockard, DSc, FRCS
Professor of Surgical Neurosurgery
Victor Horsely Department of Neurosurgery
The National Hospital for Neurology and Neurosurgery
London, England

Bryan Cunningham, MSc
Associate Professor
Department of Orthopaedic Surgery
Johns Hopkins University
Director of Spine Research
Orthopaedic Spinal Research Laboratory
St. Joseph Medical Center
Baltimore, Maryland

Rick B. Delamarter, MD
Associate Professor
UCLA School of Medcine
Los Angeles, California
Medical Director
The Spine Institute
Santa Monica, California

Constantine K. Demetropoulos, PhD
Director
Biomechanics Laboratory
Beaumont Research Institute
Royal Oak, Michigan

Roberto Díaz, MD
Spine Surgeon
Scoliosis and Reconstructive Spine Surgery
Santa Rita Hospital
Sao Paulo, Brazil

Jason C. Eck, DO, MS
Resident Physican
Department of Orthopaedic Surgery
Memorial Hospital
York, Pensylvania

Thomas J. Errico, MD
Chief of Spine Service
Department of Orthopaedic Surgery and Neurosurgery
New York University School of Medicine
Hospital for Joint Diseases
New York, New York

Alexis Falicov, MD, PhD
Orthopaedic Surgeon Seattle
Orthopaedic and Fracture Clinic
Seattle, Washington

Amir H. Fayyazi, MD
Assistant Professor
Department of Orthopedics
Upstate Medical University
State University of New York
Syracuse, New York

Steven R. Garfin, MD
Professor and Chair
Department of Orthopaedic Surgery
University of California, San Diego
San Diego, California

Fred H. Geisler, MD, PhD
Founder
Illinois Neuro-Spine Center
at Rush-Copley Medical College
Aurora, Illinois

Lars G. Gilbertson, PhD
Associate Professor
Department of Orthopaedic Surgery
University of Pittsburgh Medical Center
Pittsburgh, Pennsylvania

Matthew Gornet, MD
Orthopedic Center of St. Louis
St. Louis, Missouri

Jonathan N. Grauer, MD
Assistant Professor
Department of Orthopaedics and Rehabilitation
Yale University School of Medicine
New Haven, Connecticut

Robert J. Hacker, MD
Oregon Neurosurgical Specialists
Eugene, Oregon

Regis W. Haid, MD
Piedmont Hospital
Atlanta Brain and Spine Care
Atlanta, Georgia

Harry N. Herkowitz, MD
Chairman
Orthopaedic Surgery
Beaumont Research Institute
Royal Oak, Michigan

Alan S. Hilibrand, MD
Associate Professor of Orthopaedic Surgery
Associate Professor of Neurosurgery
Director of Medical Education
Rothman Institute at Thomas Jefferson University Hospital
Philadelphia, Pennsylvania

James D. Kang, MD
Associate Professor
Department of Orthopaedic Surgery
University of Pittsburgh Medical Center
Pittsburgh, Pennsylvania

Choll W. Kim, MD, PhD
Assistant Professor
Department of Orthopaedic Surgery
Spine Fellowship Director
University of California, San Diego
San Diego, California

David H. Kim, MD
Assistant Professor of Orthopaedic Surgery
Tufts University Medical School
New England Baptist Hospital
Boston, Massachusetts

Scott H. Kitchel, MD
Assistant Clinical Professor
Department of Orthopedic Surgery
Oregon Health and Sciences University
Eugene, Oregon

Justin P. Kubeck, MD
Assistant Clinical Instructor
Department of Orthopedic Surgery
SUNY Downstate Medical Center
Brooklyn, New York

Steven M. Kurtz, PhD
Principal Engineer and Director
Exponent, Inc.
Research Professor
School of Biomedical Engineering, Science, and Health Systems
Department of Materials Engineering
Drexel University
Philadelphia, Pennsylvania

Brian K. Kwon, MD, PhD, FRCSC
Assistant Professor
Department of Orthopaedics
University of British Columbia
Vancouver General Hospital
Vancouver, British Columbia

James P. Lawrence, MD
Clinical Instructor
Department of Orthopaedics and Rehabilitation
Yale Medical School
New Haven, Connecticut

Kenneth J.H. Lee, MD
Spine Sugreon
Spine Care
Bellaire, Texas

Jean-Charles LeHuec, MD
Chief
Spine Unit
Bordeaux University Hospital
Bordeaux, France

Eric A. Levicoff, MD
Resident Physician
Department of Orthopaedic Surgery
University of Pittsburgh Medical Center
Pittsburgh, Pennsylvania

Eric Lin
Associate Professor of Orthopaedics and Neurosurgery
UCLA Comprehensive Spine Center
UCLA School of Medicine
Santa Monica, California

Hal Matthews, MD
Mid Atlantic Spine Specialists
Richmond, Virginia

Paul McAfee, MD
Chief
Scoliosis and Reconstructive Spine Surgery
St. Joseph Hospital
Towson, Maryland

Praveen V. Mummaneni, MD
Assistant Professor
Department of Neurosurgery
University of California, San Francisco
San Francisco, California

Erbil Oguz, MD
Assistant Professor
Department of Orthopaedics and Traumatology
Gulhane Military Medical Academy
Ankara, Turkey
Visiting Fellow
Department of Spinal Surgery
Rothman Institute at Thomas Jefferson University Hospital
Philadelphia, Pennsylvania

Chukwuka Okafor, MD
Resident
Department of Orthopedic Surgery
Rothman Institute at Thomas Jefferson University Hospital
Philadelphia, Pensylvania

André van Ooij, MD
Department of Orthopaedic Surgery
University Hospital Maastricht
Maastricht, Netherlands

John Peloza, MD
Center for Spine Care
Baylor Frisco Medical Center
Frisco, Texas

Andrew Perry, MD
Assistant Professor
Department of Orthopaedic Surgery
University of California, San Diego
San Diego, California

Luiz Pimenta, MD
Chief
Minimal Invasive and Reconstructive Spine Surgery Department
Santa Rita Hospital
Sao Paulo, Brazil

Vinod K. Podichetty, MD, MS
Director
Spine Research Studies
Cleveland Clinic Florida
Weston, Florida

Ben B. Pradhan, MD, MSE
Director of Clinical Research
The Spine Institute
Santa Monica, California

John Pryor, MD
Resident
Department of Orthopaedic Surgery
Boston University School of Medicine
Boston University Medical Center
Boston, Massachusetts

Thomas J. Puschak, MD
Panorama Orthopedics and Spine Center
Golden, Colorado

Wolfgang Raushning, MD, PhD
Professor of Orthopedic Surgery
Orthopedic University Hospital
University of Upsalla
Upsalla, Sweden

Gerald E. Rodts, Jr. MD
Professor of Neurological Surgery
Department of Neurosurgery
Chief, Neurological Surgery Service
Emory University
Atlanta, Georgia

Rick C. Sasso
Indiana Spine Group
Assistant Professor
Clinical Orthopaedic Surgery
Indiana University School of Medicine
Indiana Spine Group
Indianaplis, Indiana

Mark Schweitzer, MD
Professor of Radiology and Orthopaedic Surgery
New York University School of Medicine
Hospital for Joint Diseases
New York, New York

Lali H.S. Sekhon, FRACS, PhD
Surgeon
Department of Neurosurgery and Spinal Injuries Unit
Spine Nevada
Reno, Nevada

Dilip K. Sengupta, MD, PhD
Assistant Professor
Dartmouth-Hitchcock Medical Center
Orthopaedic Surgery
Lebanon, New Hampshire

Nael Shanti
Assistant Clinical Instructor
Department of Orthopedic Surgery
SUNY Downstate Medical Center
Brooklyn, New York

Kern Singh, MD
Assistant Professor
Department of Orthopaedic Surgery
Rush University Medical Center
Chicago, Illinois

Harvey E. Smith, MD
Orthopaedic Surgery Resident
Thomas Jefferson University
Philadelphia, Pennsylvania

Joseph D. Smucker, MD
Assistant Professor
Department of Orthopedics and Rehabilitation
University of Iowa
Iowa City, Iowa

Jonathan R. Stieber, MD
Fellow
New York University School of Medicine
Hospital for Joint Diseases
New York, New York

Gordon H. Stock, MD
Orthopaedic Spine Research Fellow
Rothman Institute at Thomas Jefferson University Hospital
Philadelphia, Pennsylvania

Chadi Tannoury, MD
Spine Research Fellow
Orthopedic Surgery
Department of Spine Research
Rothman Institute at Thomas Jefferson University Hospital
Philadelphia, Pennsylvania

William Taylor, MD
Assistant Professor
Department of Orthopaedic Surgery
University of California, San Diego
San Diego, California

Vincent C. Traynelis, MD
Professor of Neurosugrery
Univeristy of Iowa
Iowa City, Iowa

Alexander R. Vaccaro, MD
Professor of Orthopaedics and Neurosurgery
Thomas Jefferson University Hospital
Co-Director of the Delaware Valley Regional Spinal Cord Injury Center
Rothman Institute at Thomas Jefferson University Hospital
Philadelphia, Pennsylvania

Gianluca Vadala, MD
Department of Orthopaedic Surgery
Research Fellow
University of Pittsburgh Medical Center
Pittsburgh, Pennsylvania

Marta L. Villarraga, PhD
Exponent, Inc.
School of Biomedical Engineering, Science, and Health Systems
Department of Materials Engineering
Drexel University
Philadelphia, Pennsylvania

David H. Walker, MD
Clinical Instructor of Neurosurgery
Department of Neurosurgery
Emory University
Atlanta, Georgia

Jeffrey C. Wang, MD
Chief
Orthopaedic Spine Service
Associate Professor of Orthopaedics and Neurosurgery
UCLA Comprehensive Spine Center
UCLA School of Medicine
Santa Monica, California

Andrew P. White, MD
Clinical Instructor
Department of Orthopaedics and Rehabilitation
Yale Medical School
New Haven, Connecticut

Hansen A. Yuan, MD
Assistant Professor
Department of Orthopedics
Upstate Medical University
State University of New York
Syracuse, New York

Steven C. Zeiller, MD
Spine Surgeon
Tucson Orthopaedic Institute
Tucson, Arizona

序

近20年来，中国脊柱外科作为发展最为迅猛的专业之一，取得了有目共睹的巨大进步。回顾这段发展历程，我们可以得到许多有益的启示，其中值得称道的一点就是新一代脊柱外科医师们的国际视野和学习新技术的热情。目前，我欣慰地看到，经过这么多年的发展，我们国内脊柱外科的前沿热点终于和国际最新潮流产生共振，从追求脊柱结构融合跨越到了功能重建的最新阶段。

本书主译第二军医大学长海医院脊柱外科李明医师以战略性的眼光，已在脊柱畸形、微创与功能重建技术等脊柱外科最前沿、发展最为迅速的领域开展了工作。新的理念和技术需要理解和探讨，国际先行者的经验和教训需要学习和借鉴，为此译者选择了由数十位国外著名专家编写的最新脊柱功能重建专著《脊柱关节成形术：运动保留》(Spinal Arthroplasty: the Preservation of Motion)。本书详细阐述了脊柱功能重建技术的最新理论和临床技术，全面反映了脊柱功能重建技术的发展现状和趋势。就脊柱外科融合、非融合技术、髓核置换和颈腰椎椎间盘置换等热点问题做了全面深入地介绍。

全书共21章，回顾了脊柱外科技术的发展历史；介绍了脊柱融合技术的发展，并与非融合技术进行了对比；融合术后相邻节段的退变问题；脊柱应用解剖与生物力学；各型颈、腰人工椎间盘装置的设计理念和临床应用情况，手术适应证和禁忌证、手术步骤、操作注意事项、术后处理、并发症防治以及典型病例；还涉及了小关节成形术、纤维环修补、动态固定等最新技术。本书在国外也刚出版发行，翻译此书恰逢其时。其内容新颖、资料翔实、图文并茂，是一本适合脊柱外科医师和相关研究人员阅读的参考书。

经过几代人的努力，我国脊柱外科医师的专业水准不断提高。我相信，随着新技术、新理论的不断引进和吸收，在国际脊柱外科的最前沿必将出现来自中国的创新性成果。而我认为，脊柱功能重建这一领域正是我国脊柱外科医师最有可能产生突破的窗口。希望本书的出版能对中国脊柱外科事业的发展起到一定的促进作用。

党耕町

2008年6月6日

译者前言

译者近年出国参加国际会议时，多次在会议现场推荐书目中见到《脊柱关节成形术：运动保留》这本书，并且和本书的许多作者都有过直接的交流和讨论。与这些世界脊柱外科各领域的领军学者们谈论最多的就是脊柱非融合技术的发展。如果说，过去的世纪脊柱外科因坚强固定而得以大发展，那么可以预见，未来脊柱外科的突破将在非融合领域。当然对这一新技术目前还有许多不同的理解，例如有学者称之为脊柱功能重建、脊柱关节成形（置换）、脊柱弹性（动态）固定等。这一现象也正说明这一新技术的无穷魅力和巨大的发展空间。跟上世界脊柱外科发展的最新潮流，是目前我们中国脊柱外科医师比较迫切的任务。

为顺应这一发展趋势，各大脊柱专业公司也层出不穷地推出了许多新产品。全新的理念、全新的材料和全新的操作给临床医师提出了挑战。本书最大的特点之一就是较系统地介绍了目前已获得美国 FDA 或所在国行政部门批准进入临床的最新产品。有些已进入中国市场，有些还没有进入；有些已在国外获得了大宗病例和较长时间的随访，有些还刚刚开始推广。对这些新产品的全面了解，尤其是对其适应证和操作细节的掌握，将有助于我们国内脊柱外科医师做出自己独立的判断和选择。

译者在翻译过程中，深感自己业务水平有限。脊柱非融合技术涉及生物力学、材料学、运动医学、手术学、影像学等诸多领域，虽也多方请教相关专业人士，但对某些问题的理解恐仍有偏颇之处。同时，因新理论和新产品而产生出许多新的概念和英语名词，尚无公认的中文与之对应。有些我们直译其意，有些保留英文原文，进一步的规范化还有待有识之士的指点。但作为先行者我们愿意抛砖引玉，为此做有益的尝试。

译者希望本书能为国内的同道们提供一条能全面了解非融合技术的途径，在理解和掌握这些新理论、新技术的基础上，如能启发出新的思路，进而产生出我们中国人自己的新理论、新材料和新器械，那就是译者最大的欣慰了。

李　明

2008 年 5 月于上海

著者前言

由创伤或衰老引起的小关节或椎间盘退变，将导致一系列的组织学、影像学及临床上的病理学改变。椎间盘退变的终末期表现为小关节突破坏，常引起不稳及活动性增加，最终导致骨赘形成及关节炎。在四肢关节严重退变时，传统的治疗方式为融合术。这样既保证稳定性，又可缓解疼痛，但却以牺牲关节的活动性为代价，如下肢关节的融合将导致日常生活的严重不便。

在处理骨骼肌肉疾患方面，学界在最近的 30 年内经历了治疗理念的巨大转变。不再局限于原有的软组织清创及骨骼固定等思维定势，功能的恢复及疼痛的缓解成为首要治疗目标，以往用以治疗四肢退变或创伤性疾病的关节融合术现在亦逐渐被放弃。微创技术及保留活动性的手术逐渐成为全膝、全髋手术的主流。髋及膝关节置换手术的良好效果及其使用寿命的延长极大地改变了关节退变性疾病的治疗现状，并引发了退变性骨骼肌肉疾患临床治疗常规的改变。

目前，我们正处于退变性脊柱疾患治疗策略转变的关键时期。当前脊柱退变性疾病的标准治疗方式为融合术，同时永久丧失了活动性。如果将来非融合技术被证实有效，它将允许我们在缓解疼痛及恢复功能的同时，避免诸如邻近节段的退变及僵硬感等融合后的不良反应。正如所有创新性技术一样，其初步临床效果令人相当满意。相信针对装置的耐用性、人体相容性及整体功能性结局的长期效果的报道，将一定能揭示非融合技术的优越性。

Alexander R. Vaccaro

Justin P. Kubeck

（马辉译　李明校）

目 录

当前脊柱融合与非融合技术之理念对比

1

David H. Walker, MD Atlanta, Georgia
Gerald E. Rodts, Jr., MD Atlanta, Georgia
Praveen V. Mummaneni, MD San Francisco, California

引言

现今，针对颈椎病治疗的前路手术和后路手术都可以达到满意的疗效。颈前路椎间盘切除术已经发展为包括了椎间融合的复杂技术。接骨板技术、推间新材料移植以及生物骨材料的研究进一步促进了颈椎前路手术治疗颈椎间盘疾病的发展。颈后路手术治疗是基于椎板减压术和（或）椎间孔减压术。颈椎侧块融合技术的应用降低了后路手术后的后凸畸形的发生风险。椎板成形术的发展为颈后路手术保留颈椎活动提供了一个可选的手术方式。

传统上，腰椎疾病的治疗是基于椎板减压手术。针对腰椎滑脱或腰椎间盘退变性疾病的患者，有学者提出采用后外侧融合术来治疗其机械性下腰痛，并防止腰椎不稳的发生。20 世纪 90 年代早期，开始盛行采用椎弓根螺钉技术的后外侧融合术治疗因腰椎退变和腰椎滑脱引起的下腰痛，疗效非常满意，而腰椎椎间融合技术的出现也为其治疗提供了一个选择。

关节成形术和非坚强固定的出现也提供了新的治疗选择。腰椎器械，如Charité™人工椎间盘（DePuy Spine, Raynham, Massachusetts）等已获得美国 FDA 的批准，且还有一些产品正在研制中。颈椎器械的发展十分迅速，在保留颈椎活动度方面有广泛的前景。

减压非融合手术——颈椎

1996年前后，很多人认为大多数因颈椎间盘突出或颈椎退变所引起的神经根性症状和脊髓压迫症状，可以通过颈前路单纯椎间盘切除术达到很好的疗效。然而，此类手术后出现的颈部疼痛和颈椎不稳问题，推动了配合融合技术的研究[1]。如今已拥有了前路钢板以及种类众多的椎间植入器械，不做融合的前路颈椎间盘切除术在美国已经很少进行了。

传统上，除了在日本，绝大多数学者认为采取单纯后路椎板切除减压术是治疗多节段脊髓型颈椎病的标准术式。然而，后来逐渐认识到此类手术有着诸多后遗症，如节段性不稳、后凸畸形、神经周围粘连和迟发型神经退变等[2]。很多研究表明，融合技术的使用，虽然增加了手术时间，但潜在防止了治疗节段的退变，降低了后凸畸形的发病率（图 1-1）[3]。颈椎侧块螺钉技术的使用逐渐普遍起来，但也出现了一些问题，如内固定失败、邻近节段退变和颈椎丧失活动性等，因此一些学者转而倾向于使用椎板成形术。

有关颈椎后路椎板成形术的研究已取得很多进展，其最早兴起于日本，因为日本人颈椎后纵韧带骨化发生率较高。其基本理念是在保留颈椎活动度的情况下不完全切除椎板减压，扩大颈椎管容积（图1-2，图1-3）。椎板成形术的支持者们认为，该术式能够保留颈椎，减少邻近节段退变，且能够保留椎旁伸肌附着点[2]。有学者针对后路椎板切除减压加融合术和单纯椎板成形术治疗脊髓型颈椎病进行了对比研究。Rodts 等人将 13 组采取这两种术式的患者，根据年龄、症状持续时间、Nurick分级进行分组，进行回顾性分析。其研究表明，采取椎板成形术的患者术后 Nurick 分级改善较明显，且手术并发症较少[2，4，5]。

颈后路椎间孔减压术是解除神经根卡压的又一种选择。开放手术并发肌肉分离切口疼痛和继发于肌痉挛的康复时间延长。微创技术，包括导管介入技术、内镜技术，可以降低患者的痛苦，也缩短了术后康复时间。Fessler 和 Khoo报道了采用微创颈椎间孔减压

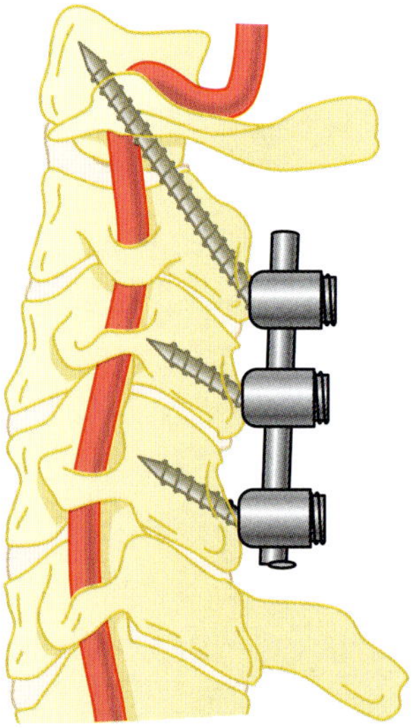

图 1-1　C2 ~ C4 椎板减压加 Vertex® 重建系统 C1 ~ C4 侧块螺钉融合术图示。（Redrawn with permission from Medtronic sofamor Danek,Memphis,Tennessee.）

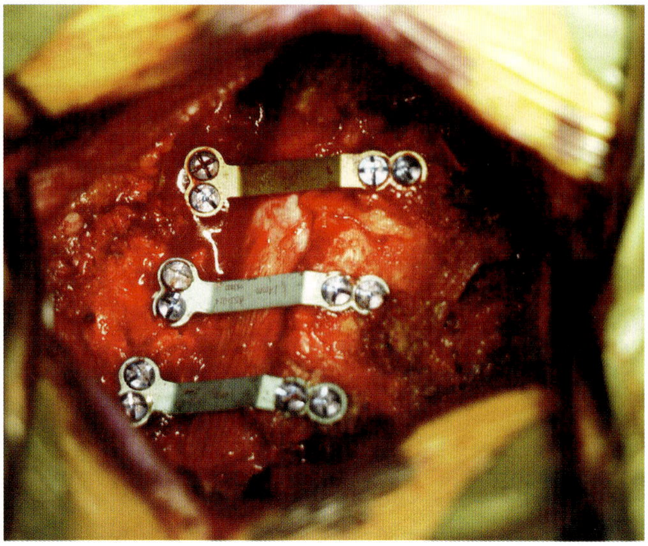

图 1-2　应用 CenterPiece™ 钢板固定系统的椎板成形术术中照片。（Reprinted with permission from Medtronic Sofamor Danek,Memphis,Tennessee.）

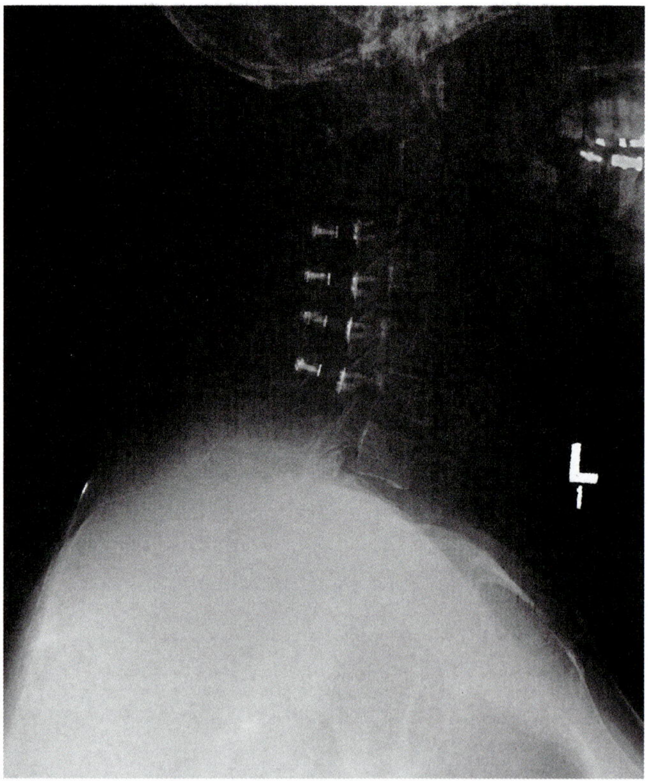

图 1-3　应用 CenterPiece™ 钢板固定系统的椎板成形术术后 X 线侧位片。（Reprinted with permission from Medtronic Sofamor Danek,Memphis,Tennessee.）

术（MEF）治疗25例患有椎间孔狭窄或颈椎间盘突出而导致颈神经根卡压的患者，与26例采取标准开放手术的患者进行对比。采取MEF技术的患者术中出血较少、住院时间较短，且对术后镇痛药物的需求低得多[6]。

减压融合手术——颈椎

20世纪50年代，Smith、Robinson[7]以及Cloward[8]首先提出了颈前路椎间盘切除加融合技术（ACDF）。研究报道，ACDF技术有着诸多优点：能够减少对神经的操作及损伤；抑制骨刺形成和（或）骨刺的吸收；去除黄韧带和后纵韧带可减轻后方神经的压迫；还能够增加颈椎间孔的高度[9]。最初未采用前路钢板固定。通常采用自体髂骨行椎间融合术。虽然自体髂骨能够很好地促进椎间融合，但术后取骨部位疼痛率却高达25%。取骨区疼痛以及感染的潜在风险制约了该方法的应用，因此，同种异体移植物最终取代了自体髂骨[10]。有报道显示针对单节段手术应用ACDF技术且不放置前路钢板固定，术后融合率达90%。然而，对于两个节段手术的患者，同样采取该方法，其融合率降低为72%。颈前路钢板固定能够有效的促进单节段ACDF术后椎间融合，有报道称前路钢板配合同种异体骨移植术后融合率高达96%[10]。对于两个节段手术的患者，采取同样方法，其融合率为91%。同种异体骨移植的缺点包括有限的供应，尺寸的不规则以及较罕见的来自捐献者感染的风险（细菌性或病毒性）[10]。近年来，为了克服以上这些缺点，运用合成材料替代的研究得到迅速的发展。

新合成的融合器，如PEEK™（聚醚醚酮）（Victrex, Greenville, South Carolina）可无限供应，不可吸收，放射线可以透过，有标准的尺寸，与骨的弹性模量相似，且不必担心来自于捐献者感染的风险（图1-4，1-5）。当PEEK椎间融合器联合rhBMP-2及颈前路钢板固定同时应用，ACDF术后融合率为100%[11]。

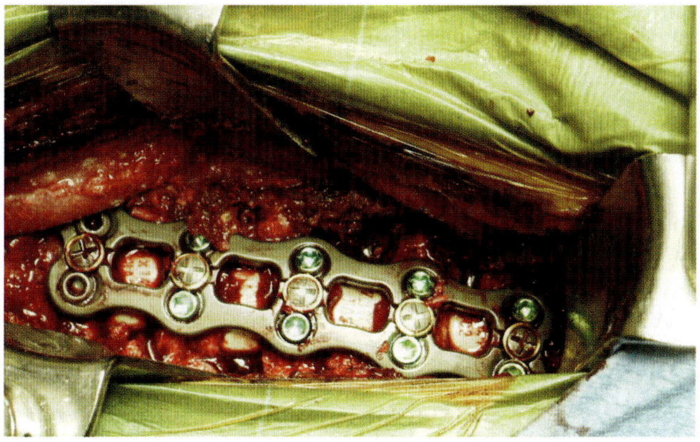

图 1-4　多节段颈前路减压应用PEEK椎间融合器及Atlantis Vision® 颈前路钢板系统的术中照片。（Reprinted with permission from Medtronic Sofamor Danek, Memphis, Tennessee.）

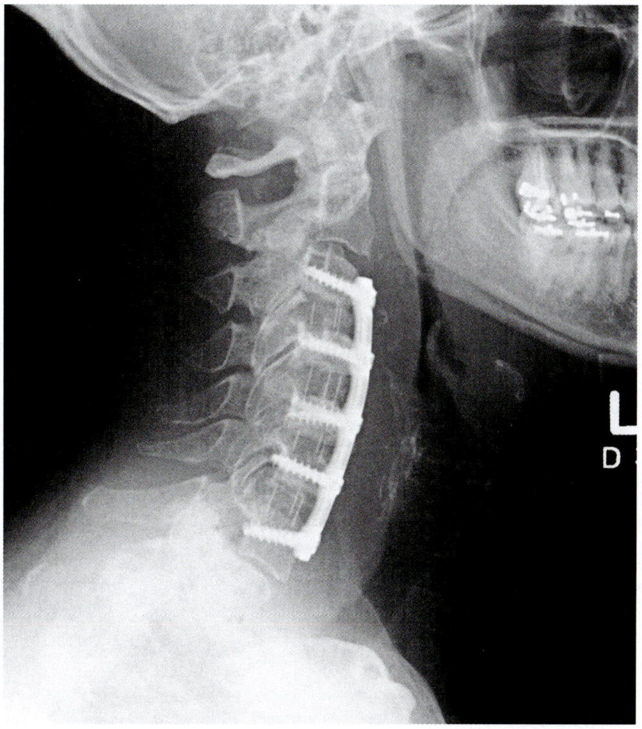

图 1-5　多节段颈前路减压术应用PEEK椎间融合器及Atlantis Vision® 颈前路钢板系统的术后X线侧位片。（Reprinted with permission from Medtronic Sofamor Danek, Memphis, Tennessee.）

减压非融合手术——腰椎

Matsunaga等人将单纯椎板切除术和传统的保守疗法进行了对比研究。对退变性腰椎滑脱症和腰椎管狭窄症的患者随访10～18年不等。83%有神经症状或出现跛行的患者拒绝行保守治疗[12]。对于腰椎管狭窄症而采取多节段椎板切除术的患者，术中是否采用脊柱融合术是个典型问题。对于单节段狭窄或髓核病变的患者采取全椎板或半椎板减压术后不需进行融合，对此几无争议。采用单纯椎板切除减压手术治疗腰椎管狭窄症已经非常成熟了。

当前针对腰椎管狭窄症伴腰椎滑脱的治疗已经演变发展为多种术式（单纯椎板减压术、椎板减压加后外侧植骨融合术、椎板减压加后外侧器械融合术、经椎间孔腰椎椎间融合术、后路腰椎椎间融合术、前路腰椎椎间融合术等）（图1-6，图1-7）。Cauchoix等人回顾性分析了26例进行了椎板切除伴或不伴椎间关节切除术且未行融合的患者，最早追踪到1976年[13]。其中25例患者是由于神经根压迫引起疼痛，其症状在术后立即得到改善。其中3例患者由于脊椎滑脱加重，进行了二期内固定融合手术。Cauchoix认为，年轻好动的患者首次手术而采用融合术的惟一指征是其合并了下腰痛症状。Lombardi等研究了三组患者：第一组采用椎板切除合并小关节切除术；第二组采用椎板切除术，但保留小关节突；第三组采用椎板切除合并后路融合术。第一组患者（6例）症状改善率仅为33%；第二组提高到80%；而第三组则高达90%。Herron和Trippi[14]观察了16例退变性腰椎滑脱的患者，其均采用椎板切除合并部分小关节突切除术治疗，保留了关节面。术前脊椎平均滑脱7mm，前屈/后伸活动度小于2mm。大多数患者临床治疗结果较满意，术后脊椎滑脱均小于4mm[15]。

也有报道称单纯行椎板切除减压手术的患者术后症状改善较差。Dall和Rowe随访了17例接受了此类手术的患者，其中仅9例患者术后效果较满意[16]。Johnsson等随访了20例接受了此类手术的患者，其中13例患者术后发生了脊椎滑脱加重，仅52%的患者症状有改善[17]。

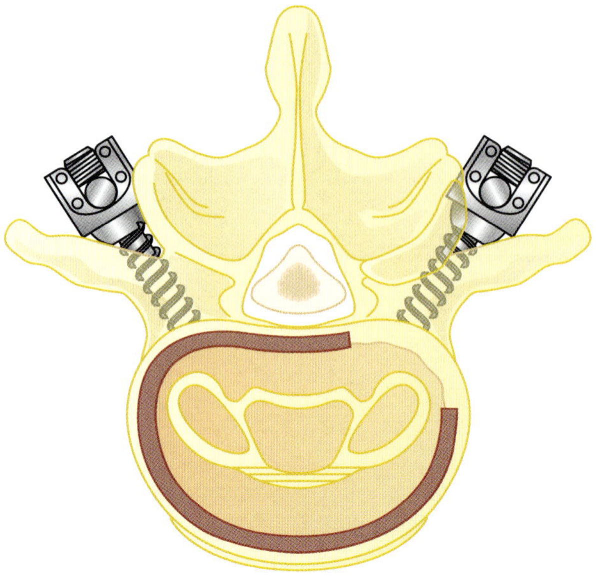

图1-6　应用PEEK™椎间融合器的经椎间孔腰椎椎间融合术（TLIF）的轴面观示意图。（Redrawn with permission from Victrex, Greenvile, South Carolina.）

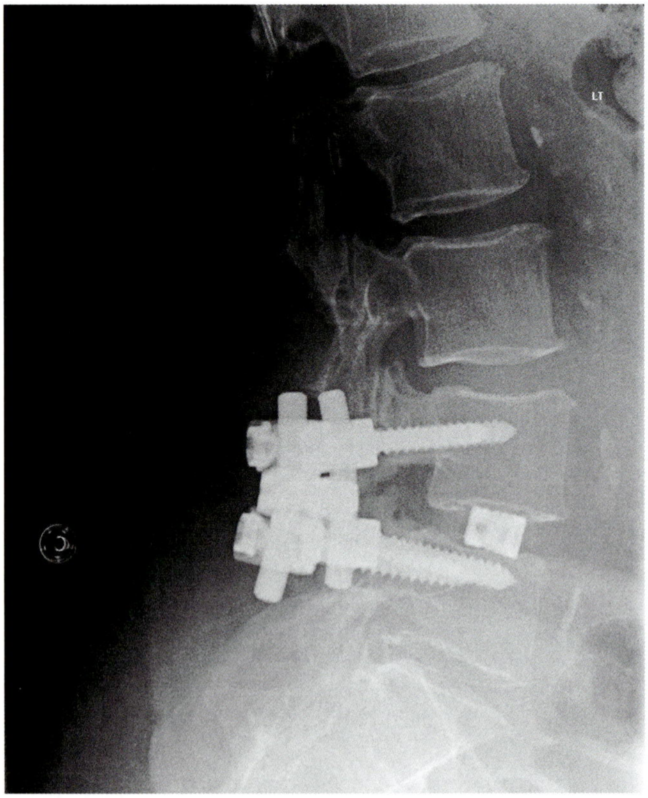

图1-7　应用Devex™钛质椎间融合器的TLIF X线侧位片。（Reprinted with permission from Depuy Spine,Raynham, Massachusetts.）

单纯椎板切除减压术与其合并后外侧植骨融合术之对比

Lombardi 等人按照 5 项非标准化指标筛选患者，行保留关节面的椎板切除减压术的患者术后改善率为 80%，而采取椎板切除合并后外侧植骨融合术的患者术后改善率则达到了90%[14]。Herkowitz和Kurz在1991年的报道称这两类手术具有显著差异。他们随访50例退变性腰椎滑脱的患者，平均随访 3 年。结果显示，从术后疼痛度和活动度来看，采用了后外侧融合术的患者临床疗效较好（96% vs 44%），但报道同时也表明约36%患者出现假关节。Herkowitz 也指出，采取融合手术的患者术后滑脱发生率为28%，而未行融合术后滑脱的发生率则高达96%。患者的年龄和椎间盘高度并未能明显影响术后疗效。部分恢复较差的患者在术后还出现脊柱畸形的进行性加重。未行融合的患者随着腰椎活动的增加，还可能重新发生椎管狭窄、腰腿痛、腰椎不稳。该研究为二级证据，认为融合在治疗退变性腰椎滑脱手术中起到了关键作用[18]。

腰椎后路融合手术是否必须内固定？

许多学者已经对单纯椎板切除减压术、椎板切除合并植骨融合手术以及采用内固定融合术这三类手术进行了研究。Bridwell是最早报道此类研究的学者之一。他的研究随访了 43 例患有退变性腰椎滑脱合并椎管狭窄的患者，并把他们分成 3 组：第 1 组，9 例患者行单纯椎板切除减压术；第2组，10例患者行减压合并横突间自体髂骨植骨融合术；第3组，24例患者采用钉棒系统内固定合并横突间自体髂骨融合术。研究发现，第 1 组和第 2 组患者有术后发生脊椎滑脱的明显趋势。与第 2 组患者相比，第 3 组患者融合率较高。总的来说，第3组患者发生术后滑脱的比例明显减少[19]。

1997 年，Thomsen 等人开创了临床研究 Volvo 奖。该项研究随机选择130例患者分别行减压加植骨融合术或器械固定融合术。根据X线检查，该两组患者的融合率并无显著差异。Dallas 疼痛问卷（DPQ）也显示，两组患者无显著差异（器械固定组患者能够提早下地活动）。他们认为应用椎弓根螺钉固定会延长手术时间，增加术中出血量，并且加大神经根损伤的几率，与对照组相比结局无显著改善[20]。

同样在 1997 年，Katz 等人也对上述三类手术进行了对比研究。该研究为包括8名医师在内的多中心研究，随访了272例退变性腰椎滑脱的患者。预计使用器械内固定的患者并不是随机和根据医师主观意愿来选择，而是根据其症状表现和X线检查筛选的。椎弓根螺钉固定的使用增加了手术时间、出血量、神经根损伤的几率和翻修率。器械内固定组和植骨融合术组的融合率并无差别。小关节融合术的术后功能恢复和器械固定无明显联系。植骨融合组患者术后6个月和24个月的随访显示下腰痛改善较好。Katz 等人认为，融合技术对于治疗腰椎滑脱合并腰椎管狭窄的患者来说是有帮助的，但并不认可椎弓根固定技术的使用[21]。

1999 年，Mochinda 等人做了一项研究，将患者分成三组：35例采取非内固定椎板切除减压加植骨融合术；33例采取动态固定融合术（韧带成形术）；34 例采取坚强固定融合术。手术成功率分别为 71%、82%和91%；而融合率分别为66%、82%和91%。虽然坚强固定手术组较非固定融合似乎显著改善了结局，但动态固定器械的作用效果现在仍不明确[22]。

Kimura 等人评价了 L4-L5 节段退变性滑脱患者的术前活动度，判断是否应用内固定。对 57 例患者进行了最少2年的回顾性随访调查。A组是没有使用内固定的患者，约占总数一半；B组患者应用了椎弓根螺钉固定且行横突间融合术。两组患者融合率分别为 82.8% 和 92.8%；而结局满意率则是 72.4% 和 82.1%。作者认为常规应用椎弓根螺钉固定的优点并不十分明显。Kimura等认为如果患者有术前腰椎不稳（平移＞ 3mm，屈曲5°，滑脱角度≤ 5°）且术后滑脱有加剧的趋势，则宜用椎弓根螺钉固定术[23]。

在 2002 年，Christensen 等人发表了一项前瞻性随机试验。该试验随访了129例慢性下腰痛患者，为期 5 年，其中 41 例患有退变性腰椎滑脱。所有的患者均采用了后路减压手术，有 20 例应用了椎弓根螺钉内固定技术。所有患者根据 DPQ 和下腰痛疼痛评分分级（LBPR）进行评估。总体上，钉棒固定手术组的患者评估满意率较高[24]。

目前来看，尚无法解决内固定问题。仅就融合而言，选择后外侧融合术治疗退变性腰椎滑脱的患者是正确的。在美国的手术室里已经开始进行能够保留腰椎活动的手术，将来，随着新技术的研发，之前的争论可能会慢慢平息。

关节成形术

目前，腰椎和颈椎关节成形术已经大大发展且有了众多种类的器械。腰人工椎间盘置换术在临床应用上发展得很快。FDA 已经批准通过了 Charité™ 人工椎间盘的临床应用。其临床适应证是有限的。虽然FDA还未批准颈人工椎间盘置换术的应用，但其在社会上有广泛的应用前景。颈人工椎间盘置换术的指征是神经根型痛。另外，进行颈人工椎间盘置换术与腰椎间盘置换术相对经验要求更高，一般需要一位血管外科医师协助，且颈人工椎间盘置换术后翻修相对腰椎同类手术更为常见。

颈椎关节成形术

颈前路减压融合术是颈椎间盘突出症的金标准。以前采用颈前路钢板固定的融合率达90%以上，现在随着新合成材料如PEEK和rhBMP-2的使用，其融合率上升到 100%。于是，出现一个新的问题：颈椎关节成形术比颈前路减压融合术的效果更好吗？

在过去的十几年里，研究发现颈前路减压融合术会引起邻近节段病变。Hilibrand等人报道，应用颈前路减压融合术术后的患者中约有 2.9% 因邻近节段病变需再次手术治疗。此外，术后 10 年随访发现，约 25% 的患者会发生邻近节段病变[25, 26]。Goffin 等人随访此类患者术后 5 年，其中约 92% 的患者 X 线检查显示邻近节段出现了椎间盘退变性疾病[27]，其发生退变的原因主要是邻近节段产生异常的力学改变（高剪切力）[10]。颈椎间盘关节成形术因其保留了正常的颈椎活动，从而避免了同类问题的发生。10年前就有人尝试过进行此类手术。早期内植物的设计是参照人工膝关节、髋关节及肩关节而制成的。

欧洲和澳大利亚的临床研究基于颈椎功能指数和上肢疼痛评分标准，认为使用“金属-金属”接触面和“金属-聚合材料”接触面的颈人工椎间盘置换术比传统颈前路减压融合手术效果更好[10]。欧洲的研究并未发现金属碎片、材料疲劳性破损以及植入物失效等问题，表明颈椎间盘置换术的优点（保留运动，改善临床结局）要远大于其缺点（磨损碎片、材料疲劳以及关节脱位）。

在美国，专家们正在针对三种颈人工椎间盘进行前瞻性随机临床试验。这些患者与采取颈椎融合的患者对比。这3种人工椎间盘分别是：Prestige® 颈椎间盘（Medtronic Sofamor Danek, Memphis, Tennessee）（图1-8），Bryan®颈椎间盘（Medtronic Sofamor Danek）以及 ProDisc-C® 椎间盘置换设备（Synthes, Paoli, Pennsylvania）。随着对颈椎关节成形术和减压融合术对比分析的研究数据的增加，医师们将能够判断关节成形术的效果是等于还是优于关节固定术。

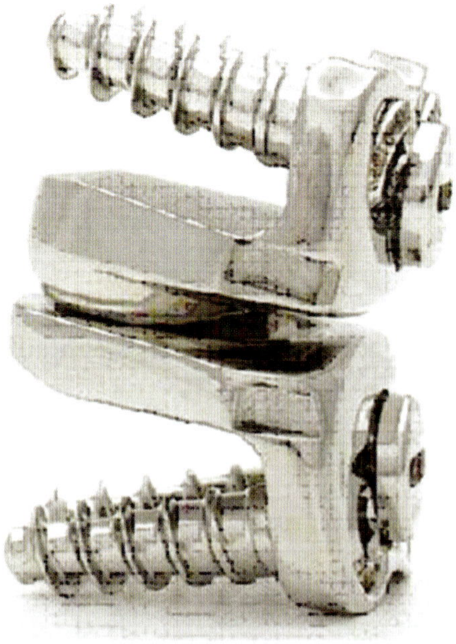

图 1-8　Prestige™ ST 颈人工椎间盘。(Reprinted with permission from Medtronic Sofamor Danek, Memphis, Tennessee.)

腰椎关节成形术

目前，腰椎关节成形术的适应证包括：无骨质疏松症；一个或两个节段椎间盘退变，且无严重的小关节病变；腰椎节段不稳；或需对后方神经根减压。换而言之，1～2个节段的退变性机械性腰痛最初并不存在神经根病变。研究的对象包括Maverick™人工椎间盘（Medtronic Sofamor Danek）和ProDisc®（Synthes）。在美国，目前只有Charité™人工椎间盘通过了FDA的批准并投入临床应用（图1-9）。

动态固定

动态固定是腰椎手术一个新的研发前沿。Dynesys®动态固定系统（Zimmer Spine，Minneapolis，Minnesota）包括可活动的椎弓根螺钉固定系统，是用于脊柱的中性器械。该设计的目的是克服坚强内固定融合的缺点。Crob等人回顾性分析了50例应用Dynesys系统的患者，对其中31例患者随访了2年时间。选择的手术指征是退变性椎间盘疾病合并腰椎不稳。结果显示，术后2年的患者根据视觉模拟疼痛评分，仍存在中重度腰腿痛。只有半数的患者表示手术提高了其生活质量，不到半数的患者术后功能得到改善[28]。相反，Stoll等人对连续83例不同程度腰椎不稳的患者进行了回顾性研究。但无随访患者的相关具体资料。Stoll等认为动态固定对于治疗腰椎不稳是安全有效的新选择[29]。

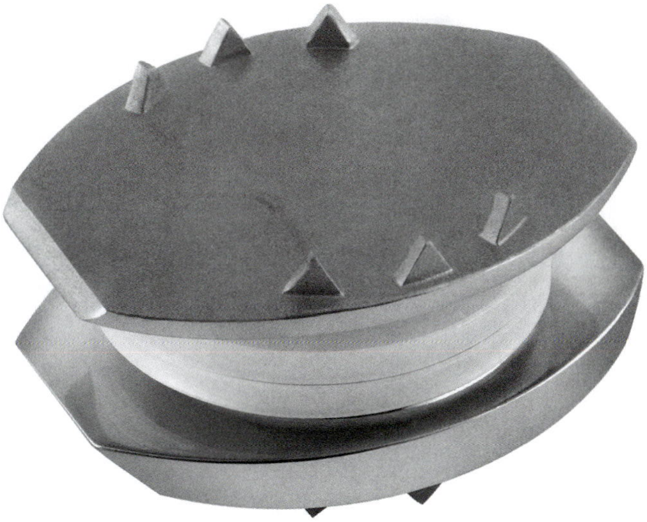

图1-9　Charité™腰人工椎间盘。（Reprinted with permission from Depuy Spine, Raynham, Massachusetts.）

其他一些正在研制的治疗退变性腰椎病变的动态固定装置（不需节段融合）有X STOP® Interspinous Process Decompression®（IPD）系统（St. Francis Medical Technologies, Alameda, California）。传统治疗神经源性跛行的患者一般都采用单纯椎板切除减压（融合或不融合）或者行非手术治疗。X STOP® IPD系统是一种椎间植入物，适用于过屈位症状加重，过伸位症状缓解的患者。自2002年6月，该器械在欧洲开始使用。Zucherman等人在美国的9个医疗中心进行了一项前瞻性随机临床试验。100例患者采用手术治疗，91例采用保守治疗。术后1年随访显示：X STOP®系统动态固定术的效果明显优于保守治疗，与报道的减压手术成功率相当，但病残率明显降低[30]。Lee等人随访了10例植入X STOP®的患者，术后行MRI检查。MRI显示硬膜囊横截面积和椎间孔的面积分别增加了22.3%和36.5%。其中7例患者对术后疗效满意[31]。然而，需要指出的是，X STOP®可能引起腰椎后凸畸形。

人工髓核（PDN）置换也是一种新兴的手术方式。PDN用于治疗椎间盘突出和（或）腰椎退变。自1996年开始了对此类两种器械的临床试验。植入物移位是此类手术最常见的并发症。随后，Jin等人对45例单节段置换的患者进行了临床研究，对其中30例患者随访6个月。对患者资料进行的独立分析显示，绝大部分的患者疼痛症状明显好转，椎间盘高度提高了19.7%，且未发现植入物移位、固定失败或滑脱等情况[32]。

结论

针对颈椎、腰椎疾患的治疗方法在过去20年里得到很大发展。椎板切除减压术变得更加精确。内固定技术的发展也增加了脊柱的融合率。新的植骨材料在增加融合率的同时也使患者不需再承受自体髂骨取骨的痛苦。椎间关节成形术和动态固定术的发展又向我们提出一个新的疑问：究竟何种患者采用何种方法治疗会更适宜呢？以临床医学和循证医学为基础的研究将会解决遇到的新问题。

（谢杨译　李明校）

参考文献

1. Sonntag V. Is fusion necessary after anterior cervical discectomy? Spine 1996;21(9):1111-1112.
2. Heller JG, Edwards CC, Murakami H, Rodts GR. Laminoplasty versus laminectomy and fusion for multilevel cervical myelopathy. Spine 2001;26(12):1330-1336.
3. Deutsch H, Haid RW, Rodts GE, Mummaneni PV. Postlaminectomy cervical deformity. Neurosurg Focus 2003;15(3):E5.
4. Deutsch H, Mummaneni PV, Rodts GE, Haid RW. Posterior cervical laminoplasty using a new plating system: technical note. J Spinal Disord Tech 2004;17(4):317-320.
5. Mummaneni P, Walker DH, Haid R, Rodts GR. Cervical myelopathy treated via stand alone instrumented laminoplasty without bone grafts: 26 prospectively followed patients. Presented at the AANS/CNS Joint Section on Disorders of the Spine and Peripheral Nerves Annual Meeting, March 16, 2005, Phoenix, Arizona.
6. Fessler RG, Khoo LT. Minimally invasive cervical microendoscopic foraminotomy: an initial clinical experience. Neurosurg 2002;51(5 Suppl):S37-S45.
7. Smith G, Robinson R. The treatment of certain cervical-spine disorders by anterior removal of the intervertebral disc and interbody fusion. J Bone Joint Surg 1958;49:607-622.
8. Cloward RB. The anterior approach for removal of ruptured cervical disks. J Neurosurg 1958;10:602-617.
9. Klara P. Is fusion necessary after anterior cervical discectomy? Spine 1996;21(9):1112-1113.
10. Mummaneni P, Haid RW. The future in the care of the cervical spine: interbody fusion and arthroplasty. J Neurosurg Spine 2004;(1)2:155-159.
11. Boakye M, Mummaneni PV, Rodts GE, et al. Anterior cervical discectomy and fusion using PEEK and BMP. Presented at the AANS/CNS Joint Section on Disorders of the Spine and Peripheral Nerves Annual Meeting, March 18, 2004, San Diego, California.
12. Matsunaga S, Ijiri K, Hayashi K. Nonsurgically managed patients with degenerative spondylolisthesis: a 10 to 18 year follow-up study. J Neurosurg 2000;93(2 Suppl):194-198.
13. Cauchoix J, Benoist M, Chassaing V. Degenerative spondylolisthesis. Clin Orthop Relat Res 1976;115:122-129.
14. Lombardi JS, Wiltse LL, Reynolds J, et al. Treatment of degenerative spondylolisthesis. Spine 1985;10(9):821-827.
15. Herron ID, Trippi AC. L4-5 degenerative spondylolisthesis. The results of treatment by decompressive laminectomy without fusion. Spine 1989;12(5):534-538.
16. Dall BE, Rowe DE. Degenerative spondylolisthesis. It's surgical management. Spine 1985;10(7):668-672.
17. Johnsson KE, Willner S, Johnsson K. Postoperative instability after decompression for lumbar spinal stenosis. Spine 1986;11(2):107-110.
18. Herkowitz HN, Kurz LT: Degenerative lumbar spondylolisthesis with spinal stenosis. A prospective study comparing decompression with decompression and intertransverse process arthrodesis. J Bone Joint Surg 1991;73(36):802-808.
19. Bridwell KH, Sedgewick TA, O'Brien MF, Lenke LG. The role of fusion and instrumentation in the treatment of degenerative spondylolisthesis with spinal stenosis. J Spinal Disord 1993;6(6):461-472.
20. Thomsen K, Chrstensen F, Eiskjaer S, Hansen E. 1997 Volvo Award Winner in Clinical Studies: The effect of pedicle screw instrumentation on functional outcome and fusion rates in posterolateral lumbar spinal fusion: a prospective, randomized clinical study. Spine 1997;22(24):2813-2822.
21. Katz JN, Lipson SJ, Lew RA, et al. Lumbar laminectomy alone or with instrumented or noninstrumented arthrodesis in degenerative lumbar spinal stenosis. Patient selection costs, and surgical outcomes. Spine 1997;22(10):1123-1131.
22. Mochida J, Suzuki K, Chiba M. How to stabilize a single level lesion of degenerative lumbar spondylolisthesis. Clin Orthop Relat Res 1999;1(368):126-134.
23. Kimura I, Shingu H, Murata M, Hashiguchi H. Lumbar posterolateral fusion alone or with transpedicular instrumentation in L4-5 degenerative spondylolisthesis. J Spinal Disord 2001;14(4):301-310.
24. Christensen FB, Hansen ES, Laursen M, Thomsen K. Long-term functional outcome of pedicle screw instrumentation as a support for posterolateral spinal fusion. Spine 2002;27(12):1269-1277.
25. Hilibrand AS, Carlson GD, Palumbo M, et al. Radiculopathy and myelopathy at segments adjacent to the site of a previous anterior cervical arthrodesis. J Bone Joint Surg Am 1999;81:519-528.
26. Hilibrand AS, Yoo JU, Carlson GD, et al. The success of anterior cervical arthrodesis adjacent to a previous fusion. Spine 1997;22:1574-1579.

27. Goffin J, van Loon J, Van Calenbergh F, et al. Long-term results after anterior cervical fusion and osteosynthetic stabilization for fractures and/or dislocations of the cervical spine. J Spinal Disord 1995;8:499-508.
28. Grob D, Benini A, Junge A, Mannion AF. Clinical experience with the Dynesys semirigid fixation system for the lumbar spine: surgical and patient-oriented outcome in 50 cases after an average of 2 years. Spine 2005;30(3):324-331.
29. Stoll TM, Dubois G, Schwarzenbach O. The dynamic neutralization system for the spine: a multi-center study of a novel non-fusion system. Eur Spine J 2002;11(Suppl 2):S170-S178.
30. Zucherman JF, Hsu KY, Hartjen CA, et al. A prospective randomized multi-center study for the treatment of lumbar spinal stenosis with the X STOP interspinous implant: 1-year results. Eur Spine J 2004;13(1):22-31.
31. Lee J, Hida K, Seki T, et al. An interspinous process distractor (X STOP) for lumbar spinal stenosis in elderly patients: preliminary experiences in 10 consecutive cases. J Spinal Disord Tech 2004;17(1):72-77.
32. Jin D, Qu D, Zhao L, et al. Prosthetic disc nucleus (PDN) replacement for lumbar disc herniation: preliminary report with six months' follow-up. J Spinal Disord Tech 2003;16(4):331-337.

1

脊柱融合术与运动保留手术治疗症状性腰椎间盘退变性疾病的患者选择

2

D. Greg Anderson, MD Philadelphia, Pennsylvania
Alexander R. Vaccaro, MD Philadelphia, Pennsylvania
Chadi Tannoury, MD Philadelphia, Pennsylvania

引言

下腰（背）痛是一种临床常见症状，人群发病率达80%以上。大多数具有自限性，少数慢性患者需要治疗[1-5]。然而，虽然被慢性下腰（背）痛困扰的患者只是小部分群体，但却需要占用与其不相称的较多医疗资源[1-3]。导致慢性疼痛的确切原因尚不确定，目前认为其主要由椎间盘退行性变引起[6]。至于为什么只有部分人因椎间盘退行性变而出现神经症状还有待于研究。

慢性腰（背）痛主要采取保守治疗，包括使用消炎止痛药，减少活动，肌肉功能锻炼（有氧运动）[7-9]。大部分患者保守治疗有效，但仍有部分患者需行手术治疗[10,11]。

传统治疗症状性腰椎间盘退变性疾病往往采用脊柱关节固定术，进行关节固定所采用的手术技术数年间一直在演变。20世纪70年代和20世纪80年代早期，脊柱后外侧融合术一直是首选术式。到了20世纪80年代中期，由于椎间盘源性疼痛理论开始被广泛接受，治疗逐渐倾向于进行椎体间融合术[12]。但遗憾的是，尽管手术技术及椎间盘假体已取得显著进步，但其手术疗效的可预测性仍比神经根压迫手术和神经性跛行手术差得多。术后疼痛缓解满意率仍不尽如人意，原因主要包括假关节形成、椎旁软组织损伤、术后残留椎间盘导致微动、心理障碍以及术前诊断不准确[13,14]。然而，许多成功进行了脊柱融合术的患者仍有持续性疼痛，其原因仍有待研究。

近十几年来，应用保留运动的椎间盘置换术治疗椎间盘退变性下腰（背）痛逐渐成为研究热点。世界上很多研究机构正在研究不同种类的人工椎间盘假体用于治疗此类疾病。但是目前只有一些中、短期临床观察资料可用于评价其有效性、安全性及使用寿命，而术后长期疼痛缓解的效果以及是否能减轻融合术中出现的邻近节段退变现象还需进一步观察研究。

迄今为止，讨论关于椎间盘置换术与腰椎关节固定术患者选择的研究较少。本章讨论如何根据临床表现、放射影像学及生物力学等选择手术方式来治疗椎间盘退变性疾病。

脊柱手术的患者选择

虽然已有很多相关文章讨论，但在临床实践中筛选行脊柱手术治疗患者仍非常困难。不同患者具有不同的个体化表现是其原因之一；而且，不同患者的主观动机也不相同，很难对患者进行准确的标准化筛选。不仅如此，还有部分患者因素也可影响脊椎手术患者选择。适合行此类手术的患者应手术动机强、无心理疾病、无法律纠纷、无吸烟史及麻醉药品滥用史[15,16]。从脊柱病理学的角度，手术适应证包括：短节段病变（一或两个节段）；椎间盘明显塌陷；MRI检查见椎间盘炎性表现以及周围正常对照节段椎间盘X线激发试验阳性表现。有趣的是，相对于根据X线特征（如椎间盘X线阳性）筛选，根据之前所诉特点（如无心理疾病）来筛选对手术成功几率影响大。当前，综合临床表现和影像学检查来制定手术方案是一门“艺术”。

脊柱融合术治疗椎间盘退变性疾病

脊柱融合术用于治疗椎间盘退变性疾病仍存有争议。例如Nachemson认为，根据已发表的脊柱融合术结局尚不能对其风险和花费予以充分评估；应用融合术治疗椎间盘退变的指征很少[17]。然而，一些前瞻性随机研究结果表明，与非手术治疗相比，融合术对特异慢性下腰痛患者群体具有一定的优势[18]。

融合术相对于椎间盘置换术存在如下优点：融合技术发展早，相关研究多；融合术可改善包括小关节、椎间盘等多个结构退变所致的疼痛，而椎间盘置换术只改善椎间盘病变引起的症状，且可能存在小关节复合体导致疼痛的可能；融合术坚固的固定防止了病变节段的远期改变，而椎间盘置换术即便是早期临床效果好，但后期仍可能出现内植物松动或机械失效等表现。

许多研究评估了融合术治疗椎间盘退变性疾病的临床结果。其中一些研究在表2-1中做了简述。融合术是治疗症状性腰椎间盘的有效方法，但也存在一些不足，如需要支具、有假关节形成的可能以及邻近节段退变。此类手术引起的腰椎邻近节段的疾病是个令人头痛的问题。腰椎融合部位邻近节段病变的准确诊断较为困难，影像学提示的病变节段常与患者症状无关，或无法区分病变是融合导致，还是退行性变的自然病程表现[19]。现有的研究融合术所致融合部位邻近节段退变的报道，多数研究病例较少，且诊断和所用融合方法也不一致，尚需进一步研究。

从生物力学角度来看，融合术后相邻节段椎间盘内压力增加、节段间活动增多、小关节负重增加、剪应力变大[20,21]。这些变化理论上加速了小关节和椎间盘的退变，导致关节强直、骨赘形成、椎管狭窄和椎体滑脱。

Lee报道了一组18例患者出现术后症状复发的研究，可能与融合相邻节段的退变有关，平均发生于融合术后 8.5 年（1 ~ 38 年），8 例表现为椎管狭窄，2 例出现退行性椎体滑脱[22]。在一项大型的研究调查中，Schlegel等报道了58例出现胸腰椎邻近节段退变症状的患者，最早于术后 2 年出现症状（平均 13.1 年），表现为相邻节段椎间盘退变、椎管狭窄、椎间盘突出、脊柱不稳，并且发现这些邻近节段的椎体也有退变表现，提示脊柱生理性退变也是一个重要因素。手术治疗邻近节段病变效果为好或极好者达 70%[23,24]。

Rahm 和 Hall 统计了 49 例腰椎融合内固定的病例，发现17例（35%）出现邻近节段退变表现，其认为高龄及椎间融合促使了相邻节段退变的发生[25]。Etebar 和 Cahill 回顾性分析了 125 例因退变性脊柱不稳行腰椎融合内固定术的病例，18例术前融合邻近节段无症状患者，术后出现了邻近节段的症状，以绝经后妇女的出现率最高[26]。Ghiselli 等研究了215例接受腰椎后路关节融合术的患者，平均随访 6.7 年，其中59例（27.4%）出现邻近节段症状并再次行减压（15 例）或关节融合术（44 例）。Kaplan-Meier 分析得出结论：邻近节段症状性退变的 5 年发生率为 16.5%；10 年发生率达 36.1%[27]。Penta 等分析了 81 例行前路腰骶椎体间融合术的患者，术后至少随访 10 年，发现68%的患者脊柱融合相邻节段正常，退变发生风险与融合节段长度无关[28]。

但是上述研究都没有充分区别出这些邻近节段的退变是自然老化，还是融合导致。而且，一些外科因素也可能增加退变风险，如采用内固定融合、高龄化、椎弓根钉破坏小关节面和矢状面平衡重建不良[29]。虽然认为脊柱关节成形术的优点之一就是保护邻近节段，抵抗异常外力，从而减少邻近

表 2-1　不同脊柱融合术的临床研究结果

研究	术式	病例数 平均随访时间	结果	
A[1]	环状融合术	54 例 51 个月	Oswestry 评分指数平均改善 21.6 视觉模拟评分表（VAS）平均改善 3.9	
B[2]	前路融合＋ 后路内固定	47 例 2.2 年	临床结局满意率：72% 融合率：97% 并发症发生率：＜ 13%	
C[3]	融合术治疗 vs 非手术治疗	294 例 2 年	**融合组** 平均 VAS 改善：28% Oswestry LBP 评分改善：25% 总体功能评分改善：31% 背痛症状改善：33% 治疗后自我评价好：63%	**非手术组** 平均 VAS 下降率：8% Oswestry LBP 评分改善：6% 总体功能评分改善：4% 背痛症状改善：7% 治疗后自我评价好：29%
D[4]	后路椎间植骨 融合术（PLIF） vs 非手术	29 例 14 个月	**融合组** 术后 4 个月恢复全日制工作：80% 长期限制型工作：20% 不能工作：0%	**非手术组** 术后 2 个月恢复全日制工作：36% 长期限制型工作：36% 不能工作：28%
E[5]	环状融合术	141 例 37.2 个月	固定融合率：99% 并发症发生率：20% 患者表示： “手术达到预期”：11% “手术改善症状且会再次进行此类手术”：51% “手术有效但不会再次选择此类手术”：20% “无效或差于术前”：19%	
F[6]	环状融合术		术前评定预后不良的患者恢复情况： 融合率：100% 满意率：＞ 50%	
G[7]	PLF	23 例 47 个月	疗效好和一般：52% 疗效差：48% 对手术结果非常满意：56%	
H[8]	腰椎融合术	48 例	达到满意临床疗效：46% 稳固融合率：48%	

[1]Data from Niemeyer T, Bovingloh AS, Halm H, Liljenqvist U. Results after anterior-posterior lumbar spinal fusion: 2-5 years follow-up. Spine Service, Department of Orthopaedic Surgery, University Hospital Tubingen, 72076 Tubingen, Germany.

[2]Data from El Masry MA, Badawy WS, Rajendran P, Chan D. Combined anterior interbody fusion and posterior pedicle screw fixation in patients with degenerative lumbar disc disease. Spinal Unit, Royal Devon & Exeter Hospital, Exeter, UK.

[3]Data from Fritzell P, Hagg O, Wessberg P, Nordwall A; Swedish Lumbar Spine Study Group. 2001 Volvo Award Winner in Clinical Studies: Lumbar fusion versus nonsurgical treatment for chronic low back pain: a multicenter randomized controlled trial from the Swedish Lumbar Spine Study Group. Department of Orthopedic Surgery, Falun Hospital, 79182 Falun, Sweden.

[4]Data from Molinari RW, Gerlinger T. Functional outcomes of instrumented posterior lumbar interbody fusion in active-duty US servicemen: a comparison with nonoperative management. Orthopaedic Spinal Surgery Service, Madigan Army Medical Center, Fort Lewis, WA 98433, USA.

[5]Data from Slosar PJ, Reynolds JB, Schofferman J, Goldthwaite N, White AH, Keaney D. Patient satisfaction after circumferential lumbar fusion. SpineCare Medical Group, San Francisco Spine Institute, Daly City, California, USA.

[6]Data from Gertzbein SD, Hollopeter M, Hall SD. Analysis of circumferential lumbar fusion outcome in the treatment of degenerative disc disease of the lumbar spine. Baylor College of Medicine, Houston, Texas, USA.

[7]Data from Parker LM, Murrell SE, Boden SD, Horton WC. The outcome of posterolateral fusion in highly selected patients with discogenic low back pain. Department of Orthopaedic Surgery, Emory Spine Center, Atlanta, Georgia, USA.

[8]Data from Wetzel FT, LaRocca SH, Lowery GL, Aprill CN. The treatment of lumbar spinal pain syndromes diagnosed by discography. Lumbar arthrodesis. Division of Orthopaedic Surgery, Pennsylvania State University, College of Medicine, Milton S. Hershey Medical Center, Hershey, Pennsylvania, USA.

节段的退变，但目前还只停留在理论层面，尚待进一步研究证实。

椎间盘置换术治疗椎间盘退变性疾病

为提高椎间盘退变性疾病手术治疗的疗效，也为了避免脊柱融合术的某些弊端和缺陷，近20年来，脊柱椎间盘置换术的研究逐步开展起来。此技术相对于融合术存在以下优点：脊柱正常生理运动得到保留，对限制脊柱强直起到一定作用；传导至邻近节段的负重更接近生理性，减少了退变发生；术后允许早期活动，减少因制动引起的萎缩；避免了假关节形成[30-32]。

从椎间融合术到全椎间盘置换术，人们期望这项技术能取得髋、膝关节置换术那样的辉煌成就，但事实并非如此，原因在于椎间盘与髋关节及膝关节疾病在诊断、发病人群、生物力学上有很大的不同[33]。

在脊柱手术领域，非融合术属于治疗椎间盘退变疾病的一项较新技术，其研究可追溯至Fernström球形假体置换术[34]。当前的椎间盘假体置换术，其生物力学角度不同于Graf韧带固定等后路技术。截止到2005年6月，全球已进行了超过10 000例SB Charité™ Ⅲ（Waldemar Link GmbH & Co, Hamburg, Germany）以及ProDisc®（Synthes, Paoli, Pennsylvania）假体置换术。在美国，第1例SB Charité™ III假体于2000年10月植入，第1例ProDisc®假体于2001年10月植入。对术后患者1～2年的随机临床研究显示，SB Charité™ Ⅲ假体和ProDisc Ⅱ假体置换术的疗效优于传统融合术[35,36]。

Griffith等在欧洲较早期的一项多中心回顾性研究中，随访了一组接受SB Charité Ⅲ假体置换的93例患者。患者平均年龄为43岁，平均随访11.5年。该假体由上下2个钴铬合金终板和中间1个超高分子聚乙烯核心构成。大部分患者的背痛、行走障碍和腰椎不稳症状得到改善；6例出现假体移位、塌陷等并发症[37]。Zeegers等报道，他们最初的50例行SB Charité Ⅲ假体置换治疗椎间盘疾病的患者，在最短为期2年的随访中，70%的患者临床疗效满意，13%出现相关并发症，12例行二次手术，且其中1例改行椎间融合术[38]。在美国，Hochschuler等研究了56例SB Charité Ⅲ假体置换病例，6周时这些患者的Oswestry和VAS（visual analogue scale）评分都有明显改善并维持约12个月，并发症发生率较低[39]。McAfee等分析美国FDA的60例随机病例，对比分析了应用SB Charité III假体（41例）和应用BAK（Sulzer Spine-Tech, Minneapolis, Minnesota）融合器的患者（19例）。SB Charité III假体组的Oswestry残疾指数评分术前平均50.0 ± 14.3，术后随访1～3年中，改善为25.0 ± 20.1（$P < 0.001$），两组结果相仿[40]。

尽管大部分研究报道的SB Charité III假体置换术后的并发症发生率相对较低，但Van Ooij等报道了27例植入SB Charité III假体出现并发症的患者，包括假体前脱位、终板塌陷、腹壁血肿形成、逆行性射精和勃起功能障碍。其中一些患者出现持续性疼痛，考虑与邻近节段退变或小关节炎有关；1例于首次术后12年出现严重聚乙烯磨损现象[41]。为研究SB Charité III假体导致的神经性并发症，Geisler等统计分析了FDA有关SB Charité III假体的一项多中心研究数据。共304例患者，205例行Charité假体置换，99例行BAK植入。两组病例的神经并发症发生率相似，但BAK融合组严重并发症和轻微并发症的发生率均较高[36]。

ProDisc假体由Thierry Marnay于20世纪80年代末研制，由1个超高分子聚乙烯内核和上下2个钴铬合金终板组成。Zigler回顾分析了1990 – 1993年间接受这项治疗的64例患者。到1998年，仍有58例（95%）还在随访中，93%对治疗效果满意且无假体相关症状出现。受其鼓舞，ProDisc Ⅱ很快被推出，且目前已经在美国开始评估[42]。在Bertagnoli和Kumar的报道中，108例患者接受了134个ProDisc Ⅱ假体植入，90.8%的患者效果很好，7.4%疗效较好，1.8%尚可，未发现疗效差的患者。有趣的是，10例患者出现了邻近节段椎间盘的退变，提示：保持椎间运动也不能阻止椎间盘的自然老化。这组患者都未出现手术并发症和内植物失败[43]。Zigler等比较分析了39例接受ProDisc Ⅱ假体植入和环状融合术的患者，最短随访6个月。不出所料，ProDisc Ⅱ组由于未涉及后路手术，故其手术时间、出血量和住院时间都偏少；术后3个月ProDisc Ⅱ组的Oswestry分数改善优于融合组；术后6个月的患者满意率也以ProDisc Ⅱ组为高[44]。

Tropiano等随访了53例接受ProDisc Ⅱ假体植入的患者，平均1.4年。背痛和腿痛VAS及Oswestry残疾评分在大部分患者都达到明显改善且维持到随访结束。总体上，有90%取得满意疗效。9%的患者出现了椎体骨折、短期根痛症状、内植物移位或逆行性射精等并发症。3例（6%）需再次手术。未发现内植物松动或移位[45]。

Le Huec等报道，自2002年1月至2003年11月，64例患者接受了Maverick™（Medtronic Sofamor Danek, Memphis, Tennessee）人工椎间盘置换。Maverick假体由双金属终板构成，中心偏后为一固定旋转轴。此组病例的临床疗效与前路CAGE融合术相近，影像学显示手术节段的脊柱运动接近正常。75%的患者Oswestry指数得到改善。疗效较差的病例可能与小关节炎症和肌肉脂肪化退变有关[46]。

融合术和椎间关节成形术的适宜人群

临床随机研究显示，椎间盘置换术和融合术治疗椎间盘退变性疾病在中短期的临床疗效对比上并无显著差异。具体到每例患者，采用何种手术方式要考虑到患者自身条件和手术技术条件。目前大多数医师对融合术更为熟悉，应考虑用于椎间盘置换术风险高或难度大的患者。适于行融合术而非椎间盘置换术的原因可分为技术因素、患者条件和脊柱情况三个方面（表2-2）。

以曾行后腹膜手术的患者为例，其大血管周围常伴有瘢痕组织，术中充分暴露脊柱前部较为困难，而强行暴露伴有较大风险，故此类患者不宜行椎间盘置换术。其他如血管解剖异常、病态肥胖也增加了前路暴露、假体正确放置的难度，而椎间盘置换术的成功关键就在于术中充分暴露且准确放置假体。

活动较多的年轻人更适合选择融合术，因频繁的活动会导致假体表面受力增加，日久易出现松动、失效。另外，椎间盘假体的过度负重也会使其过早失效，这类患者也不宜采用关节成形术。磨损产生的碎屑是椎间盘置换术另一个潜在的问题.不论是“金属－聚乙烯”还是“金属－金属”关节，关节承重面都会产生一些碎屑。这些碎颗粒被巨噬细胞吞噬而激发炎症反应，导致骨质融解、内植物松动。这还需更多的随访研究来证实[47]。

表2-2　有关融合术、椎间关节成形术患者选择的重要因素

	适合行椎间盘置换术	适合行融合术
技术因素	**次要** L5-S1节段置换	**主要** 有腹膜后手术史
		次要 肥胖 血管解剖异常 年轻男性（逆行性射精）
患者因素	**次要** 吸烟者应用少 （融合术后假关节形成）	**次要** 重体力劳动者 老年
脊柱因素	**次要** 适合单节段病变 单纯椎间盘病变	**主要** 脊柱不稳 骨质疏松 大关节炎症 **次要** 小关节炎症 椎管狭窄

有严重小关节炎症的患者也不宜行椎间盘假体置换术，因为保留小关节的运动会导致持续的疼痛[48]。脊柱骨质疏松患者行此类手术时，会出现内植物下陷，而脊柱不稳则会有假体移位的可能，这些都不适合进行假体置换术[49,50]。

手术入路相关并发症基于所选择术式的种类。目前，椎间盘置换术都是前路术式，主要并发症包括损伤大血管、深静脉血栓、致命性血栓栓塞、逆行性射精和输尿管损伤。不恰当的暴露也会使假体间隙植入错误。椎间盘置换术手术野暴露更多、血管游离更长，因此并发症也较融合术更多[51]。后路融合（即TLIF

或 PLIF）与前路融合、椎间盘置换术的并发症也不同。因此，对于每个患者，医师都应仔细进行评估，选择最佳术式。

直接种植感染和后期血源性感染也是椎间盘置换术要考虑的问题。椎间盘人工假体的体积较大，活动度更大，因此，其感染发生率高于融合术。类似现象也见于髋关节和膝关节成形术。关于感染的相关报道较少，但此问题值得重视。因此，有脊柱感染史的患者不宜行此类手术[52]。

椎间盘假体的耐受性和使用寿命目前还不清楚。需要接受椎间成形的患者普遍比需要髋膝关节成形的患者年轻 20 岁以上，这意味着椎间盘假体要承受比髋膝假体多几百万次的负荷周期。假体磨损和骨质溶解对椎关节成形术的影响大小，还需要长期的随访才能判断[53]。

结论

脊柱关节成形术是脊柱重建的重要方法之一，在治疗椎间盘退变性疾病时，相对于融合术存在很多优势，但关于如何选择患者还需进一步研究。当前的椎间盘假体的植入需要广泛前路暴露、直视下准确放置，较适用于椎体退变且无小关节炎、骨质疏松和椎体不稳的患者。另外，关节成形术的中期效果一般较好，但有关磨损颗粒和骨质溶解等问题仍有待解决。

对于临床医师来说，选择合适的患者至关重要。关节成形术失败比融合术的失败更为棘手和危险。因此，对适宜的患者行关节成形术，而对有产生并发症可能的患者施行融合术较为安全。

（谢杨译　李明校）

参考文献

1. McMeeken J, Tully E, Stillman B, et al. The experience of back pain in young Australians. Man Ther 2001;6(4):213-220.
2. Waddell G. Low back disability. A syndrome of Western civilization. Neurosurg Clin N Am 1991;2(4):719-738.
3. Waddell G. Low back pain: a twentieth century health care enigma. Spine 1996;21(24):2820-2825.
4. Fischgrund JS, Montgomery DM. Diagnosis and treatment of discogenic low back pain. Orthop Rev 1993;22(3):311-318.
5. Frymoyer JW, Cats-Baril WL. An overview of the incidences and costs of low back pain. Orthop Clin North Am 1991;22(2):263-271.
6. Schwarzer AC, Aprill CN, Derby R, et al. The relative contributions of the disc and zygoapophyseal joint in chronic low back pain. Spine 1994;19(7):801-806.
7. Mazanec DJ. Back pain: medical evaluation and therapy. Cleve Clin J Med 1995;62(3):163-168.
8. Smeal WL, Tyburski M, Alleva J, et al. Conservative management of low back pain, part I. Discogenic/radicular pain. Dis Mon 2004;50(12):636-669.
9. Mannion AF, Muntener M, Taimela S, Dvorak J. A randomized clinical trial of three active therapies for chronic low back pain. Spine 1999;24(23):2435-2448.
10. Anract P. [Indications and limitations of surgery of common low back pain]. Rev Prat 2000;50(16):1793-1796.
11. Wipf JE, Deyo RA. Low back pain. Med Clin North Am 1995;79(2):231-246.
12. Jaffray D, O'Brien JP. Isolated intervertebral disc resorption. A source of mechanical and inflammatory back pain? Spine 1986;11(4):397-401.
13. Schofferman J, Reynolds J, Herzog R, et al. Failed back surgery: etiology and diagnostic evaluation. Spine J 2003;3(5):400-403.
14. Weatherley CR, Prickett CF, O'Brien JP. Discogenic pain persisting despite solid posterior fusion. J Bone Joint Surg Br 1986;68(1):142-143.
15. Parker LM, Murrell SE, Boden SD, Horton WC. The outcome of posterolateral fusion in highly selected patients with discogenic low back pain. Spine 1996;21(16):1909-1916; discussion 1916-1917.
16. Moon MS. The outcome of posterolateral fusion in highly selected patients with discogenic low back pain. Spine 1997;22(12):1419-1420.
17. Nachemson A. Lumbar discography—where are we today? Spine 1989;14(6):555-557.
18. Fritzell P, Hagg O, Wessberg P, et al. 2001 Volvo Award Winner in Clinical Studies: Lumbar fusion versus nonsurgical treatment for chronic low back pain: a multicenter randomized controlled trial from the Swedish Lumbar Spine Study Group. Spine 2001;26(23):2521-2532; discussion 2532-2534.
19. Lehmann TR, Spratt KF, Tozzi JE, et al. Long-term follow-up of lower lumbar fusion patients. Spine 1987;12(2):97-104.

20. Weinhoffer SL, Guyer RD, Herbert M, Griffith SL. Intradiscal pressure measurements above an instrumented fusion. A cadaveric study. Spine 1995;20(5):526-531.
21. Bushell GR, Ghosh DP, Taylor TK, et al. The effect of spinal fusion on the collagen and proteoglycans of the canine intervertebral disc. J Surg Res 1978;25(1):61-69.
22. Lee CK. Accelerated degeneration of the segment adjacent to a lumbar fusion. Spine 1988;13(3): 375-377.
23. Schlegel JD, Smith JA, Schleusener RL. Lumbar motion segment pathology adjacent to thoracolumbar, lumbar, and lumbosacral fusions. Spine 1996;21(8):970-981.
24. Luk KD, Lee FB, Leong JC, Hsu LC. The effect on the lumbosacral spine of long spinal fusion for idiopathic scoliosis. A minimum 10-year follow-up. Spine 1987;12(10):996-1000.
25. Rahm MD, Hall BB. Adjacent-segment degeneration after lumbar fusion with instrumentation: a retrospective study. J Spinal Disord 1996;9(5): 392-400.
26. Etebar S, Cahill DW. Risk factors for adjacent-segment failure following lumbar fixation with rigid instrumentation for degenerative instability. J Neurosurg Spine 1999;90(2 Suppl):163-169.
27. Ghiselli G, Wang JC, Bhatia NN, et al. Adjacent segment degeneration in the lumbar spine. J Bone Joint Surg Am 2004;86-A(7):1497-1503.
28. Penta M, Sandhu A, Fraser RD. Magnetic resonance imaging assessment of disc degeneration 10 years after anterior lumbar interbody fusion. Spine 1995;20(6):743-747.
29. Park P, Garton HJ, Gala VC, et al. Adjacent segment disease after lumbar or lumbosacral fusion: review of the literature. Spine 2004;29(17): 1938-1944.
30. Hallab NJ, Cunningham BW, Jacobs JJ. Spinal implant debris-induced osteolysis. Spine 2003;28(20):S125-S138.
31. Lee CK, Goel VK. Artificial disc prosthesis: design concepts and criteria. Spine J 2004;4(6 Suppl): 209S-218S.
32. Oskouian RJ, Whitehill R, Samii A, et al. The future of spinal arthroplasty: a biomaterial perspective. Neurosurg Focus 2004;17(3):E2.
33. Geisler FH. Surgical technique of lumbar artificial disc replacement with the Charite Artificial Disc. Neurosurgery 2005;56(1 Suppl):46-57; discussion 46-57.
34. Fernstrom U. Arthroplasty with intercorporal endoprothesis in herniated disc and in painful disc. Acta Chir Scand Suppl 1966;357:154-159.
35. Zigler JE. Clinical results with ProDisc: European experience and U.S. investigation device exemption study. Spine 2003;28(20):S163-S166.
36. Geisler FH, Blumenthal SL, Guyer RD, et al. Neurological complications of lumbar artificial disc replacement and comparison of clinical results with those related to lumbar arthrodesis in the literature: results of a multicenter, prospective, randomized investigational device exemption study of Charite intervertebral disc. Invited submission from the Joint Section Meeting on Disorders of the Spine and Peripheral Nerves, March 2004. J Neurosurg Spine 2004;1(2):143-154.
37. Griffith SL, Shelokov AP, Buttner-Janz K, et al. A multicenter retrospective study of the clinical results of the LINK SB Charite intervertebral prosthesis. The initial European experience. Spine 1994;19(16):1842-1849.
38. Zeegers WS, Bohnen LM, Laaper M, Verhaegen MJ. Artificial disc replacement with the modular type SB Charite III: 2-year results in 50 prospectively studied patients. Eur Spine J 1999;8(3):210-217.
39. Hochschuler SH, Ohnmeiss DD, Guyer RD, et al. Artificial disc: preliminary results of a prospective study in the United States. Eur Spine J 2002;11 Suppl 2:S106-S110.
40. McAfee PC, Fedder IL, Saiedy S, et al. SB Charite disc replacement: report of 60 prospective randomized cases in a US center. J Spinal Disord Tech 2003;16(4):424-433.
41. van Ooij A, Oner FC, Verbout AJ, Complications of artificial disc replacement: a report of 27 patients with the SB Charite disc. J Spinal Disord Tech 2003;16(4):369-383.
42. Zigler JE. Lumbar spine arthroplasty using the ProDisc II. Spine J 2004;4(6 Suppl):260S-267S.
43. Bertagnoli R, Kumar S. Indications for full prosthetic disc arthroplasty: a correlation of clinical outcome against a variety of indications. Eur Spine J 2002;11 Suppl 2:S131-S136.
44. Zigler JE, Burd TA, Vialle EN, et al. Lumbar spine arthroplasty: early results using the ProDisc II: a prospective randomized trial of arthroplasty versus fusion. J Spinal Disord Tech 2003;16(4):352-361.
45. Tropiano P, Huang RC, Girardi FP, et al. Lumbar disc replacement: preliminary results with ProDisc II after a minimum follow-up period of 1 year. J Spinal Disord Tech 2003;16(4):362-368.
46. Le Huec JC, Mathews H, Basso Y, et al. Clinical results of Maverick lumbar total disc replacement: two-year prospective follow-up. Orthop Clin North Am 2005;36(3):315-322.
47. McAfee PC, Cunningham BW, Orbegoso CM, et al. Analysis of porous ingrowth in intervertebral disc prostheses: a nonhuman primate model. Spine 2003;28(4):332-340.

48. Dooris AP, Goel VK, Grosland NM, et al. Load-sharing between anterior and posterior elements in a lumbar motion segment implanted with an artificial disc. Spine 2001;26(6):E122-E129.
49. Moore RJ, Vernon-Roberts B, Osti OL, Fraser RD. Remodeling of vertebral bone after outer anular injury in sheep. Spine 1996;21(8):936-940.
50. Brinckmann P, Biggemann M, Hilweg D. Prediction of the compressive strength of human lumbar vertebrae. Spine 1989;14(6):606-610.
51. Zdeblick TA, David SM. A prospective comparison of surgical approach for anterior L4-L5 fusion: laparoscopic versus mini anterior lumbar interbody fusion. Spine 2000;25(20):2682-2687.
52. Zheng Y, Lu WW, Zhu Q, et al. Variation in bone mineral density of the sacrum in young adults and its significance for sacral fixation. Spine 2000;25(3):353-357.
53. Patwardhan AG, Havey RM, Meade KP, et al. A follower load increases the load-carrying capacity of the lumbar spine in compression. Spine 1999;24(10):1003-1009.

脊柱融合手术的历史

3

Vinod K. Podichetty, MD, MS Weston, Florida
Robert S. Biscup, DO, MS Weston, Florida

引言

目前，现代脊柱手术技术有着突飞猛进的发展[1-17]。自 20 世纪 80 年代以来，美国脊柱融合手术率显著增加[18,19]。与之类似，世界各地的脊柱手术率都有不同程度的增加[20,21]。患病人口的增加及融合手术成功率的提高导致这一趋势，安全且迅速发展的手术技术更促进了这一发展进程。有文献记载，腰椎融合手术比非手术的保守治疗在缓解疼痛和功能恢复方面有着更好的效果。1911年，第一篇有关脊柱融合技术的科学研究文献在纽约发表，之后，此项技术以空前的速度发展起来，到 21 世纪会有新的飞跃。

历史回顾

早期对脊柱疾病的认识有着一定的局限性。亚里士多德（公元前 384 — 322）（图 3-1）专注于运动学及生物力学的研究。虽然他对此类问题的描述与脊柱不直接相关，但却对人类腰痛及行走困难进行了最早的描述。其他早期杰出的医学家，如希波克拉底（公元前 460 — 377）和 Pergamun 的 Galen（公元 130—200），都对脊柱疾病做出了诊断并且发展了有效的治疗技术。但当时的治疗方法非常有限，症状较轻者，予卧床休息及牵引治疗；较重者，则被认为“无药可医”。

回顾历史，诊断学、微生物学以及影像学的迅猛发展促进了人们对脊柱疾病的认识，更促进了治疗技术的发展。1899 年 Russell Hibbs（图 3-2）掌舵纽约骨科医院并创立了现代骨科学。Hibbs 发明的治疗骨科创伤的创新手术技术促使骨科学从开始仅局限于治疗骨折，发展到现在的专门手术学科。Hibbs 和 Fred Albee（图 3-3）（就职于纽约骨科医院）在纽约首先开展了脊柱融合技术。虽然受到 Hadra 和 Pilocher 等脊柱外科名家理论的启示，但他们却是最先尝试脊柱融合的外科医师。Hibbs 和 Albee 运用不同的手术技术进行脊柱融合[23,24]。Albee 在 1911 年进行了首次被正式报道的脊柱融合术研究，对象是 3 例结核患者[25]。他首先矢状纵向切开棘突，然后将取自髂骨的自体骨切成条状植入间隙，缝合周围软组织。Albee 还发明了取出自体髂骨条的特殊可消毒自动锯。Hibbs 采用了另一种手术技术进行融合，先暴露椎板，用将骨块掀起呈“羽毛状”的方法取代自体骨移植[25,26]。自从脊柱融合技术开展以来，外科医师们运用一系列的技术来改善结局。1914年，Hibbs运用这项技术治疗特发性脊柱侧弯。1924 年，他报道了最初 59 例患者的疗效[27]。

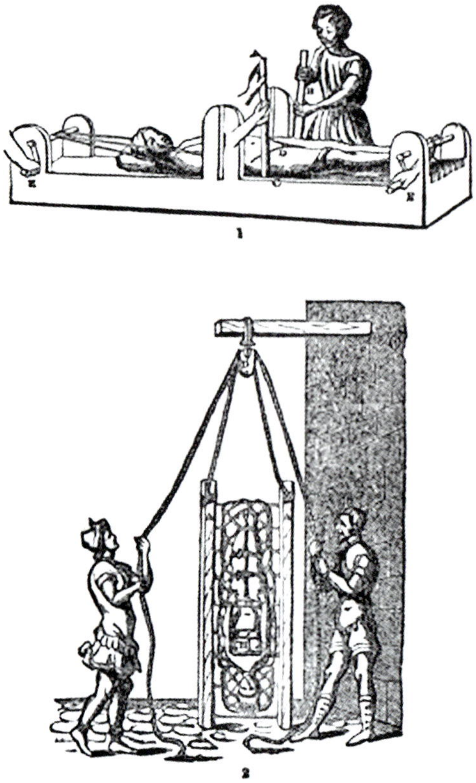

图3-1 希波克拉底治疗脊柱损伤的演示——支架系统以及应用重力使脊柱变直的技术。[Reprinted form Hippocrates: The Geniune Works of Hippocrates,Vol.2.Adams F（trans.). London:Sydenham Society,1844:117-118.]

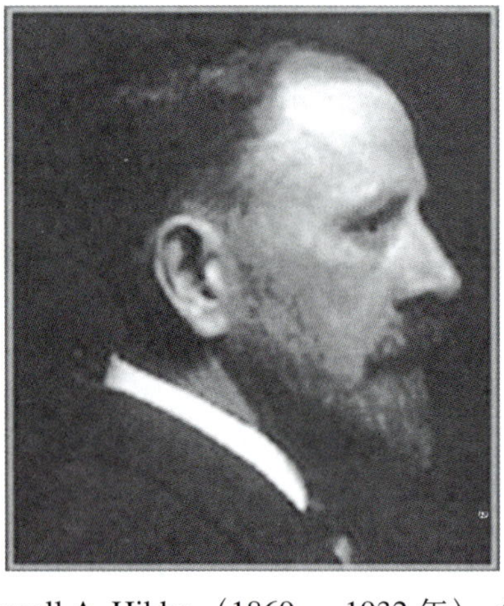

图 3-2 Russell A. Hibbs （1869 — 1932 年），纽约。

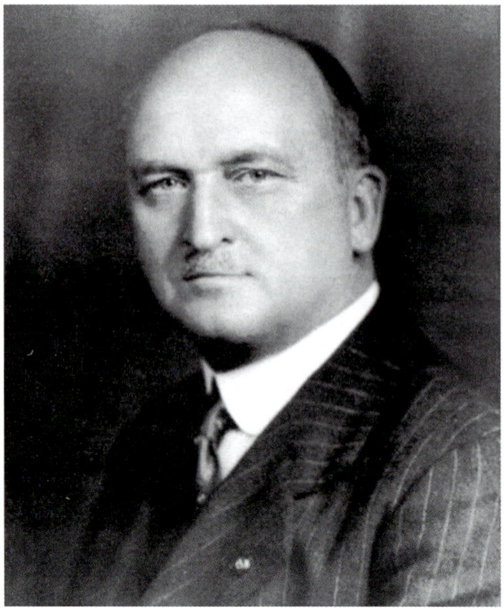

图 3-3 Fred H. Albee（1876 — 1945 年），纽约。

Hibbs 脊柱融合技术在之后的 50 年里成为了骨科治疗脊柱结核及脊柱侧弯的标准。虽然，世界各地不断有新的手术方法产生，但无一种能做到真正的融合。20 世纪 20 年代中期，Willis Campbell 运用将取自髂骨的自体骨条植入第 5 腰椎及其横突和骶骨之间进行腰骶融合的方法，进一步促进了融合技术的发展[28]。

1920 年，蒙特利尔的 MacKenzie-Forbes 医师发明了一种新的融合方法。这种方法是将棘突旁及椎板的骨质呈长条状部分掀起。这种方法暴露了皮质骨面，并使相邻骨块呈叠瓦状重叠。意外游离的骨块被留在原位促进融合[29,30]。Samuel Kleinberg 在那个时期也开始尝试使用牛的异体骨移植[31]。在 20 世纪 20 年代后期，Armitage Whitman 将肋骨条移植到骨床上，进一步完善了 MacKenzie-Forbes 技术[32]。

在L4～S1横突间进行植骨融合成为了当时植骨的标准操作。1933 年，Ghormley 进一步标准化了应用髂骨翼进行移植的操作，但当时仍有一些外科医师还在继续使用 Hibbs 的后路融合技术[33]。不管怎样，横突间融合显著增加了融合率。在植骨技术使融合成功率增高的同时，在术中增强稳定性和改善融合方面，内固定器械的应用也取得了相当大的进步。内固定技术和器械历史悠久，值得关注。它不仅提升了外科手术技术，还改善了局部的生物力学。在20 世纪初期，一般应用钢丝、棒和自体骨材料来加强稳定性。在20世纪中期，随着新器械的诞生，特别是钢板、螺丝钉和CAGE，使脊柱融合技术有了很大的进步。

在1952年，Philip Wilson用钢板、螺钉和移植骨来稳定脊柱，但这种技术最终并不是非常成功[34]。Don King 和 James W.T oumey 介绍了小关节螺钉的应用——将这种金属螺钉穿过小关节面[35,36]。

在1959年，Boucher第一次使用了椎弓根螺钉，他将螺钉打入椎弓根的正中来增强稳定性。Roy-Camille 和 Rene Louis 在椎弓根螺钉之间置入了钢板，进一步推进了椎弓根螺钉的应用（图3-4）[37-39]。20世纪90年代中期，Paul Harrington 的成就为现代脊柱稳定技术开辟了崭新的道路。为治疗脊柱侧弯而发明的 Harrington 棒也可应用于腰椎融合领域（图3-5）[40-42]。在 Harrington 棒的基础上，又进一步开发出Knodt棒和包含椎板下钢丝及后路棒的Luque系统[43-45]。

在20世纪70—90年代之间，融合的器械和技术不断发展进步。20世纪70年代晚期，Magerl 经皮或在开放式手术下将 Schanz 螺钉打入椎弓根，并运用与Hoffman装置类似的外固定架固定[46]。但真正提升融合效果的是内固定的发展。Dyck 发明了一种内固定器械，推进了这一进程[34]。Arther Steffee 发明了有效而著名的内固定器械，其中包括椎弓根螺钉和钢板，并于1983年在俄亥俄州的克里夫兰首次投入使用（图3-6）[47]。其他如Krag的Vermont系统、Edwards系统（运用 Harrington 棒）以及 Zieke 系统，也促进了内固定的发展[48-50]。对于椎弓根解剖的大量研究，特别是 Saillant、Krag、Zindrick 和 Misenhimer 的研究，也推动了这项技术的发展[51-56]。

如果没有经椎弓根固定的理念，对于脊柱单节段的固定是不可能的。早期的经椎弓根固定系统只是简单的包括一个螺钉和钢板。早期出现的问题是螺钉与钢板的接触不能完全严丝合缝，所以仍会有松动现象，这可导致融合失败率高及假关节形成。20世纪70年代早中期，以Goudet、Raymond Roy-Camille和Rene Louis 为代表的法国人发表了关于应用螺钉和钢板加固融合的文献。但俄亥俄州克利夫兰的 Steffee 在20

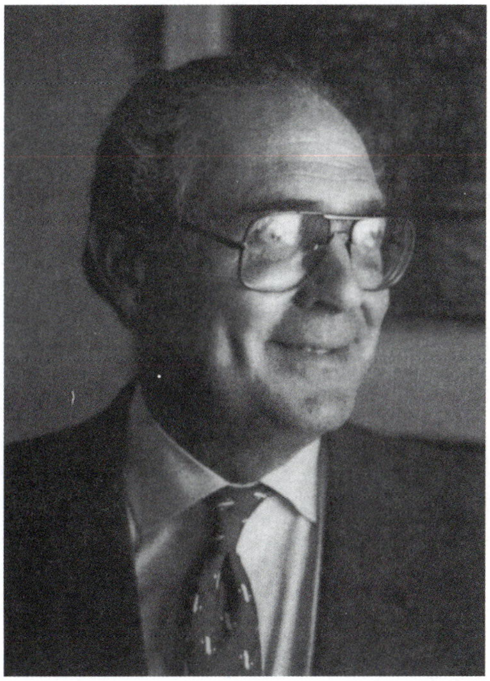

图 3-4　Raymond Roy-Camille（1927—1994年），巴黎。

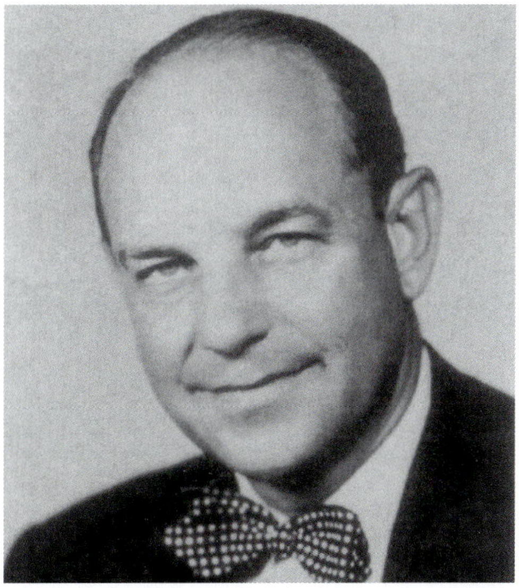

图 3-5　Paul Harrington（1911—1980年），休斯敦。

世纪80年代早期提出的应用钢板－螺钉理念和椎弓根螺钉理念却更为重要。他发明了第一套首次在北美使用的椎弓根螺钉系统[57]。Robert Biscup 医师在与Steffee医师共事期间，进一步完善了上述系统，使其首次成为现在的牢固重建系统。这使得外科医师能够借助其他锥体来纠正某个锥体的滑脱。但是，因为没

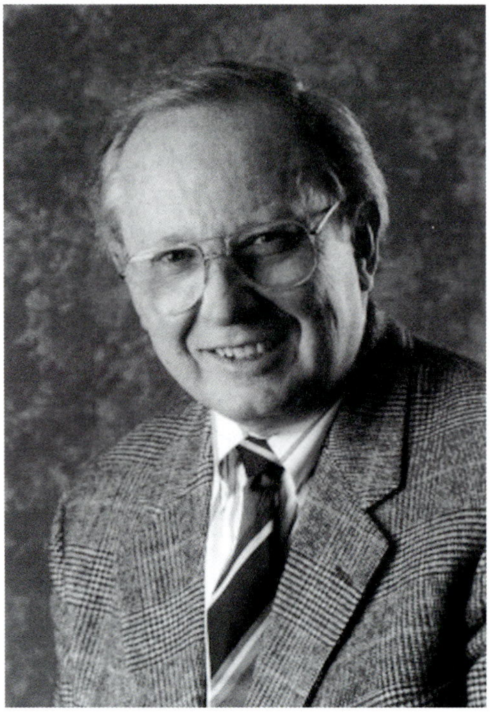

图 3-6 Arthur D. Steffee，俄亥俄。

有牢固的固定，复位后的锥体再次滑脱。

第一代 Steffee 钢板只是一个简单应用松质骨螺钉固定的 AO 固定钢板。随之衍生的第一个问题是：螺钉及钢板上钉孔的排列。所以，Steffee及其工程师在 Cleveland 的研究所里发明了第一个可调节螺钉的钢板——一种允许螺钉位置改变的有槽钢板。另一个问题是，由于松质骨螺钉过大而不能穿过钢板的螺钉孔，因此需对螺钉进行改造，使拧入的螺帽可以进行拆卸，并被六角形的固定螺帽所替代。当螺钉固定好后，可将拧入的螺帽卸下，将钢板顺着螺钉放置好，再在后方置入较小的固定螺帽。因为螺钉与钢板之间的固定不够稳固，Biscup发明了一种置入钢板前方的螺帽，使用方法是先在螺钉上拧入上述螺帽，再放入带槽的钢板，最后加上后方固定的螺帽。遗憾的是，由于螺钉的设计缺陷，此种方法带来较高的螺钉破坏率。因此，螺钉不断更新换代，以增强脊柱固定及内固定器械的力量。同时，也引起了带有完整螺帽和螺纹的现代椎弓根螺钉设计的研发。多个外科医师和厂商对上述螺钉进行了进一步的改进。

外科医师首次拥有了可以控制每个单独脊柱节段的能力后，由脊柱滑脱、短节段的脊柱侧弯、融合失败及骨折、肿瘤或感染引起的脊柱畸形，都可以被重建和矫正。在脊柱器械发展的同时，人们认识到，在处理脊柱后，脊柱前柱可能不再具有足够的支撑力，这可能导致特定情况下的手术失败。为脊柱前柱提供支撑的必要性也逐渐被认识到。

Ralph Cloward 被公认为是经后路椎间融合手术的先驱。在 20 世纪 40 — 50 年代之间，他的工作为节段性脊柱重建技术作出了巨大贡献。通过与 Cloward的协作，Steffee和Biscup坚信：无论是经后路还是前路，椎体前柱周围的植骨都是必要的。器械辅助下的椎间融合手术的概念也随之产生。1985年，Steffee在克里夫兰进行了首例运用椎弓根螺钉系统固定的椎间融合术[58,59]。在那之后，各种骨材料和人工合成材料被用于植入椎间隙。世界上第一例运用 CAGE 装置的椎间融合是由一名叫 Bagby 的兽医完成的，他在马的椎间植入了中空或多孔的 CAGE。Steffee 和John Brantigan 第一次运用非骨性的碳纤维聚合体复合物CAGE进行椎间融合[60]。这种理念的引入使得关于CAGE 内植物的研究全球性的广泛迅速的发展了起来。

堪萨斯城的 Mark Asher 在 Harrington 系统的再设计方面非常活跃，他与密苏里的 Bill Carson 和 Robert Gaines 一起发明了第一套包括棒和横连杆的椎弓根螺钉固定系统。CD（Cattrell DuBesay）脊柱内固定系统运用了钩和粗棒进行三维矫形，扩展了上述内固定理念。这些内固定系统带动了一系列手术技术、器械及附属装置的发明和发展，使得外科医师能够进行较大的短节段及长节段功能重建手术。手术操作不仅包括神经减压，还包括短节段及长节段的矫形、脊柱前柱的重建及最终恢复脊柱的正常应力。不用在原位及畸形部位进行融合的手术技术已被恢复解剖位置、椎间盘高度及最终恢复脊柱正常应力的技术所替代。之后一系列CAGE装置、微创技术、人工椎体和其他新技术的发展使得脊柱重建至接近生理位置成为可能。骨形成蛋白（BMP）和具有骨诱导作用的骨生物材料的应用使得融合技术得到进一步的完善。

在过去的 20 年，外科医师在融合技术的生物力学和生物学研究方面积累了很多经验。同时，也暴露了融合导致的脊柱失稳及加速相邻节段的退变等问题。这自然促使研究者寻找能保持脊柱稳定性而又不导致脊柱僵硬的方法，也就是现在的脊柱运动保留手术。

放射技术的发展史

如果没有放射及影像学的同时发展，融合技术的发展也将举步维艰。自从伦琴发现 X 线以来，放射医学发展突飞猛进[61]。空气脊髓造影及应用其他化学物质进行脊髓造影，提升了脊柱的显影技术[62-64]。1917 年，由 Radon 首创的计算机断层扫描（CT），随着计算机技术的发展，现已成为主要的影像学检查方法之一[65,66]。但对于脊柱融合技术来说，最大的影响因素还是磁共振成像技术（MRI）的发明。众多科学家在元素周期表中元素分类、放射线及原子特性等领域做出的卓越贡献，成就了磁共振成像技术的发展[7]。磁共振现象的发现者 Bloch 和 Purcell 在 1957 年获得了诺贝尔奖[67,68]。Damadian第一个制造了以磁共振为原理的专利显影装置，随后Moore和 Henshaw在1979年 5 月 18 日发明了首个可以进行头颅扫描的装置[69]。紧接着 Reid 的影像学小组完成了甲状腺和腹部的MRI成像[70]。自那时以来，MRI成为脊柱显影不可或缺的主要检查技术，从而更加推进了脊柱融合技术的发展。如果没有术前的影像学检查，那么脊柱融合手术的发展也将止步不前。

螺钉、CAGE 和内固定

早期的融合手术中，大量的肌肉切开及自体骨移植是很普遍的，这也增加了患者术后恢复的时间。为了改善预后，由此发明了脊柱内植物。为了达到融合的目的，原则上应从前路或后路在椎间隙内植骨。这种术式的优点在于良好的血运、融合处的应力和正常前凸的维持。但实践证明，单用骨材料进行融合强度不够。单用骨材料的腰椎前路融合（ALIF）和腰椎后路融合（PLIF）塌陷和假关节形成的发生率较高。带有螺纹的钛金属椎间CAGE被用于预防上述情况。最早应用的椎间植入物是圆柱状钛网和长方形的碳纤维CAGE。

与脊柱融合类似，脊柱内固定的理念也在1900年左右提出。有关应用螺钉固定椎体的报道是由King在上世纪 40 年代首次发表的。他描述了为了避免术后活动度的丧失而将螺钉经小关节打入的技术[71,72]。King 报道了 L5-S1 10% 的假关节形成率。Thompson 和 Ralston 在 1949 年提出了另一种类似的固定技术，这种技术的 L5-S1 的假关节形成率为 12%；L4 ～ L5 节段融合失败率为 55%[73]。1959 年，Boucher 描述了将螺钉由椎板和小关节打入、经椎弓根直到前方椎体以达到固定相应节段目的的方法[74]。

Paul Randal Harrington（1911—1980）是现代脊柱固定技术之父。Harrington 1983年毕业于堪萨斯州立大学医学院，1942 — 1945 年在美军军队服役。他最初设计的经小关节固定方法在脊柱融合方面未获得较好的成效。随后，他成立了得克萨斯康复与研究中心，并在那里进行研究和手术。20 世纪 50 年代，他与Engin Torkild 工程师合作，发明了著名的 Harrington 系统[75]。1958 年，Harrington 的研究成果在美国骨科医师年会上发表。Harrington 的首个目标是用非融合的方法纠正脊柱侧弯。Harrington 设想先将他的器械植入，然后对器械进行调整，直至脊柱变直为止，在脊柱停止生长之前不再对器械固定进行调整，按照他的预想，在完成上述程序之后，脊柱将最终变直。不幸的是，由于钩状器械的脱出，手术的失败率很高。但少数病例由于机体自发的融合，矫形手术获得了成功，这使John Moe对Harrington 系统在矫形及脊柱融合后对矫形的固定方面的作用产生了兴趣[76]。现代脊柱侧弯手术发展的新纪元随之到来。1966年，Harrington设计了治疗重度腰椎滑脱的椎弓根螺钉系统，这套系统被美国食品和药品监督管理局（FDA）定为治疗腰椎滑脱的标准椎弓根螺钉系统。

根据 1960 年 Bailey 和 Badgley 前路颈椎融合固定的经验，Bohler 在 1967 年首次应用钢板和螺钉来支持颈椎前路的植骨融合[77]。Bohler在德国首次报道了上述技术之后，另外几篇关于钢板和螺钉内固定的报道也相继出炉[79]。

车有螺纹的钛笼最先应用于兽医学领域。Bagby

经前路放置光滑的不锈钢钢板，以治疗 Wobblers 综合征（马类中慢性颈椎失稳造成的脊髓病）[80]。这种器械随后被命名为“Bagby 篮”。应用这种器械可将颈椎减压时取出的碎骨块填入，而不需再取自体骨移植[81]。Bagby 随后发明了可应用于人类腰椎融合的CAGE。Bagby根据不锈钢内植物对颈椎间隙的撑开作用，这种作用改善了小关节的融合并使相应节段达到早期稳定，开创了“撑开－减压－固定”的理念[80]。

Steffee 等在 20 世纪 80 年代末发明了利用后路螺钉固定的新的钢板节段固定系统[82]。该系统利用多节段的椎弓根固定点以达到固定锥体的目的。

Brantigan 等应用了透射线的碳纤维 CAGE 来改善术后的影像学显影[83,84]。这种碳纤维强化的聚合体CAGE的设计意念在于将椎间融合的机械和器械功能区分开来。在材料和设计不断变更的大背景下，Bagby 和 Kuslich 设计了当前的 BAK CAGE（Sulzer Spine-Tech, Minneapolis, Minnesota）。1992 年，FDA 就该椎间融合CAGE在未行过融合手术的、有症状的椎间盘退行性病变患者治疗方面的安全性及有效性提出了调查器械豁免（IDE）草案，并在1996年9月正式批准了BAK装置的使用。BAK CAGE 是一个车有螺纹的中空圆柱状钛合金体，它运用撑开－加压的原理植入椎间隙。BAK 装置作为同类型装置中首个获批使用的，为外科医师在保守治疗无效需行手术的患者提供了另一选择。因为 BAK CAGE 对需要行融合手术的患者有潜在益处，故该产品的审查过程被FDA加速通过了。

1997 年，Ray[86] 发明了另外一种类似的钛合金椎间融合装置（Ray TFC; Surgical Dynamics, Norwalk, Connecticut）。开始这种装置被应用于后路腰椎融合，后来它的应用扩展到前路腰椎融合手术领域。

1996年，美国设备仪器与放射健康中心（CDRH）通过了 7 种椎间融合器的上市前认证（PMA），其中包括 6 种应用自体骨移植的装置和 1 种复合型装置。表 3-1 列出了已在美国上市并通过了 PMA 的椎间融合器。

在过去的 20 年里，椎间 CAGE 在改善临床及影像学结局方面的作用十分突出。在这些年里，由不同材料组成的椎间融合器被单独或者与其他器械联合植入。这些不同的材料包括钛合金（如 Ti-6Al-4V 等）和 PEEK™（聚醚醚酮，Victrex, Greenville, South Carolina）。传统上，椎间植入物的生物力学组成最终是为了使其结构能够充填椎间隙（如车有螺纹的中空柱状结构、网状柱状结构、多孔的长方形结构、梯形的立方体结构和楔形结构等）。

现在，椎间植入物有多种型号，可以根据患者的生理解剖结构需要进行调整。植入物的外观特点多种多样，有些在上下两个面上带有锯齿，并且有中空的洞以促进骨愈合。CAGE可经多种手术入路植入椎间隙，并可单独或与其他辅助器械一起应用。椎间CAGE作为辅助器械在腰椎小关节融合术中被广泛应用，虽然，其在这方面的安全性和有效性仍待进一步考证。所以，应该应用科学的方法对这类植入物进行控制，并进行良好的记录和完整的研究调查，以规范上述器械的使用。近年来，其他椎间融合装置在腰椎椎体融合及治疗椎间盘退行性病变方面都做出了相应的贡献。表 3-1 列出了通过 FDA 认证的椎间融合器。新一代椎间融合器 的不同点在于运用基因工程蛋白来促进融合处的骨愈合，取代了传统的植骨。

骨形成蛋白（BMP）

一直以来，脊柱领域的研究者们都试图找到能刺激人体，使其能够更快更可靠地产生及修复骨组织的方法。传统的脊柱融合手术要求从髂骨取自体骨移植，这增加了患者手术、住院和恢复的时间，亦增加了术中出血量和患者术后的疼痛。1964年，Marshall Urist首先提出了骨形成蛋白的概念，为融合手术的成功发展提供了可能[87]。近年来，科学家和脊柱外科医师证明了基因工程蛋白产物——重组人骨形成蛋白具有刺激患者细胞成骨的能力[80, 90]。

InFUSE® 骨材料 /LT-CAGE® 锥形腰椎融合装置（Medtronic Sofamor Danek, Memphis, Tennessee）由三个部件组成，并分为两个部分：金属的锥形椎间融合CAGE（LT-CAGE® 锥形腰椎融合装置）和骨材料内植物（InFUSE® 骨材料）。InFUSE® 骨材料由基因

表 3-1 椎间融合装置

产品	厂家	外形	应用部位
BAK-L BAK Proximity BAK Vista	Sulzer Spine-Tech	中空、车有螺纹的圆柱状体 钛合金（BAK-L）或 PEEK（BAK Vista） 2 节段 应用自体骨	腰椎
Ray TFC Ray TFC Unite	Stryker Howmedica Osteonics	中空、车有螺纹的圆柱状体 钛金属体 2 节段 应用自体骨	腰椎
Lumbar Lumbar I/F Cage	DePuy Acromed	上下平行的盒状体 PEEK 和碳纤维 上下缘均有锯齿 2 节段 应用自体骨	腰椎
Interfix Interfix RP LT-Cage	Medtronic Sofamor Danek	中空、车有螺纹的圆柱状体 钛金属体 带有尾帽 2 节段 应用自体骨	腰椎
BAK-C	Sulzer Spine Tech	中空、车有螺纹的圆柱状体 钛金属体 高分子聚乙烯材料尾帽 2 节段 应用自体骨	颈椎
Affinity	Medtronic Sofamor Danek	中空、车有螺纹的圆柱状体 钛金属体 高分子聚乙烯材料尾帽 2 节段 应用自体骨	颈椎
InFUSE	Medtronic Sofamor Danek	中空、车有螺纹的圆柱状体 钛金属体 高分子聚乙烯材料尾帽 2 节段 应用 rhBMP-2 和胶原海绵	腰椎

工程蛋白产物——重组人骨形成蛋白 rhBMP-2 及装载该蛋白的外支架（1型牛胶原材料构成）组成，蛋白及其外支架都被植入到CAGE之中。融合CAGE起到支撑及暂时稳定脊柱的作用，而InFUSE® 骨材料用于形成骨，并使脊柱局部达到永久稳定（融合）。InFUSE® 骨材料不能脱离LT-CAGE锥形腰椎融合装置而单独使用；它们必须作为一个系统联合应用。这个复合装置是首个被 FDA 批准使用基因工程蛋白产

物治疗椎间盘退行性病变的椎间融合装置。

2003年8月，FDA的下属机构CDRH通过了OP-I® Putty（Stryker Biotech, Hopkinton, Massachusetts）的人道主义设备豁免（HDE）。OP-1® Putty是由基因工程蛋白粉产物、牛胶原、生理盐水和一种黏稠试剂混合而成的水泥状物。术中，Putty被放于需要融合节段的两侧。这个材料用于抵抗力低下而需行后外侧（横突间的）腰椎融合手术的患者，这些患者不能进行自体骨、骨髓移植或骨移植不能促进融合，需用Putty 材料替代移植骨。

其他研究都集中在有较大前景的BMP，尤其是rhBMP-2和rhBMP-7（OP-1）。研究者们进行了广泛的动物实验和回顾。另外，Gupta还进行了一项包括500例病例（均植入了rhBMP-2）的IDE试验研究以评估rhBMP产品[91]。在其他文献中对此类研究进行了全面的讨论[92,93]，结果均提示：rhBMP的使用提高了融合成功率，Oswestry 下腰痛残疾问卷、SF-36评分和其他神经症状的测量情况、患者工作情况、满意度评分及一系列疼痛评分都得到了改善。BMP 在单节段融合中有很大的应用前景，但其在多节段融合中的作用仍待进一步探讨。另外，植入最佳入路的选择和如何使融合达到最佳效果都是亟待解决的问题[94]。

手术步骤（适应证与手术技术）

自 20 世纪 70 年前提出以脊柱融合技术治疗慢性下腰痛的理念以来，文献报道的适应证和手术方法有较多分歧。融合治疗下腰痛的原理在于预防椎间盘源性疼痛。但是传统上大多数手术医师都偏好用特定的一种融合方法。进行腰椎融合可应用不同的手术技术。根据疼痛源的不同，应用小关节后外侧融合[95-98]、腰椎间盘经前路/后路椎间融合[99-101]或360°融合来处理脊椎前后方导致疼痛的结构，都有一定的合理性[58,102-104]。加之，有许多文献报道，在融合技术中运用脊柱内固定后结果良好，已证实可显著改善结局[3,11,14,105-108]。

在脊柱手术中，残疾的评估一直是比较受关注的论题。工业革命时期，Thomas Oliver在1902年发表了一系列文章，阐述与劳动相关的损伤、疾病和危险[112]。随着新补偿条例的出台、工人残障率的增高和全美赔偿案例的增多，脊柱融合手术导致的残疾已成为不能忽略的问题。1936 年，Earl D. McBride 编写了一本关于残障评估的书，拓展了关于残疾某些方面的认识，并且对损伤以及残疾进行了区分[113]。

前路腰椎椎间融合固定和后路腰椎椎间融合固定

车有螺纹的椎间融合 CAGE 在治疗腰椎退行性病变方面得到了广泛的认可[114]。植入器械可经前路或后路。若从后路植入PLIF CAGE，则必须切除脊柱后路结构，如部分小关节、椎弓根或两者均需切除一部分。经前路植入 ALIF CAGE，需切除椎间盘并横断经后路手术可以保留的前纵韧带。ALIF在治疗脊柱单节段失稳和椎间盘源性疼痛方面有很好的疗效[115-118]。

单纯的前路椎间融合、螺纹CAGE植入是一种很有优势的手术方法。这种手术方法不仅可以避免脊柱后方的肌肉损伤，还可使内植物被植入椎间隙的位置更为合理。椎间融合器械使得外科医师能够在塌陷的椎间隙内直接进行操作，还可撑开椎间隙，以恢复脊柱矢状面的正常轮廓。另外，还可使脊柱节段立即达到稳定，并且在不损伤后外侧结构的情况下进行融合。

关于 ALIF 和 PLIF 的结局都存在着相当大的争议。在许多病例中，单纯的 ALIF 或 PLIF 或许不能使脊柱稳定并达到融合的目的。ALIF和PLIF术后脊柱稳定程度可以大相径庭，韧带的完整性、CAGE螺纹面与骨面的接触质量、CAGE的植入深度及骨密度等因素都可导致术后脊柱活动度超过正常范围。对于75岁以上的患者也可以安全进行手术，且成功率与年轻患者相似[119]。术前的社会心理学调查可以预测患者的结局、优化患者的筛选及指明干扰预后的因素[120]。

基因疗法

虽然自体骨仍是促使脊柱融合成功的最佳材料，

但是基因疗法（成骨及促成骨元素）在脊柱融合领域的重要性也日益彰显。在自体骨材料中加入rhBMP-2之后，可以显著增加融合骨块的体积和成熟度[121]。在体外试验中，运用hMSC（人间充质干细胞）和BMP基因被证明可在局部产生母细胞和生理剂量的成骨元素，这些母细胞和成骨元素可以促进hMSC数量缺乏患者（与年龄、骨质疏松症、转移性骨病和医源性消耗有关）的骨形成[122]。运用重组基因产物来提升脊柱融合技术的可行性是目前的热门论题，细胞介导的基因疗法可有效促进骨形成，并且可以潜在改善脊柱融合的结局。

脊柱融合的结局研究

Harsh对目前脊柱融合术的现状进行了评论，对盲目地频繁手术和过多地追求经济效益提出了严厉的批评[129]。脊柱融合手术费用非常昂贵，平均住院费用高达 34 000 美元[130]。1996 — 2001 年间，脊柱融合手术的手术量增加了77%，增加的速度远超过一般的常规手术（如髋关节置换和膝关节置换术）[129,130]。融合手术数量增加的原因是诊断及治疗脊柱疾病的技术发展和适应证的扩大；另一方面，适应证界限模糊和创收的动机也是使手术量增加的原因，这让人觉得悲观。但是，如果回顾关于脊柱融合的文献，则其中一些观点可以轻易被推翻。

根据数个前瞻性纵向研究的结果和回顾性病例报道，脊柱融合术的结局差异很大[18,131]。最近，Ghogawala及同事发表了关于Ⅰ度滑脱和椎管狭窄的患者在脊柱融合术后1年结局显著改善的报道[132]。在2003 年，Maden 等[16]对行器械辅助下后外侧融合或360° 融合的椎间盘源性疼痛患者进行了研究。术后结局满意度在 64% ~ 83% 之间，ODI 评分也有显著改善。2001 年，Schofferman 等[15]进行了一项前瞻性的随机对照试验，评估了48例270° 及360° 环形融合术后的患者（术前诊断为椎间盘源性疼痛、椎管狭窄、脊柱术后翻修或其他）。研究结果显示疼痛、Oswesty评分和患者满意度等均有显著改善。上述患者的结局与术前诊断无关。1997 年，Hinkley 和 Jaremko 在研究工伤工人行 360° 腰椎融合手术的效果时，报道了受伤致下腰痛的工人在接受 360° 环形融合术后，疼痛、功能、残障及影像学表现均有显著改善。研究报道了 95% ~ 100% 的融合率和 91% 的患者满意度。另外，上述研究对象与因保险原因被拒行手术的患者相比，病情明显改善。

在另一项有关下腰痛治疗的独立研究分析当中[3]，结论显示高融合率（80%）以及69例行360° 环形融合患者的良好结果。1998 年，Gertzbein 等也对 360° 腰椎融合术治疗腰椎退行性变的结局进行了研究分析。研究显示360° 融合术后的患者疼痛症状明显减轻[11]。椎间盘退行性变、假关节形成和脊柱滑脱患者的结局无显著差异。患者术后肢体功能明显改善的占 77%，再次从事受伤前工作的占 59%。同一作者在 1996 年开展了一项关于 360° 融合患者的多中心研究，结果显示72%的患者疼痛症状较前改善，54%的患者较术前好转。这种技术的融合成功率可达 97%，但与其他关于情况复杂患者组的研究报道相类似，也有着出现率少却非常典型的并发症。

在过去的 20 年中，数个独立的研究对行各类融合术后的下腰痛患者进行了平均2年的随访，结局令人满意[1-6,9,10,12-14,85]。Brantigan 等[134]在 2004 年进行的研究显示，术后 24 个月临床和融合成功率和患者满意度均很高，且一直保持至术后 10 年随访时。

在所有领域中，自我评估和检验都十分必要。对于一项技术有效性的质疑，对于这项技术的批评者和支持者都存在着指导意义。关于脊柱融合手术结局的深入研究对于加强人们对疼痛机制的认识和了解脊柱关节融合的益处都是必要的。为了进一步提升脊柱融合技术的有效性，还需继续理解非手术治疗的优点、明确手术适应证、发展微创技术及升级手术器械。

结论

脊柱融合技术在过去的半个世纪内飞速发展，且这种技术的发展仍不会停歇。下一代人们将会看到脊柱外科手术更加卓越的发展，同时也会面临意想不到的困难和挑战。尽管流行病学研究已经明确断定了一系列可以影响脊柱融合的因素，但进一步的研究仍在继续辨别和验证其他影响因素。人们必须谨记骨性融合的愈合过程受多种因素影响。从 10 年前到最近一次关于融合手术结果的分析研究，在这一进程中，许多融合的适应证已经确立，其他研究和评估也在进程当中。所以，为达到最佳的手术结局，必须时时更新现有的知识并且勇于探索新的技术和方法。

（邵燕翔译　邹德威校）

参考文献

1. O'Brien JP, Dawson MH, Heard CW, et al. Simultaneous combined anterior and posterior fusion. Clin Orthop Relat Res 1986;203:191-195.
2. Blumenthal SL, Baker J, Dossett A, Selby DK. The role of anterior lumbar fusion for internal disc disruption. Spine 1988;13:566-569.
3. Kozak JA, O'Brien JP. Simultaneous combined anterior and posterior fusion: an independent analysis of a treatment for the disabled low back pain patient. Spine 1990;15:322-328.
4. Linson MA, Williams H. Anterior and combined anteroposterior fusion for lumbar disc pain. A preliminary study. Spine 1991;16:143-145.
5. Newman MH, Grinstead GL. Anterior lumbar interbody fusion for internal disc disruption. Spine 1992;17:831-833.
6. Lee CK, Vessa P, Lee JK. Chronic disabling low back pain syndrome caused by internal disc derangements: The results of disc excision and posterior lumbar interbody fusion. Spine 1995;20:356-361.
7. Ray CD. Threaded fusion cages for lumbar interbody fusions: an economic comparison with 360 degrees fusions. Spine 1997;22:681-685.
8. Hacker RJ. Comparison of interbody fusion approaches for disabling low back pain. Spine 1997;22:660-665.
9. Hinkley BS, Jaremko ME. Effects of 360-degree lumbar fusion in a workers' compensation population. Spine 1997;22:312-322.
10. Penta M, Fraser RD. Anterior lumbar interbody fusion: a minimum 10-year follow-up. Spine 1997;22:2429-2434.
11. Gertzbein SD, Hollopeter M, Hall SD. Analysis of circumferential lumbar fusion outcome in the treatment of degenerative disc disease of the lumbar spine. J Spinal Disord 1998;11:472-478.
12. Kuslich SD, Ulstrom CL, Griffith SL, et al. The Bagby and Kuslich method of lumbar interbody fusion: history, techniques, and 2-year follow-up results of a United States prospective, multicenter trial. Spine 1998;23:1267-1279.
13. Vamvanij V, Fredrickson BE, Thorpe JM, et al. Surgical treatment of internal disc disruption: an outcome study of four fusion techniques. J Spinal Disord 1998;11:375-382.
14. Leufven C, Nordwall A. Management of chronic disabling low back pain with 360 degrees fusion. Results from pain provocation test and concurrent posterior lumbar interbody fusion, posterolateral fusion, and pedicle screw instrumentation in patients with chronic disabling low back pain. Spine 1999;24:2042-2045.
15. Schofferman J, Slosar P, Reynolds J, et al. A prospective randomized comparison of 270 degrees fusions to 360 degrees fusions (circumferential fusions). Spine 2001;26:E207-212.
16. Maden SS, Harley JM, Boeree NR. Circumferential and posterolateral fusion for lumbar disc disease. Clin Orthop Relat Res 2003;409:114-123.
17. Barrow DL, Kondziolka D, Laws ER, Traynelis VC, eds. Fifty Years of Neurosurgery. Philadelphia: Lippincott, Williams & Wilkins, 2000.
18. Katz JN. Lumbar spinal fusion: surgical rates, costs, and complications. Spine 1995;20(Suppl)78S-83S.
19. Deyo, RA, Nachemson A, Mirza SK. Spinal-fusion surgery: the case for restraint. N Engl J Med 2004;350(7):722-726.
20. Abraham DJ, Herkowitz HN, Katz JN. Indications for thoracic and lumbar spine fusion and trends in use. Orthop Clin North Am 1998;29(4):803.
21. Cherkin DC, Deyo RA, Loeser JD, et al. An international comparison of back surgery rates. Spine 1994;19:1201-06.
22. Fritzell P, Hägg O, Wessberg P, et al. 2001 Volvo award winner in clinical studies: lumbar fusion versus nonsurgical treatment for chronic low back pain: a multicenter randomized controlled trial from the Swedish lumbar spine study group. Spine 2001;26(23):2521-2532.
23. Hadra BE. Wiring the spinous processes in Pott's disease. Trans Am Orthop Assoc 1891;4:206-210.
24. Pilcher LS. Atlo-axoid fracture dislocation. Ann Surg 1910;51:208-211.
25. Hibbs RA. An operation for progressive spinal deformities. NY Med J 1911;93:1013.
26. Albee FH. Transplantation of a portion of the tibia into the spine for Potts disease: A preliminary report. JAMA 1977;57:885-886.
27. Hibbs RA. A report of fifty-nine cases of scoliosis treated by the fusion operation. J Bone Joint Surg Am 1924;6:3-37.

28. Campbell WC. An operation for extra-articular fusion of the sacroiliac joint. Surg Gynecol Obstet 1927;45:218-219.
29. Bick EM. An essay on the history of spine fusion operations. Clin Orthop Relat Res 1964;35:9-15.
30. MacKenzie-Forbes, A. Technique of an operation for spinal fusion as practiced in Montreal. J Orthop Surg 1920;2:509.
31. Kleinberg S. Operative treatment for scoliosis. Arch Surg 1922;5:631.
32. Whitman A. Rib grafting for scoliosis. Am J Surg 1929;6:801.
33. Ghormley RK, Kirklin B. The oblique view for demonstration of the articular facets in backache and sciatic pain. J Roent Radium Ther 1934;31:173-176.
34. Wilson PD, Straub LR. The use of a metal plate fastened to the spinous processes. American Academy of Orthopaedic Surgeons Instructional Course Lecture, Ann Arbor, Michigan, 1952.
35. King D. Internal fixation for lumbosacral fusion. J Bone Joint Surg Am 1948;30:560-565.
36. Toumey JW. Internal fixation in fusion of the lumbo-sacral joints. Lahey Clin Bull 1943;3:188.
37. Roy-Camille R, Roy-Camille M, Demeulenaere C. Osteosynthesis of dorsal, lumbar, and lumbosacral spine with metallic plates screwed into vertebral pedicles and articular apophyses. Press Medicale 1970;78:1447-1448.
38. Roy-Camille R, Saillant G, Mazel C. Internal fixation of the lumbar spine with pedicle screw plating. Clin Orthop 1986;(203):7-17.
39. Louis R. Fusion of the lumbar and sacral spine by internal fixation with screw plates. Clin Orthop Relat Res 1986;(203):18-33.
40. Harrington PR. Technical details in relation to the successful use of instrumentation in scoliosis. Orthop Clin North Am 1972;3(1):49-67.
41. Harrington PR, Dickson JH. Spinal instrumentation in the treatment of severe progressive spondylolisthesis. Clin Orthop Relat Res 1976;(117):157-163.
42. Harrington PR, Tullos HS. Spondylolisthesis in children. Clin Orthop Relat Res 1971;(79):75-84.
43. Knodt H, Larrick RB. Distraction fusion of the lumbar spine. Ohio State Med J 1964;12:1140-1142.
44. Luque ER. The anatomic basis and development of segmental spinal instrumentation. Spine 1982;7:256-259.
45. Luque ER. Interpeduncular segmental fixation. Clin Orthop Relat Res 1986;(203):54-57.
46. Magerl F. External skeletal fixation of the lower thoracic and upper lumbar spine: Current concepts of external fixation of fractures. Berlin: Springer Verlag, 1982.
47. Steffee AD, Biscup RS, Sitkowski DJ. Segmental spine plates with pedicle screw fixation. Clin Orthop Relat Res 1986;(203):45-53.
48. Krag MH, Beynnon BD, Pope MH. An internal fixator for posterior application to short segments of the thoracic, lumbar or lumbosacral spine: Design and testing. Clin Orthop Relat Res 1986;(203):75-98.
49. Edwards WC. The sacral fixation device: A new alternative for lumbosacral fixation. Paper presented at the meeting of the North American Spine Society, Laguna Niquel, California, July 1985.
50. Zielke K, Strempel AV. Posterior lateral distraction spondylodesis using the twofold sacral bar. Clin Orthop Relat Res 1986;151-158.
51. Saillant G. Etude anatomique der pedicles vertebraux application chiruguale. Rev Chir Orthop 1976;62:151-160.
52. Zindrick MR, Wiltse LL, Doornik A, Widdell EH. Analysis of the morphometric characteristics of the thoracic and lumbar pedicles. Spine 1987;12:160-166.
53. Zindrick MR, Wiltse LL, Widell EH. A biomechanical study of intrapeduncular screw fixation in the lumbosacral spine. Clin Orthop Relat Res 1986;(203):99-112.
54. Zindrick MR, Wiltsell LL, Widell EH, et al. A biomechanical study of intrapeduncular screw fixation in the lumbosacral spine. Clin Orthop Relat Res 1986;203:99-112.
55. Krag MH, Beynnon BD, Pope MH. An internal fixator for posterior application to short segments of the thoracic, lumbar or lumbosacral spine: Design and testing. Clin Orthop Relat Res 1986;(203):75-98.
56. Misenhimer G, Peek R, Wiltse LL, et al. Anatomic analysis of pedicle cortical and cancellous diameter as related to screw size. Paper read at the meeting of the North American Spine Society, Colorado Springs, Colorado, July 27, 1988.
57. Steffee AD, Biscup RS, Sitkowski DJ. Segmental spine plates with pedicle screw fixation. A new internal fixation device for disorders of the lumbar and thoracolumbar spine. Clin Orthop Relat Res 1986;(203):45-53.
58. Steffee AD, Sitkowski DJ. Posterior lumbar interbody fusion and plates. Clin Orthop Relat Res. 1988;227:99-102.
59. Enker P, Steffee AD. Interbody fusion and instrumentation. Clin Orthop Relat Res 1994;(300):90-101.
60. Brantigan JW, Steffee AD. A carbon fiber implant to aid interbody lumbar fusion. Two-year clinical results in the first 26 patients. Spine 1993;18(14):2106-2107.

61. Roentgen C. In Talbott J, ed. A Biographical History of Medicine. Orlando, FL: Grune & Statton, 1970.
62. Dandy WE. Ventriculography following the injection of air into the cerebral ventricles. Ann Surg 1971;68:5-11.
63. Sicard JA, Forestier J. Methode radiographique d'exploration de la cavite epidurale par le lipiodol. Rev Neurol 1921;37:1264.
64. Strain WH, Plati JT, Stafford LW. Iodinated organic compounds as contrast media for radiographic diagnoses, iodinated aracyl esters. J Am Chem Soc 1942;64:1436-1440.
65. Radon. Quoted by Oldendorf WH. The Quest for an Image of the Brain. New York: Raven Press, 1980.
66. Oldendorf WH. Displaying the internal structural pattern of a complex object. TransBio-Med Elect (BME) 1961;8:68.
67. Bloch F. Nuclear induction. Physiol Rev 1946;70:460.
68. Purcell EM, Torrey HC, Pound RV. Resonance absorption by nuclear magnetic moments in a solid. Phys Rev 1946;49:37-38.
69. Damadian R. Tumor detection by nuclear magnetic resonance. Science 1971;171:1151-1153.
70. Reid A, Smith FW, Hutchinson JM. Nuclear magnetic resonance imaging and its safety implications: Follow-up of 181 patients. Br J Radiol 1982;55:784-786.
71. King D. Internal fixation for lumbosacral fusion. Am J Surg 1944;66:357-361
72. King D. Internal fixation for lumbosacral fusion. J Bone Joint Surg Am 1948;30A:560
73. Thompson WAL, Ralston EL: Pseudarthrosis following spine fusion. J Bone Joint Surg Am 1949;31:400-402.
74. Boucher HH. A method of spinal fusion. J Bone Joint Surg Br 1959;41b:248-259.
75. Harrington P. Treatment of scoliosis: Correction and internal fixation by spinal instrumentation. J Bone Joint Surg Am 1962;44:592-610.
76. Moe JH, Winter RB, Bradford DS, Lonstein JE. Scoliosis and Other Deformities. Philadelphia: WB Saunders, 1978.
77. Bohler J. Sofort- und Fruhbehandlung traumatischer Querschnittlahmungen. Zeitschr Orthopad Grenzgebiete 1967;103:512-528.
78. Bailey RW, Badgley CE. Stabilization of the cervical spine by anterior cervical fusion. J Bone Joint Surg Am 1960;42A:565-594.
79. Bohler J, Gaudernak T. Anterior plate stabilization for fracture dislocations of the lower cervical spine. J Trauma 1980;20:203-205.
80. Bagby GW. Arthrodesis by the distraction-compression method using a stainless steel implant. Orthopedics 1988;11(6):931-934.
81. Sasso RC. Cages, screws, or both? In Haid RW, McLaughlin MR, Fessler RG, eds. Lumbar Interbody Fusion TechniquesCages, Dowels, and Grafts. St. Louis: Quality Medical Publishing, 2003:59-77.
82. Steffee AD, Biscup RS, Sitkowski DJ. Segmental spine plates with pedicle screw fixation. A new internal fixation device for disorders of the lumbar and thoracolumbar spine. Clin Orthop Relat Res 1986;203:45-53.
83. Brantigan JW, Steffee AD, Geiger JM. A carbon fiber implant to aid interbody lumbar fusion. Mechanical testing. Spine 1991;16(6 Suppl):S277-S282.
84. Brantigan JW, Steffee AD. A carbon fiber implant to aid interbody lumbar fusion. Two-year clinical results in the first 26 patients. Spine 1993;18(14):2106-2107.
85. Kuslich SD, Ulstrom CL, Griffith SL, et al. The Bagby and Kuslich method of lumbar interbody fusion. History, techniques, and 2-year follow-up results of a United States prospective, multicenter trial. Spine 1998;23(11):1267-1278.
86. Ray CD. Threaded titanium cages for lumbar interbody fusions. Spine 1997;22:667-680.
87. Urist MR. Bone: formation by autoinduction. Science 1965;150:893-899.
88. Boden SD. Bioactive factors for bone tissue engineering. Clin Orthop Relat Res 1999: S84-94.
89. Urist MR, Strates BS. Bone morphogenetic protein. J Dent Res Suppl 1971;50:1392-1406.
90. Wozney JM. Bone morphogenetic proteins and their gene expression. In Noda M, ed. Cellular and Molecular Biology of Bone. Boston: Academic Press, 1993:131-167.
91. Gupta MC, Khan SN. Application of bone morphogenetic proteins in spinal fusion. Cytokine Growth Factor Rev 2005;16:347-355.
92. Sandhu HS, Grewal HS, Parvataneni H. Bone grafting for spinal fusion. Orthop Clin North Am 1999;30:685-698.
93. Marchesi DG. Spinal fusions: bone and bone substitutes. Eur Spine J 2000;9:372-378.
94. Andersen T, Christensen FB, Laursen M, et al. In vitro osteoblast proliferation as a predictor for spinal fusion mass. Spine J 2003;3:285-288.
95. Abraham DJ, Herkowitz HN, Katz JN. Indications for thoracic and lumbar spine fusion and trends in use. Orthop Clin North Am 1998;29(4):803.
96. Herkowitz H. Lumbar spine fusions in the treatment of degenerative conditions: current indications and recommendations. J Am Acad Orthop Surg 1995;3:123-135.
97. Kanwaldeep S, Herkowitz HN. Spinal instrumentation in the management of degenerative disorders of the lumbar spine. Clin Orthop Relat Res 1997;335:39-53.

98. Zdeblick TA, Hanley EN Jr, Sonntag VK, et al. Indications for lumbar spinal fusion: introduction: 1995 Focus Issue Meeting on Fusion. Spine 1995;20(24 Suppl):124S-125S.
99. Mooney V, Robertson J. The facet syndrome. Clin Orthop Relat Res 1976;115:149-156.
100. Watkins MB. Posterolateral fusion of the lumbar and lumbosacral spine. J Bone Joint Surg Am 1953;35:1014-1019.
101. Wiltse L. The paraspinal sacrospinalis-splitting approach to the lumbar spine. J Bone Joint Surg Am 1968;50:5919-5926.
102. Cloward RB. Lesions of the intervertebral discs and their treatment by interbody fusion methods. Clin Orthop Relat Res 1963;27: 51-77.
103. Goldner JL, Urbaniak JR, McCollum DE. Anterior disc excision and interbody spinal fusion for chronic low back pain. Orthop Clin North Am 1971;2:2543-2568.
104. Harmon PH. Anterior extraperitoneal lumbar disc excision, vertebral body fusion. Clin Orthop Relat Res 1960;18:169-184.
105. Stauffer RN, Coventry MB. Anterior interbody lumbar spine fusion: analysis of Mayo Clinic series. J Bone Joint Surg Am 1972;54:4756-4768.
106. Eisenstein SM. Circumferential spinal fusion. In Frymoyer JW, Ducker TB, Hadler NM, et al., eds. The Adult Spine: Principles and Practice, 3rd ed. Philadelphia: Lippincott-Raven, 1997;2253-2261.
107. Hoover NW. Methods of lumbar fusion. J Bone Joint Surg Am 1968;50:194-210.
108. Selby DK, Frymoyer J. Circumferential (360-Degree) spinal fusion. In Frymoyer JW, Ducker TB, Hadler NM, et al., eds. The Adult Spine: Principles and Practice, 2nd ed. New York: Raven Press, 1991:1989ff.
109. Schwab FJ, Nazarian DG, Mahmud F, et al. Effects of spinal instrumentation on fusion of the lumbosacral spine. Spine 1995;20: 2023-8.
110. Boos N, Webb JK. Pedicle screw fixation in spinal disorders: a European view. Eur Spine J 1997;6:12-18.
111. Gibson JN, Grant IC, Waddell G. The Cochrane review of surgery for lumbar disc prolapse and degenerative lumbar spondylosis. Spine 1999;24(17):1820-1832.
112. Oliver T, ed. Dangerous Trades: The Historical, Social and Legal Aspects of Industrial Occupations as Affecting Health, by a Number of Experts. London: John Murray, 1902.
113. McBride ED. Disability Evaluation: Principles of Treatment of Compensable Injuries. Philadelphia: JB Lippincott, 1936.
114. Dickman CA. Internal fixation and fusion of the lumbar spine using threaded interbody cages. BNI Q 1997;13:4-25.
115. Burkus JK, Schuler TC, Gornet MF, et al. Anterior lumbar interbody fusion for the management of chronic lower back pain: current strategies and concepts. Orthop Clin North Am 2004;35:25-32.
116. Burkus JK. Intervertebral fixation: clinical results with anterior cages. Orthop Clin North Am 2002;33:349-357.
117. Kleeman TJ, Ahn UM, Talbot-Kleeman A. laparoscopic anterior lumbar interbody fusion with rhBMP-2: a prospective study of clinical and radiographic outcomes. Spine 2001;26:2751-2746.
118. Burkus JK, Gornet MF, Dickman C, et al. Anterior lumbar interbody fusion using rhBMP-2 with tapered interbody cages. J Spinal Disord Tech 2002;15:337-349.
119. Wang MY, Green BA, Shah S, et al. Complications associated with lumbar stenosis surgery in patients older than 75 years of age. Neurosurg Focus 2003;14(2):e7.
120. LaCaille RA, DeBerard MS, Masters KS, et al. Presurgical biopsychosocial factors predict multidimensional patient: outcomes of interbody cage lumbar fusion. Spine J. 2005;5(1):71-78.
121. Fischgrund JS, James SB, Chabot MC, et al. Augmentation of autograft using rhBMP-2 and different carrier media in the canine spinal fusion model. J Spinal Disord 1997;10:467-472.
122. Hasharoni A, Zilberman Y, Turgeman G, et al. Murine spinal fusion induced by engineered mesenchymal stem cells that conditionally express bone morphogenetic protein-2. J Neurosurg Spine 2005;3:47-52.
123. Gafni Y, Turgeman G, Liebergal M, et al. Stem cells as vehicles for orthopedic gene therapy. Gene Ther 2004;11:417-426.
124. Gazit D, Turgeman G, Kelley P, et al. Engineered pluripotent mesenchymal cells integrate and differentiate in regenerating bone: a novel cell-mediated gene therapy. J Gene Med 1999;1:121-133.
125. Helm GA, Alden TD, Beres EJ, et al. Use of bone morphogenetic protein-9 gene therapy to induce spinal arthrodesis in the rodent. J Neurosurg 2000;92(2 Suppl):191-196.
126. Pelled G, Turgeman G, Aslan H, et al. Mesenchymal stem cells for bone gene therapy and tissue engineering. Curr Pharm Des 2002;8:1917-1928.
127. Turgeman G, Pittman DD, Muller R, et al, Engineered human mesenchymal stem cells: a novel platform for skeletal cell mediated gene therapy. J Gene Med 2001;3:240-251.
128. Turgeman G, Zilberman Y, Zhou S, et al. Systemically administered rhBMP-2 promotes MSC activity and reverses bone and cartilage loss in osteopenic mice. J Cell Biochem 2002;86:461-474.

129. Deyo RA, Nachemson A, Mirza SK. Spinal-fusion surgery: the case for restraint. N Engl J Med 2004;350;7:722-726.
130. Agency for Healthcare Research and Quality. Healthcare Cost and Utilization Project, HCUPnet. Accessed November 9, 2005 at http://www.ahrq.gov/data/hcup/.
131. Esses SI, Huler RJ. Indications for lumbar spine fusion in the adult. Clin Orthop Relat Res 1992;279:87-100.
132. Ghogawala Z, Benzel EC, Amin-Hanjani S, et al. Prospective outcomes evaluation after decompression with or without instrumented fusion for lumbar stenosis and degenerative grade I spondylolisthesis. J Neurosurg Spine 2004;1(3):267-72.
133. Gertzbein SD, Betz R, Clements D, et al. Semirigid instrumentation in the management of lumbar spinal conditions combined with circumferential fusion: a multi-center study. Spine 1996;21:1918-1925.
134. Brantigan JW, Neidre A, Toohey JS. The Lumbar I/F Cage for posterior lumbar interbody fusion with the variable screw placement system: 10-year results of a Food and Drug Administration clinical trial. Spine J 2004;4(6):681-688.

椎间盘置换术发展历史

David H. Kim, MD Boston, Massachusetts
Alexander R. Vaccaro, MD Philadelphia, Pennsylvania

4

引言

椎间盘置换术与关节置换术拥有同样辉煌的历史。首次使用某种功能替代物替换退变腰椎间盘的尝试始于20世纪50年代，与此同时，John Charnley提出了全髋关节置换的概念。与髋关节和膝关节置换术飞速发展和所取得的巨大成功相比，伴随着争议的椎间盘置换术发展相对缓慢。

许多因素导致椎间盘置换术发展缓慢。髋关节和膝关节炎发展到终末期时诊断非常明确，而所谓的椎间盘退行性变却很难鉴别。椎间盘的退变好发于颈腰节段。颈部和背部疼痛也很常见。影像学诊断椎间盘退变和疼痛间的直接联系尚不明确。早在髋关节和膝关节置换术发明前，关节融合术被用来消除关节病变导致的疼痛。椎间融合对于晚期关节强直或椎间盘退变效果不明显，因此，椎间盘置换术孕育而生，但在发展初期其适应证一直不十分明确。

相比髋部的杵臼关节和膝关节的铰链结构，由于颈腰椎的解剖学特征和生物力学特性使人工假体要求更高。脊柱各节段间是三关节系统，由前部的椎间关节和后部的小关节面组成，其正常的活动范围是屈伸10°～24°，侧弯3°～12°，旋转1°～3°[1]。旋转和平移时，椎体间沿三个轴向运动，旋转中心随屈曲和侧弯动作变化，轨迹类似于椭圆形，其瞬时轴位于下椎体终板水平后1/3～1/2椎间隙[2-4]。随着年龄的增长，椎间运动结构将发生两个明显的生物力学改变：瞬时轴旋转范围缩小和小关节面间轴向负荷相对增加。椎间盘置换假体必须满足椎间多轴向运动及随年龄发生的小关节面和动力学改变的需要。

椎体松质骨所能承受的压力约为1.6～4.6 MPa。直立位屈曲20°时，腰椎间隙负荷约为1200N，其中，椎体和椎间盘传递80%的负荷，余下20%由后部的小关节面承担。假体每年必须承受3倍于身体重量负荷100万次，髋关节假体每年承受2～4倍身体重量负荷200百万次，但绝大多数椎间盘置换患者都较年轻。

最后，髋关节和膝关节位置相对表浅，易暴露且死亡率较低。相比而言，无论前路还是后路暴露腰椎，对技术要求都较高，且伴随许多并发症。

椎间盘置换假体在生物力学方面能更有效地促进骨与假体间的融合。通过对狒狒模型1年的观察发现：56%的多孔钛椎间盘假体出现骨融合的情况[5]。这个数字较非骨水泥髋臼和股骨假体骨融合比例高

12% ～ 33%[6,7]。

目前临床使用的或处于试验阶段的功能性椎间盘假体都采用了以往运动关节假体的设计和工程学原理。固定方式也与髋关节假体类似，如通过增加假体稳定性，优化假体表面多孔结构，加强骨与假体融合。钴铬合金和超高分子量聚乙烯的使用是髋关节金属假体革命性改变的结果。钴铬合金高度耐磨的特性和功能使之成为假体关节面的理想材料。钛合金作为假体材料具有磁共振成像相容及完美的生物相容性，且较钴铬合金能更有效地减少细菌定植。不幸的是，不耐磨和硬度的缺陷限制了其作为大多数椎间盘假体非关节椎体表面多孔涂层材料的临床应用。

关节技术的横向发展减少了许多重复研究，但也引出一个疑问：外周关节置换和椎间盘置换术是否应遵循同一原则。一方面，金属-金属关节的损耗速率为每摩擦100万次损耗1mm^3，该速率小于聚乙烯-金属关节；另一方面，局部或全身的金属毒性反应可能是金属-金属关节的重要并发症。孰重孰轻，仍无定论。椎间隙和髋关节具有不同的生物力学及生理微环境，这也要求假体具有相应特性。

髓核置换

早期椎间盘置换是为了在椎间盘摘除后保持构造功能间隙，防止椎间隙塌陷。早期髓核置换被设计用来解除疼痛并恢复退变椎体节段活动，可想而知，其置换条件是纤维环和终板结构完好。早在20世纪50年代，有学者尝试插入Lucite钉并注射甲基丙烯到椎间隙。这两种方法由于预后差强人意而使用局限。1959年，Harmon曾经腹膜后路使用椎间维塔利姆（Vitallium）耐热合金球植入腰椎间隙但未报道其临床结果。

Fernström 球模

临床最早随访报道的椎间盘植入物是不锈钢球模（图4-1）。20世纪50～60年代这10年间，Ulf Fernström在局麻下进行了100例球模的植入，据说其中1例为美国前总统肯尼迪。普遍而言，影像学上的总旋转轴存在于椎间隙中后1/3连接部。1964年，Fernström发表了一份关于球模植入术后随访30个月的临床报道，报道显示：其治疗效果优于单纯截骨，与脊柱融合不分伯仲[8]。Reiz和Joubert也报道称通过对12例植入19个不锈钢球模患者为期8个月的随访发现，其预后优于单纯椎体融合。该装置旨在恢复各轴向旋转时椎间隙的高度，但不锈钢球模与终板中心薄弱部分之间的撞击、摩擦会引起球模的下沉，并导致手术失败。

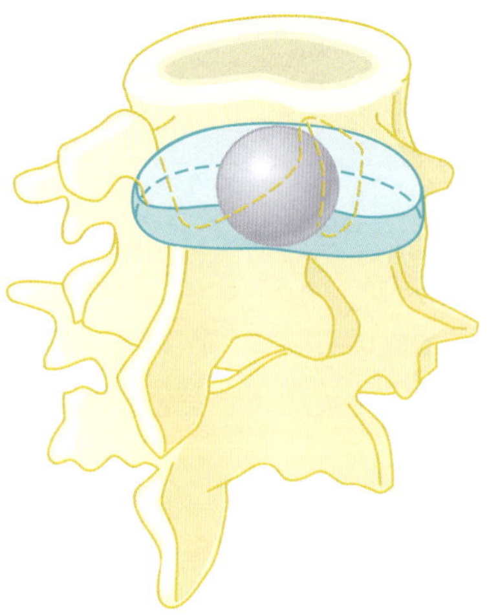

图 4-1　Fernström 不锈钢球模置换装置示意图。

硅-涤纶螺旋髓核置换术于1973年发明，在猩猩体内进行实验，并取得成功，但临床上未有病例接受该手术[9]。1977年，Schulman报道，通过向椎间隙注射可迅速硬化的液态聚氨酯可治疗椎间盘病变[10]。关于上述技术的临床转归都不十分理想，并最终被淘汰。1978年，Fassio报道3例采用弹性硅胶球形髓核和非弹性马蹄状终板假体进行椎间盘置换术[11]，经过4年随访发现，所有假体均出现下沉塌陷，而后，无更多病例报道。1991年初，Casey及其助手们报道：该小组设计的具有羟基磷灰石表面涂层的人造橡胶髓核假体可促进骨长入[12-16]。体外实验再次取得成功，但是动物及人体试验未见报道。

目前，临床广泛使用的髓核置换装置包括：已在欧洲使用、在美国进行临床试验的Raymedica PDN®；正在美国进行动物实验的 Aquarelle™ 水凝胶髓核。Raymedica PDN 或 PDN-SOLO® 装置的主要组成部分，为水凝胶髓核，其被可伸缩的非弹性针织聚乙烯

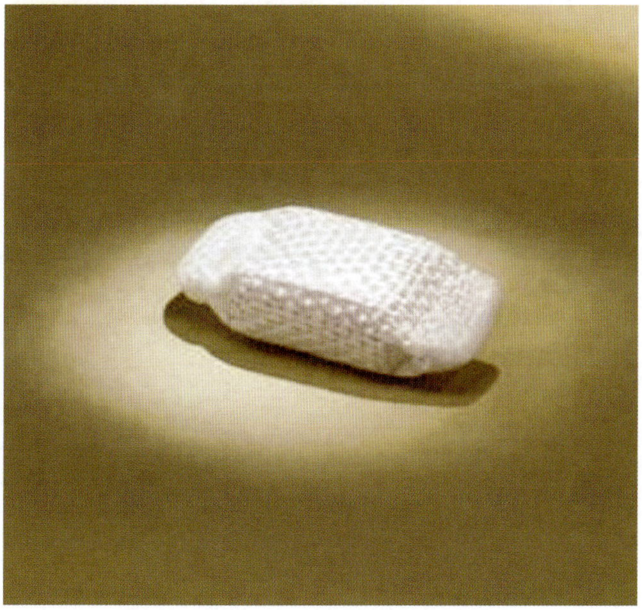

图 4-2　Raymedica PDN-SOLO® 髓核置换装置。

外壳包覆（图4-2），核心部分的水凝胶髓核可根据负荷大小充盈和收缩。Aquarelle 的制造材料为聚乙烯醇，1年随访结果鼓舞人心，但也出现了几例假体突入椎管的情况。随时间的推移，植入技术也由原始的后侧入路改良为外侧入路，以保留纤维环后部完整。

Husson 及其助手研制了一种材质为聚碳酸酯尿烷的假体，植入时为压缩状态；植入后立即膨胀，充满椎间隙[17]。这种记忆“自膨胀”设计可有效防止假体突入椎管。早期对5例病例进行2年随访发现，所有病例的临床评分及功能均得到改善，且无假体突入椎管和其他严重并发症[18]。

全椎间盘置换

相比单纯的髓核置换，全椎间盘置换这一概念具有革命性的意义。配合固定于相邻椎体终板的装置，假体松动、移位可完全避免。如前所述，植入物材料的选择和设计理念与早期髋关节及膝关节置换取得成功关系密切。

成功进行椎间盘置换术重建或保留脊柱运动学特征的假体有三种选择：非限制型、半限制型和限制型。非限制型假体核心部件是耐磨髓核，其可独立旋转传导椎间三轴向的压力，相比限制型假体装置，其内压力明显降低。半限制型和完全限制型假体确立了旋转轴，虽然装置外部（特别是小关节面）切应力降低，但内部压力仍然很高，并集中在假体与相邻椎体接触面上，可能最终导致假体松动。

非限制型装置

Charité 人工椎间盘

Charité™（DePuy Spine, Raynham, Massachusetts）人工椎间盘设计灵感最早于 1982 年来源于两位德国外科医师：柏林Charité医院的Kurt Schellnack和Karin Buttner-Janz。原始设计包括可滑动的超高分子聚乙烯髓核和不锈钢终板。在髓核和终板之间无直接接触，因此不存在运动受限，所以称之为非限制型假体。终板的凹面设计和髓核的双凸面透镜设计有效地防止人工椎间盘再次突出。屈曲伸展时，髓核在椎间隙沿前后方运动。设计的支持者认为该设计最大程度地模仿了无固定瞬时旋转轴的正常脊柱节段性运动；而反对者则认为假体旋转运动中心较正常旋转轴相对偏前，而且其位置沿腰椎间隙中后 1/3 连接部变动。

SB Charité I 代人工椎间盘设计包含一个特殊的结构——直径略小于髓核、瓶盖样、具有环齿固定装置的终板（图4-3）。13例病例接受该假体植入，但早期出现了假体下沉和移位。为了解决这一问题，改进

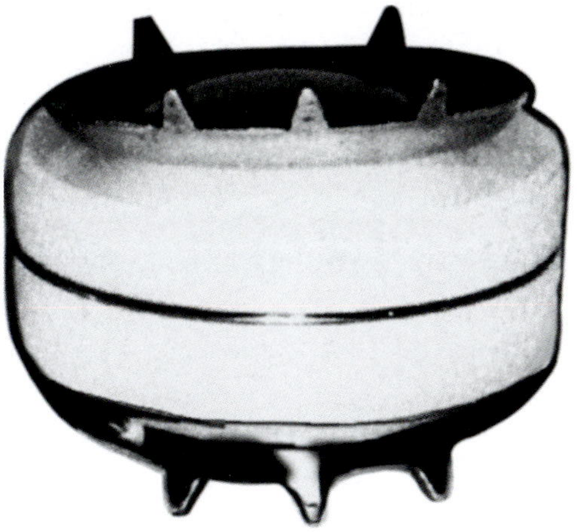

图4-3　Charité™ I代人工椎间盘装置。原始设计。(Reprinted with permission of DePuy Spine, Raynham, Massachusetts.)

型 Charité II 代假体于 1985 年诞生。该假体增加了双侧翼设计，以增加承重面积，防止假体下沉（图4-4）。I 代假体使用经验显示：假体松动和移位常发生在前后方向，因此，减少固定钉的数量并将其沿前后方向分布于终板边缘。36 例 II 代假体植入病例，结果发现疗效较I代提高，但早期压力相关性不锈钢金属翼疲劳改变可导致手术最终失败。目前正在使用的设计源于 1987 年提出的 SB Charité III 代假体，随着临床经验的与日俱增，假体设计也日臻完美。虽然Charité假体在欧洲使用非常广泛，但直到 2000 年 3 月，美国才发表第一例应用该假体实施的全椎间盘置换的报道。

目前使用的 Charité III 代假体（图 4-5），其可动髓核由超高分子量的聚乙烯制成并交联 γ 射线，该材质与金属髋臼杯间损耗速率为每年0.15mm[19]。为了降低核心部件断裂几率，其最小厚度应为 7.5mm[20]。假体含有不透射线的环，以利于术中定位。终板材料也升级为更坚硬的钴铬钼合金，通过6个终板固定齿进行固定。椎间界面变大，显著增加了与假体接触面积，防止下沉。假体欧洲设计版本与美国不同，欧洲版本为了促进骨整合，在假体表面采用钛材质的多孔涂层并覆盖填充羟基磷灰石磷酸钙，而美国未采取。通过有限的病例发现，采用该设计的假体周围骨长入显著[21]。早期临床观察发现：椎间盘置换假体的磨损没有髋关节假体明显。

SB Charité III 代假体是目前使用最为广泛的一

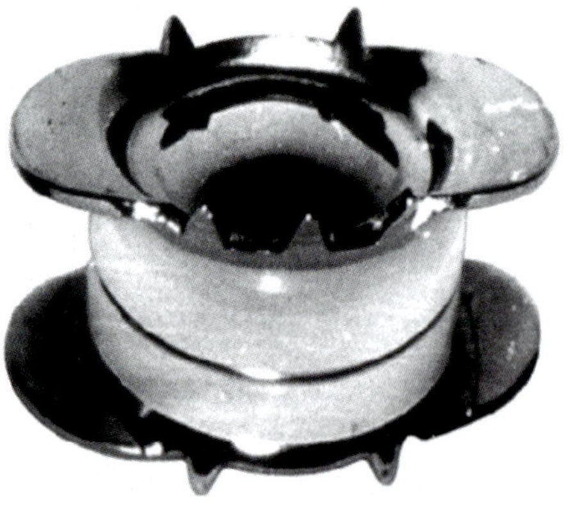

图 4-4　Charité™ II 代人工椎间盘装置。外侧不锈钢翼改进设计。（Reprinted with permission of DePuy Spine,Raynham, Massachusetts.）

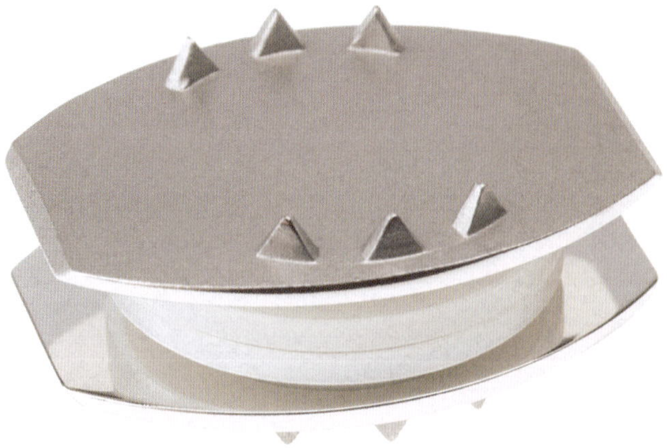

图 4-5　Charité™ III 代人工椎间盘装置。该设计不包括羟磷灰石多孔涂层。（Reprinted with permission of DePuy Spine, Raynham,Massachusetts.）

种，世界范围内约有 7000 多例病例，且临床随访时间最长。早在 1996 年，Cinotti 等学者就发表了关于 Charité III 代假体术后 2 年的随访报道，约有 69% 的病例预后优良[22]，矢状面平均旋转度为9°。术后并发症中，2% 的病例出现假体脱位，9% 出现假体下沉。1997 年 Lemaire 等学者发表了关于 105 例病例 4 年的随访报道，术后优良率为 79%[23]。

目前，关于 Charité 假体最权威的临床结局研究数据来自FDA研究性器械豁免（IDE）研究，即比较 Charité 椎间盘和 BAK 椎间融合器的前瞻性随机多中心研究。年龄为 18 ～ 60 岁，L4-L5 或 L5-S1 单节段椎间盘退行性变，保守治疗最少 6 个月且治疗无效。304 例病例 2 年随访显示：进行椎间盘置换术后，疼痛缓解、功能恢复及相关临床转归与椎体融合术同样满意。

2003 年，强生公司从 Link 公司购买了该产品设计专利。FDA 于 2004 年 10 月允许临床使用 Charité 人工椎间盘治疗L4-L5 或L5-S1 单节段椎间盘退行性变病例。

半限制型椎间盘系统

许多学者发现：椎体不稳和异常运动是椎间盘退变的诱因，这也是椎间盘置换术设计上必须解决的重要问题。鉴于此观点，有效限制活动度和椎间关节连接的半限制型和限制型椎间盘假体孕育而生。

ProDisc

最早于20世纪80年代出现的ProDisc® （Synthes, Paoli, Pennsylvania）产品由法国骨科医师 Thierry Marnay 发明。类似 Charité 人工椎间盘，ProDisc® 系统由钴铬钼合金终板和聚乙烯髓核组成（图4-6），但其髓核与终板之间是一种咬合结构构成的半限制球型关节，所以旋转中心固定于椎间隙下方；另一个显著的区别在于固定系统，一对固定钉位于正中龙骨旁，且表面为多孔结构。该系统也有令人担忧的地方，如植入假体造成椎体骨质的丢失以及减低进行翻修骨量的储备。

半限制型椎间盘系统可有效防止聚乙烯椎间盘突入髓腔，但导致旋转轴位于足侧椎体前上面。植入后在屈曲和伸展时头侧椎体前后移动，与此同时，也引发了关于对小关节面的破坏和动态椎管狭窄的担忧。

从解剖关系分析，模块型假体可混合使用：搭配两种规格终板、三种聚乙烯髓核和脊柱前凸角度（6°或 11°），这取决于患者解剖。植入椎间盘假体前需先确定椎间隙位置再安放相关部件。

1990—1993 年共 3 年时间里，Marnay 进行了 64 例半限制型椎间盘植入手术。平均随访 8.7 年，55 例搜集到完整的临床资料，60%术后效果优，15%效果良好，效果差的病例占 25%[24]。在 1 个节段和 2 个节段病变的病例中临床转归未发现差别。66%病例至少可观察到椎间活动度为 2°，平均活动度 L3-L4 为 7.5°；L4-L5 为 6.2°；L5-S1 为 4.1°[25]。假体影像学退变发生率为 24%。相比影像学显示正常的椎体节段（活动度为4.7°），在已发生退变节段（活动度为1.6°）以下进行椎间盘置换，其活动度明显降低。

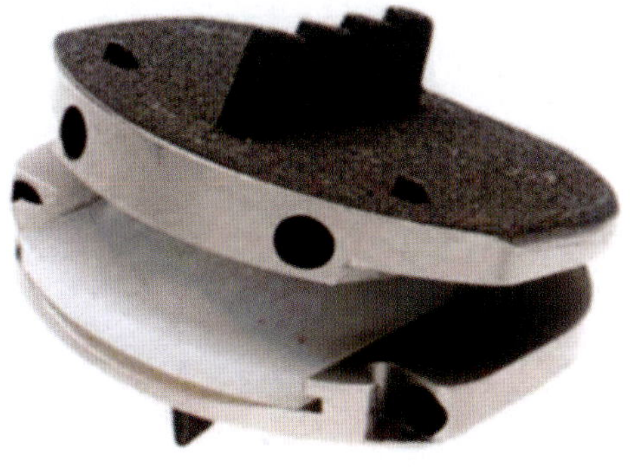

图 4-6　ProDisc® 假体（Synthes, Paoli, Pennsylvania）。

2001 年 10 月在美国进行了第一例 ProDisc® 人工椎间盘植入。美国食品药物管理局针对该装置进行的 IDE试验刚完成，批准临床可进行单节段和双节段置换术，并将其与自体骨移植椎弓根固定系统进行椎体融合相比较。ProDisc® 系统适用于L3-S1任意单节段或双节段椎体置换。得克萨斯 Back 研究中心公布了一份 6 ～ 12 个月的单中心研究数据，患者对椎间盘置换术效果日趋满意。

金属 - 金属假体

在髓核置换和模块型金属 - 聚乙烯假体后，第三代椎间盘置换术使用金属 - 金属椎间盘。由于缺乏足够的中长期临床转归数据，选择使用金属 - 金属假体治疗显得较武断。同全髋关节置换术一样，聚乙烯假体磨损和置换节段骨融合也是导致椎间盘置换术失败的主要原因。

每年腰椎平均运动约 200 万次，屈曲约 125 000 次[26]。生物力学测量结果显示：1次屈曲可对假体产生 10 倍于正常步行的磨损[27]。尽管聚乙烯核磨损和骨质溶解尚未证实是椎间盘置换术的明显临床问题，但磨损产生的聚乙烯颗粒沉积于脊髓旁组织的长期影响，特别是硬膜外纤维化和神经组织病变，尚不明确。考虑到长期暴露的聚乙烯残留物对人体可能造成危害，金属 - 金属椎间盘置换术迅速发展起来。金属 - 聚乙烯髋关节假体磨损率约为 43 ～ 135mm³/y；而金属 - 金属假体则为 5mm³/y[27]。

通过去除髋关节和膝关节假体使用的一种材料——聚乙烯以简化假体设计，这种材料对脊柱假体的长期功能是不必要的。随着膝关节和髋关节假体的发展，聚乙烯材料被证明可在关节活动处提供最佳结合性和低摩擦系数。相比椎间盘循环运动产生的位移，假体表面力的传导更为局限，再者，椎间隙所承受的负荷也仅为髋关节的 1/10。

Maverick™ 全椎间盘置换

Marverick™ 人工椎间盘是由 Mathews 及其助手开发的一种半限制型假体，由两块直接关节连接的抛光钴铬钼合金终板组成（图4-7）。类似于ProDisc® 假体，假体依靠羟基磷灰石涂层终板正中的齿状柱固定。球窝关节表面结构并非一致，下部凸起组件以略小于凹陷的上部组件的直径与其结合。旋转的中心固定于假体后部，并允许位移1.5mm。这种球窝设计可有效降低小关节面的切应力，生物力学研究也显示该装置对体位非常敏感。总体上，Maverick 假体与ProDisc® 假体生物力学特性十分相似[28]。终板分为三种型号：根据前后长度分为25、27和30mm；外侧宽度分为32、35和39mm；根据假体高度分为：10、12和14mm；根据脊柱前凸角度分为：6°、9° 和12°。与ProDisc®假体不同，Marverick™人工椎间盘先在体外组装后，整体植入椎间隙，它于 2002 年 1 月首次在欧洲使用，于 2003 年登陆美国。美国食品药物管理局也在同年5月份开展了一项临床试验，旨在对比植入 Marverick™ 假体和使用 LT-CAGE® 联合重组骨形态蛋白进行腰椎融合的临床效果。

欧洲最初 7 例接受假体植入病例的中期非随机结局数据显示：Marverick™人工椎间盘早期可明显缓解疼痛症状，较融合术能更有效地改善椎体功能[27]。

限制型球窝假体设计用于椎间盘置换存在许多担忧，检测显示：该装置对体位非常敏感。进一步研究膝关节和髋关节假体发现，应采用限制型和非限制型的折衷方案。限制型假体可提供更好的稳定性，但固定压力增大。并且，腰椎节段瞬时旋转轴轨迹为椭圆形[29]。因此，尽管植入位置良好的限制型假体可以向邻近椎体提供更大的运动范围，且能相对保留小关节面，但非限制型假体不仅能向椎体提供更大的运动范围，更能体现外科置换术的精髓。孰优孰劣目前尚无定论。

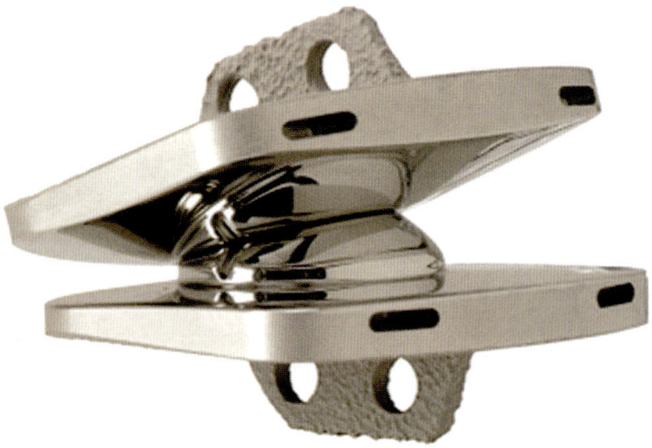

图4-7　Marverick™ 人工椎间盘。美国食品药物管理局正在评估该设计。(Reprinted with permission of Medtronic Sofamor Danek, Memphis, Tennessee.)

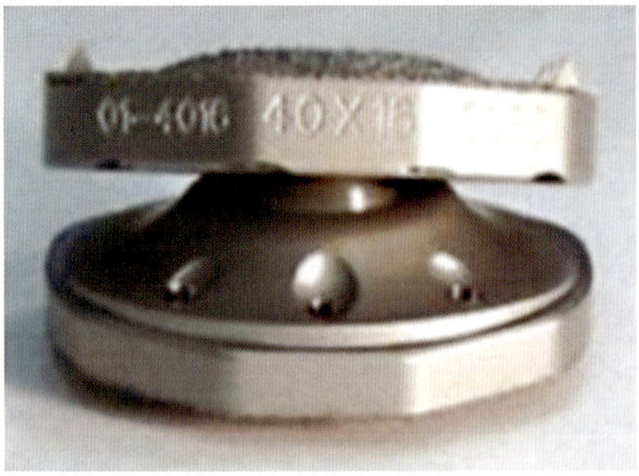

图 4-8　FlexiCore® 人工椎间盘（Stryker Howmedical Osteonics, Allendal, New Jersey）。美国食品药物管理局正在评估该设计。

FlexiCore®

作为第二代金属－金属假体，Stryker 公司的 FlexiCore® （stryker Howmedica Osteonics）人工椎间盘在美国进行了临床试验（图 4-8），该装置由钴铬合金制成，四部分之间采用优于嵌插设计的卡扣连接。高抛光13mm球窝关节以固定旋转轴置于终板正中，而假体固定依靠终板表面的固定柱。同时，该装置还具有促进骨与假体融合的钛喷雾涂层。

FlexiCore® 假体能降低小关节面的负荷；减少由于高活动度引起的关节病变。任何方向的旋转范围都被限制在 7.5°。屈曲伸展和侧弯时椎体活动范围被限制在15° 以内。不幸的是，该限制型假体使得其自身负荷增加，导致磨损率增加，松动发生几率增大。如有必要，假体也可自前外侧植入。自2003年8月起，在美国进行关于该假体的临床试验组为 L1-S1 间单节段椎间盘退变病例，对照组行椎弓根螺钉椎体融合术。

弹性椎间盘

AcroFlex®

Steffee是AcroFlex®人工椎间盘的设计者，该假体由一个橡胶髓核和两块钛合金终板组成，终板表面具有多孔结构以促进骨长入。原始设计髓核的材料为聚烯烃。1993年报道了一项关于该假体的先导性研究：6例病例，平均随访3.4年，其中4例效果满意[30]。1990年，美国食品药物管理局发现橡胶髓核橡胶硫化会产生致癌性苯基溶解物，因此，停止了该假体的临床试验。

改进制作工艺的新产品于1998年面世并随即进行了先导性研究（图4-9）。对40例病例随访1～2年，结果显示：CT检查发现合成橡胶材质的假体，手术失败率高，在体外实验检测结果优良，但植入后效果不佳。虽然研究者表示这反映了对脊柱负荷认识不足，但同时警示假体材质的性能很大程度上受脊柱细胞及生理环境影响[31]。

在早期手术失败的4例病例中发现了假体残留颗粒物导致的严重骨溶解和肉芽肿形成。磨损形成的小颗粒早期仅能通过系列薄层CT检出，且要求颗粒直径大于0.25mm。另一项仅能通过薄层CT检查出的是：所有病例术后12个月内出现的纤维环周围骨化，其会导致椎体活动度丧失，最终引起节段间自动融合。

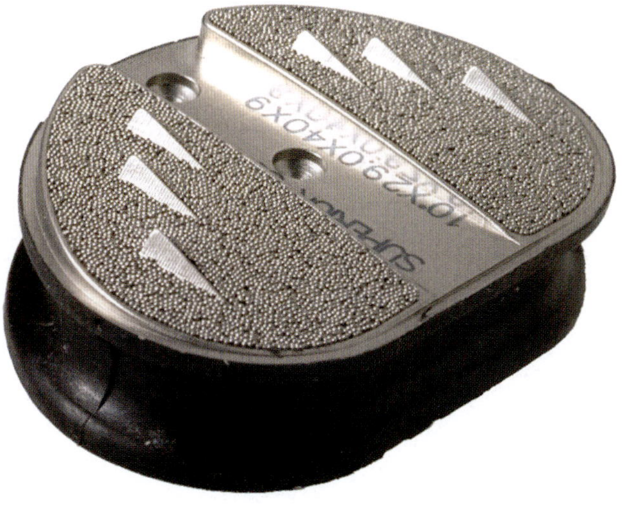

图4-9　AcroFlex®人工椎间盘。1998年发表的第二代实验性产品。（Reprinted with permission of Depuy Spine, Raynham, Massachusetts.）

全髋及全膝置换术前制模技术非常成熟。但椎间盘置换术经验的缺乏（特别是假体植入失败的经验较少）限制了术前制模设计。虽然一般认为椎间盘置换术中植入假体的最佳位置是椎间隙中心偏后，但术后出现假体位置不良仍很普遍。正确放置假体也会有侵犯椎管及神经孔内结构的可能，最常见的位置不良是——假体过分靠前侧。

目前认为，在进行人工椎间盘置换术时，适当保留椎体周围软组织可加强假体的稳定性。纤维环张力模拟技术可能适用于椎间盘置换术，但目前尚未研制。

颈椎间盘置换术

腰椎间盘置换术指征是椎间盘退变导致的严重下腰痛，与其不同，颈椎间盘置换术是脊髓及神经根受压患者椎间盘切除后保留椎体间活动的另一选择。目前手术原则是尽可能保留椎体活动度和减少邻近节段退变可能。

在某些方面，颈椎间盘置换术的历史反映了腰椎间盘置换术的发展历程。Fernström最早于1966年报道了颈椎间盘置换术[8]。他采用的是与腰椎间盘置换术中同样的不锈钢球模，但其直径略小，约为6～10mm。早期手术效果不佳，置换节段椎体活动度低，且假体下沉至上部终板。发生率很高[32]。

最初3个在美国进行临床试验的颈椎间盘假体设计分别是Prestige®、Bryan®和ProDisc-C®。这些研究的入选标准是：脊髓或神经根受压病例且脊柱及相邻节段病变轻微。在CerviCore™假体等待医疗器械临床试验批准时，PCM™假体已开始IDE临床试验评估。

Prestige® LP 人工颈椎间盘

Cummins 研制了金属 - 金属 Prestige 假体，用于颈椎手术[33]。它于1989年在英国布里斯托Frenchay医院医学工程部门诞生。该装置为不锈钢制成的球槽结构，包含两部分。屈曲伸展侧弯时，凸起的上部在下部沟槽中旋转滑动，可进行所有平面的运动，包括屈伸、侧弯、旋转和平移。终板的固定依靠终板前缘的螺钉。首个在英国关于 Cummins-Bristol 人工椎间盘的临床研究始于 1991 年，短期随访 20 例病例（植入假体 22 个）显示：脊髓型颈椎病术后椎间关节活动得到很好的保留。1996 年评估了 18 例病例，其中 16 例屈曲和伸展活动度为5°，余下无功能的2例由于牵引导致椎间隙及小关节面分离[33]。引起术后并发症的主要原因是：未考虑实际解剖关系而使用单一型号假体。颈椎间盘置换节段越高，导致吞咽困难发生的几率越大。

全新的低剖面 Frenchay 人工颈椎间盘可更小地限制前后方向的位移和旋转（图 4-10）。通过一项试验性研究获得的2年随访数据显示：第二代假体寿命延长，且置换术后症状改善明显[34]。上述试验者还进行了另外一项前瞻性非随机性研究，比较椎体融合和颈椎间盘置换术后相邻节段活动度大小。通过研究发现：融合术邻近节段间活动度显著增大[35]。2002年美国食品药物管理局启动了针对该假体的 IDE 试验。

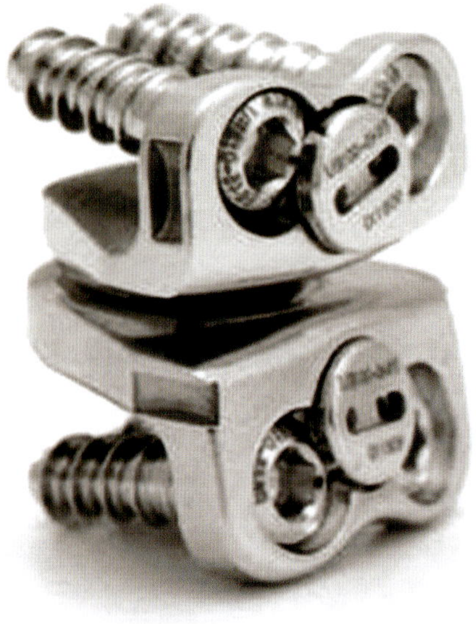

图 4-10　Prestige® 人工颈椎间盘。（Reprinted with permission of Medtronic Sofamor Danek,Memphis,Tennessee.）

Bryan® 人工颈椎间盘系统

在20世纪90年代末，Vincent Bryan发明了Bryan® 人工颈椎间盘。该假体为单一模块，包括聚氨酯髓核和多孔金属终板结构（图4-11）。其独特的设计包括：髓核材料选用弹性模量远大于聚乙烯的聚氨酯；使用可弯折的多聚体鞘连接终板与髓核。这种鞘结构含有润滑作用的生理盐水并封闭包含聚氨酯髓核的椎间隙。Bryan®人工椎间盘为非限制型结构，屈曲伸展和侧弯范围为11°，允许2mm的位移，植入病例的短期随访效果令人满意[36]。在欧洲进行的多中心中期临床研究显示：100 例病例中 86% 1 年随访成功；51 例中 90% 2 年随访成功[37]。观察单节段和双节段手术病例，术后 1 年，椎体活动度平均不小于 7°，且未出现植入失败和假体下沉；30%出现椎体周围骨化[38]，但通过 2 周非类固醇抗炎治疗，骨化现象消失。目前，全世界 Bryan® 人工椎间盘使用最为广泛，迄今有 5000 多例。2002 年 5 月针对该假体的 FDA IDE 试验启动了。

ProDisc-C® 假体包含2块钴铬金属终板和聚乙烯髓核，髓核提供的固定旋转中心位于椎间隙中部靠尾侧。与腰椎间盘设计类似，假体固定都依靠正中线固定柱。PCM假体由钴铬终板和聚乙烯髓核构成，功能类似ProDisc-C®假体，但它的两处独特设计都依赖于手术减压时完整保留后纵韧带结构。CerviCore™ 人工椎间盘是金属对金属设计，马鞍形关节连接提供尾椎屈曲伸展的旋转中心，侧弯时旋转中心位于椎体喙突部。

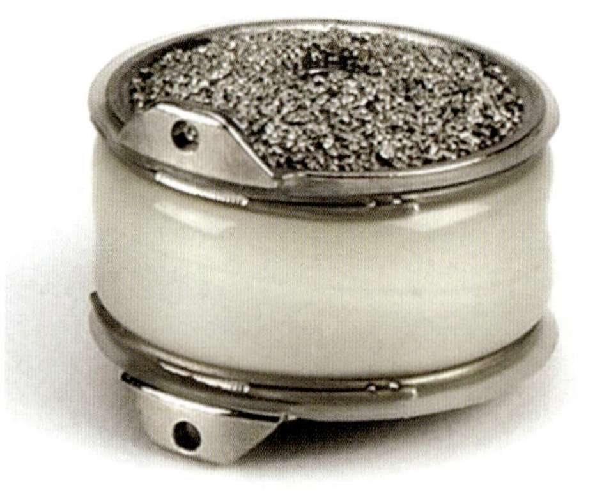

图4-11　Bryan®人工颈椎间盘。（Reprinted with permission of Medtronic Sofamor Danek, Memphis, Tennessee.）

结论

虽然在脊柱外科领域中人工椎间盘技术非常热门，同时也有许多关于它的文献资料，但在过去的半个世纪，椎间盘置换术远不及髋关节和膝关节置换术成熟，究其原因：可能是未确立关于椎间盘退变疾患的可靠诊断策略和广泛认可的手术适应证。当前，产品研发专家对脊柱疾病的理解似乎超前于临床医师，他们提供大量可供置换的假体，使用寿命在中短期，以恢复椎体三维结构及活动度。然而，目前限制假体临床使用的最大原因并不是产品落后等技术原因，而是无法确定植入假体的适应证。

在研发的100多种人工椎间盘设计专利中，只有10种最终成形。目前，所有可供使用的假体，无论是植入技术、作用机制、还是设计及功能，都大同小异。某种程度上，追溯椎间盘置换生理学进展比追溯椎间盘置换术历史发展更加有趣。不同派别的研究者可能就某些重要的未知问题展开无目的的讨论，因此从事脊柱外科学的学生和实习医师在阅读此类文章时应注意分辨。

目前，椎间盘置换术适应证仍不明确，虽然，背痛行椎体融合是脊柱外科手术禁忌证，但其却是椎间盘置换的主要适应证。椎间盘置换术优于椎体融合的两个主要优点是：保留椎体节段的运动和防止邻近节段退变。

椎间盘置换究竟能在多大程度上保留椎体活动度？保留椎体活动度对患者重要吗？脊柱融合所致功能丢失远小于髋关节或膝关节融合，这一结论是基于脊柱的解剖特点。脊柱椎体间仅为单关节连接，而髋关节和膝关节则不是。很明显，术中融合节段越多，越适宜进行椎间盘置换，尽管如此，椎间盘置换一般为单节段或双节段退变。即使技术发展确保能安全开展腰椎间盘置换术，难道它就能成为手术的适应证么？某种程度上，保留椎体运动性成为行人工椎间盘的理由。所有患者都惧怕椎体活动度受限，不过绝大多数病人术后未察觉其变化。举例说明，站立或坐位时，屈曲伸展动作主要由髋关节完成。大多数驼背患者进行外科治疗，通过广泛的融合畸形椎体可明显恢复椎体功能。

针对椎间盘置换术的第二个优点，许多专家和研究者认为加速退变是相邻椎体退变的近义词，这种认识是错误的。相邻节段退变是自然发生的，但在椎体融合后该变化是否加速发生未能得到证实。在尸体上进行的生物力学研究所提供的数据也无法证实椎体融合后相邻节段退变速度是否会加快，而对于那些已接受这一理论的医学生和实习医师们，它就像一句咒语萦绕在他们心头。天会塌下来吗？会还是不会，我们不清楚！

骨科（矫形外科）医师的原则：生命在于运动。自椎体融合术开展至今，伴随活动的丢失，保留椎体正常活动成为一个梦想。虽然椎间盘退变疾病是一个存在争论的诊断，但外伤、畸形或椎体不稳仍是脊柱融合的适应证，它也是许多背痛患者最终的治疗方案。成功保留椎体活动度给患者带来的益处仍会是未来椎间盘置换术不断追求的目标。

（刘先哲译　杨述华校）

参考文献

1. White AA, Panjabi MM. Clinical Biomechanics of the Spine, 2nd ed. Philadelphia: Lippincott, 1990.
2. Gertzbein SD, Chan KH, Tile M, et al. Moire patterns: an accurate technique for determination of the locus of the centres of rotation. J Biomech 1985;18(7):501-509.
3. Pearcy MJ, Bogduk N. Instantaneous axes of rotation of the lumbar intervertebral joints. Spine 1988;13(9):1033-1041.
4. Ogston NG, King GJ, Gertzbein SD, et al. Centrode patterns in the lumbar spine: baseline studies in normal subjects. Spine 1986;11(6):591-595.
5. Cunningham BW, Lowery GL, Serhan HA, et al. Total disc replacement arthroplasty using the AcroFlex lumbar disc: a non-human primate model. Eur Spine J 2002;11 Suppl 2:S115- S123.
6. Harvey EJ, Bobyn JD, Tanzer M, et al. Effect of flexibility of the femoral stem on bone-remodeling and fixation of the stem in a canine total hip arthroplasty model without cement. J Bone Joint Surg Am 1999;81(1):93-107.
7. Pidhorz LE, Urban RM, Jacobs JJ, et al. A quantitative study of bone and soft tissues in cementless porous-coated acetabular components retrieved at autopsy. J Arthroplasty 1993;8(2):213-225.

8. Fernstrom U. Arthroplasty with intercorporal endoprosthesis in herniated disc and in painful disc. Acta Chir Scand Suppl 1966;357:154-159.
9. Urbaniak JR, Bright DS, Hopkins JE. Replacement of intervertebral discs in chimpanzees by silicone-dacron implants: a preliminary report. J Biomed Mater Res 1973;7(3):165-186.
10. Schulman CM. Metod kombinirowannogo chirurgitscheskogo letschenija kompressionnych form pojasnitschnogo osteochondrosa s alloprotesirowaniem porashennych meshpowonkowych discow. Z Vopr Neirokhir (German) 1977;2:17-23.
11. Fassio B, Ginestie JF. [Discal prosthesis made of silicone: experimental study and 1st clinical cases]. Nouv Presse Med 1978;7(3):207.
12. Langrana, NA, et al. Materials and design concepts for an intervertebral disc spacer. I. fiber-reinforced composite design. J Appl Biomater 1994;5(2):125-132.
13. Vuono-Hawkins M, Langrana NA, Parsons JR, et al. Materials and design concepts for an intervertebral disc spacer. II. Multidurometer composite design. J Appl Biomater 1995;6(2):117-123.
14. Vuono-Hawkins M, Zimmerman MC, Lee CK, et al. Mechanical evaluation of a canine intervertebral disc spacer: in situ and in vivo studies. J Orthop Res 1994;12(1):119-127.
15. Hawkins MV, Zimmerman MC, Parsons JR, et al. Shear stability of an elastomeric disk spacer within an intervertebral joint: a parametric study. J Biomech Eng 1992;114(3):414-415.
16. Lee CK, Langrana NA, Parsons JR, Zimmerman MC. Development of a prosthetic intervertebral disc. Spine 1991;16(6 Suppl):S253- S255.
17. Korge A, Nydegger T, Polard JL, et al. A spiral implant as nucleus prosthesis in the lumbar spine. Eur Spine J 2002;11 Suppl 2:S149-S153.
18. Husson JL, Korge A, Polard JL, et al. A memory coiling spiral as nucleus pulposus prosthesis: concept, specifications, bench testing, and first clinical results. J Spinal Disord Tech 2003;16(4):405-411.
19. Devane PA, Robinson EJ, Bourne RB, et al. Measurement of polyethylene wear in acetabular components inserted with and without cement. A randomized trial. J Bone Joint Surg Am 1997;79(5):682-689.
20. Guyer RD, McAfee PC, Hochschuler SH, et al. Prospective randomized study of the Charite artificial disc: data from two investigational centers. Spine J 2004;4:252S-259S.
21. Link HD. History, design and biomechanics of the LINK SB Charite artificial disc. Eur Spine J 2002;11 Suppl 2:S98-S105.
22. Cinotti G, David T, Postacchini F. Results of disc prosthesis after a minimum follow-up period of 2 years. Spine 1996;21(8):995-1000.
23. Lemaire JP, Skalli W, Lavaste F, et al. Intervertebral disc prosthesis. Results and prospects for the year 2000. Clin Orthop Relat Res 1997(337):64-76.
24. Tropiano P, Huang RC, Girardi FP, et al. Lumbar total disc replacement. Seven to eleven-year follow-up. J Bone Joint Surg Am 2005;87(3):490-496.
25. Huang RC, Girardi FP, Cammisa FP Jr, et al. Long-term flexion-extension range of motion of the prodisc total disc replacement. J Spinal Disord Tech 2003;16(5):435-440.
26. Hedman TP, Kostuik JP, Fernie GR, Hellier WG. Design of an intervertebral disc prosthesis. Spine 1991;16(6 Suppl):S256-S260.
27. Mathews HH, Lehuec JC, Friesem T, et al. Design rationale and biomechanics of Maverick Total Disc arthroplasty with early clinical results. Spine J 2004;4(6 Suppl):268S-275S.
28. LeHuec JC, Kiaer T, Friesem T, et al. Shock absorption in lumbar disc prosthesis: a preliminary mechanical study. J Spinal Disord Tech 2003;16(4):346-351.
29. Gertzbein SD, Seligman J, Holtby R, et al. Centrode patterns and segmental instability in degenerative disc disease. Spine 1985;10(3):257-261.
30. Enker P, Steffee A, Mcmillin C, et al. Artificial disc replacement. Preliminary report with a 3-year minimum follow-up. Spine 1993;18(8):1061-1070.
31. Fraser RD, Ross ER, Lowery GL, et al. AcroFlex design and results. Spine J 2004;4:245S-251S.
32. Reitz H, Joubert MJ. Intractable headache and cervico-brachialgia treated by complete replacement of cervical intervertebral discs with a metal prosthesis. S Afr Med J 1964;38:881-884.
33. Cummins BH, Robertson JT, Gill SS. Surgical experience with an implanted artificial cervical joint. J Neurosurg 1998;88(6):943-948.
34. Wigfield CC, Gill SS, Nelson RJ, et al. The new Frenchay artificial cervical joint: results from a two-year pilot study. Spine 2002;27(22):2446-2452.
35. Wigfield C, Gill S, Nelson R, et al. Influence of an artificial cervical joint compared with fusion on adjacent-level motion in the treatment of degenerative cervical disc disease. J Neurosurg 2002;96(1 Suppl):17-21.
36. Sekhon LH. Cervical arthroplasty in the management of spondylotic myelopathy: 18-month results. Neurosurg Focus 2004;17(3):E8.
37. Goffin J, Van Calenbergh F, van Loon J, et al. Intermediate follow-up after treatment of degenerative disc disease with the Bryan® Cervical Disc Prosthesis: single-level and bi-level. Spine 2003;28(24):2673-2678.
38. Bryan VE Jr. Cervical motion segment replacement. Eur Spine J 2002;11 Suppl 2:S92-S97.

颈椎解剖

Justin P. Kubeck, MD Brooklyn, New York
Alexander R. Vaccaro, MD Philadelphia, Pennsylvania
Nael Shanti, MD Brooklyn, New York
Wolfgang Raushning, MD Uppsala, Sweden

5A

引言

颈椎传统上分为上位不典型颈椎（C1，C2）和下颈椎（C3-C7）两部分。下颈椎具有较为一致的骨性解剖结构，椎体大小相对一致，仅在侧块和椎板大小、方向方面存在细微差别。该部分后部结构主要不同为C7棘突末端不分叉。由于寰枕关节和寰枢关节受到周围软组织的显著限制，故关节成形技术在该区域应用很可能受到明显制约。因此，本章简要讨论上颈椎活动保留技术。关于不典型颈椎更为详尽的解剖描述读者可参阅其他资料[1,2]。

寰椎（C1）

第一颈椎（C1），亦称寰椎，该名来源于希腊神话中一个名为Atlas的巨神。该巨神因反抗上帝，而被宙斯惩罚用双肩来支撑天堂[3]。因此，用Atlas一词来描述一个支撑枕骨髁，并允许其屈伸活动而不发生丝毫平移的脊椎十分合理。其独特的解剖能够很好地解释其功能。

寰椎为环状的骨性结构，由较短的前弓和较长的后弓构成。后弓上具有向侧方突出的横突，有椎动脉穿过。寰椎缺少明显的棘突和椎体。前弓表面的前结节为前纵韧带（ALL）和颈长肌的附着点；后弓表面的后结节有项韧带附着。寰椎上方的关节（寰枕关节）由肾形、凹面、成对的上关节凹和外凸、成对的枕骨髁构成，此为滑膜关节，具有明显的关节囊和关节液。C1的上关节凹稍向内侧成角。寰枕关节活动基本上存在于矢状面，由于骨性结构良好的咬合和关节囊紧密地包绕，限制了其在冠状面的活动。由于该关节本身结构独特，而且我们对此部位的症状明显的退行性疾病缺乏足够认识，所以该关节进行关节置换的前景不甚明确。由于寰枕关节邻近脑干，而且在处理颅底陷入症时易对呼吸干扰，可能出现严重的后果，因此该关节的病理改变常通过容易做到的牵引复位和多种融合技术来治疗。

寰椎下方的关节由C1长形的较平坦下关节凹和C2的上关节突构成。第三关节由齿状突前关节面和C1前弓后表面组成。这也是滑膜关节，具有明显的滑膜囊和关节液，颈椎大部分的旋转活动由该关节完成（图5A-1）。

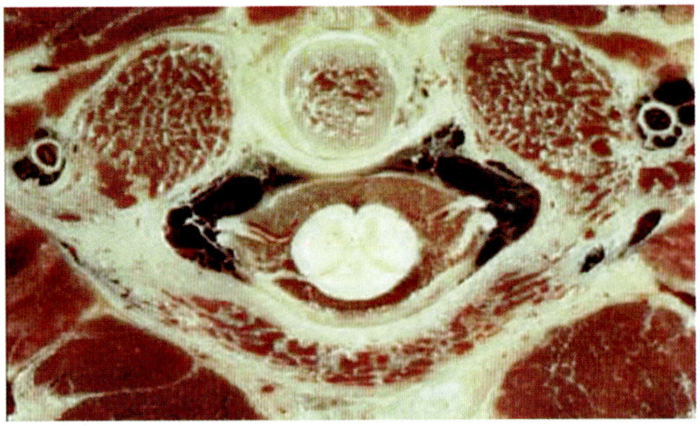

图5A-1 寰椎侧块和后弓横切面。齿状突中部前、后方均为关节软骨，于该处与横韧带构成关节。齿状突侧方为疏松的血管组织。椎动脉于此处进入寰椎横突孔。硬膜囊呈椭圆形，具有较大的空间容纳脊髓，可清楚地看到脊髓前正中裂和后正中沟。大量的神经支自脊髓前外侧沟和后外侧沟发出，在鞘膜内逐步汇合形成粗大的前根和后根。(Reprinted with permission of Wolfgang Raushning, MD, PhD, 2000.)

寰椎的横突骨性结构中有椎动脉穿行。成对的椎动脉由下向上穿过C1横突孔后，折向内侧，沿寰椎上表面的浅沟走向头侧，穿过枕颈筋膜，并最终进入颅腔，组成基底动脉。

与颈椎其他节段相比，脊髓在C1水平拥有更大的容纳空间。

枢椎（C2）

C2以椎体前上方具有向上突出的骨性突起——齿状突或齿突为特征。齿状突前方与C1前弓的后表面形成第三关节，此为典型的滑膜关节。C2棘突末端分叉。C2下关节突起自侧块，与C3上关节突构成关节。矢状面上关节突与下关节突相比，C2上关节突位置较为靠前，并且由骨性峡部相隔。峡部骨折将会出现C2特有的Hangman骨折。值得注意的是，C1和C2椎体之间没有椎间盘存在。

C2神经或称为枕大神经，向后外侧走行至C2峡部。枢椎一般具有较大的椎弓根，平均长度为10mm，宽度为8mm。

齿状突与C1构成的枢轴关节由数条重要的韧带所加强。十字韧带由横韧带及其上、下延伸韧带组成。尖韧带自齿状突尖部延伸至枕骨大孔前缘；成对的翼状韧带自齿状突尖部延伸，并附着于对应的枕骨髁内侧面。覆膜起自枕骨大孔前部的后侧面，向尾侧延伸形成后纵韧带。覆膜覆盖该区域所有的韧带。

下颈椎的椎体除中间的椎间盘，还有前纵韧带（ALL）和后纵韧带（PLL）两条重要的韧带连接。前纵韧带宽而厚，作为寰枕前膜的延续，附着于枕骨大孔前缘，颈部后伸时起到张力带的作用；后纵韧带位于椎管内，椎体的后方，向上与覆膜延续，与椎体后方的骨膜结合较为疏松，椎间盘水平有十字形扩张，与纤维环外侧紧密结合。后纵韧带由两层分离的韧带样结构组成，静脉丛穿行其中[4]。

现阶段，要求关节成形装置具有与寰枢关节相当的旋转度（整个颈椎旋转度的50%）是难以实现的。

C3～C7

骨性结构

下颈椎具有较为一致的骨性解剖结构。除C1外，颈椎棘突末端分叉，故粗大。而单一的棘突成为C7的显著特征，为颈椎后路手术的解剖标志。下颈椎椎体间形成独特的Luschka关节（钩椎关节），这似乎是一个误称，因为目前研究显示，Luschka关节并非真正的关节。下位椎体外侧缘向上成对的骨性突起，称为钩突，与上位椎体侧下方的凹面形成位于后外侧的钩椎关节。钩椎关节在颈椎前路减压手术时具有极为重要的作用，可借其明确椎间隙的侧方界限（图5A-2A,B）。紧邻钩椎关节外侧缘的横突孔内，有上行的椎动脉（图5A-3A-C）。横突前结节位于横突孔的前方，而紧邻横突孔侧方的骨性结构即为横突后结节。颈椎的后方结构通过短小的椎弓根与椎体相连。

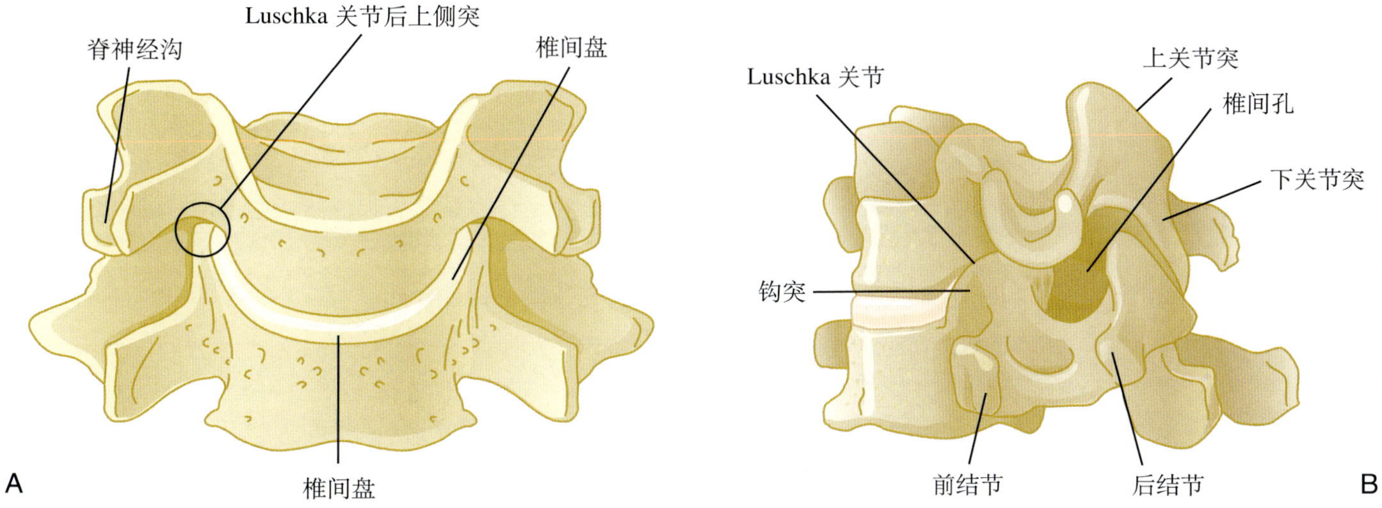

图5A-2 A.下颈椎相邻两节段的前面观。椎间盘与Luschka关节的关系较为特殊，紧邻Luschka关节外侧即为穿行于横突孔的椎动脉。B.下颈椎相邻两节段的侧面观。（Redrawn form Cervical Spine Research Society, 2005.）

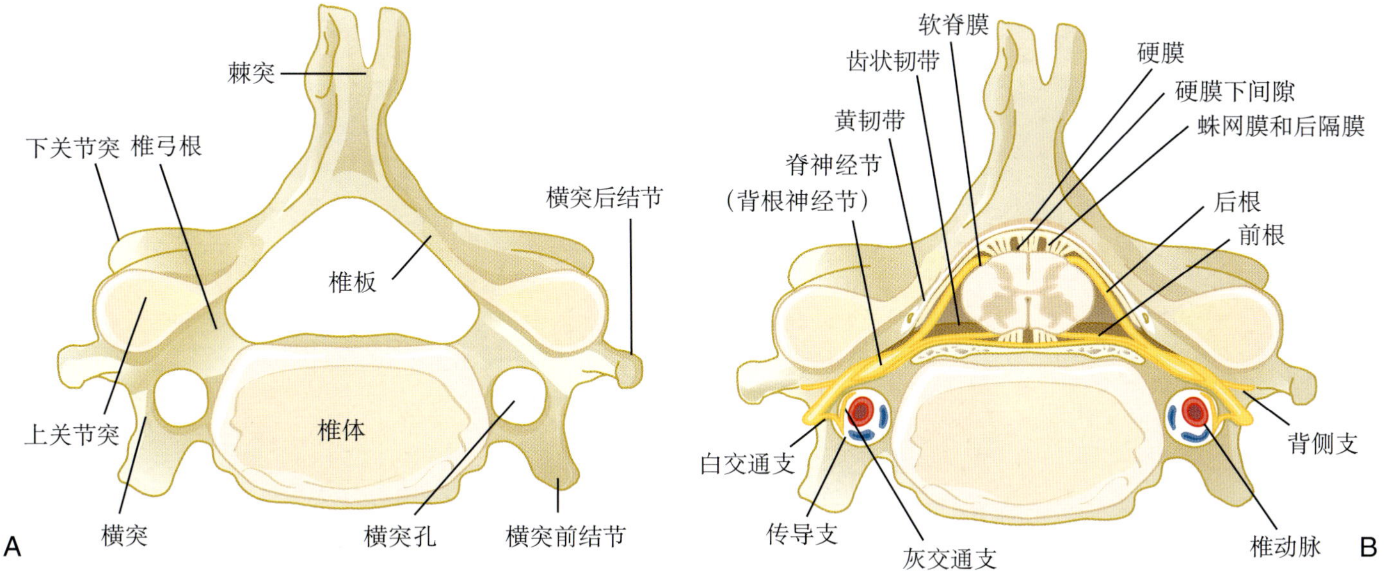

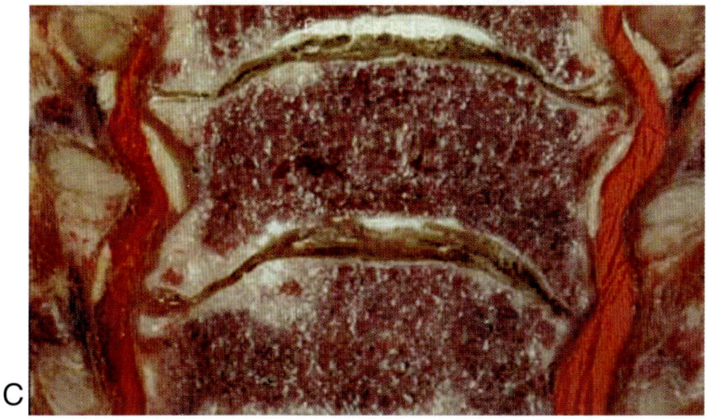

图 5A-3 A.下颈椎横切面所显示的骨性结构。（Redrawn form The Cervical Spine. Cervical Spine Research Society, 2005.）；B.下颈椎同一横切面所显示的神经、血管结构。（Redrawn form The Cervical Spine. Cervical Spine Research Society, 2005.）；C.严重退变下颈椎冠切面。椎间关节强直性改变，包括椎间盘严重退变、终板硬化，尤其是钩椎关节反应性、退变性骨质增生导致椎动脉侧方移位，使其蜿蜒走行。双侧椎动脉后方即为节段神经出口处。（Reprinted with permission of Wolfgang Raushning, MD, PhD, © 2000.）

关节突关节（颈椎关节突关节）

下颈椎的关节突关节是典型的滑膜关节，由一层厚厚的纤维鞘——关节突关节囊所包绕。组织学检查发现，关节突关节囊内存在机械刺激感受器和各种伤害性刺激传入神经纤维[5]。与胸椎或腰椎的关节突关节相比，颈椎关节突关节更趋向于水平方向。由于关节突关节这样的走行方向，与脊柱胸腰段相比，颈椎创伤时关节突关节脱位、半脱位更为常见。矢状面上，C3-C4 关节突关节面与水平方向大约成角 45°，而其下位的颈椎该角度进一步增大。关节成形术将来的发展策略必须包括：为发生关节炎或无功能的关节突关节寻求合适的置换方法，无论此方法是单独进行还是连同前方的关节成形手术一起进行。

颈椎椎间盘

目前的颈椎关节成形技术主要为去除病变的椎间盘，将人工假体植入椎间隙。

椎间盘位于相邻椎体之间，自C2-C3节段开始出现，具有椎体间轴向负荷吸收器的作用。

椎间盘由纤维环和内部胶冻样的髓核组成，纤维环由致密的同心圆状排列的胶原纤维组成，髓核由富含水分的氨基葡聚糖、水和细胞外基质组成。无论是外部的纤维环还是内部的髓核发生何种病变，都会影响椎间盘吸收震动和保持稳定的作用。椎间盘塌陷或退变可导致颈椎正常应力负荷分布紊乱，过多的应力由脊柱运动节段的其他支持结构所承担（图 5A-4A，B）。虽然椎体和椎间盘复合体并非滑膜关节，但是同样起到运动节段的作用。

目前应用的颈椎关节成形技术主要为人工椎间盘置换。颈椎人工椎间盘置换的不同方法将在本书其他章节详细讨论。

神经结构

脊髓

脊髓延自枕骨大孔内的延髓，位于椎管内。从颈椎、胸椎，直到腰椎上段，脊髓在不同节段其大体解剖有所变化。脊髓横断面的外观呈椭圆形，横径大于前后径。颈髓横径在C5-C6水平面最大，大约为13～14mm[6]。脊髓后表面正中央的切迹为后正中沟；前表面与之对应的切迹称为前正中裂，内有脊髓前动脉。

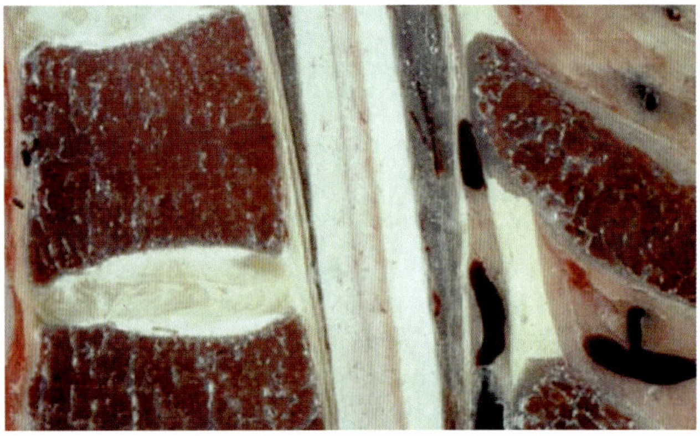
A

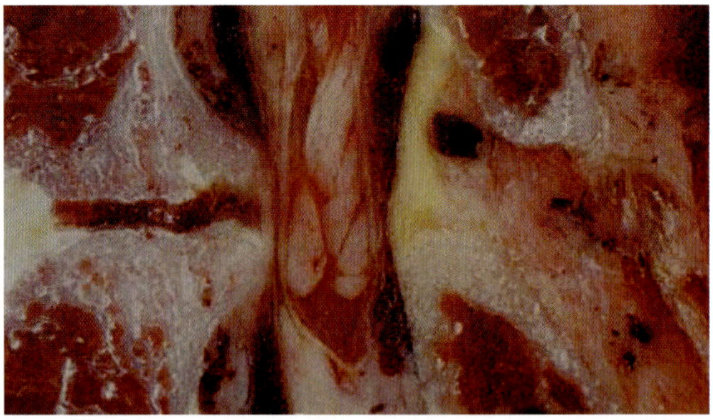
B

图 5A-4 A.年轻患者下颈椎正中纵向剖面。椎间隙前部较窄，表现为该节段自然后凸。后纵韧带不易辨别。椎间盘纤维环外层与骨膜相连，像墙纸一样覆于椎体。正中纵向剖面硬膜前方未见任何静脉，硬膜与黄韧带之间的硬膜外疏松脂肪组织中可见充盈的静脉，而且仅见于中间部位。B.与A所显示的正常颈椎纵向剖面不同，B所显示的是严重退变下颈椎外侧隐窝处的纵向剖面。椎间盘中央部的软骨终板已完全消失，后部椎间隙亦完全消失，边缘出现大量终板软骨下硬化，并向后突出，形成终板骨赘。这些骨赘，即通常所说的“骨刺（spur）”，为强直椎间关节的边缘部分，与纤维环外层硬化切迹相连接，形成“鸟嘴样（beak）”结构，锐利地将行经的神经袖推向椎体下方坚硬的椎板。与腰椎不同，颈椎退变出现的压迫物绝大多数为骨性结构。同时需要注意的是，该处神经鞘内含有 3 条神经根（神经鞘内神经根的数目为 2 ～ 5 条不等）。(Reprinted with permission of Wolfgang Raushning, MD, PhD, © 2000.)

前根由运动神经支组成，这些神经支起自距前正中裂约2mm的脊髓前表面[7]。每个节段的前根平均由20根腹侧神经支组成[7]。后根距后正中沟约 3mm 处发出，由5～16根背侧神经支组成[7]。腹、背侧神经支由硬脊膜延伸而成的根间隔分开，同时向神经孔周围走行。背侧神经支汇合，形成椭圆形的膨大区——背根神经节（DRG），其远端的前根和后根相互联合，形成颈神经根，紧靠上行的椎动脉背侧走行。颈神经根占据椎间孔的下方 1/3 的空间，上方 2/3 的空间由脂肪组织和静脉丛所填充。这与正常情况下腰神经根的走行正好相反，腰神经根通常占据神经孔上方1/3的空间。颈神经根在神经孔入口处最宽大，而神经孔本身以入口处最为狭窄，所以，神经根在该部位最易发生压迫[8]。

脊髓横切面由内部蝴蝶状灰质和周围包绕的白质组成，灰质由传出神经元和中间神经元的神经细胞体组成；白质由传入或传出神经纤维和起支持作用的神经胶质细胞组成（图5A-5）。脊髓灰质分为前角、后角两部分，后角内有躯体感觉神经元；而前角内有运动神经元。

由神经纤维和支持细胞组成的脊髓白质分为前柱、外侧柱和后柱。前柱位于前正中裂和前根起始区之间，该区域内包含皮质脊髓前束和脊髓丘脑前束。皮质脊髓前束的下行神经纤维不交叉，支配精细活动；脊髓丘脑前束的上行神经纤维亦不发生交叉，传递轻触觉。

外侧柱位于前后根的起始部之间，该区域内含皮质脊髓侧束和脊髓丘脑侧束。皮质脊髓侧束由支配外周肌肉精细活动的下行神经纤维组成。与皮质脊髓前束不同，皮质脊髓侧束在延髓水平发生交叉。皮质脊髓侧束内的神经纤维按一定规律排列，即支配颈部的神经纤维偏内侧，而支配腰骶部的纤维靠最外侧。脊髓丘脑侧束传递对侧外周的痛觉和温度觉至中枢的丘脑。脊髓小脑前、后束亦位于外侧柱，参与支配步态和姿势。

后柱位于后正中沟和后根起始区之间，被后中隔分成两部分：内侧的薄束和外侧的楔束。薄束由传递下肢本体感觉、触觉和振动觉的上行神经纤维组成；

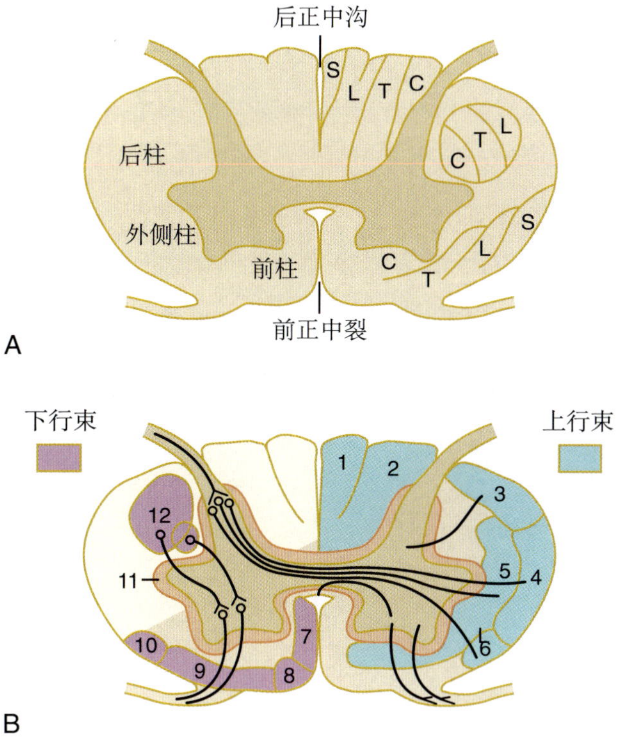

图 5A-5 颈髓上行束、下行束的横断面解剖。(Redrawn form The Cervical Spine. Cervical Spine Research Society, 2005.) (1)薄束；(2)楔束；(3)脊髓小脑后束；(4)脊髓小脑前束；(5)脊髓丘脑侧束；(6)脊髓橄榄束；(7)皮质脊髓前束；(8)顶盖脊髓束；(9)前庭脊髓束；(10)脊髓橄榄束；(11)脊髓固有束或节间束；(12)皮质脊髓侧束。

楔束由传递上肢本体感觉、触觉和振动觉的神经纤维组成。

颈椎的血管结构

颈椎由成对的椎动脉供血。椎动脉起自锁骨下动脉，向上走行于横突孔内，为静脉丛和交感神经纤维所包绕。椎动脉通常自 C6 水平进入横突孔，行至寰椎水平折向后内侧，紧邻 C1 上关节凹后方，沿寰椎后弓的浅沟行走，然后穿过枕颈筋膜，进入枕骨大孔。在该部位，双侧椎动脉各自发出分支，汇合形成脊髓前动脉，下行灌注脊髓前侧部分。双侧椎动脉发出分支后，汇合形成基底动脉。脊髓后索和后柱部分由起自椎动脉或小脑下动脉成对的脊髓后动脉供血。

颈椎的筋膜和肌肉

颈部筋膜分为浅筋膜和深筋膜。浅筋膜位于皮下，包绕颈阔肌和颈外静脉。该层以下的任何结构均属于深筋膜，深筋膜通常分浅、中、深三层（图5A-6）。

深筋膜浅层（被层 investing layer）包绕颈阔肌以下所有结构；深筋膜中层包绕颈部带状肌（肩胛舌骨肌、胸骨舌骨肌、甲状舌骨肌），这些带状肌起着辅助呼吸的作用。

颈动脉鞘由成对的筋膜隔室组成，其中包括颈动脉、颈内静脉、迷走神经。气管前筋膜，即所谓的内脏筋膜，包绕着甲状腺、气管、喉、咽和食管。气管前筋膜由颈动脉鞘的侧缘延生而成。

深筋膜深层又称椎前筋膜，包绕脊柱及其周围肌肉。前方肌肉包括颈长肌和头长肌。颈交感干附着于前面的颈长肌；侧方为前、中、后斜角肌；后方为头夹肌、颈最长肌、头最长肌、头半棘肌和多裂肌。椎前筋膜前方与前纵韧带纤维相连；后方筋膜附着于项韧带。

肌肉

颈前部的主要浅表肌肉为颈阔肌，由位于下颌骨水平的颅神经Ⅶ（面神经）所支配。外科手术时，沿皮纹切开颈阔肌，可避免损伤该神经。

在颈前外侧，可触及成对的胸锁乳头肌（SCM），该肌肉为重要的手术标志，由颅神经Ⅺ（副神经）、C2神经和C3神经共同支配。胸锁乳头肌内侧缘可触及位于颈动脉鞘内的颈动脉，故向外侧牵拉SCM可暴露颈动脉鞘。

颈部带状肌（舌骨下肌）紧邻SCM内侧，从内到外依次为：胸骨舌骨肌、肩胛舌骨肌、胸骨甲状肌和甲状舌骨肌，由来自颈袢的C1、C2、C3神经所支配。这些肌肉位于颈椎前路手术入路的内侧，故术中无需侵犯。

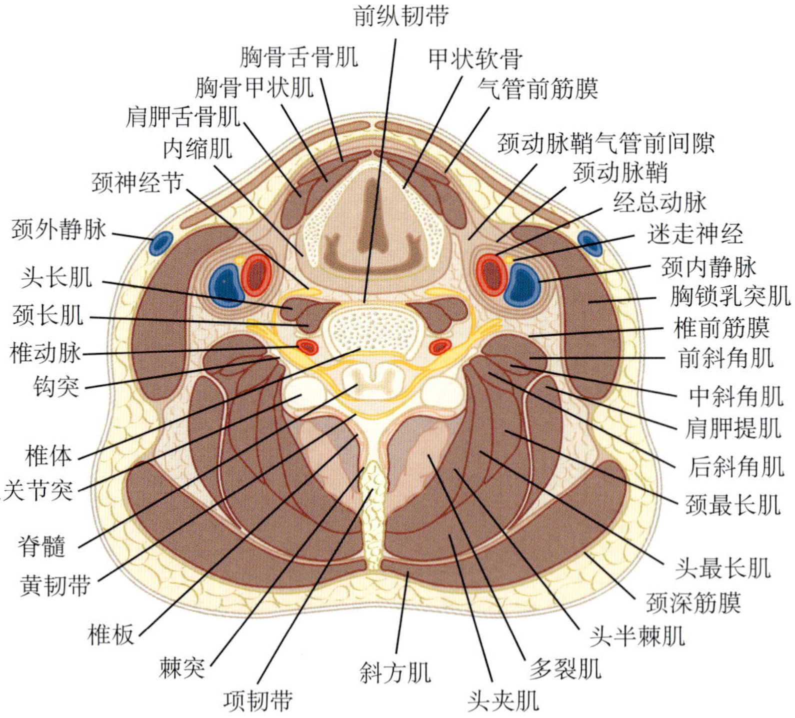

图 5A-6　C5 水平颈部横断面。(Redrawn form Hoppenfeld S, DeBoer P. Surgical Approaches in Orthopedics: The Anatomic Approach. New York: Lippincott Williams & Wilkins, 2003.)

SCM的深面和侧面为前、中、后斜角肌，由相应节段的颈腹侧神经支支配。臂丛神经自前、中斜角肌之间穿出。这些肌肉可起到屈曲、旋转颈部的作用。斜角肌位于颈前路手术入路的外侧，故术中亦无需侵犯。

最深层的肌肉为颈长肌，位于颈椎棘突前方，其前方有交感干存在，手术时沿颈长肌中线切开，以避免损伤交感干。颈长肌为屈颈肌肉，由C2～C6神经的腹侧神经支支配。

颈后部最表浅的肌肉为斜方肌，由副神经（颅神经XI）、C3 和 C4 神经的分支共同支配。竖脊肌为一组肌肉，位于斜方肌深面，具有使颈后伸和旋转的作用。所有的竖脊肌均由颈神经背侧神经支支配。

小结

全面掌握颈部复杂的解剖结构对该区域手术操作的安全十分重要。从过去 50 多年至今，前路成为治疗颈椎疾患的安全入路，与过去融合手术所采取的入路一样，前路也可用于新的运动保留技术的操作入路。就目前的运动保留技术而言，颈椎解剖学中需要强调的是：掌握椎间盘与相邻终板的结构复杂性以及其与周围骨性结构和其他重要结构的关系。

（王洪立译　姜建元校）

参考文献

1. JG Heller, FX Pedlow, SS Gill. Anatomy of the cervical spine. In Cervical Spine Society Staff, eds. The Cervical Spine, 4th ed. Philadelphia: Lippincott Williams & Wilkins, 2005:1-36.
2. Parker WW. Applied anatomy of the spine. In Rothman RH, Simeone FA, eds. The Spine, 4th ed. New York: Saunders, 1999.
3. Webster's Dictionary.
4. Hayashi K, Yabuki T, Kuokawa T, et al. The anterior and the posterior longitudinal ligaments of the cervical spine. J Anat 1977;124:633-636.
5. McClain R. Mechanoreceptor endings in human cervical facet joints. Spine 1994;19:495-502.
6. Lang J. Clinical Anatomy of the Cervical Spine. New York: Thieme Medical Publishers, 1993.
7. Kubo W, Waga S, Kojima T. Microsurgical anatomy of the lower cervical spine and cord. Neurosurgery 1994;34:895-902.
8. Xu R, Ebraheim NA, Naduad MC, et al. The location of the cervical nerve roots on the posterior aspect of the cervical spine. Spine 1995;20:2267-2271.

腰椎解剖

Nael Shanti, MD Brooklyn, New York
Justin P. Kubeck, MD Brooklyn, New York
Alexander R. Vaccaro, MD Philadelphia, Pennsylvania
Wolfgang Raushning, MD Uppsala, Sweden

5B

腰椎

腰椎具有支持和保护神经根、马尾以及脊髓圆锥等神经结构的作用，承担着绝大部分的脊柱负荷。每一个椎体都与后方附件构成的骨环相连接。后方附件包括以下几个部分：椎弓根，为一骨性突起结构，向前附于椎体，向后与椎板相接；椎板，为椎弓根向后方的延续，构成椎管后壁；椎板中间向后方的骨性突起称为棘突；横突，位于椎弓根侧方，自上关节与椎弓峡部连接处发出。椎弓根、椎板和椎体后壁组成椎孔或椎管的边界[1]。

第五腰椎是骶骨前柱的最低位椎体，是活动度最大的脊柱节段。其结构粗大，因缺少肋关节突而易于和周围的椎体相辨别。腰椎前宽后窄，但整体上看，横径大于前后径。粗大的椎弓根位于椎体的后外侧，与椎板共同组成椎孔（管）[2]。上位 4 个腰椎横突扁平，呈翼状，而第五腰椎横突明显增厚，呈圆柱状。

腰椎因其形态大小、显著的上颌突（maxillary processe）和关节突而易于辨别。上关节突起于椎板与椎弓根连接处，下关节突由椎板向下延伸而成，并与下位椎体的上关节突相衔接。它们的相互关系限制腰椎过度的旋转和屈曲。

椎间盘

除骶骨、尾骨之外，椎间盘占 1/4 的脊柱高度，在腰椎该比例达到1/3。椎间盘是呈扁平、圆形的“弹性垫”，在相邻椎体之间起减少震动的作用（图 5B-1）。不同节段之间，椎间盘存在一定差异，但总体的组织结构基本一致。腰椎间盘呈前部宽大的楔形外观，由周围致密纤维组织构成的纤维环和内部胶冻样的髓核组成。椎间盘具有减少震动、传递应力的作用，具有液态流动性，且富有弹性的髓核和纤维环构成的组织结构允许椎间盘可以承受巨大的应力负荷。

纤维环为椎间盘的外层结构，是椎间盘最为致密的部分，由纤维板层环绕髓核呈同心圆排列组成，并紧密附着于椎体。纤维环主要功能之一是：抵抗作用于脊柱的张力负荷，保持椎间盘内部免受损伤，其在水平面上具有最大的抗应力和弹性伸缩能力。矛盾的是，椎间盘所承受的主要为轴向负荷，而纤维环的结构最易于抵抗张力负荷，但是，髓核可将垂直应力转变为放射应力（周张力）的形式，并为纤维板层所消除。

髓核在纤维环围成的空间中呈偏心位，通常更靠近椎间盘后缘。髓核是胚胎时期脊索组织的残留，由疏松而巧妙排列的纤维条索和填充其间的凝胶样基质

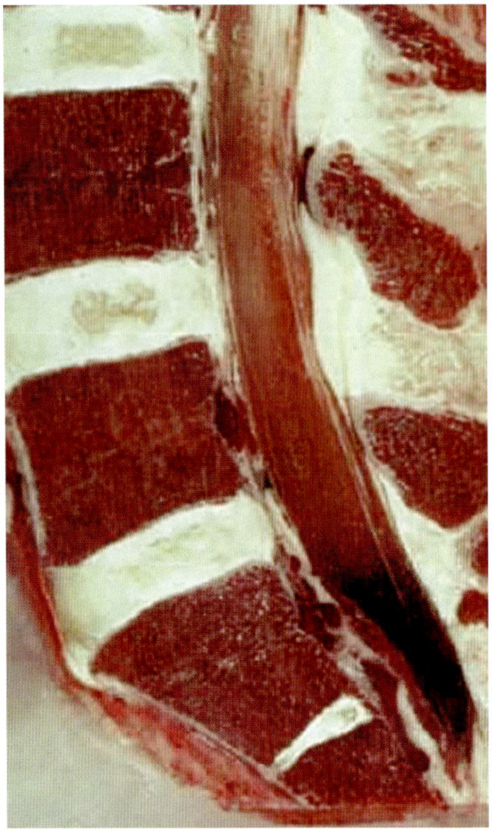

图5B-1　正常个体下位腰椎及骶骨上部经硬膜囊偏侧方的矢状切面。节段神经根汇集走向椎间孔。L3、L4和L5椎间盘向后方轻度膨隆，纤维环外层附着于周围骨环。椎体后方为典型的凹面外观。（Reprinted with permission of Wolfgang Raushning, MD, PhD, © 2000.）

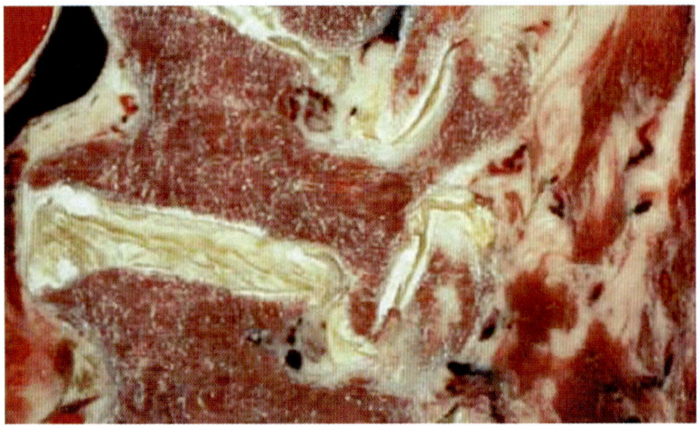

图5B-2　退变腰椎的矢状切面。L4前方可见节段动脉（红色），L5 节段可见左髂动脉（红色）和左髂静脉（黑色）紧邻脊柱走行。L4-L5 椎间盘严重退变，可见散在碎片、软骨终板完全破坏、空泡、钙化以及前方骨赘形成。纤维环后部占据椎间孔下半部分，而上半部分为肥厚黄韧带所填充。由于椎间高度的丢失，L4-L5 关节突关节发生半脱位，而且关节腔上部可见粉红色凹凸不平的滑膜皱襞。L5 软骨终板部分消失，其纤维环外层向后突出至L5神经根下方。（Reprinted with permission of Wolfgang Raushning, MD, PhD, © 2000.）

组成，具有强大的吸收和蓄含水分的能力，作为脊柱主要的震动吸收结构，抵抗轴向负荷。髓核内部产生压力时，纤维环发生扭曲变形以维持椎间盘的可压缩性和弹性。髓核和纤维环之间这种正常关系发生异常时，将会降低椎间盘将垂直应力转化为周张力的能力，从而导致施加于周围支持结构的病理性应力增加（图 5B-2）。

需要强调的是，纤维环和髓核之间的联系错综复杂，难以完全分辨，故手术中试图完整切除髓核的尝试难以实现。

腰椎关节突关节

关节突作为脊椎上的骨性突起，相邻节段的关节突构成关节突关节，左右各一。相邻关节突关节面相互延伸、彼此重叠，由滑膜覆盖的关节囊包绕，因此，关节突关节为滑膜关节。上关节突起自椎弓根和椎板接合处，关节面呈凹面，朝向后内侧[3]。下关节突作为椎板的延续，关节面朝向前外侧（图 5B-3）。上、下关节突之间的关系对限制腰椎屈曲和旋转起着极其重要的作用。毫无疑问，未来关节成形技术必将包括对症状明显的病变关节突关节进行置换。

神经孔

腰椎节段神经自椎间孔发出。椎弓根构成椎间孔的上、下界；两个主要的椎间关节组成其前、后界[4]。其前界由椎间盘后缘和后纵韧带侧缘组成，椎间孔内椎间盘突出可压迫出口神经根，引起神经根病[5]。关节突、关节囊和黄韧带构成椎间孔后界。其余空间由疏松的蜂窝组织和脂肪所填充。

椎间孔呈椭圆形，这具有临床意义。其上下径为 12～19mm，而横径仅为 7mm 左右[6]。相对狭小的横径易被病变增生的骨性结构和结缔组织所填满。

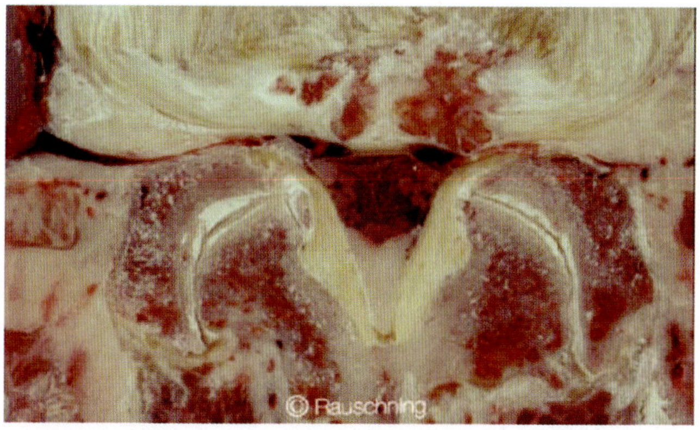

图 5B-3 退变 L3-L4 椎间盘横切面。关节突关节严重退变，存在明显的反应性增生肥大。双侧关节突关节的增生肥大不仅导致椎管狭窄，而且神经孔也明显受累。椎间盘向周围膨出，导致椎管前方的神经孔狭窄、消失。(Reprinted with permission of Wolfgang Raushning, MD, PhD, © 2000.)

脊髓和神经根

胚胎时期，脊髓和脊柱具有相同的长度，然而，在生长发育过程中，脊柱的生长速度快于脊髓，最后，脊髓末端一般处于L1-L2椎间隙。脊髓的末端部分称为脊髓圆锥，该部分的尾侧是由腰骶部神经根组成的马尾（图5B-4）。这些神经根分为前根和后根两部分。前根由运动传出神经纤维组成，其细胞体位于脊髓灰质前角内；后根主要由感觉传入神经纤维组成，其细胞体位于靠近神经孔的背根神经节内。自L1节段到 S1 节段，背根神经节依次增大，此后，逐渐变小（图 5B-5）。

椎管内神经根由硬脊膜所包绕，其不是游离浮动的，而是由蛛网膜形成的网格将其相互交错固定。前、后根分别穿过蛛网膜下腔及其被膜后，于椎间孔水平各自形成脊神经。腰神经根袖约以40° 的角度穿出硬膜囊，且越靠近尾侧，该角度越小。在硬膜外的根袖内运动神经纤维束位于感觉神经纤维束的前方。随后，神经根逐渐走向远端，汇合至背根神经节，形成混合性脊神经。

腰部肌肉组织

腰部肌肉组织是脊柱最主要的动态稳定结构，是

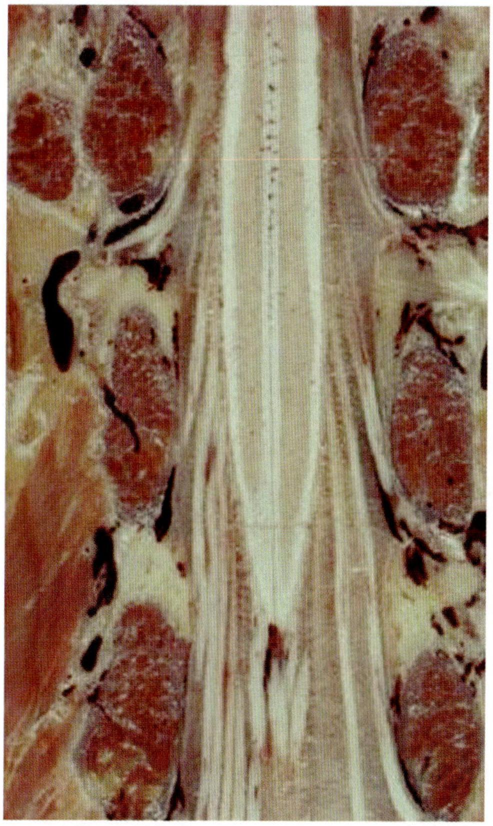

图5B-4 正常胸腰段（T12-L2）椎弓根水平冠状切面。T12 椎弓根外侧紧邻第 12 肋。L1、L2 椎弓根狭窄而细长，可见椎管内、外静脉丛交通支穿行其中。硬膜囊较宽大，周围有柱状的浅表小囊（axillary pouch），马尾神经根于此穿出硬膜囊。脊髓圆锥几乎占据整个硬膜囊，周围仅有一层薄薄的白色脑脊液（CSF）。脊髓灰质、中央管和白质清晰可辨。马尾神经根整齐地沿椎弓根内侧走行。L1-L2 节段可见黄韧带前方绝大部分。值得注意的是，每一水平的双侧椎弓根与上、下邻近节段椎弓根的形态和大小均不同。(Reprinted with permission of Wolfgang Raushning, MD, PhD, © 2000.)

机体协调系统的重要组成部分[7]。浅表肌肉主要负责上肢伸展的上肢带肌，包括背阔肌和后锯肌，由邻近的脊髓发支支配。

腰椎非固有肌肉包括腹部、臀部和大腿后侧肌肉。腹部的4块肌肉向后连接于腰背筋膜，在维持腰椎稳定，尤其对维持腰椎前屈时的稳定，起着重要的作用。臀部肌肉主要作用为髋关节后伸和外展，但在下段脊柱后伸和扭转时也发挥着一定作用。

深部的脊柱固有肌肉具有近似的作用，但因其长

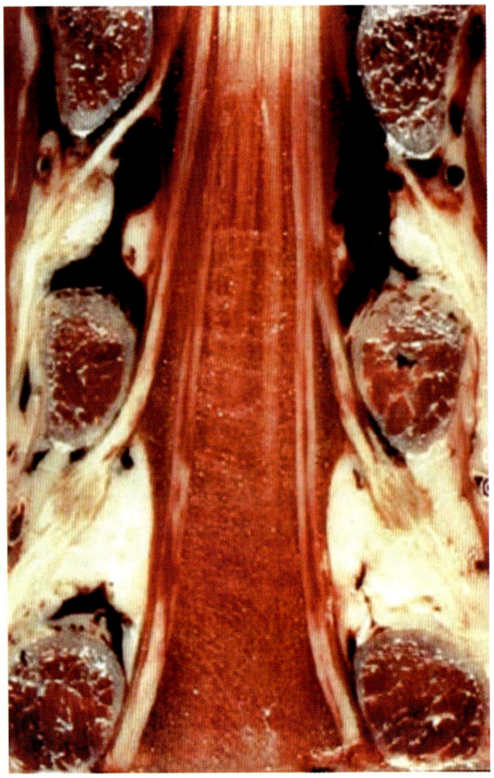

图5B-5 L2-L4椎弓根层面冠状切面。该切面经过椎弓根中间层面，可以显示神经根在正常硬膜囊内蜿蜒走行。神经根袖的浅表小囊紧邻椎弓根下方，神经根沿椎弓根井然有序的走行。在不同的宽度，椎弓根松质骨、皮质骨和横断面都有所不同。L2-L3节段硬膜侧方可见较大静脉；而L3-L4周围为仅有散在小静脉的脂肪组织。L2-L3切面更靠近椎弓根基底部，因此可见椎管前内侧静脉丛；而L3-L4节段更偏后方，仅见缺少血管组织的椎间孔。在这两个节段“神经根”走行全程均可显示。神经根复合体包括固定的鞘内神经根、神经根鞘（根袖）、背侧神经节、前根以及节后腰神经。细长而呈圆柱状的腰神经节陡峭的斜向下方，走向相邻下位椎弓根的下外侧。在神经节的侧方、靠近椎弓根下外侧处可见节段动脉走行于此。腰神经沿椎弓根下缘侧方屈曲行走，由深在的髂腰肌所包绕。(Reprinted with permission of Wolfgang Raushning, MD, PhD, ©2000.)

度各不相同，而加以区分。最深部的肌肉，如棘间肌仅跨一个节段，而表浅肌肉可以跨越整条脊柱。竖脊肌是最大的脊柱表浅固有肌肉，起自骶骨腱膜、髂嵴和胸腰段棘突。多裂肌为腰部发育良好的一组小肌肉，起自上关节突乳突，上行2～4个节段后，止于棘突，起到旋转、背伸和侧屈腰椎的作用。最侧方的腰椎固有肌肉为腰方肌，起自髂嵴和髂腰韧带，止于上方4个腰椎横突，起到侧屈和稳定腰椎的作用。

腰大肌不仅是主要的屈髋肌，而且作为脊柱固有肌肉，起到脊柱前方矢状轴的作用。无论在站立位和坐立位，腰大肌都是脊柱重要的稳定结构。

小结

虽然通过外科技术准确定位脊柱疼痛源需要经历一定的时间，但脊柱解剖总会保持连贯一致。腰椎独特的解剖特征使其具有骨性支撑和稳定完成各种活动的功能。目前，对腰椎退变性疾病的外科治疗主要集中在以融合为代表的稳定性手术以及以椎间盘置换和髓核置换为代表的运动保留性手术。理论上，两者的目的均为限制或控制病理性活动，通过稳定失稳节段达到缓解疼痛的目的。

（王洪立译　姜建元校）

参考文献

1. Ebraheim NA, Xu R, Darwich M, Yeastling RA. Anatomic relations between the lumbar pedicle and the adjacent neural structures. Spine 1997;22(20):2338-2334.
2. Ebraheim NA, Xu R, Rollins JR, Yeastling RA. Projection of the lumbar pedicle and its morphometric analysis. Spine 1996;21(11):1296-1300.
3. Masharawi Y, Rothschild B, Dar G, et al. Facet orientation in the thoracolumbar spine: three-dimensional anatomic and biomechanical analysis. Spine 2004;29(16):1755-1763.
4. Ebraheim NA, Xu R, Huntoon M, Yeastling RA. Location of the extraforaminal nerve roots. An anatomic study. Clin Orthop Relat Res 1997;(340):230-235.
5. Cinotti G, DeSantis P, Nofroni I, Postachinni F. Stenosis of the lumbar foramen: anatomic study on predisposing factors. Spine 2002;27(3):223-229.
6. Bae HG, Choi SK, Joo KS, et al. Morphometric aspects of the extraforaminal lumbar nerve roots. Neurosurgery 1999;44(4):841-846.
7. Daggfeldt K, Huang QM, Thorstensson A. The visible human anatomy of the lumbar erector spinae. Spine 2000;25(21):2719-2725.

脊柱生物力学：理解运动保留技术

Nael Shanti, MD Brooklyn, New York
Justin P. Kubeck, MD Brooklyn, New York
Alexander R. Vaccaro, MD Philadelphia, Pennsylvania
Wolfgang Raushning, MD Uppsala, Sweden

6

引言

大量的临床及生物力学研究表明，进行脊柱融合后，脊柱整体的应力传导分布将改变，从而导致邻近节段退变[1]。当前非融合技术的迅速发展，很大程度上取决于人们对脊柱融合术相关并发症的顾虑，包括融合失败、假关节形成、邻近节段退变（ALD）等[2-4]。从理论上讲，能保留活动能力的植入装置优于融合术，但在临床及生物力学研究完全证实其有效性之前，仍需谨慎挑选患者、慎重选择内固定材料。

脊柱的功能单元

脊柱的功能单元（FSU）是指提供稳定性、活动性及应力传导的单元，其中心位于椎间盘。椎间盘作为承担载荷的重要结构，由髓核（NP）及纤维环（AF）组成。前者位于椎间盘中心偏后的位置，主要由蛋白聚糖及其中的疏松胶原纤维网组成。蛋白聚糖亲水性高的特点正好满足了椎间盘对压力负荷重分布的要求。纤维环则由向心性层状分布的纤维软骨和富含胶原的纤维结缔组织构成，是限制髓核活动的“容器”[5]。

高含水量的特点决定了髓核具备流体静力学特性。年轻个体的髓核组织触感柔韧，类似于粘性液体，同时亦有一定的弹性，在牵拉后可迅速回复初始状态[6]。组织学分析发现，髓核由胚胎期的脊索组织衍生而来。年轻个体的髓核由基质及包裹在凝胶状基质中的复杂疏松纤维结构共同组成[7]。髓核组织的主要功能在于抵抗及再分布脊柱传导的压力；而纤维环的主要作用在于对抗牵张力。这种生物力学的独特性质及组合结构，使得椎间盘可以吸收及分散正常脊柱所承担的负荷[8,9]。那么，如果纤维环或髓核任意一个出现结构改变或破坏，则会引起脊柱功能单元应力传导的改变，必然导致退变的发生。

小关节是脊柱功能单元分担应力及活动稳定能力的二级提供者。不同脊柱区域的小关节解剖及功能不同。在颈椎，小关节的方向大约在冠状面及横截面的中间位置，而成为防止头端椎体过度向前移位的主要结构，并同时对抗后伸位移。

在腰椎，小关节的方向大约为冠状面及矢状面的中间位置，并轻微前倾。它可对抗脊柱的过度后伸，从而在后伸过程中承受大量的压力负荷，而在前屈过程中所受应力减少。前向的剪切应力增加小关节的压力负荷；而在后向的剪切应力作用下，小关节则不受力。此时，后部的韧带结构（棘突间、棘突上、小关节囊韧带）则对抗后方移位，对抗张力负荷。

全椎间盘置换的生物力学

因小关节突、椎间关节、椎骨钩突关节的耦合运动，全椎间盘置换（TDR）的生物力学特性十分复杂（图6-1）。矢状面及冠状面的成角活动量可以保护邻近节段免于退变。因而，不仅是活动范围，活动的质量（包括弧度半径、剪切位移的属性以及瞬时旋转轴的位置）亦非常重要。

由于小关节突高度限制型的解剖结构在决定瞬时旋转轴的位置十分重要，因而全椎间盘置换术后能否达到解剖学上的运动特性十分关键。如置换术后导致非解剖学特性运动，则将导致小关节加速退变及疼痛。Huang等[10]描述了腰椎全椎间盘置换中限制型的作用。非限制型设计提供了生理性、活动性的瞬时旋转轴，并增加了运动范围，避免了运动过程中小关节受力过大；而限制型设计则使后柱结构可避免日常生活中大量剪切应力的干扰。

对于人工椎间盘（球臼结构）的动力学特性，基本取决于瞬时旋转轴（IAR）的位置和成角弧度半径的大小。瞬时旋转轴是头端椎体活动时围绕下端椎体的运动中心点。弧度半径是指瞬时旋转轴与植入物接触表面的距离大小。简而言之，具有较大弧度半径的植入物目测比较“平顺”；而半径较小的则比较“圆滑”。

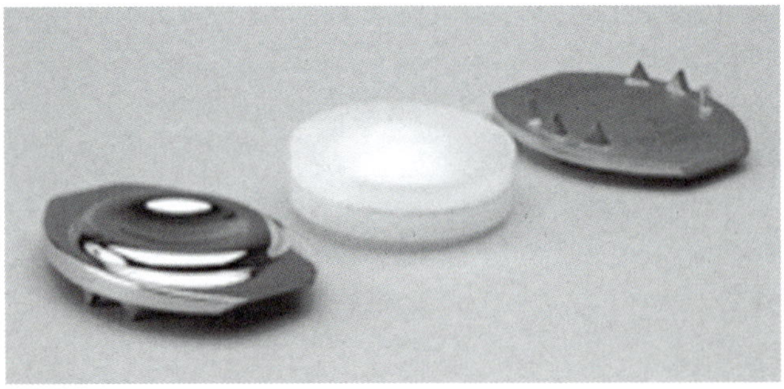

图6-1 Charité™人工椎间盘拆解图：由上下两部分合金材料的终板及其内部超高分子量聚乙烯核组成。(Reprinted with permission from Depuy Spine, Raynham, Massachusetts.)

由于保留脊柱功能单元的旋转功能可以降低邻近节段的应力大小，人工椎间盘的运动范围则很可能影响临床的长期疗效。众多的短期研究表明其接近生理上的运动能力。尽管如此，人工椎间盘的运动范围将随时间推移而下降，因此一部分椎间盘置换术后的患者远期表现为与融合术相同的动力学特性。当然，有许多患者保持了一定活动能力，其效果优于融合术后的表现。

人工髓核植入物

在脊柱外科领域，如何重建病态的或退变性椎间盘的生物力学特性一直是热点论题。自20世纪50年代以来，已有多项研究进行了建立正常脊柱功能单元生物力学特性的模型探索[11]。最近的动物及人体试验表明：脊柱功能单元的退变最先由髓核开始发生[12]。因此，髓核现成为最近几年研究的新热点[13]。

在设计及外科操作上，通过人工植入物恢复髓核特性，已经历了一个逐渐演变的过程。最早的人工髓核置换术与椎间盘切除术同时进行，以治疗下肢放射痛，并保持椎间高度及功能，而非针对脊柱融合的功能性替代[2,4,13-15]。Fernström[16]曾尝试将不锈钢球替代髓核组织以保护椎间的运动功能，并保留大部分纤维环结构。几乎同时，Nachemson[17]提出注射硅胶替代，Hamby和Glaser[11]在髓核切除术后注射聚甲基丙烯酸甲酯至椎间隙。然而，由于骨质的吸收、材料自身的限制性差、临床疗效不确切等问题的出现，这些早期尝试均以失败而告终[18]。

目前，髓核置换技术的发展与材料学中聚合物及弹性体工艺的进步息息相关[18-20]。这些材料的粘弹性满足了在压力下保持动态功能的理论性要求。由于人工髓核的效能有赖于纤维环的张力，所以，必须保留有足够的纤维组织。纤维环结构缺损过大及椎间隙严重塌陷则是手术的禁忌证。

限制型及预成形装置

Raymedica PDN®（人工髓核）（Raymedica, Minneapolis, Minnesota）在提供正常椎间盘缓冲垫功能的同时，亦维持了椎间高度及活动性（图 6-2）[21]。该装置由水凝胶核及聚乙烯外层包裹而成。吸水后可以膨胀，从而恢复和重建椎间高度。聚乙烯纤维外层可防止水凝胶核过度膨胀，并限制其水平方向的延伸，确保其承载负荷时外形的维持[15]。

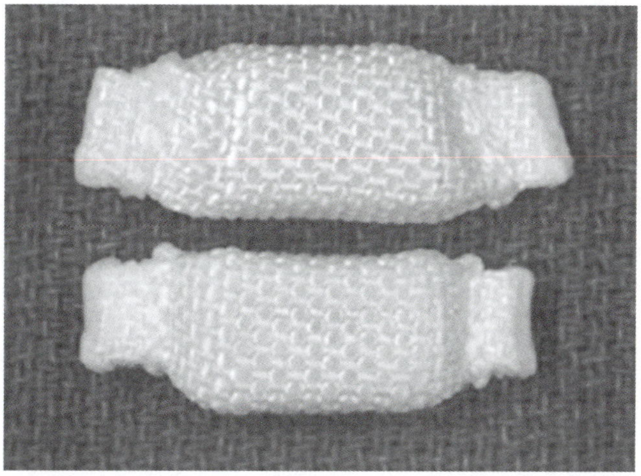

图 6-2 Raymedica PDN®示意图：包含水凝胶核及聚乙烯外层包裹而成。（Reprinted with permission from Raymedica, Minneapolis, Minnesota.）

非限制型装置

Newcleus®（Zimmer Spine, Minneapolis, Minnesota）是一种由聚碳酸氨基甲酸乙酯组成的非限制型弹性记忆螺旋线圈，具有撑开及缓冲的功能[15]。Aquarelle™（Stryker Howmedica Osteonics, Allendale, New Jersey）是一种聚乙烯乙醇水凝胶的人工髓核，同样经过了精心研发及严格检测[20]。与 PDN® 不同，Aquarelle 以水化状态注入，植入后不需再吸水的过程，其粘弹性使得终板平面受力均匀。

可注射性装置

可注射性材料作为一种空隙填充剂更为合适，是前述各装置的替代物[2,13,14]。Sinux ANR（Depuy Spine, Raynham, Massachusetts）是一种液态聚合物，可完全填充髓核取出后遗留的空腔。在大约 15min 后转变为弹性物体。BioDisc™（Cryolife, Kennesaw, Geogia）是一种由血清白蛋白和戊二醛混合而成的可注射蛋白水凝胶。而 NuCore™ IDN（Spine Wave, Shelton, Connecticut）则是蛋白聚合物通过 DNA 细菌发酵合成（图 6-3）。Gelifex（Synthes, Paoli, Pennsylvania）则是一种在室温下呈液态而体温下呈固态的特殊聚合物。

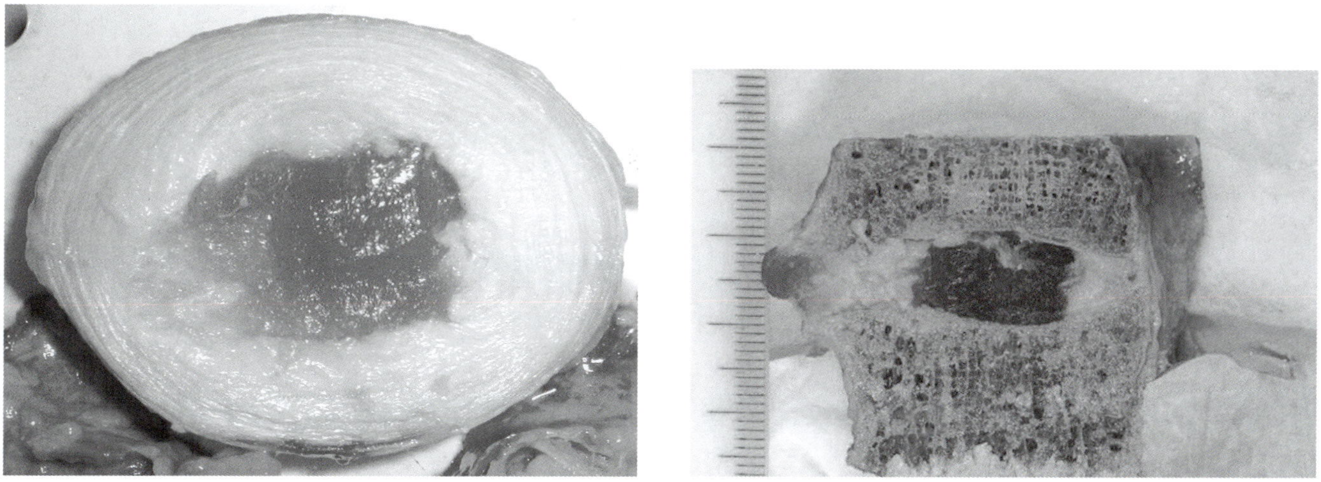

A B

图6-3 NuCore™可注射人工髓核：A. 尸体标本横断面；B. 尸体标本侧面观。（Reprinted with permission from Spine Wave, Shelton,Connecticut.）

后路固定装置

后方植入的运动限制型固定装置可以减少活动范围，主要治疗机械性下腰痛及椎管狭窄症，目前在欧洲已经得到广泛应用[22-25]。包括有含拴系绳的椎弓根钉固定装置及棘突间固定装置。与椎间盘关节成形术不同，它不直接去除产生疼痛的椎间盘组织，而是通过限制脊柱功能节段（FSU）的个别运动方式，改变应力传导[26]，从而达到止痛并保留活动性的效果。

以椎弓根钉为基础的固定装置

理想的动态固定装置应能在无痛情况下保留节段的活动性，并可维持脊柱的生理状态及动态应力传导，通过限制椎体间运动范围，达到正常或接近正常的应力传导。

目前临床最常用的软性固定装置是 Graf 韧带成形术［Science Et Medecine (Sem), Montrouge, France］。它包括钛合金椎弓根螺钉以及连接螺钉的人工韧带，后者的收缩力可以维持脊柱功能节段的前凸。从理论上讲，疼痛性腰椎不稳症是由轴性旋转时病理性的小关节分离及半脱位导致。目前该装置所引发的椎间纤维环后部的应力性改变引起了学者的关注，所幸的是，尚未见进展性椎间隙后缘高度的降低[27]。此外，由被动性过伸引起的侧隐窝狭窄，也值得关注。

Dynesys®（Zimmer Spine, Minneapolis, Minnesota）与Graf装置类似，但其增加了一个对抗收缩力的聚碳酸氨基甲酸乙酯的韧带套[28-29]。因而，运动节段可稳定在更为中立而不是过度前凸的排列位置。韧带对抗前屈，而外套对抗过度后伸，承受压力的同时，在脊柱功能节段前凸运动中减少椎间盘应力。但该装置尚存在一些问题[28-29]：第一，韧带套可能会限制腰椎前凸的范围，甚至可能导致后凸畸形；第二，过伸运动中，韧带套的压缩应力将传导至椎弓根螺钉，从而可能导致断钉或松动；第三，韧带外套的应用明显增加了装置的整体刚性，其对邻近节段退变的预防作用可能降低。

棘突间固定装置

1986 年第一代棘突间固定装置——半坚强的腰椎稳定系统问世[25]，并在随后的20年里逐渐改进，多种类似装置相继出现。然而，其临床应用指征一直未能明确。其临床效果一直仅见于零星的无对照病例报道，手术适应证各异，且随访时间不足。

DIAM™（椎间运动辅助系统）脊柱固定系统（Medtronic Sofamor Danek, Memphis, Tennessee）、X STOP® 系统（St. Francis Medical Technologies, Alameda, California）和 Wallis® 系统（Abbott Spine, Austin, Texas）均属于棘突间缓冲装置。它们均可减少椎间盘压力，降低异常活动及改善椎体序列（图 6-4）[30]，均可起到减震作用，并可表现为非线性行为[24,31]。棘突间装置设计目的在于：保持椎板撑开的同时，动态固定椎体，此外还可维持后柱高度，并分享应力传导。因此，理论上说，该装置能同时降低脊柱前、后柱的应力，缓冲相关节段的运动；而人工椎间盘则是恢复退变脊柱功能节段的运动功能，认识到这一点很重要。

非融合技术的潜在缺陷

力学失败、错位及位移

任何新技术的诞生总会伴随着新的失败出现。由于非融合装置的运动特性，它们易发生生物力学的失败及位移。尽管早期版本的SB Charité™（Waldemar

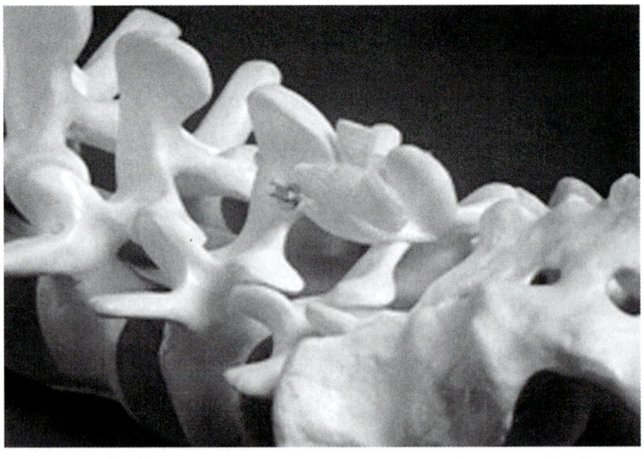

图 6-4　DIAM™ 示意图：已放置于棘突间合适位置。(Reprinted with permission from Medtronic Sofamor Danek, Memphis, Tennessee.)

Link GmbH&Co, Hamberg, Germany）金属终板出现过疲劳性断裂[32]，但当前全椎间盘置换植入物的装置断裂问题就很少发生了。随着羟基磷灰石涂层技术的应用，SB Charité™ 人工椎间盘从理论上提高了骨界面的亲和度，从而减少了移位的发生[32]。早期 SB Charité™ 人工椎间盘聚乙烯核的前向移位或脱位的发生率曾高达7%，但随着临床经验的增加，其发生率逐渐减少[33]。

目前尚少见经组织学检查证实的非融合脊柱植入物相关的骨溶解文献报道。人工椎间盘的小范围成角位移可能会限制聚乙烯磨损颗粒的产生。由于颈椎功能性负荷需求较小或由于尚无长期随访研究报道，因此颈椎人工椎间盘置换术后失败尚未显示出显著的临床意义。

尽管文献报道：髓核脱出等问题的发生随临床经验的增加而逐渐减少，但人工髓核置换术后（如PDN）仍易出现髓核脱出等并发症。Bertagnoli 和 Vazquez 报道，移位再手术率在 1997 — 1998 年为 26%，1999 — 2001 年为 12%[34]。髓核脱出危险因素包括：术前椎间高度＜5mm，椎间盘前后径＜37mm，体重指数＞29。

后路动态固定装置如 Dynesys® 易发生螺钉松动或断裂等并发症。Stoll 等报道平均随访 38 个月后，10% 的患者（7/73）影像学检查出现螺钉松动[35]，多发生在术后 6 个月内，而且术后 1 年内螺钉正常的患者，则可能不再发生螺钉松动。尽管螺钉断裂并未见报道，但估计在长期随访中可能出现。

沉降

植入物的沉降现象十分普遍，目前在腰椎人工椎间盘置换病例中已有相关报道。Cinotti 等报道 SB Charité™腰人工椎间盘置换术后为期2年的随访中存在9%的下沉发生率，但并未指明其与临床疗效的关系[36]。尽管通过改进植入物设计及终板接触面积，可能会降低沉降发生率，但随年龄的增长，逐渐出现骨质疏松症的患者必然会发生一定程度的沉降。

相同节段的退变

节段运动能力的保留必然导致相同节段存在退变可能。退变可能发生在椎间盘、小关节突及黄韧带。人工椎间盘置换后，活动性的保留可引发进展性小关节突炎，常导致人工椎间盘置换术的失败。Van Ooij 等证实，有 41% 的人工椎间盘（SB Charité™）置换术失败[37]。同样，后柱动态装置亦存在相同节段退变的问题。对采用 Dynesys® 装置固定的 82 例患者，进行38个月的随访后，Stoll等报道：有1例患者（1%）需要进行相同节段的翻修术，进行椎管减压[35]。也有文献报道，Graf 韧带成形术可导致医源性的侧隐窝狭窄，需进行翻修术[27]。

6

结论

正常脊柱可在相当长的一段时间内提供足够的稳定性及活动性，其对反复长时间应力加载的承受能力来说是不可思议的。但是，许多患者由于出现了脊柱退变，而发生明显的疼痛及活动障碍。融合术目前仍然是一项最为有效、外科医师最为熟悉的治疗方法。而非融合装置既可缓解疼痛，又可恢复运动及承受反复应力加载，它的问世为外科医师提供了另一种绝佳的选择。只有对复杂的脊柱病理生理改变、异常的解剖结构及导致疼痛及生物力学异常的脊柱动力学变化有了深刻的理解，才能设计出最佳的非融合装置。在进一步的临床研究证实其安全性及有效性之前，我们必须谨慎使用。

（王　聪译　何大为校）

参考文献

1. Hilibrand AS, Robbins M. Adjacent segment degeneration and adjacent segment disease: the consequences of spinal fusion? Spine J 2004; 4(6 Suppl):190S-194S.
2. Ambrosio L, De Santis R, Nicolais L. Composite hydrogels for implants. Proc Inst Mech Eng [H] 1998;212(2):93-99.
3. Blumenthal SL, Ohnmeiss DD, Guyer RD, Hochschuler SH. Prospective study evaluating total disc replacement: preliminary results. J Spinal Disord Tech 2003;16(5):450-454.
4. Sagi HC, Bao QB, Yuan HA. Nuclear replacement strategies. Orthop Clin North Am 2003;34(2):263-267.

5. Gruber HE, Hanley EN Jr. Ultrastructure of the human intervertebral disc during aging and degeneration: comparison of surgical and control specimens. Spine 2002;27(8):798-805.
6. Puttlitz CM, Rousseau MA, Xu Z, et al. Intervertebral disc replacement maintains cervical spine kinetics. Spine 2004;29(24):2809-2814.
7. Oegema TR Jr. Biochemistry of the intervertebral disc. Clin Sports Med 1993;12(3):419-439.
8. Lotz JC, Hsieh AH, Walsh AL, et al. Mechanobiology of the intervertebral disc. Biochem Soc Trans 2002;30(Pt 6):853-858.
9. Roughley PJ, Alini M, Antoniou J. The role of proteoglycans in aging, degeneration and repair of the intervertebral disc. Biochem Soc Trans 2002;30(Pt 6):869-874.
10. Huang RC, Girardi FP, Cammisa FP Jr, Wright TM. The implications of constraint in lumbar total disc replacement. J Spinal Disord Tech 2003;16(4):412-417.
11. Hamby WB, Glaser HT. Replacement of spinal intervertebral discs with locally polymerizing methyl methacrylate: experimental study of effects upon tissues and report of a small clinical series. J Neurosurg 1959;16(3):311-313.
12. Nitobe, T., et al., Degradation and biosynthesis of proteoglycans in the nucleus pulposus of canine intervertebral disc after chymopapain treatment. Spine 1988;13(11):1332-9.
13. Carl A, Ledet E, Yuan H, Sharan A. New developments in nucleus pulposus replacement technology. Spine J 2004;4(6 Suppl):325S-329S.
14. Bao QB, Yuan HA. New technologies in spine: nucleus replacement. Spine 2002;27(11):1245-1247.
15. Sieber AN, Kostuik JP. Concepts in nuclear replacement. Spine J 2004;4(6 Suppl):322S-324S.
16. Fernstrom U. Arthroplasty with intercorporal endoprosthesis in herniated disc and in painful disc. Acta Chir Scand Suppl 1966;357:154-159.
17. Nachemson A. Lumbar intradiscal pressure. Experimental studies on post-mortem material. Acta Orthop Scand 1960;Suppl 43:1-104.
18. Urbaniak JR, Bright DS, Hopkins JE. Replacement of intervertebral discs in chimpanzees by silicone-dacron implants: a preliminary report. J Biomed Mater Res 1973;7(3):165-186.
19. Guyer RD, Ohnmeiss DD. Intervertebral disc prostheses. Spine 2003;28(15 Suppl):S15-S23.
20. Allen MJ, Schoonmaker JE, Bauer TW, et al. Preclinical evaluation of a poly (vinyl alcohol) hydrogel implant as a replacement for the nucleus pulposus. Spine 2004;29(5):515-523.
21. Klara PM, Ray CD. Artificial nucleus replacement: clinical experience. Spine 2002;27(12):1374-1377.
22. Guizzardi G, Petrini P, Morichi R, Paoli L.The use of DIAM in the prevention of chronic low back pain in young patients operated on for large dimension lumbar disc herniation. Presented at the 12th European Congress of Neurosurgery (EANS), September 7-12, 2003, Lisbon, Portugal.
23. Iob I, Fornasar G, Amist P. Axial-loaded CT scan and DIAM implants in patients with failed back surgery syndrome. Presented at the Congress of Neurological Surgeons, 51st Annual Meeting, September 29-October 4, 2001, San Diego, California.
24. Schiavone AM, Pasquale G. The use of disc assistance prosthesis (DIAM) in degenerative lumbar pathology. Indications, techniques and results. Italian J Spinal Dis 2003;3(2):105-111.
25. Senegas J. Mechanical supplementation by non-rigid fixation in degenerative intervertebral lumbar segments: the Wallis system. Eur Spine J 2002;11 Suppl 2:S164- S169.
26. Ritland S, et al. Rational and biomechanics of an interspinous shock-absorbing device in lumbar DDD. Presented at the 11th International Meeting on Advanced Spine Techniques. Non-Fusion Techniques in Spinal Surgery, June 30-July 3, 2004, Bermuda.
27. Kanayama M, Hashimoto T, Shigenobu K, et al., Non-fusion surgery for degenerative spondylolisthesis using artificial ligament stabilization: surgical indication and clinical results. Spine 2005;30(5):588-592.
28. Sengupta DK, Mulholland RC. Fulcrum assisted soft stabilization system: a new concept in the surgical treatment of degenerative low back pain. Spine 2005;30(9):1019-1029; discussion 1030.
29. Mulholland RC, Sengupta DK. Rationale, principles and experimental evaluation of the concept of soft stabilization. Eur Spine J 2002;11 Suppl 2:S198-S205.
30. Lee CK, Langrana NA. A review of spinal fusion for degenerative disc disease: need for alternative treatment approach of disc arthroplasty? Spine J 2004;4(6 Suppl):173S-176S.
31. Taylor J, Ritland S. Technical and anatomical considerations for the placement of a posterior interspinous stabilizer. In Medtronic Sofamor Danek Technique Guide. Memphis, Tennessee: Medtronic, Inc., 2004.
32. Szpalski M, Gunzburg R, Mayer M. Spine arthroplasty: a historical review. Eur Spine J 2002;11 Suppl 2:S65-S84.
33. Guyer RD, McAfee PC, Hochschuler SH, et al. Prospective randomized study of the Charite artificial disc: data from two investigational centers. Spine J 2004;4(6 Suppl):252S-259S.
34. Bertagnoli R, Vazquez RJ. The Anterolateral TransPsoatic Approach (ALPA): a new technique for implanting prosthetic disc-nucleus devices. J Spinal Disord Tech 2003;16(4):398-404.

35. Stoll TM, Dubois G, Schwarzenbach O. The dynamic neutralization system for the spine: a multi-center study of a novel non-fusion system. Eur Spine J 2002;11 Suppl 2:S170- S178.
36. Cinotti G, David T, Postacchini F. Results of the disc prosthesis after a minimum follow-up period of 2 years. Spine 1996;21:995-1000.
37. van Ooij A, Oner FC, Verbout AJ. Complications of artificial disc replacement: a report of 27 patients with the SB Charite disc. J Spinal Disord Tech 2003;16(4):369-383.

脊柱椎间盘置换术的放射影像学

Kern Singh, MD Chicago, Illinois
Reem Ashry, MD New York, New York
Mark Schweitzer, MD New York, New York
Alexander R. Vaccaro, MD Philadelphia, Pennsylvania

7

引言

脊柱节段间的活动度异常是导致椎间盘退行性变的重要原因之一[1]。传统的外科治疗包括对失稳节段的融合以减少其异常活动度[2]。然而，融合会增加相邻节段的负荷，诱发或加速其退行性变[3]。椎间盘成形术或全椎间盘置换术（TDR）已成为治疗椎间盘源性腰痛、神经根病、颈椎病的方法之一[4]。椎间盘置换术的目的是：恢复和维持脊柱正常的生理活动度[5]。椎间盘置换术可以矫正椎体间异常活动度，恢复椎间隙高度、腰椎前凸及瞬时旋转轴，并维持矫正后的椎间活动度，从而减轻疼痛、恢复功能[6,7]。为成功实施脊柱人工椎间盘置换术，术前、术中及术后的影像资料对于选择合适的患者、正确置换假体及术后长期随访至关重要。

术前影像

颈椎

前后位及正侧位片对术前评价实施全椎间盘置换术至关重要。屈伸动力位片能提供非常重要的潜在的不稳定信息，而潜在不稳定性是排除 TDR 的指征[8]。颈椎的磁共振可显示邻近节段的病变及多个椎间隙的神经压迫，因而，一旦出现此情况，要避免行保留单一运动节段的椎间盘置换术[9]。Curylo 等人对尸检和222例患者的临床研究显示，椎动脉扭曲畸形的发生率为2.7%[10]，在这些异常标本中，横突孔位于Luschka 钩椎关节内侧，平均距离为 0.14mm。尽管少见，但术前 MRI 影像检查可以很好地显示并发现椎动脉的扩张及变异。

目前，美国 FDA 关于临床试验器械豁免规范中纳入颈椎间盘置换术的指征包括：出现临床症状的颈椎单节段的椎间盘病变[1]。双节段颈椎间盘置换术的研究正在进行中。其他颈椎间盘置换术的手术指征包括：保守治疗无效、症状复发的年轻患者（小于 60 岁）。颈椎 TDR 的排除标准包括：颈椎多节段病变、相邻节段融合术后、动力位片显示存在潜在的颈椎不稳定以及受累节段存在严重的小关节强直[8]。颈椎 TDR的其他禁忌证包括：骨质疏松、感染、风湿性关节炎引起的骨质量降低。CT 有助于确定骨赘压迫的位置及评价小关节的完整性。前面曾提到，进展性小关节骨性关节炎也是颈椎 TDR 的禁忌证[4]。

腰椎

保守治疗无效的椎间盘退行性变引起的腰背痛是腰椎间盘置换术的最初手术指征[11]，然而，这种新技术有多种禁忌证。腰椎间盘置换术的禁忌证包括腰椎滑脱、峡部裂、后柱病变（小关节突关节炎或已行小关节突切除）、中央或侧隐窝狭窄、固定的畸形、骨质疏松、感染及因髓核突出而导致的且通过前路手术无法减压的神经根病变[12]。

腰椎 TDR 的术前影像学检查包括前后位及侧位 X 线片，它可显示腰椎多节段病变、广泛骨质疏松、脊椎滑脱及峡部骨折。动力位片可以提示潜在不稳定性。MRI 和 CT 均可评价后小关节骨性关节炎。Capellades 等人报道，髂静脉与腔静脉连接处或左侧髂总静脉跨越 L5-S1 椎间盘前缘中点的几率为 18%，这种情形下，椎间隙的前方入路并不安全[13]。因此，为正确显示髂血管分支及左侧髂总静脉的解剖位置，术前的 MRI 检查非常必要。

最近，利用MRI、椎间盘造影激发试验及普通平片，Thalgott 等人对腰椎间盘退行性病变进行了新的分类（表 7-1）[14]。椎间节段被划分为两部分，前柱和后柱。三种影像学技术联合评价：MRI表现；椎间前凸角、终板的形状及状态；是否存在椎间盘破裂；是否存在椎间盘疝出及椎间异常活动度；椎间隙高度；是否存在骨赘；是否有矢状面及冠状面的畸形、小关节突退变；是否存在椎管狭窄及其类型。CT 是显示小关节突退变及椎管狭窄的首选方法。但是如患者无神经根症状，CT 不列为常规检查项目。因此，尽管CT可以显示小关节突退变及椎管狭窄，但CT不是常规检查，则不属于这个系统[14]。这个新分类系统由单一前柱的三种划分标准及两种后柱划分标准组成。前柱标准将无矢状面及冠状面畸形的椎间盘分为 A、B、C、D四型，有矢状面畸形的为E型，有冠状面的畸形为 F 型。作者认为 E 及 F 型患者不宜接受 TDR，A型椎间盘为正常椎间盘，自然不应接受TDR。在此分类系统中，只有B及部分C型椎间盘患者（无后柱病变）宜接受 TDR。

表 7-1　腰椎退行性病变分类

A. **前柱**	MRI 上显示正常 T2 像信号 矢状面有生理性前凸 圆拱形终板 终板密度正常 无椎间盘破裂 / 无疼痛 无椎间内容物疝出 无节段间活动 无椎间隙高度减少
B. **前柱**	MRI 上 T2 像显示失水信号，除此之外，解剖结构正常 可能有矢状面前凸减少 可能有轻度终板纤维化 可能有椎间盘破裂 / 疼痛 可能有椎间内容物疝出 节段间活动度轻度增大 无椎间隙高度减少
C. **前柱**	MRI 上 T2 像显示严重失水信号 矢状面无生理性前凸 可能有终板纤维化 无圆拱形终板形态其形态异常 椎间盘破裂 / 疼痛

续表

	可能有椎间内容物疝出 节段间活动度轻度增大 椎间隙高度减少
D. 前柱	MRI 上 T2 像显示严重失水信号 矢状面有强直或后凸 终板纤维化 终板解剖结构完全破坏 完全椎间盘破裂 / 疼痛 可能有椎间内容物疝出 无节段间活动度 由于后弓破坏导致椎间隙消失 可能有椎体前缘骨赘
E. 前柱	矢状面位移畸形 峡部裂性滑脱，I-V级 A-D 型间盘的亚分类 峡部裂引起的阶段运动 退变性脊柱滑脱，I-II 级 均为 C 或 D 型间盘 可有终板 – 终板接触
F. 冠状平面畸形	终板变形 退行性变病因 均为 C 或 D 型间盘 骨赘
后柱	无小关节退行性变 小关节退行性变 / 无狭窄 小关节退行性变伴狭窄 存在中央狭窄 存在侧方狭窄 存在椎间孔狭窄

术中成像

术中X线检查可以很好地定位病变所在节段，并可提供手术入路及优化切口选择。术前确保患者仰卧于中立位，可减小关节面旋转。利用前后位中的棘突影像可确保术中患者处于正确的解剖力线，在患者摆好体位后，侧位透视可以正确定位手术节段，也可确定最佳的手术切口（尤其腰椎）。

术中侧位影像有助于确保植入物放置于正确的前后位置。在腰椎手术中，植入物放置于椎体中线靠前 ＞ 4mm 处，即可导致后关节的功能障碍，即后伸时上下关节分离，屈曲时关节对顶[15]。此外，通过评估椎间隙高度恢复情况及关节面吻合情况，术中X线检查有助于选择合适尺寸的假体。理想的植入物一方面要求有尽可能大的接触面积、直径及厚度；另一方面又要求植入位置的中心化最好，而后者可能需要降低

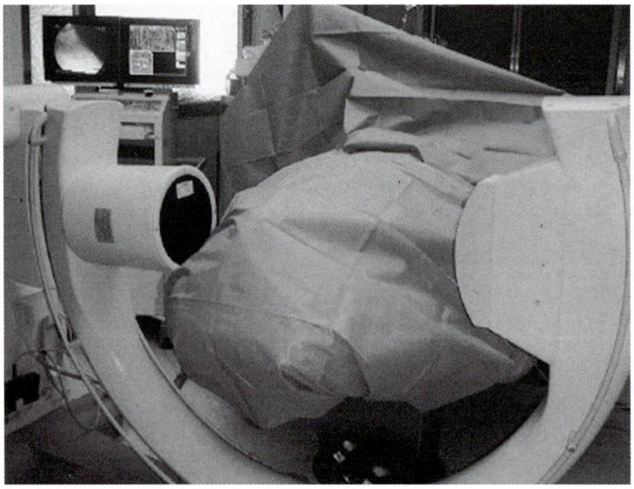

图 7-1 Iso-C 3D 术中成像。

植入物尺寸，两者间的协调统一对人工椎间盘能否长期发挥椎间关节的稳定功能极为重要[16]。最新发展起来的影像技术可以帮助外科医师在术中植入最大的假体，同时又可以增加假体于终板下中心化定位的准确性。

毫无疑问，手术中X线透视无法像CT检查那样提供有关假体的更全面而准确的信息，CT 可以更好地显示骨质压缩情况及TDR术中植入物的定位[17]。最近，依靠离心移动式C型臂透视显像设备（Siremobil® Iso-C 3D）（图 7-1），术中的三维 CT 成像已得到应用[18]。其优点是不受患者体位限制而提供术中精确的三维重建影像。Deinsberrger等认为，Iso-C 3D能够实现术中多层面的三维重建，有助于评估内植物的定位[18]。

术后成像

椎体融合术后常导致相邻节段的退行性变，出现影像学改变，并导致一系列临床症状。Ghiselli 等人报道，在患者术后的前 10 年间，每年需要进行外科治疗的腰椎相邻节段退行性变的发生率为 3.9%。与多节段融合术比较，单节段融合术后相邻节段退行性变的风险要高 3 倍[19,20]。椎间盘置换术可以通过保留相邻节段的活动度来避免上述情况发生。长期的影像学和临床评估对于评价椎间盘置换术这一理论上的优势至关重要。

除外特殊的禁忌证，MRI是对发生退行性改变的患者进行术前及术后评估的标准影像学检查方法。然而，由于术后内植物的金属成分显像而形成伪影干扰，所以MRI并不是评估相邻节段改变的最佳检查方法。尽管欧洲椎间盘置换术已开展近 20 年，鲜有关于术后相邻节段退变的核磁影像学报道。由于金属内植物能干扰局部磁场，降低成像的质量[21-24]，因此会影响对核磁影像的分析。

钴合金是一种常用的生物学金属材料，然而，该材料可引起磁敏感性伪影[24]。在所有现行应用的生物金属材料中，Matsuura等发现钛对核磁显像的干扰最小；而不锈钢最为严重[23]。钴铬合金与钛合金及纯钛的磁敏感性相似。使用钴铬合金时，对 T2 像显影的影响小于对T1像显影[22]，现阶段，4种较为常用的生物学植入假体（投入临床使用或处于试验阶段）均为钴铬合金，包括 Maverick™（Medtronic Sofamor Danek, Memphis, Tennessee）、SB Charité™ III（Waldemar Link GmbH & Co, Hamburg, Germany）、ProDisc®（Synthes, Paoli, Pennsylvania）和FlexiCore®（Stryker Howmedica Osteonics, Allendale, New Jersey）[11]。如果植入物存在锚定设计结构，伪影将会增加。

在最近 Neal 等人进行的一项先导性试验中，10 例接受 Maverick™ 植入的患者行 MRI 检查[25]。在 T1 加权 FLAIR 相和 T2 相中，90% 的上终板及 70% 上位相邻节段的下终板可被清晰显示（图7-2）。在下位相邻阶段，T1 加权 FLAIR 相和T2 相上，66.7% 的椎间隙和下终板均可清晰显示。因为人工椎间盘邻位阶段可产生伪像，所以除外L5-S1阶段，轴位影像无特别价值。除外行 L4-L5 TDR 后，评估 L5-S1 阶段退变情况受到一些限制外，作者认为，MRI在术后能有效评价人工椎间盘置换术其相邻节段情况。

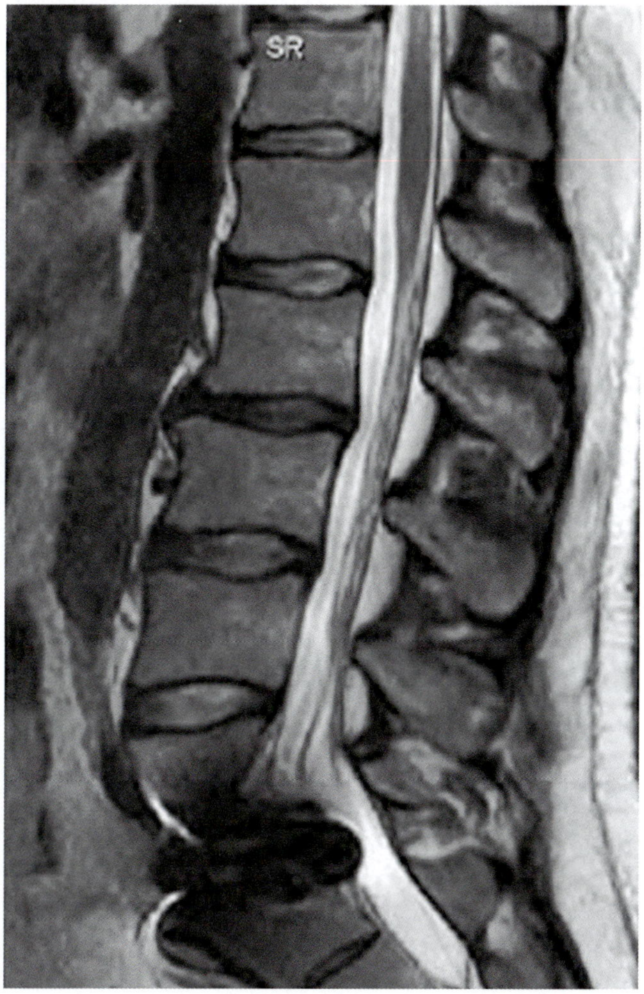

图 7-2　术后 MRI T2 像矢状位显示 L5-S1 水平植入 TDR 形成的伪像。然而，邻近的 L4-L5 椎间隙可以得到清晰显示。

内植物定位及方向

平片及CT是术后评价假体植入位置和方向正确与否的重要手段。利用侧位平片可以在术后早期随访中观察患者椎间隙高度的维持情况。椎间隙高度变小提示内植物沉降入终板（早期）或聚乙烯磨损（晚期）。CT有助于显示植入体周围的骨质吸收情况。另外，利用CT轴位检查还可评价假体及其上下节段小关节突关节炎的进展情况。

椎间盘置换术后活动功能分析

由于维持椎体间活动度是TDR的最终目标，因此，术后准确评价人工椎间盘的活动度显得尤为重要。TDR活动度（ROM）一般小于正常水平，因此，需要进行更为准确的测量评价。评价人工椎间盘活动度的传统手段包括在屈伸动力位平片上测量矢状位的位移（图7-3）。在过伸、过屈位可以测量Cobb角来评价矢状位力线（前凸或后凸角度），其变化范围即为矢状位ROM。传统测量Cobb角通常采用椎体的终板作为标识，因此，可利用置换后TDR假体的终板来测量Cobb角。

标准的屈伸动力位平片是以腰椎中段和颈椎中段为中心，而一般TDR植入位置多位于腰椎和颈椎远端，因此，可能有影像阴影的投射干扰Cobb角的可重复性测量。Lim等人报道，利用假体切线位成像可以减少影像扭曲，并显示稳定的X线标志，从而绘制测量Cobb角的垂直线[26]。另外，作者建议在拍摄屈伸动力位片时，将X线束垂直照射在假体上，从而减低因斜行X线束照射产生的影像扭曲。

结论

保留运动单元的TDR在治疗脊柱疾患中广泛应用，但我们必须谨慎面对有关TDR的外科治疗。脊柱的非融合技术目前仍处于发展阶段，尽管临床前景可喜，但现有人工假体的设计能力显然不能与复杂的脊柱运动功能单元相比，因此，严格把握适应证，谨慎选择手术患者，利用术中影像和术后评价对提高预后和保证TDR远期疗效是极为重要的。

（龚凯　王哲译　罗卓荆校）

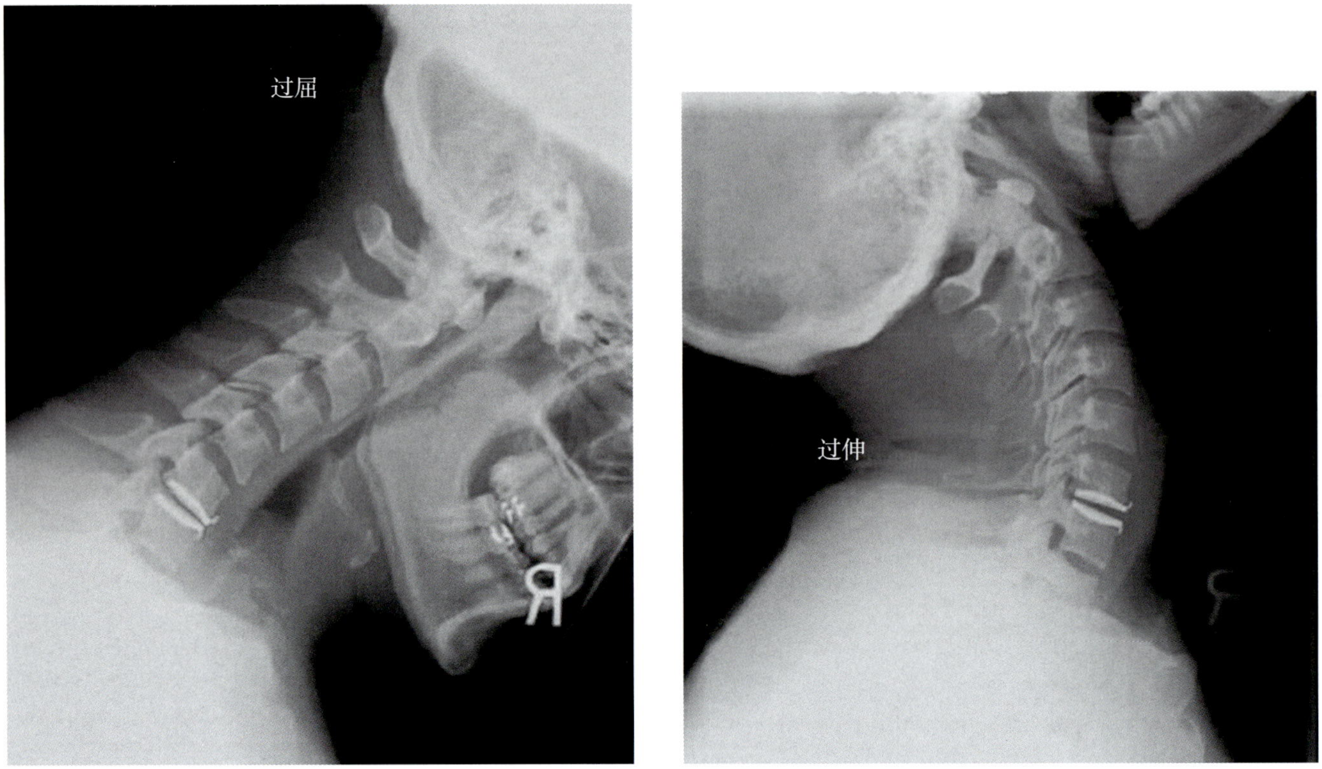

图 7-3 Bryan® 颈椎间盘（Medtronic Sofamor Danek, Memphis, Tennessee）术后 1 年随访时的过伸（A）及过屈（B）位片。

参考文献

1. Bryan VE Jr. Cervical motion segment replacement. Eur Spine J 2002;11 Suppl 2:S92-S97.
2. Bono CM, Garfin SR. History and evolution of disc replacement. Spine J 2004;4:145S-150S.
3. Hilibrand AS, Robbins M. Adjacent segment degeneration and adjacent segment disease: the consequences of spinal fusion? Spine J 2004;4:190S-194S.
4. McAfee PC. The indications for lumbar and cervical disc replacement. Spine J 2004;4:177S-181S.
5. Burger EL. Lumbar disk replacement: restoring mobility. Orthopedics 2004;27:386-388.
6. Albert TJ, Eichenbaum MD. Goals of cervical disc replacement. Spine J 2004;4:292S-293S.
7. Anderson PA, Rouleau JP. Intervertebral disc arthroplasty. Spine 2004;29:2779-2786.
8. Phillips FM, Garfin SR. Cervical disc replacement. Spine 2005;30:S27-S33.
9. Fager CA. Cervical arthroplasty. J Neurosurg Spine 2005;2:394-395.
10. Curylo LJ, Mason HC, Bohlman HH, et al. Tortuous course of the vertebral artery and anterior cervical decompression: a cadaveric and clinical case study. Spine 2000;25:2860-2864.
11. Gamradt SC, Wang JC. Lumbar disc arthroplasty. Spine J 2005;5:95-103.
12. Tropiano P, Huang RC, Girardi FP, et al. Lumbar total disc replacement. Seven to eleven-year follow-up. J Bone Joint Surg Am 2005;87-A:490-496.
13. Capellades J, Pellise F, Rovira A, et al. Magnetic resonance anatomic study of iliocava junction and left iliac vein positions related to L5-S1 disc. Spine 2000;25:1695-700.
14. Thalgott JS, Albert TJ, Vaccaro AR, et al. A new classification system for degenerative disc disease of the lumbar spine based on magnetic resonance imaging, provocative discography, plain radiographs and anatomic considerations. Spine J 2004;4:167S-172S.
15. Cunningham BW, Gordon JD, Dmitriev AE, et al. Biomechanical evaluation of total disc replacement arthroplasty: an in vitro human cadaveric model. Spine 2003;28:S110-117.
16. Cunningham BW, Dmitriev AE, Hu N, et al. General principles of total disc replacement arthroplasty: seventeen cases in a nonhuman primate model. Spine 2003;28:S118- S124.
17. Freidberg SR, Pfeifer BA, Dempsey PK, et al. Intraoperative computerized tomography scanning to assess the adequacy of decompression in anterior cervical spine surgery. J Neurosurg 2001;94:8-11.

18. Deinsberger R, Regatschnig R, Ungersbock K. Intraoperative evaluation of implants in anterior cervical spine surgery by three-dimensional fluoroscopy. J Spinal Disord Tech 2005;18:216-218.
19. Ghiselli G, Wang JC, Bhatia NN, et al. Adjacent segment degeneration in the lumbar spine. J Bone Joint Surg Am 2004;86-A:1497-1503.
20. Ghiselli G, Wang JC, Hsu WK, et al. L5-S1 segment survivorship and clinical outcome analysis after L4-L5 isolated fusion. Spine 2003;28:1275-1280; discussion 80.
21. Leclet H. Artifacts in magnetic resonance imaging of the spine after surgery with or without implant. Eur Spine J 1994;3:240-245.
22. Matsuura H, Inoue T, Konno H, et al. Quantification of susceptibility artifacts produced on high-field magnetic resonance images by various biomaterials used for neurosurgical implants. Technical note. J Neurosurg 2002;97:1472-1475.
23. Matsuura H, Inoue T, Ogasawara K, et al. Quantitative analysis of magnetic resonance imaging susceptibility artifacts caused by neurosurgical biomaterials: comparison of 0.5, 1.5, and 3.0 Tesla magnetic fields. Neurol Med Chir (Tokyo) 2005;45:395-398; discussion 398-399.
24. Rudisch A, Kremser C, Peer S, et al. Metallic artifacts in magnetic resonance imaging of patients with spinal fusion. A comparison of implant materials and imaging sequences. Spine 1998;23:692-699.
25. Neal CJ, Rosner MK, Kuklo TR. Magnetic resonance imaging evaluation of adjacent segments after disc arthroplasty. J Neurosurg Spine 2005;3:342-347.
26. Lim MR, Girardi FP, Zhang K, et al. Measurement of total disc replacement radiographic range of motion: a comparison of two techniques. J Spinal Disord Tech 2005;18:252-256.

融合后邻近节段退变

Paul A. Anderson, MD Madison, Wisconsin
Jason C. Eck, DO, MS York, Pennsylvania
Thomas J. Puschak, MD Golden, Colorado

8

引言

融合术后，邻近节段有退变的趋势，引起影像学和临床症状变化，这种情况在颈椎和腰椎中常见，但在胸椎很少见。融合周围的节段退变，是由于诸如进行性的椎间盘压力增大、过度活动等生物力学环境的改变等情况引起或仅是脊柱正常的老化过程，仍有争论。不幸的是，虽然进行了大量的临床和基础研究，但仍未得到确切的答案。

本章将回顾脊柱融合后邻近节段生物力学和运动力学效应，讨论椎间盘置换是否能减轻这些不良变化。另外，还将讨论颈椎和腰椎邻近节段退变的临床基础。

运动力学和生物力学改变

正常生物力学

脊柱有三个重要功能：承载头部和躯干的重量，引导运动和保护神经。脊柱基本功能单位由两个关节突关节和其间的间盘组成，脊柱的基本功能依靠脊柱单元间元素复杂的运动完成。大约 80% 的正常腰椎轴向载荷通过椎间盘传递；其余 20% 则由关节突关节吸收[1,2]。任一成分的退变将直接影响脊柱功能单位和整个脊柱的生物力学效应。

椎间盘由中央髓核及其外周的纤维环构成。同心圆排列的胶原纤维赋予纤维环抗拉强度；蛋白聚糖使其具有刚度和抗压强度。椎间盘扮演着压力载荷时弹性垫和减震器的角色，最终将其均匀分散于纤维环外层，一旦椎间盘发生退变，缓冲的能力减弱，载荷传递将不再均匀[3,4]。载荷分布不均导致纤维环局部纤维弹力增加，随后引起椎间盘突出，最终产生疼痛和脊柱不稳。

退变生物力学

Tanaka 等研究了椎间盘退变程度与腰椎节段活动生物力学稳定性之间的关系，前者基于MRI表现和断面冷冻切片。共进行了114例尸体腰椎活动节段的调查，发现椎间盘退变程度与其运动学特征相关[5]。根据 Thompson 标准，将椎间盘退变分为Ⅰ～Ⅴ级[6]。在上腰椎（T12-L4），轴向旋转、过伸和过屈活动增加时，标记为Ⅳ级，若减少标记为Ⅴ级；侧屈时，活动增加标记为Ⅲ级，降低标记为Ⅳ级和Ⅴ级。在下腰椎（L4-S1），轴向旋转和侧屈活动时，增加标记为Ⅲ级，减少标记为Ⅳ级和Ⅴ级。椎间盘退变的程度在过伸位和过屈位无显著差异。椎间盘退变早期可导致活动增加和脊柱不稳；退变晚期椎间隙塌陷，骨赘形成，使稳定性增加。

关节突对脊柱稳定和疼痛发生起着重要作用。关节囊由躯体感觉神经末梢支配，它是下腰痛患者重要的疼痛发生机制[7]。已有学者研究了椎间盘退变对关节突负荷的影响。Yang和King报道了腰椎活动节段有限元模型，正常关节突承载了3% ～ 25% 轴向载荷，但在椎间盘退变和关节突肥大时，载荷增至47%[8]。Shirazi-Adl同样应用有限元模型发现，椎间盘流体含量的变化会引起腰椎活动的改变[2]。这些改变包括关节突接触应力的增加和纤维环弹性的下降，导致椎间盘退变时关节突轴向载荷增加。

除椎间盘和关节突之间有关联外，Iida等报道了后部韧带结构也与腰椎退行性变相关[4]。年龄增加会引起抗拉强度的显著减低。关节突退变显著的标本，其后部韧带结构张力和弹性模量明显降低。

腰椎融合生物力学

广泛认为，脊柱融合术可显著改变邻近节段脊柱活动生物力学，从而加速正常的退变过程。Little 等观察了前路内固定对关节突劳损的效应，对7例尸体腰椎标本在完整状态下和前路内固定后的生理活动进行了评估[9]。椎间融合使活动减少，从而邻近节段关节囊应力相应增加。

Weinhoffer等在一项生物力学研究中观察了腰椎融合内固定后椎间盘内压力的变化[10]。通过压力传感器测量 L5-S1 融合后 L3-L4 和 L4-L5 椎间盘内的压力，发现融合后其压力明显增加。此外，随着融合节段的增加，邻近节段的椎间盘内压力相应增加。

除了融合限制活动，导致生物力学变化外，有人认为，矢状面排列的继发性改变可能是邻近节段退变的始动因子。Chen等研究了8例猪腰椎融合后标本矢状面排列对邻近关节活动度的影响。发现与直的或前凸型排列相比，融合后，后凸排列的邻近节段活动显著增大[11]。该结果提示腰椎融合后医源性后凸使邻近节段退变发生率增加。

但是，Sudo 等比较了矢状面排列和融合技术在邻近节段活动、椎间盘内压力和椎板应力的生物力学效应时发现，腰椎后路椎间盘融合术（PLIF）后邻近节段负荷较后外侧融合大，但 PLIF 在矢状面正常排列的保持上要优于后者[12]。该发现得到 Rahm 和 Hall 的临床支持，他们发现 PLIF 后，邻近节段退变发生率高于单纯后外侧融合[13]。Etebar 和 Cahill 列举了腰椎融合邻近节段退变的危险因素（见表 8-1）[14]。

颈椎生物力学

Eck等研究了颈椎融合后邻近节段椎间盘内压力和活动情况[15]。模拟C5-C6融合后，过屈位时，上下节段椎间盘内压力均显著增加，C4-C5 增加 73.2%，C6-C7 增加45.3%。虽然在过伸位也有增加，但与正常标本比较，两者差异无统计学意义。上下节段活动均有相应增加。

Fuller 等调查了尸体颈椎标本融合后运动学改变[16]，模拟了单节段、双节段和三节段固定后矢状面的运动。得到了与同类研究不同的结果：远端水平的成角移位要大于邻近节段。例外的是，C2-C4 融合后，C5-C6 活动度反而小于 C7-T1。此外，C2-C5 融合后，C5-C6 活动度小于 C6-C7 和 C7-T1。

结果的不同应归因于研究方法的差异，众多研究中未采用负荷对照或活动对照的方法。负荷对照实验中，应用给定的负荷或力矩测得总位移和成角；而活动对照研究中，则给定活动范围，Albert等测量了必要载荷应用、节段活动以及间盘内压力[17]。

表 8-1　邻近节段退变危险因素

高龄患者（> 60 岁）
女性
绝经后
骨量减少或骨质疏松
邻近节段术后失稳
“漂浮”融合（未固定至胸椎或骶椎）
长节段融合
冠状面或矢状面失衡

From Etebar and Cahill.[14]

不同的是，Fuller等应用前方或后方负荷于标本上，使其产生既定范围过伸或过屈位，引起负荷远端节段力矩增加[16]。

椎间盘置换后异常生物力学的减轻

通过以上的文献回顾，我们知道脊柱融合可通过增加邻近节段应力，加速正常的退变过程，旨在保留活动的人工椎间盘便应运而生。它允许外科医师在治疗退行性椎间盘疾病时能尽可能接近正常的生物力学环境。理论上，人工椎间盘通过减少融合带来的应力传递，降低邻近节段退变的发生率。一些最新的生物力学实验和临床试验已经对其进行了检验。

Cunningham等进行了全面的生物力学研究，分析了尸体腰椎多方向灵活性和椎间中心的活动[18]。实验中应用8例标本，应用Charité™（Depuy Spine，Raynham，Massachusetts）腰椎人工椎间盘、椎间融合器和前后路联合器械。在正常和椎间盘置换后，手术节段活动范围在动力位和侧屈时基本相当，但在轴向旋转中，后者增加。轴向旋转的变化归因于前路纤维环切除后灵活性的增加。活动范围在两者的邻近节段亦相似，但在融合病例均显著增加（$P<0.05$）。

试验的第二部分获得了5张连续的侧位X线片，并测量其旋转中心。正常情况和椎间盘置换后，两者旋转中心是相似的。与正常相比，融合后旋转中心变化明显。正常状态下，设计灵活的Charité™允许活动时旋转中心平移，与其他限制型装置相比，这也是Charité™的内在优点。但此理论还未被充分证实。

Huang等采用ProDisc®（Synthes，Paoli，Pennsylvania）腰椎人工椎间盘进行了为期8.7年的随访研究。42例患者共使用58个ProDisc®人工腰椎间盘。调查了椎间盘置换节段的过伸-过屈活动，邻近节段退变发生率[19]。平均活动范围为3.8°，邻近节段退变发生率为24%。但进一步研究发现，如果置换节段活动不小于5°，将不会有邻近节段的持续退变，提示5°可能是阻止邻近节段退变的阈值[20]。5°也是判断腰椎融合术后屈伸动力位片假关节形成的可靠数值[21,22]。不难理解，椎间盘置换活动小于5°，将增加邻近关节退变的风险，因为在这种状态，可认为是固定融合。

颈椎也有相似的报道。Dmitriev等对比了尸体颈椎融合和椎间盘置换后邻近节段椎间盘内压力和节段活动情况[23]。共10例标本，采用PCM™（Cervitech，Rockaway，NewJersey）颈人工椎间盘、同种异体骨植骨、前路钢板和异体骨植骨。过伸-过屈时，上方邻近节段椎间盘内压力明显增大，下方节段在所有活动状态下椎间盘内压力都增加（$P<0.05$）。

Puttlitz等对比了完整尸体颈椎标本和ProDisc-C®（Synthes）内固定后活动生物力学研究，报道了相似的结果[24]。依据follower负荷技术，6例标本施加生理压力，两组活动范围相似。另外，两组的手术节段和邻近节段的耦合运动也相似。

在DiAngelo等进行的一项生物力学研究中对比了融合和椎间盘置换后手术节段和上、下方邻近节段的相对运动[25]。测试6例完整尸体颈椎标本，行ProDisc-C®和前路椎间盘切除、融合，对两试验组运动的资料进行标准化。发现融合和正常情况时，融合和椎间盘置换间均有明显差异。椎间盘置换组邻近节段活动无明显变化，融合后由于邻近节段活动的代偿增加，故融合组运动减小。

椎间盘置换对关节突的远期影响仍不明了，早期的试验结果之间尚有冲突。Troullier等在13例行Charité™腰椎人工椎间盘术后6个月行CT骨吸光度研究，发现关节突负荷并无增加[26]。而Phillips等对16例行Charité™腰椎人工椎间盘患者，进行2年随访，MRI发现一半患者有明显关节突退变[27]。还需要更长时间的随访研究来明确椎间盘置换对关节突关节的影响。

颈椎疾患

很多长期研究证实了颈前路融合后邻近节段的退变（图8-1A-E），但其确切成因以及是否缘于融合后生物力学效应或者是否是自然老化进程仍不明确。Gore等研究了200例无症状人群，发现60岁时，95%男性和75%女性有椎间盘退变[28]。Boden等对无症状人群的MRI检查也有相似结果。40岁时，椎间盘退变的发生率占60%，5%椎间盘突出，20%椎管狭窄[29]。因此，可以明确的是，退变病程在无症状病人中是存在的，尤其是40岁后。

Gore等报道了前路椎间盘切除融合术后5年的X线随访结果，发现邻近节段前缘骨赘发生率较相同病程未行融合术的正常人群要高[30]，但不引起任何明显的临床继发性变化。在他的第二篇报道中，研究进行了21年的随访，但结论相悖，50例前路融合患者中，48例疼痛缓解[31]。随访期间，14例有了新的症状，其中8例需要手术处理邻近节段。与未出现新症状的患者相比，邻近节段退变更为显著。

无独有偶，Baba报道了相似的让人困惑的结果。106例颈神经根病患者行前路椎间盘切除融合时，17例在平均随访8.2年时需再次手术。手术适应证为邻近节段不稳和椎管狭窄导致的神经损害，超过25%的患者具有此症状，与移位和成角的关系有统计学意义，近端更明显。多节段患者更易出现异常活动和症状，从而需要手术治疗，这有别于Hilibrand的报道[33]。

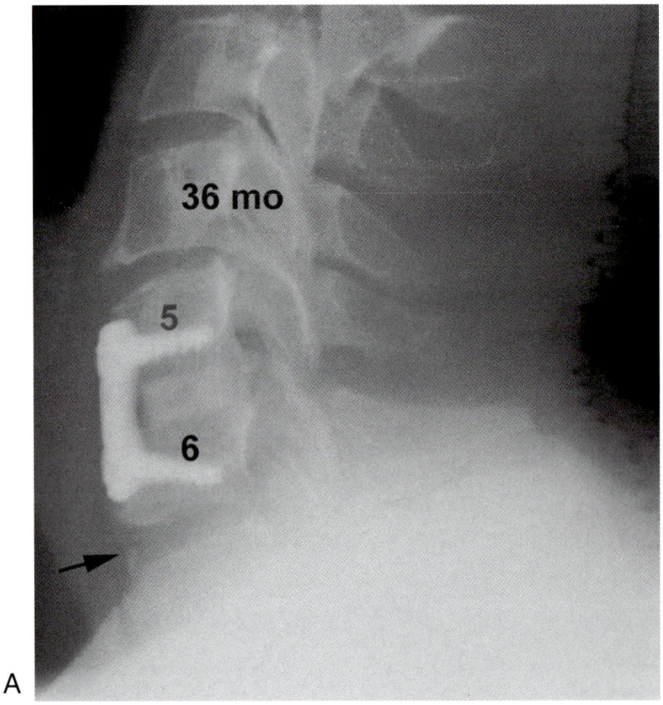

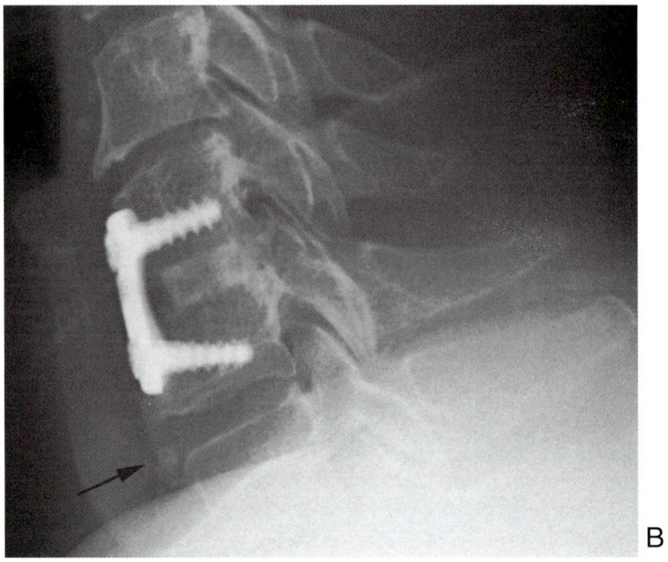

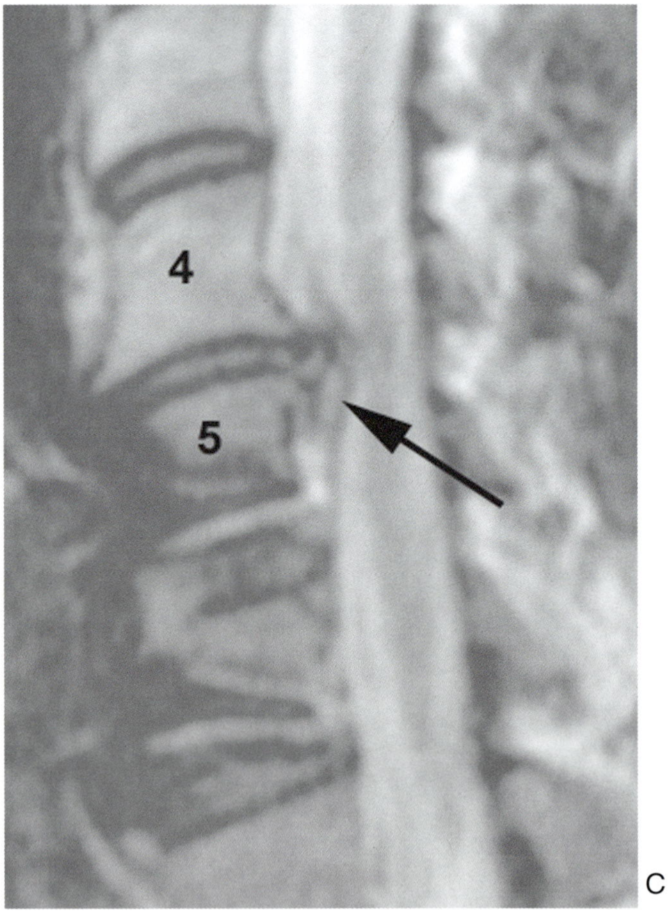

图8-1 A. 28岁男性前路椎间盘切除C5-C6融合后3年侧位片。可见C6-C7少量骨赘形成（箭头所示）；B. 术后5年后侧位X线片，上下节段均有骨赘形成。临床上出现左侧三角肌肌力减弱和C5神经根症状；C. MRI上C4-C5左侧椎间孔巨大椎间盘突出。

D 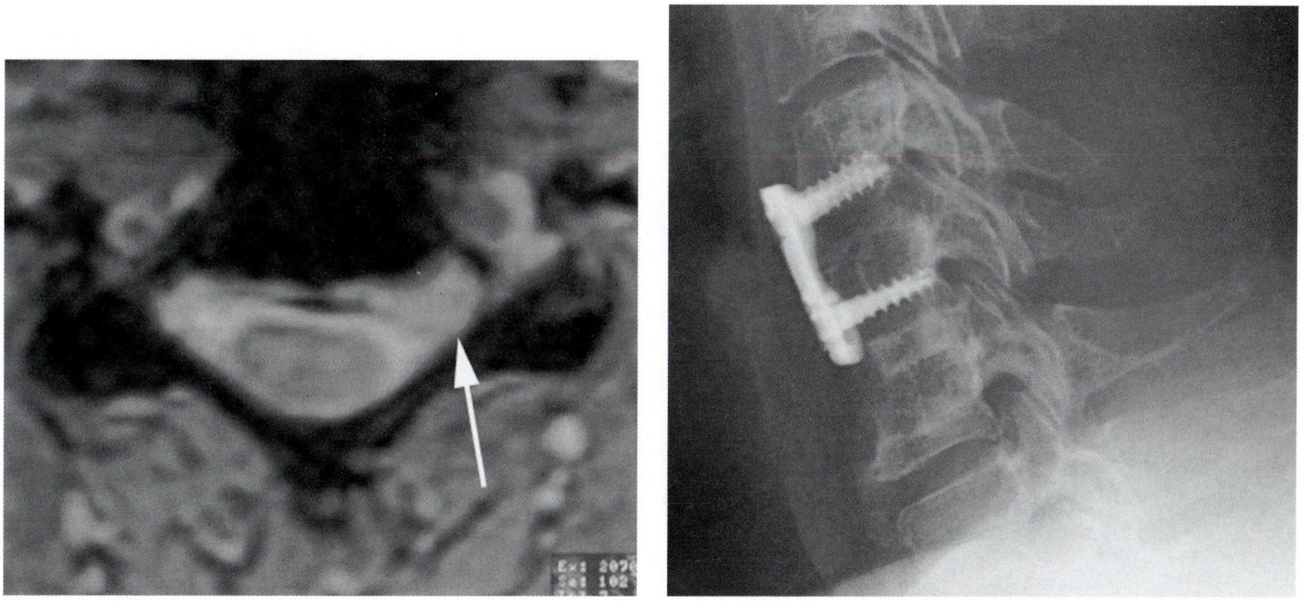 E

图 8-1（续） D. 矢状面 MRI 示 C4-C5 椎间盘突出于脊髓左侧；E. 前路椎间盘切除术后侧位片。

Herkowitz 等对颈神经根病患者行前路椎间盘切除融合和椎板切除 / 椎间孔扩大术进行了比较[34]。他回顾了随访的 X 线片，发现两组患者中，邻近节段退变程度和骨赘形成无显著差异。Henderson等报道了 736 例颈神经根病行后路椎间孔扩大术的患者，平均随访 2 年，未行融合[35]。再手术率在同节段为 3.3%，邻近节段为 10.6%。颈椎减压前后腰椎手术率竟高达 33%，很明显，椎间盘退变可能是由于脊柱广泛性疾病，提示邻近节段退变是脊柱自然史的重要一环。

从生物力学的角度出发，Goffin报道了186例颈前路钢板融合术后5年的随访结果[36]。其中DDD（退变性椎间盘疾病）和颈神经根病患者共114例，创伤患者 66 例。比较术前和长期随访 X 线片骨赘形成程度，椎间高度丢失情况，并进行评分（0-4）。86%的患者术后退变得分增加，89 例提高 1%，其余则提高 2% ~ 3%。这与年龄、融合数量和病变水平无关，但何时手术与退变程度间呈显著相关。有趣的是，创伤患者和退变患者在退变程度和发生率上无差异，从而提示其与自然史可能无关，可能是生物力学因素为主。

Hilibrand 等对 374 例患者 2 ~ 21 年的随访进行了报道。55 例发生邻近关节的退变，发生率为 14.2%[33]。平均每年新出现的、需要手术的颈神经根病达 2.9%，5 年和 10 年发生率分别为 11.7% 和 19%。手术节段在C5-C6或C6-C7时，邻近节段退变发生率高，在 C4-C5 较低，而在 C2-C3 和 C7-T1 相对风险最小。与 Baba 的报道不同，多水平病变复发率较低。如果患者先前存在病变节段退变，则更可能发展为症状性疾病。Hilibrand 等认为有明显退变症状的患者，即使没有症状，如果与有症状节段邻近，也应考虑行融合术[33]。

因此，邻近节段在影像学上表现出的显著进展性改变可能快于自然进展。颈前路椎间盘切除融合的患者，至少 2% ~ 3% 因邻近节段退变产生症状。另外，此类患者常伴有腰椎退变。邻近节段退变为单纯的自然过程亦或与融合后生物力学效应相关，所得资料和解释相互冲突，尚无定论。

腰椎疾患

与颈椎的情况相似，众多的临床研究发现腰椎融合后邻近节段退变[37]（图8-2A-F）。退变不一定引起症状，包括表现为不同的退变阶段：关节突关节病、椎间盘突出、椎间盘退变、椎管狭窄以及椎间不

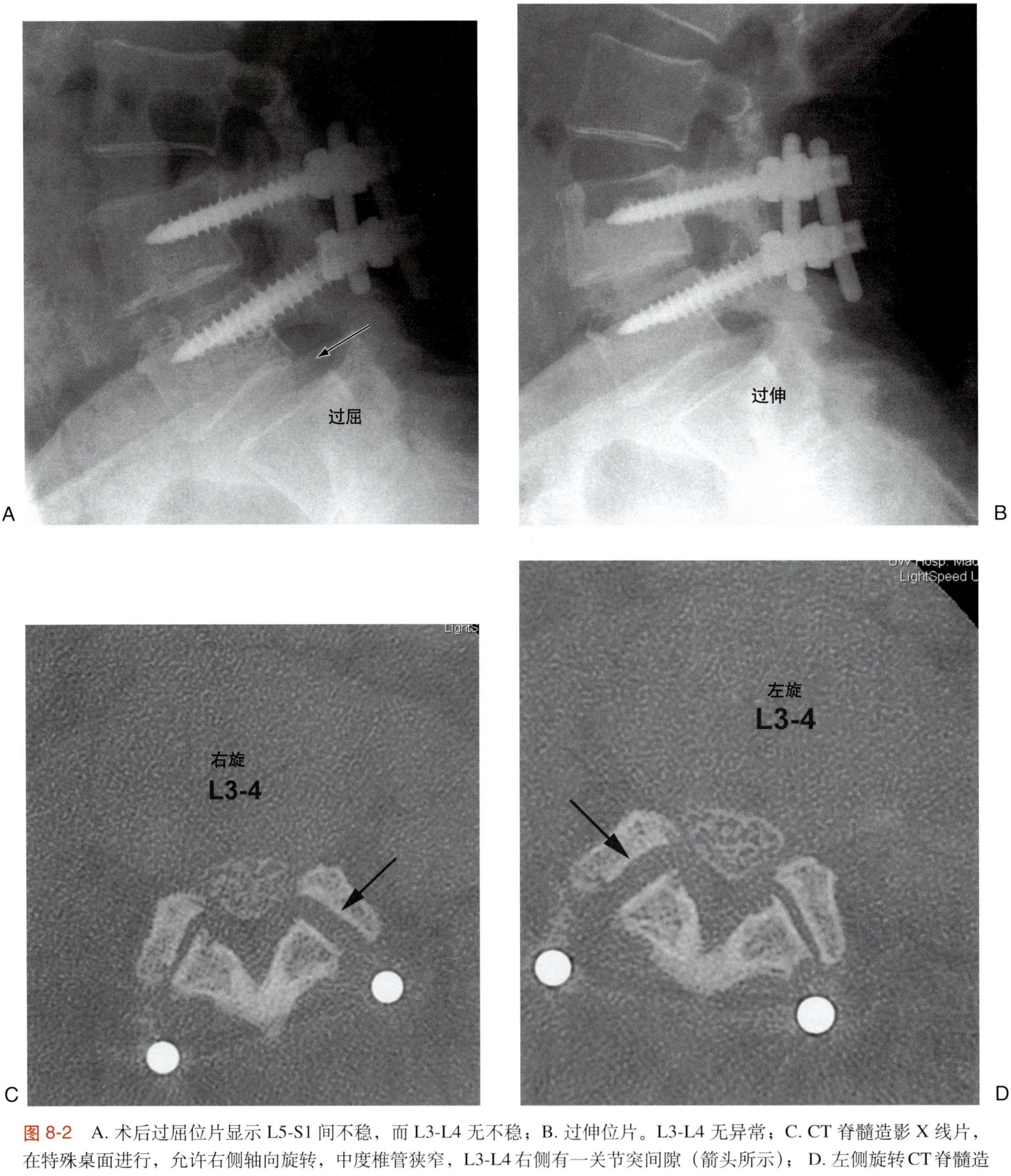

图 8-2　A. 术后过屈位片显示 L5-S1 间不稳，而 L3-L4 无不稳；B. 过伸位片。L3-L4 无异常；C. CT 脊髓造影 X 线片，在特殊桌面进行，允许右侧轴向旋转，中度椎管狭窄，L3-L4 右侧有一关节突间隙（箭头所示）；D. 左侧旋转CT脊髓造影片，显示左侧L3-L4关节突张开，左右旋转达6.5°（正常旋转为1.5°～2.5°），提示椎间不稳，X线在屈伸动力位无异常发现。

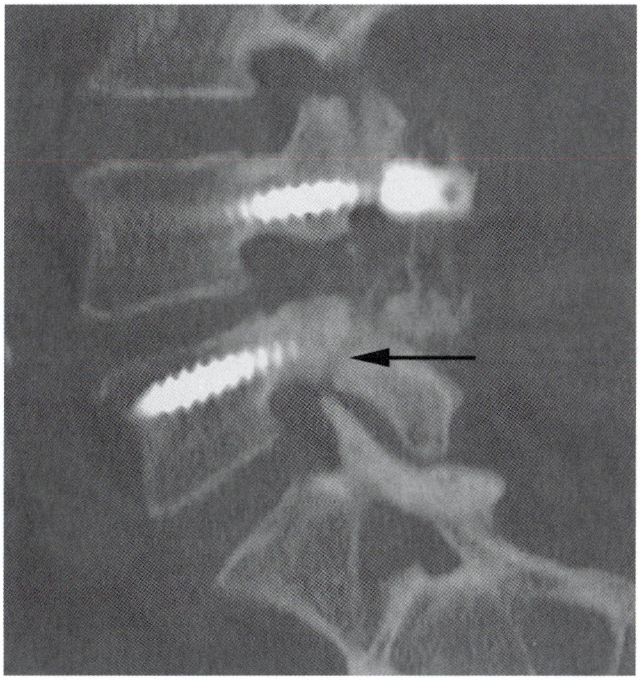
E

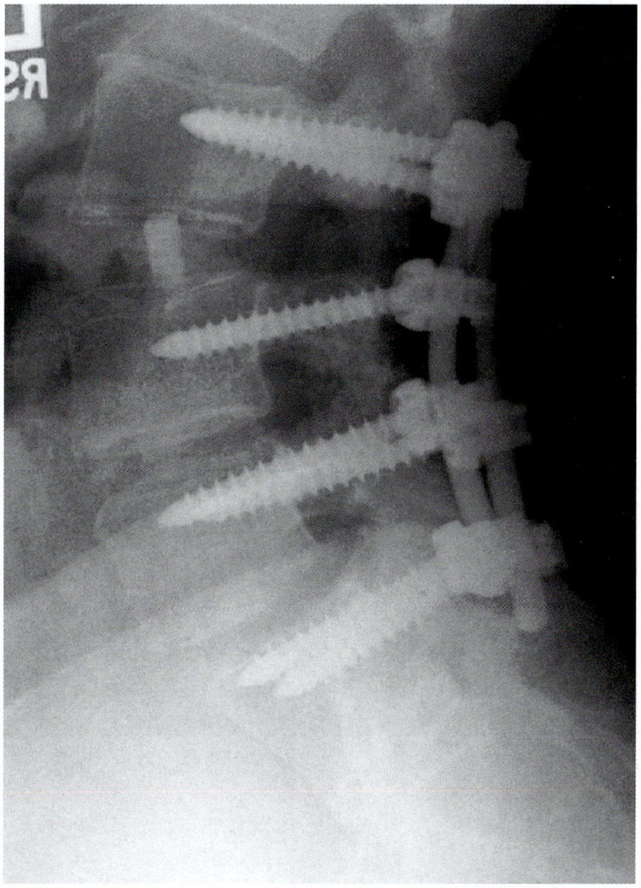
F

图 8-2（续） E. CT 矢状面重建，箭头所指为 L5 部分断裂；F. L3-S1 减压融合后侧位片。

稳。融合周围应力传递的增加被认为是主要原因。邻近关节突潜在的磨损和去神经也可能与过早损害有关。胸腰段畸形长节段固定远端的症状性退变常比下腰段原融合延长引起的严重。Frymoyer 等也有相似的发现，L5-S1融合后，L4-L5退变的发生率为L4-S1 融合后 L3-L4 退变的 4 倍[38]。

邻近节段的退变往往无症状，可以表现为：牵引骨赘、椎间盘间隙变窄、异常活动和椎管狭窄。Frymoyer等报道了腰椎融合后长期随访，随访中位年数为 33 年[39]。45% 的患者出现了节段不稳，42% 有椎管狭窄，影像学发现其与临床症状无相关性。Luk 等研究了22例青少年特发性脊柱侧凸（AIS）患者的长节段融合，平均12.8年随访结果[40]。影像学再次证实了邻近节段的异常活动，但发现与临床症状无相关性。Okuda 等新近回顾了 87 例因退变性脊柱滑脱行 L4-L5 PLIF的病例，表明近端邻近节段影像学退变与临床症状无关。

Gillet 等对 106 例腰椎融合术患者进行了 2 ~ 15 年的随访，报道了相反的结果[37]。单节段融合患者中，32%出现邻近节段退变，其中34%延长融合；然而，在双节段融合患者中，31% 出现邻近节段退变，再次融合率高达87%。以上结果与生物力学研究结果是一致的，它提示随着融合节段的增加，邻近节段应力也逐渐增加，退变风险增高[11,33,42,43]。

Lai 等回顾了 101 例后路融合患者，随访 6 年以上，调查邻近节段退变是否与椎板减压范围有关[44]。对30例患者近端融合节段和邻近节段间“棘突-棘间韧带 - 棘突”进行了保留，仅 6.5% 出现邻近节段不稳；71例减压时切除了后部张力带结构，超过24%出现邻近节段不稳。由此得出结论：牺牲近端融合节段和邻近节段间的韧带连接，将显著增加邻近节段损害的可能。

Throckmorton等研究了因不稳而将融合止于退变椎间盘相对于融合止于影像学正常节段是否对临床结局产生影响[45]。对25例患者进行2年以上的随访。20例患者融合止于退变椎间盘，5 例融合至影像学上表现正常节段。退变组中所有8个亚组SF-36得分要高于后者。这些结果的可信度能效分析达 98%，提示：在退变性不稳而施行的融合中，包括邻近退变节段也许不是必需的。作者特别说明：可能需要更多的前瞻性研究来证实该假说。

关节成形术阻止邻近节段退变

目前还没有足够长期的对照组研究可证实椎间盘置换可纠正不良生物力学效应，降低邻近节段退变的可能。Sasso等进行了一项颈椎融合和关节成形术的前瞻性研究，对比两组患者的再手术率和病因。发现与融合组相比，关节成形术组因邻近节段退变的再手术率由 2.7% 降至 0.9%[46]。

结论

融合技术在颈椎和腰椎畸形、创伤以及退行性病变的治疗中是十分成功的。它提供了脊柱的稳定性，保护了神经组织，保持了充分减压和椎体的正常排列。对邻近节段应力传递引起的过早退变的关注，推动了颈腰椎人工椎间盘技术的发展。椎间盘置换的目的是通过恢复椎间高度，保持足够减压和保留节段间生理活动，以缓解疼痛，降低后方关节突和邻近水平的退变。早期有关颈腰椎器械的研究主要集中于疼痛缓解和临床功能恢复。总的来说，这些植入物与融合患者的短期效果是可比的。在腰椎，应用关节成形术的早期，恢复时间更短，避免了后路手术。多数因植入物移位引起更多的并发症是由于技术原因导致，而非植入物本身的缺陷。与融合术进行中期和长期临床结局的前瞻性比较十分重要。远期疼痛缓解效果、长期节段活动的保留以及是否对邻近节段症状性退变产生影响都是非融合技术需要解答的问题。另外，植入物使用寿命以及失败后处理方法也亟待解决。

（徐海栋译　傅强校）

参考文献

1. Shirazi-Adl A, Drouin G. Load-bearing role of facets in a lumbar segment under sagittal plane loadings. J Biomech 1987;20:601-613.
2. Shirazi-Adl A. Finite-element simulation of changes in the fluid content of human lumbar discs. Mechanical and clinical implications. Spine 1992;17:206-212.
3. Eck JC, Humphreys SC, Hodges SD. Adjacent-segment degeneration after lumbar fusion: a review of clinical, biomechanical, and radiologic studies. Am J Orthop 1999;28:336-340.
4. Iida T, Abumi K, Kotani Y, Kaneda K. Effects of aging and spinal degeneration on mechanical properties of lumbar supraspinous and interspinous ligaments. Spine J 2002;2:95-100.
5. Tanaka N, An HS, Lim TH, et al. The relationship between disc degeneration and flexibility of the lumbar spine. Spine J 2001;1:47-56.
6. Thompson JP, Pearce RH, Schechter MT, et al. Preliminary evaluation of a scheme for grading the gross morphology of the human intervertebral disc. Spine 1990;15:441-445.
7. McLain RF, Pickar JG. Mechanoreceptor endings in human thoracic and lumbar facet joints. Spine 1998;23:168-173.
8. Yang KH, King AI. Mechanism of facet load transmission as a hypothesis for low-back pain. Spine 1984;9:557-565.
9. Little JS, Ianuzzi A, Chiu JB, et al. Human lumbar facet joint capsule strains: II. Alteration of strains subsequent to anterior interbody fixation. Spine J 2004;4:153-162.
10. Weinhoffer SL, Guyer RD, Herbert M, Griffith SL. Intradiscal pressure measurements above an instrumented fusion. A cadaveric study. Spine 1995;526-531.
11. Chen WJ, Lai PL, Tai CL, et al. The effect of sagittal alignment on adjacent joint mobility after lumbar instrumentation-a biomechanical study of lumbar vertebrae in a porcine model. Clin Biomech 2004;7630-7638.
12. Sudo H, Oda I, Abumi K, et al. In vitro biomechanical effects of reconstruction on adjacent motion segment: comparison of aligned/kyphotic posterolateral fusion with aligned posterior lumbar interbody fusion/posterolateral fusion. J Neurosurg 2003;99:221-228.
13. Rahm MD, Hall BB. Adjacent-segment degeneration after lumbar fusion with instrumentation: a retrospective study. J Spinal Disord 1996;9:392-400.
14. Etebar S, Cahill DW. Risk factors for adjacent-segment failure following lumbar fixation with rigid instrumentation for degenerative instability. J Neurosurg 1999;90:163-169.
15. Eck JC, Humphreys SC, Lim TH, et al. Biomechanical study on the effect of cervical spine fusion on adjacent-level intradiscal pressure and segmental motion. Spine 2002;27:2431-2434.

16. Fuller DA, Kirkpatrick JS, Emery SE, et al. A kinematic study of the cervical spine before and after segmental arthrodesis. Spine 1998;23:1649-1656.
17. Albert TJ, Smith MD, Bressler E, Johnson LJ. An in vivo analysis of the dimensional changes of the neuroforamen after anterior cervical diskectomy and fusion: a radiologic investigation. J Spinal Disord 1997;10:229-233.
18. Cunningham BW, Gordon JD, Dmitriev AE, et al. Biomechanical evaluation of total disc replacement arthroplasty: an in vitro human cadaveric model. Spine 2003;28:S110-S117.
19. Huang RC, Girardi FP, Cammisa FP Jr, et al. Correlation between range of motion and outcome after lumbar total disc replacement: 8.6-year follow-up. Spine 2005;30:1407-1411.
20. Huang RC, Wright TM, Panjabi MM, Lipman JD. Biomechanics of nonfusion implants. Orthop Clin North Am 2005;36:271-280.
21. Herzog RJ, Marcotte PJ. Assessment of spinal fusion. Critical evaluation of imaging techniques. Spine 1996;21:1114-1118.
22. Kant AP, Daum WJ, Dean SM, Uchida T. Evaluation of lumbar spine fusion. Plain radiographs versus direct surgical exploration and observation. Spine 1995;2313-2317.
23. Dmitriev AE, Cunningham BW, Hu N, et al. Adjacent level intradiscal pressure and segmental kinematics following a cervical total disc arthroplasty: an in vitro human cadaveric model. Spine 2005;30: 1165-1172.
24. Puttlitz CM, Rousseau MA, Xu Z, et al. Intervertebral disc replacement maintains cervical spine kinetics. Spine 2004;29:2809-2814.
25. DiAngelo DJ, Foley KT, Morrow BR, et al. In vitro biomechanics of cervical disc arthroplasty with the ProDisc-C total disc implant. Neurosurg Focus 2004;17:E7-E10.
26. Trouillier HH, Kern P, Refior HJ, Muller-Gerbl M. A prospective morphological study of facet joint integrity following intervertebral disk replacement with the CHARITE™ Artificial Disc. Eur Spine J 2006;15(2):174-182.
27. Phillips FM, Diaz R, Pimenta L. The fate of the facet joints and effect on outcome after Charite total disc replacement: A two-year clinical and MRI study. Presented at the 12th International Meeting on Advanced Spine Techniques (IMAST) July 7-9, 2005, Banff, Alberta, Canada.
28. Gore DR, Sepic SB, Gardner GM. Roentgenographic findings of the cervical spine in asymptomatic people. Spine 1986;11:521-524.
29. Boden SD, McCowin PR, Davis DO, et al. Abnormal magnetic-resonance scans of the cervical spine in asymptomatic subjects. A prospective investigation. J Bone Joint Surg Am 1990;72(8):1178-1184.
30. Gore DR., Gardner GM, Sepic SB, Murray MP. Roentgenographic findings following anterior cervical fusion. Skeletal Radiol 1986;15:556-559.
31. Gore DR. Roentgenographic findings in the cervical spine in asymptomatic persons: a ten-year follow-up [see comment]. Spine 2001;26:2463-2466.
32. Baba H, Furusawa N, Imura S, et al. Late radiographic findings after anterior cervical fusion for spondylotic myeloradiculopathy. Spine 1993;18:2167-2173.
33. Hilibrand AS, Carlson GD, Palumbo MA, et al. Radiculopathy and myelopathy at segments adjacent to the site of a previous anterior cervical arthrodesis. J Bone Joint Surg Am 1999;81A:519-528.
34. Herkowitz HN, Kurz LT, Overholt DP. Surgical management of cervical soft disc herniation. A comparison between the anterior and posterior approach. Spine 1990;15:1026-1030.
35. Henderson CM, Hennessy RG, Shuey HM Jr, Shackelford EG. Posterior-lateral foraminotomy as an exclusive operative technique for cervical radiculopathy: a review of 846 consecutively operated cases. Neurosurgery 1983;13:504-512.
36. Goffin J, Geusens E, Vantomme N, et al. Long-term follow-up after interbody fusion of the cervical spine. J Spinal Disord Tech 2004;17(2):79-85.
37. Gillet P. The fate of the adjacent motion segments after lumbar fusion. J Spinal Disord Tech 2003;16:338-345.
38. Frymoyer JW, Hanley EN Jr, Howe J, et al. A comparison of radiographic findings in fusion and nonfusion patients ten or more years following lumbar disc surgery. Spine 1979;4:435-440.
39. Lehmann TR, Spratt KF, Tozzi JE, et al. Long-term follow-up of lower lumbar fusion patients. Spine 1987;12:97-104.
40. Luk KD, Lee FB, Leong JC, Hsu LC. The effect on the lumbosacral spine of long spinal fusion for idiopathic scoliosis. A minimum 10-year follow-up. Spine 1987;12:996-1000.
41. Okuda S, Iwasaki M, Miyauchi A, et al. Risk factors for adjacent segment degeneration after PLIF. Spine 2004;29(14):1535-1540.
42. Chen CS, Cheng CK, Liu CL, Lo WH. Stress analysis of the disc adjacent to interbody fusion in lumbar spine. Med Eng Phys 2001;23:483-491.
43. Nagata H, Schendel MJ, Transfeldt EE, Lewis JL. The effects of immobilization of long segments of the spine on the adjacent and distal facet force and lumbosacral motion. Spine 1993;18:2471-2479.
44. Lai PL, Chen LH, Niu CC, Chen WJ. Effect of postoperative lumbar sagittal alignment on the development of adjacent instability. J Spinal Disord Tech 2004;17:353-357.

45. Throckmorton TW, Hilibrand AS, Mencio GA, et al. The impact of adjacent level disc degeneration on health status outcomes following lumbar fusion. Spine 2003;28:2546-2550.

46. Sasso R, Anderson PA, Riew DK. Reoperation rates following anterior cervical fusion and disc arthroplasty. Read at the 20th Annual Meeting of the North American Spine Society, Philadelphia, September 30, 2005.

脊柱关节成形中的生物材料

Chadi Tannoury, MD Philadelphia, Pennsylvania
Erbil Oguz, MD Philadelphia, Pennsylvania
Gordon H. Stock, MD Philadelphia, Pennsylvania
Andrew K. Brown, MD Philadelphia, Pennsylvania
D. Greg Anderson, MD Philadelphia, Pennsylvania

9

引言

对病变或者已损害的组织和解剖结构进行置换已成为现代医学的一个重要手段。置换术中植入物的成功和耐久性不仅取决于植入物材料本身的性能及其设计，还取决于正确的植入手术方式。生物材料指的是那些用于制造生物植入物，且经过处理的天然或人工合成的材料。对于用于有症状的椎间盘置换的植入物设计，掌握足够的生物材料的知识，是至关重要的。

目前正在研究的两类椎间盘假体包括人工髓核和人工椎间盘（TDR）。人工髓核的目的为重建髓核的流体压力功能，它依赖于其余保留的运动节段来维持运动。目前有关人工髓核的生物材料及其临床应用的数据有限。相对而言，目前的人工椎间盘，包含的负重面及材料类似于髋膝关节置换假体，它能够产生机械运动以替代和重建原始椎间盘的活动度。由于人工椎间盘是机械关节，所以它也存在着和髋膝关节假体同样的问题（如生物相容性、运动学设计、磨损微粒）。本章主要讨论已经应用于和那些被认可用于人工椎间盘假体的材料，因为这些材料大多数已应用于髋膝关节置换，并且具有较长的使用记录和较多的临床应用数据。

一个有效的脊柱椎体间植入物必须是这样一种组合——由优良的生物材料制成，并具备最优化的运动学设计，可稳定、持久地位于椎间盘空间内。很多因素影响着椎间盘假体的生物力学性能，包括骨-植入物之间的固定、材料的预期寿命、脊柱内的生物学相容性以及其对该节段正常运动的保护作用。而且，对外科医师来说，一个成功的假体必须具有简单、可靠的植入方法以及合理的矫正机制。

全关节成形的磨损存在几个机制，包括磨损（负重面之间不规则运动所致的摩擦）、粘附（负重面之间的分子粘力）、疲劳（负重面压力导致的断裂）、转移（较软表面残留层）、腐蚀磨损（运动中电涂层被刮伤）和三体磨损（碎屑和微粒进入关节导致磨损）。正确的植入物设计和术中良好的调整可以减少磨损，在任何全关节成形术中都有极为重要的作用。人工负重面的润滑有助于减少摩擦，在活体中，是通过在两个负重面之间由一个内含液体和蛋白的流体层分隔开，从而达到减少摩擦的目的的。由于负重面容量减少以及植入物周围的巨噬细胞对磨损晶粒的吞噬作用，可导致炎性反应，因此，磨损可能会导致全关节成形术失败。

有学者推测，磨损微粒导致骨质疏松的现象仅存在于滑膜关节，因为脊柱中缺少周围滑液，所以应该不存在骨溶解的问题，但这只是一厢情愿的想法。众所周知，所有负重面都会产生磨损微粒。如同植入物的设计和矫正一样，产生的微粒数量和大小由负重面材料决定。微粒产生后被巨噬细胞吞噬，后者释放出酶，从而引起骨溶解。何种微粒可能引起骨溶解，仍然是个重要的难题，在没有足够数量的人工椎间盘植入后随访结果之前，其重要性不应被低估[1,2]。

本章我们将讨论生物材料和最新一代人工椎间盘中采用的复合材料。可能的话，我们还将讨论人体其他部位关节运用的生物材料复合体的临床应用报道，这将有助于预测这些材料在脊柱中的表现、耐久性以及失败模型。

生物材料用于关节/椎间盘成形术概况

传统上用来制作人工关节的生物材料有三大类：金属、聚合物、陶瓷。金属材料具有高强度、高延展性、高断裂韧性、坚硬、耐蚀性、可成形性和生物学相容性。与之对应的，陶瓷作为活动负重面具有高抗磨性、易碎、低抗震性。聚合物能够提供低摩擦表面，具有良好的抗震力，因而与金属一起在髋膝关节成形术中得到了长期应用（表 9-1）[3]。

金属

金属的特征是一群紧密裹在一起的原子核被不断运动的电子云包绕着。金属元素核之间的化学键没有方向性，这就赋予金属很多重要性质，包括可延展性（可以极度弯曲而不折断）、导电性、导热性（电子云的作用）。这种独特的金属键也使其可以形成合金或者一种以上金属原子的复合物。在合金或者复合物中，类似大小的核（体积相差小于15%）被金属键连接起来。当金属熔化时，类似的原子通过金属键连接起来，形成不规则的晶体或晶粒。在晶体的边缘，由于不同金属原子所致的不纯，使得晶体的边缘和晶体本身具有不同的特性。金属晶粒的大小、均匀性、形状都会对这种金属的生物机械性能产生影响。

关节成形术中通常使用的金属包括不锈钢、钛合金、钴铬合金。尽管这些金属都具有生物相容性，但是它们的弹性模量、极限强度、延展性、硬度是各不相同的（表 9-2）[4]。

金属或合金的机械性质对最终生产出的材料的性质有着重要的影响。熔铸金属会产生气孔和其他缺陷，从而限制了该金属的材料强度。冷加工所用的温

表 9-1　常见关节成形术中的生物材料及其特性

金属	聚合物	陶瓷
钴铬合金	聚乙烯	氧化铝（Al_2O_3）
钛合金	聚氨酯	氧化锆（ArO_2）
不锈钢		
特性	**特性**	**特性**
高强度	低摩擦表面	高耐磨性
良好的导体	抗震	坚硬
抗断裂	高弹性	光滑
坚硬	蠕变（机械应激下的变形）	易碎
抗腐蚀		
可成形性		
生物相容性		

表 9-2　金属合金的基本特性

	不锈钢	钛合金	钴铬合金
极限强度（MPa）	ASTM F138 930T	CPTi=760t Ti-6AL-4V=965～1130t	ASTM F75=655～1277t ASTM F90=1896t ASTM F562=800～2068t ASTM 1537=1300t
延展系数（%）	ASTM F138 43-45	CPTi=14～18 Ti-6AL-4V=8	ASTM F75=4～14 ASTM F90=10～22 ASTM F562=10～40 ASTM 1537=20
弹性模量（GPa）	ASTM F138 190	CPTi=110 Ti-6AL-4V=116	ASTM F75=210～253 ASTM F90=210 ASTM F562=200～230 ASTM 1537=200～300
硬度（HVN）	ASTM F138 130-180MPa	CPTi=120-200 MPa Ti-6AL-4V=310 MPa	ASTM F75=300～400 MPa ASTM F90=300～ 400 MPa ASTM F562=8～ 50 RC ASTM 1537=41 RC

ASTM，美国测试与材料学会; HVN, 硬度值，kg/mm；
RC，Rockwell 硬度评分；t，张力.
Data From Hallab N, Link HD, McAfee PC[4].

度能够改变金属的外形，但不会影响金属晶粒。冷加工包括锻制（用机械加工热金属坯料）、锻打、轴轧、热等静电压制成形（高温高压下金属碎屑形成大小一致的金属晶粒）。大多数金属植入物进行了钝化处理：即为了取出嵌在其中的铁晶粒或者磨损碎屑，将金属整体放入强酸（如硝酸溶液）中，在植入金属表面形成一层氧化层，以防止受到腐蚀的过程。

美国测试与材料学会（ASTM）规定了合金的标准，它对每一种合金都采用“字母-数字”标示，并且为了使合金制造具有一致性，颁布了最低的标准。

不锈钢

外壳不锈钢是以铁为主要成分的合金，其中包含了铬、镍、钼及少量的碳。316L 型（即 ASTM 标准的 F-56 型）是最常用于骨科的不锈钢材料。根据 ASTM 的标准，数字 316 说明其属于铬镍不锈钢；L 说明其属于低碳含量。316LVM（F-138）合金采用真空熔化技术，其产生更少的杂质和更小的晶粒。手术级不锈钢中的碳可以导致晶粒边界的碳化合物——铬碳堆积，这会降低材料强度，所以合金中的碳含量受到严格的限制。合金中的钼可以提高其抗腐蚀力；铬在植入物表面形成一层氧化层，以防止腐蚀性离子造成的穿孔；镍可以传递这种抗腐蚀作用，也方便了制造过程。但是由于镍离子在临床上具有潜在的毒性，是否应该使用镍仍然是需要讨论的问题。

手术用不锈钢被广泛用于骨科植入物，但尽管如此，其使用有相当的局限性。机械上来说，不锈钢的屈服强度为 260 ～ 896MPa，弹性模量为 200Gpa 左右（皮质骨弹性模量的 12 倍）[5]。不锈钢容易产生缝隙腐蚀（部件之间的腐蚀），指的是当植入物由多部件组成时，板和螺丝之间产生的腐蚀。另外，不锈钢的延展性也可能导致植入物发生形变。不锈钢也易在MRI成像中产生伪影，因此，在选择脊柱植入物时应加以考虑。新型合金，如 BioDur® 108（Carpenter Technology Corp., Reading, Pennsylvania）

不含镍，在提高其抗腐蚀性的同时，降低了可能的镍离子毒性。

钴铬合金

钴铬钼合金包含钴、27%～30%的铬和5%～7%的钼[3]。尽管钴铬合金的机械性能只是次优等，仅用于特定方面（如股骨干），但通过锻造或热等静电压制技术，可制造出高强度的植入物。通过各种冷加工技术，能够生产出适合临床需要的各种不同物理性能的合金。与不锈钢一样，钴铬合金的碳含量必须低于0.35%。这种合金中，铬提供了抗腐蚀作用，而钼提高了合金的机械性能。

临床上使用的大多数钴铬合金的弹性模量接近不锈钢，但是其抗腐蚀性优于不锈钢，尤其是在抗缝隙腐蚀方面。

钛

钛及其合金具有高度的生物相容性、高强度、高抗腐蚀性。而且，钛合金的弹性模量更低（更接近皮质骨），这使得钛合金系列在关节置换术中更受欢迎。而且，钛合金在MRI和CT成像上仅产生轻微的伪影，因此，在脊柱植入这种可能需要远期影像学复查的手术中，钛合金具有一定的优势（图9-1）。

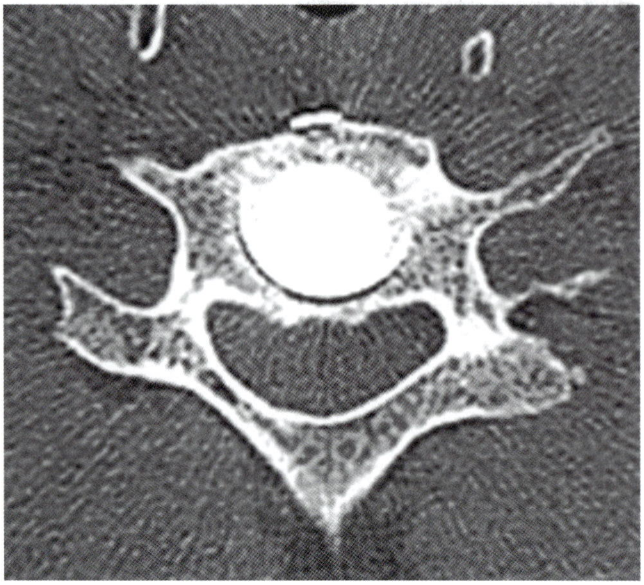

图 9-1 Bryan®（Medtronic Sofamor Danek，Memphis，Tennessee）颈人工椎间盘术后颈椎CT平扫，植入物对图像影响很小。

临床上最常用的是商用纯钛（CPTi）和钛铝钒合金（Ti_6Al_4V）。商用纯钛实际上是一种氧化物，它将少量优质氧气溶于其中，以提高其屈服强度。相反，钛铝钒合金作为一种高强重比材料，原本用于航空业，现在已经大量应用于骨科的关节置换手术中。

钛的弹性模量大概不及不锈钢的一半，这可以减少钛植入物周围骨的应力遮挡效应。钛合金容易产生划痕，这将增加在外部压力升高点裂缝扩散和破裂的风险。由于钛合金表面的易氧化和易磨损性，它不适合作为负重面的材料，这一点已经在临床上得到证明。在全髋置换术中，钛合金头和聚乙烯臼常导致手术失败。

包括β-钛的一些新的钛合金增加了疲劳强度并且降低弹性模量，其可较少产生应力遮挡，从而减少假体周围骨质疏松的发生。用其他低毒性的金属替代金属钒可以生产出$Ti_5Al_2Fe_5$合金和$Ti_6Al_{17}N_6$合金，这些新合金在弹性模量和疲劳强度方面都有所提高，也具有更好的骨-植入物应力的传递能力[4]。

其他金属

锆钽合金在骨科植入物中的使用是有限的。众所周知，这两种合金都具有较好的抗腐蚀性和生物相容性，因此，其可以形成一个稳定的表面层，以防止化学反应和有害的生物反应。

聚合物

聚合物由亚基所形成的长链构成，其主链多以碳为基础。聚合物中的原子通过强有力的共价键连接，相邻原子之间形成固定的方向和成角。相邻的链通过离子作用、氢键、范德华力、交叉共价键发生物理缠绕而形成连接。聚合物相邻分子链之间的键决定了这种材料的机械性能。如果相邻链之间的连接力较低，链之间容易产生滑动，当被施加负荷时，材料可以发生弹性改变。相反，链之间的交叉共价键防止了这种滑动，这种材料质地坚硬。由于大多数聚合物物质中无活动电子，所以它们均是电和热的良好绝缘体。聚合物中分子链的长度、屈曲情况以及结晶度都影响了聚合物的机械性能。椎间盘成形术中最常见的聚合物是聚乙烯和聚氨酯。

聚乙烯

聚乙烯材料由乙烯聚链而形成（$CH_2=CH_2$），决定其机械性能最重要的因素是分子量大小（链的长度）。全关节成形术中，分子量超过100万的超高分子量聚乙烯（UHMWPE）具有最优的抗磨损性，因而是非脊柱手术中制作植入物负重面的最主要材料。聚乙烯材料塑造环境、结晶度和交联情况决定了临床产品的机械性能[6]。

灭菌技术对临床上聚乙烯材料的性能也有着重要的影响。特别是在有空气环境中的γ射线灭菌术，由于其破坏材料中的氧化链，极易使聚乙烯材料的抗疲劳性降低，并使其破裂、脱层[7]。无氧环境的γ射线会产生自由基，这增加了聚乙烯中分子链的交联，从而提高抗疲劳性。但是有氧环境的自由基和氧的反应会产生氧化作用，并且可破坏材料的整体结构。氧化过程与时间有关，甚至在库存时，如果材料暴露于空气中，也可发生氧化，因此，密封包装非常关键。可用的消毒技术包括乙烯氧化消毒、等离子气消毒和无氧环境中的γ射线消毒。

聚乙烯磨损微粒的全身影响曾被提及，尤其是在脊柱领域，由于缺少滑液关节空间，更容易引起播散。但迄今为止，还没有明确其远期影响，在相关随访研究中也未见聚乙烯扩散导致的恶性改变[3,9]。

聚乙烯负重面的厚度决定其蠕变（机械应激下塑性变形）和磨损性能[10]，特别是对于尝试将聚乙烯负重面降至最低（6～8mm厚度以下）时，会导致髋膝全关节成形术早期的结构破坏[4,11]。

聚氨酯

聚氨酯最初多用于心血管方面的治疗。与超高分子量聚乙烯材料（UHMWPE）相比，聚氨酯作为负重面材料具有更好的抗震能力，但耐磨性较差。因此，聚氨酯较少用于需要负重较大的关节成形术。但在Bryan® 颈椎间盘（Medtronic Sofamor Danek，Memphis,Tennessee）里，聚氨酯是植入物椎间盘核的主要成分，选择它的目的是为了重建原始核的物理缓冲功能。在选择材料时，曾希望将这种材料作为负重面，颈椎区域较低的机械负荷将可以得到长久而满意的关节活动性能（图9-2）。

陶瓷

陶瓷由无机材料和非金属元素通过离子键联接而形成。陶瓷中的原子形成三维结构，带正电荷的金属离子和带负电荷的非金属离子（通常是氧）连接在一起。陶瓷中的电子被牢固地限定在原子核周围，因此，陶瓷的导电性很低。总体来说，陶瓷易碎、坚硬、不易腐蚀，但也正是由于它的化学惰性、不可溶性和坚硬的特性，当陶瓷作为负重面时，它具有很好的抗磨损性。

氧化铝（Al_2O_3）和氧化锆（ZrO_2）陶瓷用于全髋成形术已经有20年多的历史[4]。与其他关节相比，陶瓷-陶瓷负重面具有更好的抗腐蚀性、抗刮性和抗磨损性。而且，陶瓷表面非常光滑，也降低了磨损。氧化铝-氧化铝负重面关节是目前人造关节中具有最低摩擦力的关节。

陶瓷的局限性主要在于它的易碎性和较差的抗应力集中能力，这两者都会导致裂缝扩散、植入物破裂，并且最终造成灾难性的植入失败[6]。陶瓷关节部件对微结构的裂缝非常敏感，因此，其生产要求非常严格。

图9-2 Bryan（Medtronic Sofamor Danek，Memphis，Tennessee）颈人工椎间盘，由聚氨基甲酸酯髓核和钛包被的钴铬合金终板组成。

关节成形术的负重面

钴铬合金－聚乙烯负重面

上文已经提到，超高分子聚乙烯材料与钴铬合金仍是关节成形术中最常用的关节负重面材料（图9-3）。已生产的一系列聚乙烯，其所有形式均用来减少成形术后磨损相关的问题。如Hylamer®（Depuy Dupont Orthopaedics，Raynham，Massachusetts）由一个高度压缩后的GUR415 bar stock（Hostalen GUR 1120）组成，具有增强的物质结晶度[12]。ArCom®（Biomet Orthopedics，Warsaw，Indiana）是在氩气环境中消毒后在高压下塑造1900树脂生产的。Duration（Stryker Howmedica Osteonics，Allendale，New Jersey）通过加热一段时间后产生一些退火和交联的碳链，并减少自由基的产生[13]。其他的制定策略通过不同剂量的γ辐射、电子束辐射以及使用某些化学物质（如过氧化物）控制交联[14]。交联的确切好处仍有争论，因为磨损模拟研究表明，它改进磨损抵抗力超过95%[13]，但聚乙烯的其他机械特性（比如刚度）可能变为不希望发生的状态[15]。

聚乙烯磨损的线性率和容积率在髋关节已有很多研究，不超过最初现代髋关节成形术之父John Charnley估计的每年影像学0.15mm线性磨损。髋关节植入物的关节间隙丢失部分是由于杯的塑性变形，而不是物质丢失。然而，外壳碎屑仍然是髋和膝植入物存在的问题，是引起全关节成形术无菌性松动的主要原因。现代的聚乙烯仍然没有消除这个问题，它仍然是具有重要研究意义的课题。

金属－金属负重面

从20世纪60年代始，金属-金属负重面就在全关节成形术中使用，但直到20世纪90年代末，由于制造技术的改进，才又开始流行。许多金属-金属负重面使用的是钴-铬合金，它的抗腐蚀性和耐磨性良好，产生的磨损率比金属-聚乙烯表面低20～100倍（图9-4）。而且，对金属粒子的局部炎症反应也没有聚乙烯粒子强烈。这可能是由于金属-金属植入物产生的金属粒子可部分通过淋巴系统播散，而不停留在成形术部位，导致局部骨质溶解[16]。可测量的金属离子量可在金属-金属全关节成形术患者的尿和肝中检测到，因此金属粒子对全身器官功能的影响仍引人关注[17-19]。而且，在一项包括使用钴铬合金金属-金属全髋关节成形术患者的队列研究中发现，患者患淋巴瘤或白血病的几率稍有增高[20]。然而，迄今为止，金属粒子与此的重要因果关系尚未能得到证实。

A 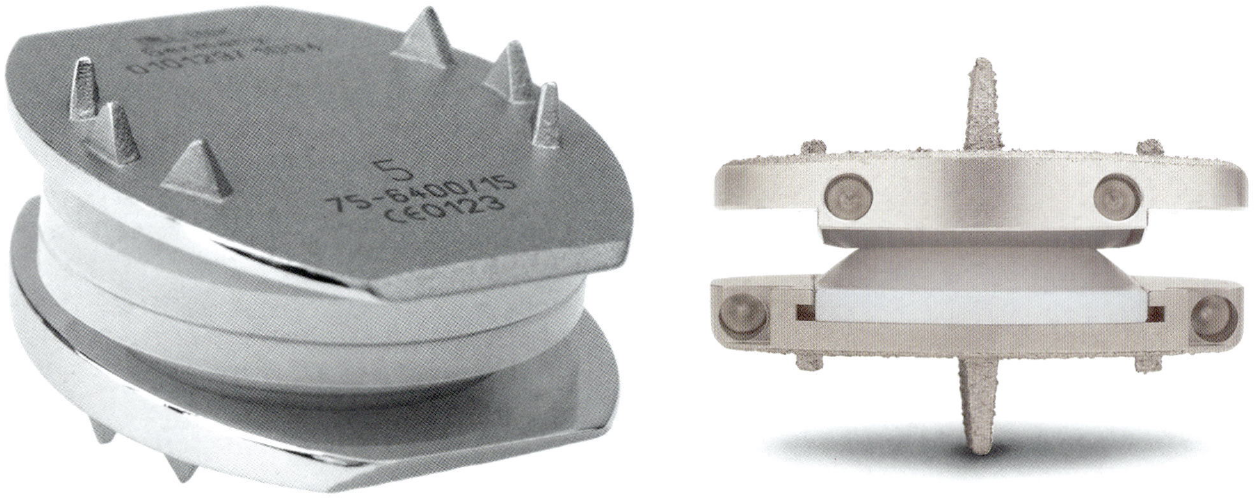 B

图9-3 A. SB Charité™ Ⅲ中钴铬合金终板结合以超高分子量聚乙烯为内核的负重面。（Reprinted with permission from Waldemar Link GmbH & Co，Hamburg，Germany.）；B. ProDis® Ⅱ（Reprinted with permission from Synthes，Paoli，Pennsylvania.）

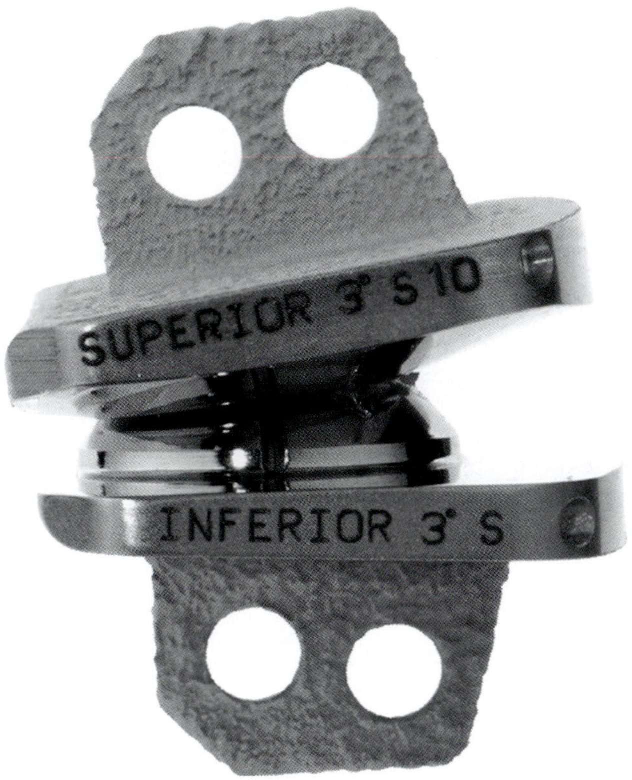

图 9-4 采用金属对金属钴铬合金设计的 Maverick™ 椎间盘假体。(Reprinted with permission from Medtronic Sofamor Danek，Memphis，Tennessee.)

陶瓷－陶瓷负重面

陶瓷制品，如氧化铝陶瓷，具有生物惰性，在关节成形术中产生的磨损率最低。然而，潜在的破裂及引起灾难性失败的骨折问题确实存在。制造陶瓷全关节组成部件的严格性很高，这增加了陶瓷组成部件的费用。同样，外科植入定位极重要，这限制了陶瓷-陶瓷制品的广泛应用。

水泥型陶瓷－陶瓷髋关节伴有的无菌性松动发生率高得令人无法接受，这种松动可发生在水泥-骨界面和水泥-假体界面[21]。这是由于陶瓷的高刚度可将高压力转移至假体-水泥界面。因此，现在陶瓷－陶瓷假体设计主要用于无水泥假体置换。

一些常用的全椎间盘置换设计（图9-1到图9-4）和髓核置换假体应用的生物材料总结见表 9-3。

小结

全椎间盘置换对某些临床情况是有前景的，但植入物的设计和生物材料的选择问题仍未明确。众所周知，在Charnley使人工髋关节置换术广泛使用后的40多年间，对全髋关节成形术植入物设计和生物材料方面一直存在争论。椎间隙是一个非常独特的关节，与其他施行关节成形术的部位不同，使得它在该领域发展中仍有许多问题有待研究。

重要的是，当我们尝试进入脊柱成形术的领域时，应该吸收从全髋和全膝关节中学到的关于生物材料失败的教训。因为脊柱成形术可能面临比髋和膝关节成形术更精确的技术和更难的翻修策略，要取得成功面临的风险更高。而且，许多因脊柱疾病而进行关节成形患者的年龄比髋和膝关节置换患者的平均年龄要小很多。所以，在取得支持脊柱关节成形术应用的各种生物材料和设计联合的科学数据之前，应谨慎采用这项技术。

（张晔译　石志才校）

表 9-3　一些常用椎间盘假体使用的生物材料

TDR 设计	生物材料
早期的 SB Charité™ 人工椎间盘	中心：UHMWPE（Chirulen GUR 412） 终板：不锈钢（UR × 2CrNiMoN 18.12）
Charité™ Ⅱ人工椎间盘	中心：UHMWPE 终板：钴 - 铬合金
Charité™ Ⅲ人工椎间盘	中心：UHMWPE 终板：钴 - 铬合金 终板被覆：TiCaP®（钛 / 磷酸钙）骨传导表面
ProDisc®	中心：UHMWPE 终板：钴 - 铬 - 钼合金 终板被覆：多孔钛合金（Plasmapore）
Maverick™ 人工椎间盘	金属 - 金属（钴 - 铬合金）
Bryan® 颈椎间盘假体	中心：聚氨基甲酸乙酯髓核 终板：钴 - 铬合金 终板被覆：多孔钛合金
Prestige® 颈椎间盘（或 Cummins-Bristol 椎间盘）	金属 - 金属不锈钢关节
Raymedica PDN® （prosthetic disc nucleus）[b]	中心：水凝胶 外套：聚乙烯（UHMWPE）

a. 现在在美国仅有无被覆的 Charité™ Ⅲ人工椎间盘。
b. PDN 是一种髓核置换假体。
UHMWPE，超高分子量聚乙烯。
Bryan®（Medtronic Sofamor Danek, Memphis, Tennessee）; Charité™ II/III（DePuy Spine, Raynham, Massachusetts）; Maverick™人工椎间盘（Medtronic Sofamor Danek）; Prestige®（Medtronic Sofamor Danek）; ProDisc®（Synthes, Paoli, Pennsylvania）; Raymedica PDN®（Raymedica, Minneapolis, Minnesota）; SB Charité™（Waldemar Link GmbH & Co, Hamburg, Germany）; TiCaP®（Cervitech, Rockaway, New Jersey）.

参考文献

1. Hallab NJ, Cunningham BW, Jacobs JJ. Spinal implant debris-induced osteolysis. Spine 2003;28:S125-S138.
2. van Ooij A, Oner FC, Verbout AJ. Complications of artificial disc replacement: a report of 27 patients with the SB Charite disc. J Spinal Disord Tech 2003;16:369-383.
3. Ray CD. The PDN prosthetic disc-nucleus device. Eur Spine J 2002;11 Suppl 2:S137-S142.
4. Hallab N, Link HD, McAfee PC. Biomaterial optimization in total disc arthroplasty. Spine 2003;28:S139-S152.
5. Litsky A, Spector M. Biomaterials. In Sheldon S, ed. Orthopaedic Basic Science. Rosemont, IL: American Academy of Orthopaedic Surgery, 1994:447-486.
6. Taksali S, Grauer JN, Vaccaro AR. Material considerations for intervertebral disc replacement implants. Spine J 2004;4(6 Suppl):231S-238S.
7. Sutula LC, Collier JP, Saum KA, et al. The Otto Aufranc Award. Impact of gamma sterilization on clinical performance of polyethylene in the hip. Clin Orthop Relat Res 1995;(319):28-40.
8. Currier BH, Currier JH, Collier JP, et al. Shelf life and in vivo duration. Impacts on performance of tibial bearings. Clin Orthop Relat Res 1997;(342):111-122.
9. Langkamer VG, Case CP, Collins C, et al. Tumors around implants. J Arthroplasty 1997;12:812-818.
10. Bao QB, McCullen GM, Higham PA, et al. The artificial disc: theory, design and materials. Biomaterials 1996;17:1157-1167.
11. Bartel DL, Bicknell VL, Wright TM. The effect of conformity, thickness, and material on stresses in ultra-high molecular weight components for total joint replacement. J Bone Joint Surg Am 1986;68:1041-1051.
12. Livingston BJ, Chmell MJ, Spector M, et al. Complications of total hip arthroplasty associated with the use of an acetabular component with a Hylamer liner. J Bone Joint Surg Am 1997;79:1529-1538.
13. Muratoglu OK, Bragdon CR, O'Connor DO, et al. A novel method of cross-linking ultra-high-molecular-weight polyethylene to improve wear, reduce oxidation, and retain mechanical properties.

Recipient of the 1999 HAP Paul Award. J Arthroplasty 2001;16:149-160.
14. Shen FW, McKellop HA, Salovey R. Morphology of chemically crosslinked ultrahigh molecular weight polyethylene. J Biomed Mater Res 1998;41:71-78.
15. Muratoglu OK, Bragdon CR, O'Connor DO, et al. Unified wear model for highly crosslinked ultra-high molecular weight polyethylenes (UHMWPE). Biomaterials 1999;20:1463-1470.
16. Doorn PF, Mirra JM, Campbell PA, et al. Tissue reaction to metal on metal total hip prostheses. Clin Orthop Relat Res 1996;(329 Suppl):S187-S205.
17. Brodner W, Bitzan P, Meisinger V, et al. Elevated serum cobalt with metal-on-metal articulating surfaces. J Bone Joint Surg Br 1997;79:316-321.
18. Gleizes V, Poupon J, Lazennec JY, et al. [Value and limits of determining serum cobalt levels in patients with metal on metal articulating prostheses]. Rev Chir Orthop Reparatrice Appar Mot 1999;85:217-225.
19. Schaffer AW, Pilger A, Engelhardt C, et al. Increased blood cobalt and chromium after total hip replacement. J Toxicol Clin Toxicol 1999;37:839-844.
20. Visuri T, Pukkala E, Paavolainen P, et al. Cancer risk after metal on metal and polyethylene on metal total hip arthroplasty. Clin Orthop Relat Res 1996;(329 Suppl):S280- S289.
21. Wroblewski BM, Siney PD, Dowson D, et al. Prospective clinical and joint simulator studies of a new total hip arthroplasty using alumina ceramic heads and cross-linked polyethylene cups. J Bone Joint Surg Br 1996;78:280-285.

颈椎间盘成形术：适应证与手术技术

10A

Robert J. Hacker, MD Eugene, Oregon

引言

对于退变性颈椎间盘疾病来说，很少有其他术式像前路椎间盘切除和椎间盘融合那样持久。自从这项技术被介绍以来，医学文献里记录了关于此技术的大约50年的应用经验[1]。但是，关于退变性脊柱疾病的理想术式尚未被描述[2]。颈椎间盘成形术对于治疗颈椎退变性疾病来说，可能是一种进步。它是否能像颈椎融合术那样持久，现在还未被证实。但是，人们对这项技术的热情一定会最终使其疗效在长期大范围病例积累的基础上得到证实。

本章主要讲述颈椎间盘成形术的适应证，并回顾临床试验中所用到的一些装置的特性。作者对Bryan®颈椎间盘（Medtronic Sofamor Danek, Memphis, Tennessee）和外科技术的一些经验也会加以描述。

退变性椎间盘疾病

尽管脊柱外科医师需治疗肿瘤、炎症、畸形和感染性颈椎病等诸多疾病，但估计90%的颈椎手术是为了治疗颈椎退变性疾病[3]。同脊柱的其他节段一样，颈椎区域也会出现与年龄和活动相关的椎间盘退变。

简而言之，椎间盘退变起因于间质蛋白的减少和椎间隙内大分子蛋白聚糖的改变[4-6]。这种改变的基础在于椎间盘间隙的细胞成分减少，导致间质蛋白和大分子蛋白聚糖生成减少，蛋白质水解增加。细胞减少可以归因于细胞凋亡或其他原因，如脊椎终板的钙化影响了营养的运输；细胞核内酸度的升高和氧浓度的下降等[7]。

蛋白水解导致大分子降解，这是间质金属蛋白酶的主要功能[4]。这种酶的去抑制导致非凝集性黏蛋白多糖百分比的增加。还发现，高压缩力和完全无压缩时，间质蛋白生成减少。相反，短期的中等压缩力可导致蛋白多糖和胶原数量增加。尽管一般认为患者的基因构成在退变过程中起着非常重要的作用，但人们逐渐认识到过度负载、震动暴露、工作和生活方式等也是引起退变的因素[9,10]。

颈椎的运动节段—颈椎间盘

椎间盘间隙是一种缺乏滑膜和纤维软骨结构的微动关节。作为运动节段的完整组成部分，它维持头面部应力的稳定，支撑负荷，并把应力分散至轴向的各平面（吸收压缩性的力），是它的最重要的功能。由于颈椎间盘髓核内的胶原物含量远比腰椎间盘多，所以颈椎间盘对抗压迫性负荷的能力弱于腰椎间盘[4]。在功能正常的椎间盘，可对应力进行分配。对抗轴向的压力是依靠髓核内含水的蛋白多糖分子。而纤维环利用其充足的胶原和多层纤维板，在抵抗弯曲与旋转的剪切力方面起决定性作用[4,8]。

随着退变过程的发生，形态学也发生改变，包括髓核的脱水、纤维环出现裂缝、椎间隙塌陷和椎间盘周围骨赘形成等，导致运动节段的机械功能减退。

生物力学与椎间盘成形术

尽管椎间盘成形术的假体是维持运动功能，但同时它们还必须能够对抗轴向应力与弯曲、旋转应力，以维持脊柱的稳定性。由于以往颈椎减压手术的常规操作是切除支持结构，因此椎间盘成形术需要考虑节段稳定性。将颈椎的操作程序类比于腰椎间盘成形术是错误的。在腰椎间盘成形术中，外科医师将退变的椎间盘切除，并置换成机械装置，可最大限度地保持椎间隙的完整性以及骨结构的支撑。在脊柱颈段，对于脊髓型和（或）神经根型颈椎病，都需进行不同程度的神经减压之后，植入人工椎间盘。减压可能仅局限于对关节稳定性影响最小的单纯摘除骨赘和突出的椎间盘。但是，对钩椎关节、后纵韧带和纤维环进行大部切除的一些病例，理论上不能保持节段的稳定性。

基于对颈椎运动节段的体外研究，McAfee等得出以下结论：在颈人工椎间盘植入过程中，联合切除椎间盘、后纵韧带及纤维环，并且伸展剩余韧带以达到之前生理高度的操作，会使脊柱的稳定性比前路单纯椎间盘切除术要差[11]。他认为，人工椎间盘型号的选择必须要考虑韧带切除的范围。

颈椎间盘成形术简史

关于颈人工椎间盘的报道在40余年前已经出现[12]。1998年，Cummins人工颈椎关节（也称作Bristol椎间盘或Frenchay人工颈椎关节）的结果发表，标志着现代颈椎间盘成形术的开端[13]。在英国Bristol市Frenchay医院工作的Cummins及其合作者将22个不锈钢装置植入20例患者体内，发现该装置能够在减轻疼痛的同时保留其运动功能[13]。相反的是，2001年，Pointillart采用表面为光滑碳原料的钛合金人工椎间盘治疗，10例患者治愈，其中8例对疼痛减轻效果满意，但其运动功能并没有得到保留，然而，这些器械的使用比融合术进步很多了。在2例疼痛未减轻的患者中，1例接受了椎间盘装置的切除及融合治疗，另1例拒绝接受任何附加治疗[14]。2002年，Goffin等报道了60例接受Bryan®人工椎间盘治疗的患者，随访1年，报道了90%的成功率，有1例确定为人工椎间盘装置脱出而失败[15]。随访中，他们没有发现任何椎间关节的融合。2004年，PCM™装置（Cervitech, Rockaway, New Jersey）的研究结果发表了。53例患者接受了共82个节段的治疗，随访3个月，90%的患者取得了非常好的疗效[16]。

同样在2004年，Traynelis总结了经历数代设计改进的Cummins人工颈椎关节，形成目前最主流的Prestige®颈椎间盘（Medtronic Sofamor Danek, Memphis, Tennessee）[17]。Robertson和Metcalf报道了使用Prestige®颈椎间盘治疗的长期疗效，以观察人工椎间盘的长期疗效（14例患者随访至少4年）。这些患者被认为是处于疾病的“终末期”，具有许多明显的颈椎融合指征[18]。关于ProDisc-C®（Synthes, Paoli, Pennsylvania）的临床结果于2005年报道。Bertagnoli等报道了16例植入椎间盘后随访1年的患者。他们发现在颈部和上肢疼痛方面有了显著的改善，未发现手术及器械引起的并发症[19]。Cervidisc（Scient'x SA, Guyancourt, France）已经在文献中提及，但其临床结果还未出版[20]。2005年，PCM™装置和改良的Prestige®小轮廓模型（Prestige® LP）已经开始了在美国的临床试验。

器械分类

正在被美国食品和药物部门（FDA）审批或已经审批的颈椎间盘成形术器械包括：Bryan®（图 10A-1）、PCM™（图10A-2）、Prestige® LP（具有同以前模型相似的性质，Prestige® ST）（图10A-3）、ProDisc-C®（图 10A-4）。这些器械的分类是依据它们的合成物以及其成分在颈椎运动中的作用而定。金属-金属（MOM）指的是关节面完全由金属构成而不含任何其他聚合体的器械。Prestige® 颈椎间盘是美国正在审批的惟一的一类 MOM 器械。最初基本构成为不锈钢材料（如 Prestige® ST），而更新一代将使用钛合金成分。

另一个主要类别是金属-聚合体（MOP），指的是具有金属终板和聚合材料髓核的一类器械。Bryan® 颈椎间盘由钛合金构成，聚氨基甲酸乙酯髓核及外壳的材料。该假体带有一个有封闭功能的中心，使得盐金属可以缓慢灌入，并润滑其核心。保留的一根金属丝能够加固聚氨基甲酸乙酯外壳（图10A-5）。PCM™ 和ProDisc-C® 都具有钴铬合金终板和超高分子量的聚氨基甲酸乙酯内核。

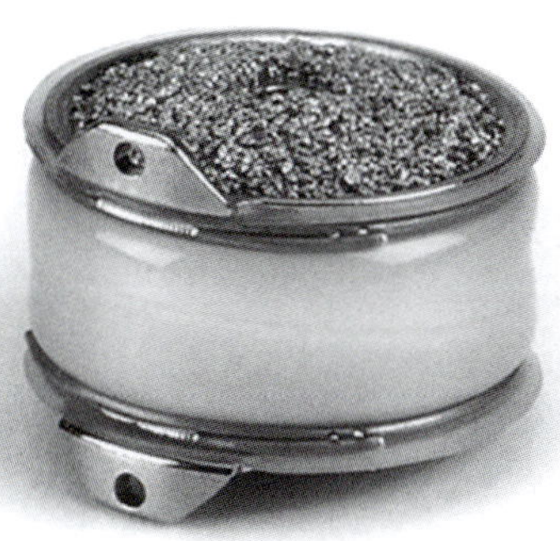

图 10A-1　Bryan® 颈椎间盘。（Medtronic Sofamor Danek, Memphis, Tennessee.）

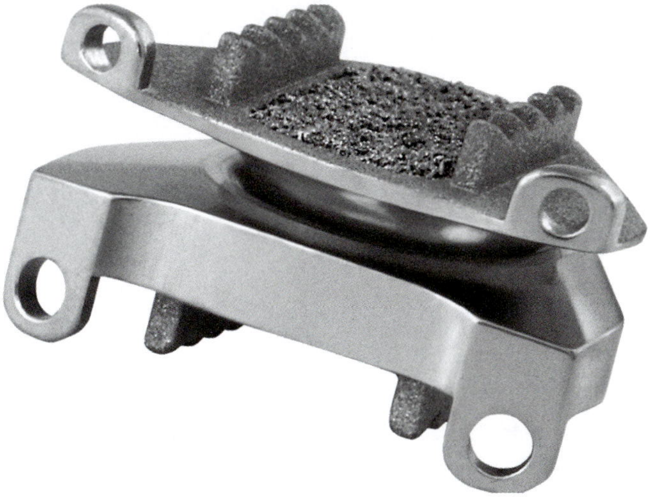

图 10A-3　Prestige® 颈椎间盘（Medtronic Sofamor Danek, Memphis,Tennessee）。

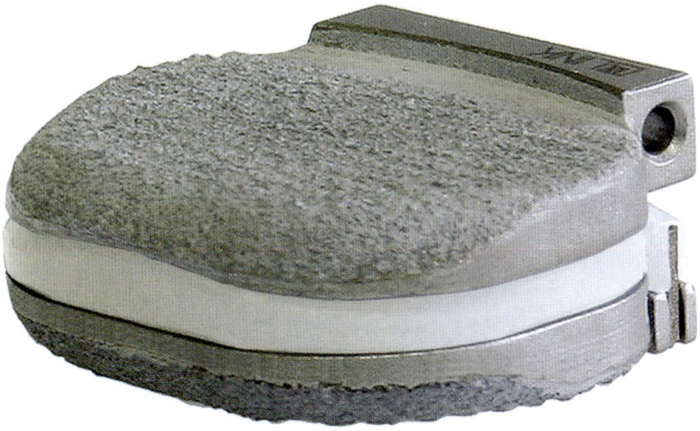

图 10A-2　PCM™ 人工颈椎间盘（Cervitech, Rockaway, New Jersey）。

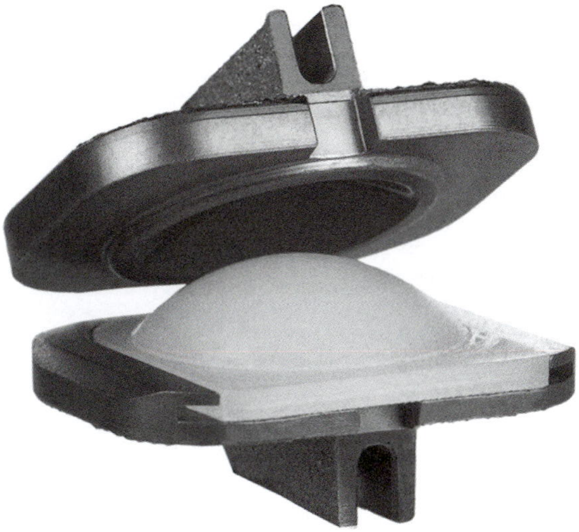

图 10A-4　ProDisc® 颈椎间盘。（Reprinted with permiaaion from Synthes, Paoli, Pennsylvania.）

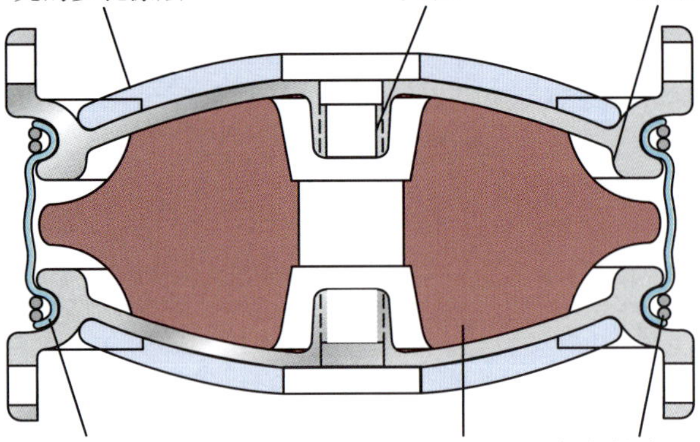

图 10A-5 Bryan® 颈椎间盘（Medtronic Sofamor Danek, Memphis,Tennessee）组件的缩略图。

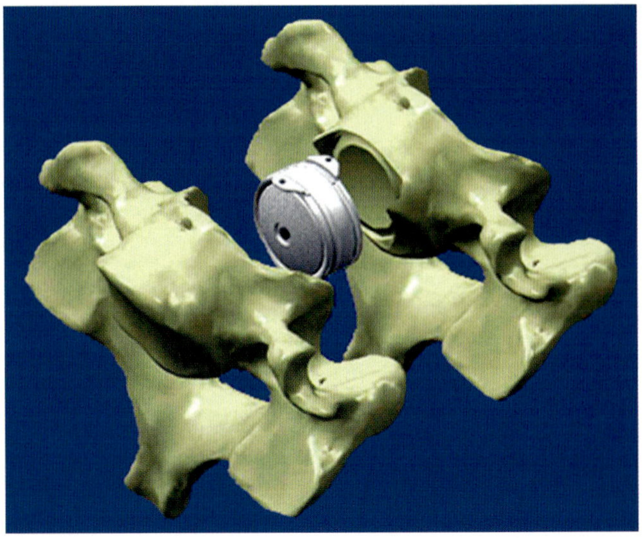

图 10A-6 嵌入的 Bryan® 颈椎间盘（Medtronic Sofamor Danek,Memphis,Tennessee）。邻近终板的凹度形态与器械的另一侧的半圆形终板相吻合。

从活动特性分类，Prestige®、ProDisc-C®和PCM™都为半限制型的，而 Bryan® 椎间盘是非限制型的。Bryan®和Prestige®都具有一个可移动的旋转中心，而 ProDisc-C® 和 PCM™ 不同，它们的旋转中心是固定的。Prestige® 的新一代模型同 ProDisc-C® 和 PCM™ 一样，可放入合适的植入物。同Bryan®椎间盘一样，它也依靠骨质的内生来固定[2]。有数据表明：Bryan® 椎间盘具有多孔的终板，而 PCM™ 装置依赖于一个电化学保护的钙、磷、钛合金的被覆而使矿物质沉积[22]。

Bryan®椎间盘植入物的稳定性（抵抗最初挤出力或移位的特性）依赖于填充间隙的选择，一个固定的试模，一个磨具，能使其邻近终板的凹度形态与器械的另一侧的半圆形终板相吻合（图10A-6）。椎间隙分离导致纤维环紧张，产生最初的稳定性。其他装置使用椎间隙分离和金属挤入骨组织而产生的摩擦力来得到最初的稳定性[22]。

Bryan®装置允许对称的成角和屈伸活动（从中立位屈伸11°）。这些因素与平移2mm相结合，使Bryan® 人工椎间盘能模拟正常的椎间盘功能（图 10A-7）。

PCM™ 椎间盘的活动范围是在动物模型上研究的。与正常椎间盘相比，PCM™椎间盘的活动在弯曲和扩展范围上均减小，且此差距有显著的统计学意义（$P < 0.05$）[22]，但是，轴向旋转以及侧屈能力却与正常椎间盘相似（图 10A-8）。在一项研究中报道，ProDisc-C®椎间盘屈伸活动范围可在4°～12°（图10A-9）[19]。Prestige® LP 椎间盘也有近似正常椎间盘的活动度（图 10A-10）[17]。

Bryan® 聚合体核的弹力系数小于超高分子量聚乙烯。与使用了超高分子量聚乙烯的 ProDisc-C® 和 PCM™ 椎间盘相比，Bryan® 髓核具有更大的可压缩性，即更大的吸收轴向负荷的能力。Prestige® 装置无可测量的压缩性。Bryan®椎间盘的构成包括一个把各个活动成分分离到邻近软组织的聚合体胶囊，这个外壳防止纤维组织长入，并且限制磨损的碎片脱出。

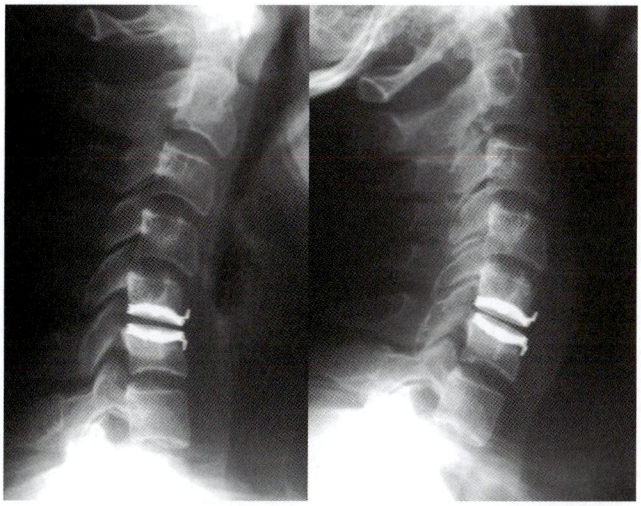

图 10A-7　C6 平面 Bryan® 颈椎间盘（Medtronic Sofamor Danek,Memphis,Tennessee）在屈伸位下的影像学表现。

磨损特性

髋关节、膝关节等人工关节置换术的经验已证明，随着时间的延长，这些人工装置会有一定数量的磨损与脱落。大关节置换术的经验表明，具有生物学高活性的碎片可引起骨质溶解和人工假体的松动。同样对于颈椎间盘置换术来说，也存在着潜在的风险，并有因假体松动而引起额外疼痛以及灾难性假体脱出的可能。这个潜在风险未必基于目前假体的外形和构造、颈椎关节的解剖和实验室研究以及一些有限的临床经验。大关节内微粒物质的局部作用可引起滑液内的炎性反应。由于椎间盘是纤维软骨关节，因此假定其不含导致炎性反应的前体细胞的滑膜组织，从而不会引起骨质溶解。

关于 Bryan® 假体的详细磨损分析已经发表。对运动模拟器的研究表明，经过 1000 万转后，假体损失了 0.75% 的材料。在两组动物研究中，2 只黑猩猩

A

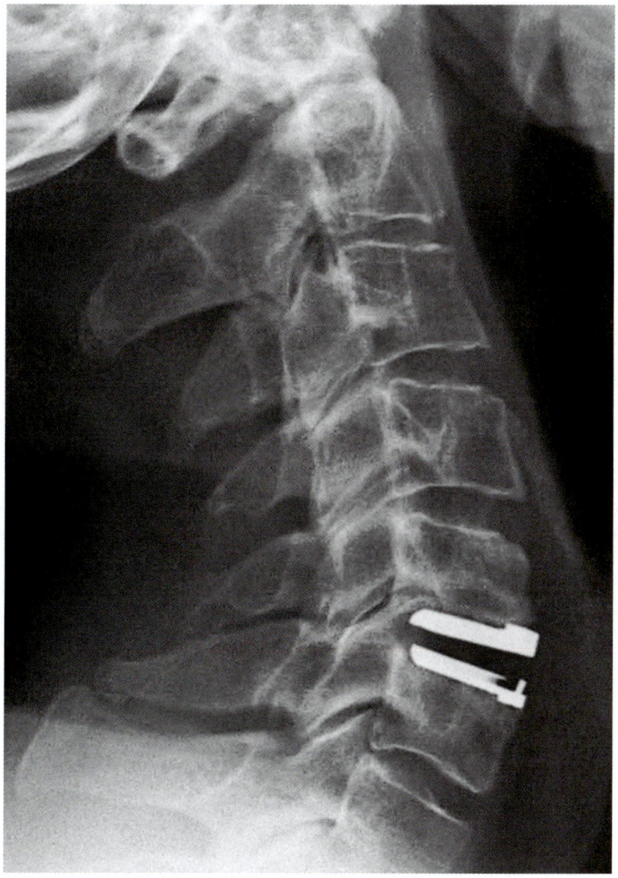

B

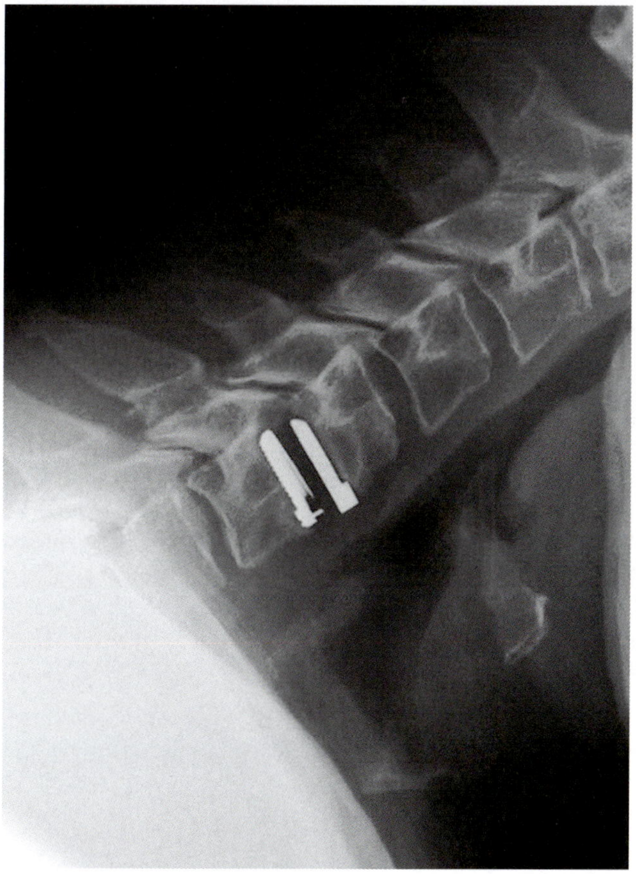

图 10A-8　PCM™ 颈椎间盘（Cervitech,Rockaway,New Jersey）在屈伸位下的影像学表现。

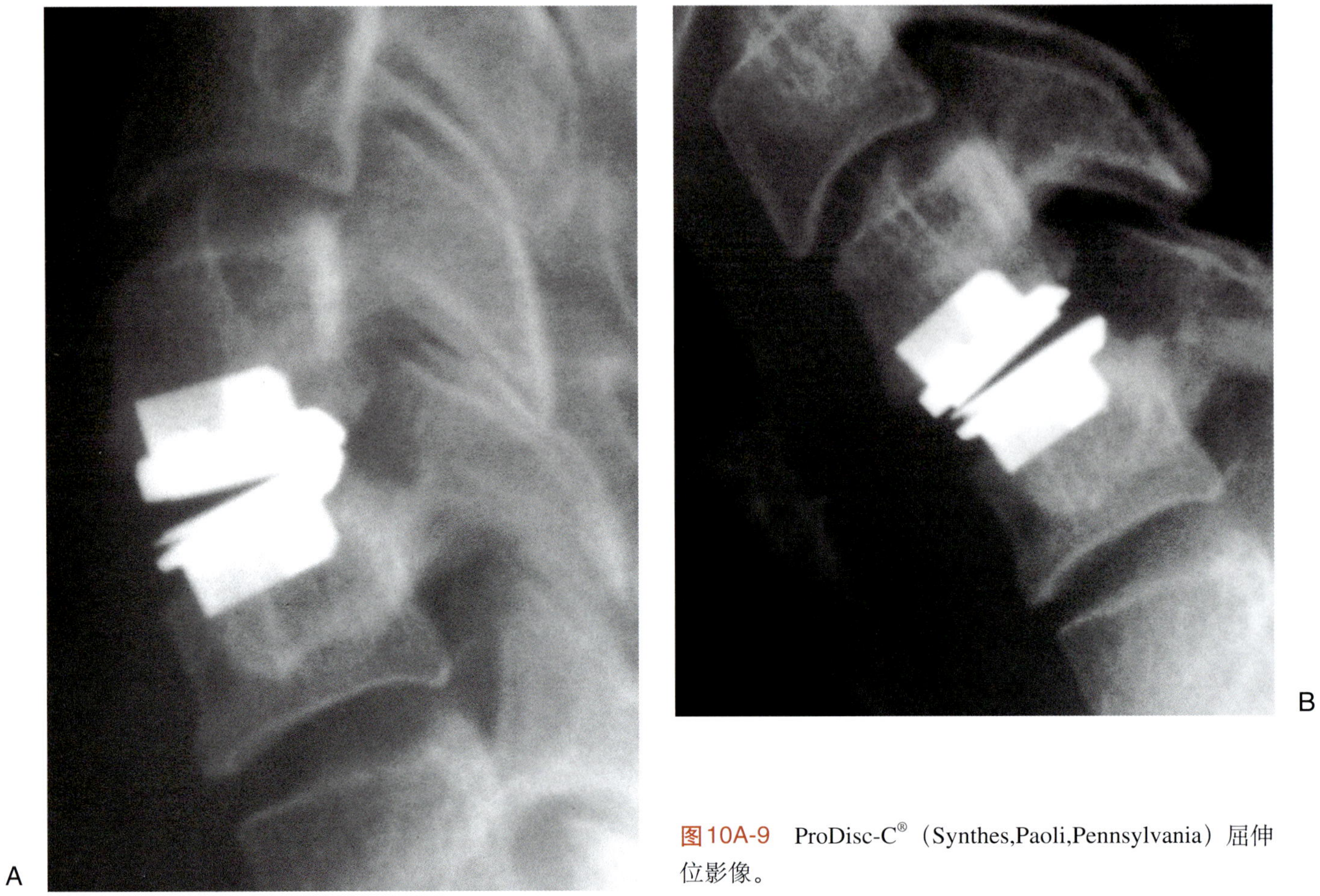

图10A-9　ProDisc-C®（Synthes,Paoli,Pennsylvania）屈伸位影像。

中有1只，9只山羊中有4只体内发现碎屑。在硬膜外疏松结缔组织中发现了平均直径为3.9μm的微粒。炎性反应未有记录。相反，有钢板的对照组动物产生了更大量的碎屑，并伴有炎症反应[23]。

尽管有美国之外国家使用7年的经验和数千例假体的植入，但目前仍然很少有人工椎关节假体被植入。欧洲的一项关于假体植入研究回顾了11例Bryan®假体植入。7例因出现进行性症状、4例因感染被去除假体。未检测到显著的氧化降解或核的不稳定。这些假体被切除前平均植入时间约为1年[24]。PCM假体的磨损数据也已被评估。Cunningham等人通过一项动物研究得出结论，先在山羊体内植入PCM™假体，放置6～12个月，未发现局部或远处组织有明显的粒子碎屑、细胞凋亡或膜结合的细胞因子[22]。

治疗指征

颈椎退变性椎间盘病变，包括脊髓型和神经根型颈椎病，大多数使用椎间盘切除＋融合的疗法。更多的争议在于融合对于颈椎轴向痛的影响。退变性畸形和不稳导致神经受压较少遇到，一般需要综合治疗。

由退变性椎间盘病变引起的脊髓型和（或）神经根型颈椎病患者是颈椎间盘置换术可能的候选者。这些方针在最近的临床试验中确立。椎间盘退变的程度并非是决定患者是否需要进行颈椎融合的因素，但在椎间盘置换术中可以被考虑，因为融合术对严重的退变和活动度丧失的节段未必有益。

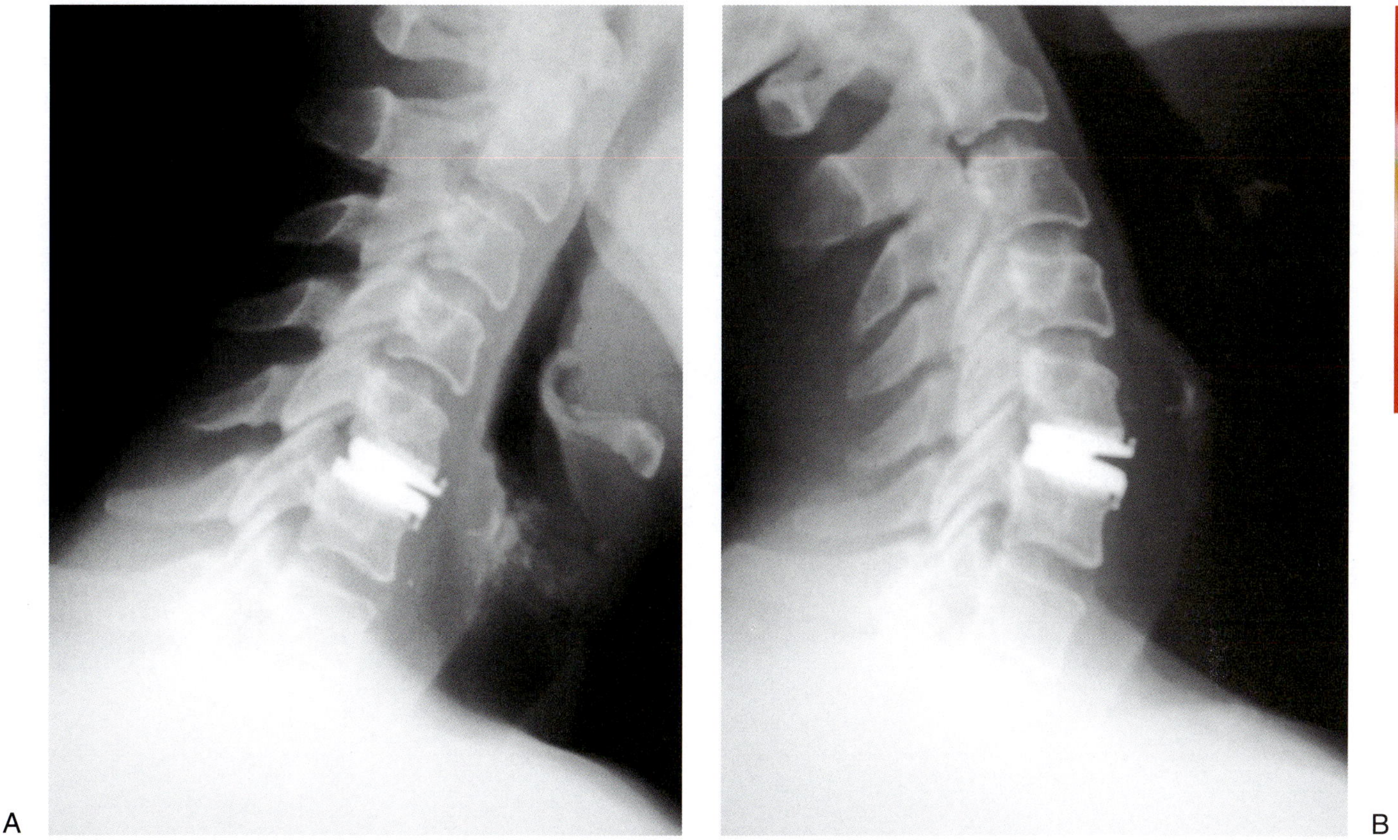

图 10A-10 Prestige®（Medtronic Sofamor Danek,Memphis,Tennessee）LP 屈伸位影像。

器械研究设计回顾

最初在美国进行研究的人工颈椎间盘假体是Bryan®椎间盘系统。由于其他人工椎间盘假体具有相似的研究内容，所以Bryan®椎间盘系统的研究草案被用作讨论人工椎间盘假体研究需求的框架[25]。一项器械临床研究（IDE）被FDA批准，同意在美国开始一项临床研究，即在Bryan®椎间盘系统的安全性和有效性方面开始收集数据。

合格条件

研究限于退变性颈椎间盘疾病、有症状和（或）体征的脊髓型和（或）神经根型颈椎病患者（伴或不伴轴向颈部疼痛），需要在一个节段进行外科治疗。患者随机分为两组：对照组给予以前的内固定加同种异体植骨融合治疗；研究组给予Bryan®人工椎间盘治疗，患者须年满 21 岁，且愿意参与长期随访。研究需要确定在选择治疗的节段有椎间盘突出或椎关节强直压迫神经组织。可用于治疗的节段为C3～C4 至 C6～C7。脊髓型颈椎病需在确诊后至少经过 6 周的保守治疗。可允许放弃保守治疗。

排除标准包括：活动性感染性疾病、代谢性骨病、显著肥胖症、妊娠和严重的生理、心理紊乱。排除使用类固醇和需每天注射胰岛素的糖尿病患者；有颈椎轴向痛的患者；而有颈椎手术史的患者。预计手术节段在影像学上出现明显的严重退变，如高度的显著丧失、桥接骨赘、半脱位以及动态影像出现活动度明显减少等患者均被排除。

患者评估

Bryan® 人工椎间盘试验是一个前瞻性随机对照研究，用以观察假体相对于对照组的安全性和有效性。影像学和临床数据超过 2 年的随访评价构成结果评估的基础。成功取决于以下几条：

1. 疼痛的减轻和功能的改进
2. 神经症状的减轻
3. 影像学上假体的节段活动
4. 避免假体或植入物遭受不利因素的损害

通过欧洲文献中对 Bryan® 人工椎间盘结果的研究回顾分析，可以确定，颈椎融合术与Bryan®人工椎间盘置换术在成功率上的差别最大不超过 15%[26]。

结果评估工具包括：颈部疾病索引调查问卷、患者的全球评估（Odom标准）、短表（SF）[36]和神经系统检查病例报告表。随访需要连续性地评估所收集到的术后每例患者至少 2 年的数据。

放射性评估由两位放射科医师独立完成。实验组的成功包括下列标准：在屈伸位片上显示至少 2° 的活动；射线能透过假体表面不超过50%；各个椎体间相互相对平移不超过 3.5mm。在融合组，其标准一样，所不同的是其屈伸位片上活动度小于 2°。

不良事件

并发症被认为是“不良事件”，分为 I 级（温和的，仅需引起注意，但是并不妨碍活动）至Ⅳ级（危及生命的，需切除植入物）。并发症被认为与植入物和 / 或手术操作有关或不确定。出现并发症或治疗失败导致后续的外科干预也予以追踪记录。4 种后续手术治疗包括：摘除术：指将原来植入的非永久性假体装置取出，而非融合组的椎间盘取出。再次手术：指针对受累节段的任何手术操作，但不取出假体系统或进行修正；翻修手术：指对植入装置进行校正和进行第四种手术；放置辅助性固定设备。

异位骨化

在接受Bryan®人工椎间盘置换术的患者中，偶尔会在颈长肌的 X线片上发现异位骨化。这种发现促使IDE计划于术后应用2周非甾体类抗炎药，以减少异位骨化的发生。值得关注的是，这些部位的异位骨化是否预示着骨化会不断进展、累积，从而导致人工椎间盘间隙的融合。异位骨化的发生可变量，其中60例患者在 1 年的 X 线随访中并未发现骨化[15]。Goffin 等人在术后2年放射学随访的基础上报道了椎间盘置换术后活动度的评估。他们发现93%的患者在单节段研究中显示其活动度≥ 2°[27]。Lafuente 等人最近报道了 Bryan® 人工椎间盘术后 1 年有 91% 的患者保持活动度，其结果与Goffin等人得出的结论相似[28]。作者的单节段分析，在 27 例接受 Bryan® 人工椎间盘手术的患者中，未显示有任何节段的异位骨化现象，这些患者均保留了活动度，且放射线随访时间为 6 ～ 24 个月不等。

Bryan® 人工椎间盘置换术

在所有手术操作中，假体的精确定位对手术成功及术后活动度的保留作用是不可替代的。理论上，笨拙的操作手法会增加假体脱出和磨损的风险。

在切开皮肤之前，用放射线测量椎间隙来预推测假体的尺寸、型号。Bryan® 人工椎间盘高度均为7mm，故只测量直径即可。患者平卧，双肩向后、向下压，这样放射检查不会受到阻碍（图10A-11）。术前X线检查很重要，因为它能了解患者站立时的中立姿势和椎间隙的活动度。为确保假体能与终板平行，要用一根垂直线或量角器来测量植入的角度，与荧光透视相结合，即可引导假体放入正确位置。通常假体尾部与垂直线的夹角为 15° ～ 20°。

作者习惯采用右侧颈部皮肤切口，长约4cm。经过颈长肌，在骨膜下平面可看到横突棘，打开纤维环，清除椎间盘组织和软骨终板。用一个高速磨钻将赘生组织及锥体前表面打磨光滑。撑开锥体的过程应轻柔完成，先确定锥体中线，再放入撑开器，使椎体调整并分离。此撑开器的植入为打磨与测量提供空间。

磨钻向导滑过撑开器，用固定针使椎体张开（图10A-12）。这种装置被一个牵引器臂固定于手术台上，而使其更加牢固。经放射透视，椎体间的跨距被精确测量出来。根据这些测量结果选择合适型号的Bryan®人工椎间盘假体及相应的磨盘。磨盘与一个特殊设计的电源装置相连，将上下终板磨成凹形，此凹面正好符合Bryan®人工椎间盘假体的圆顶状终板。与周围残余韧带联合作用，此凹面使人工假体植入后，获得最初的稳定性。为防止假体位置下降，将椎体下缘关节突固定是非常重要的。为得到满意的活动度和稳定性，应使尽可能多的椎体的终板被假体边缘所覆盖。一旦打磨步骤完成，假体即可植入。

假体植入前，通过手术显微镜完成神经减压。考虑到植入的Bryan® 人工椎间盘假体的稳定性，椎间盘间隙边缘广泛骨赘切除可能没有必要。紧接着假体被植入磨出的凹面中，且从植入器上松开。在关闭切口前，再用放射荧光检查假体的位置（图 10A-13，10A-14）。

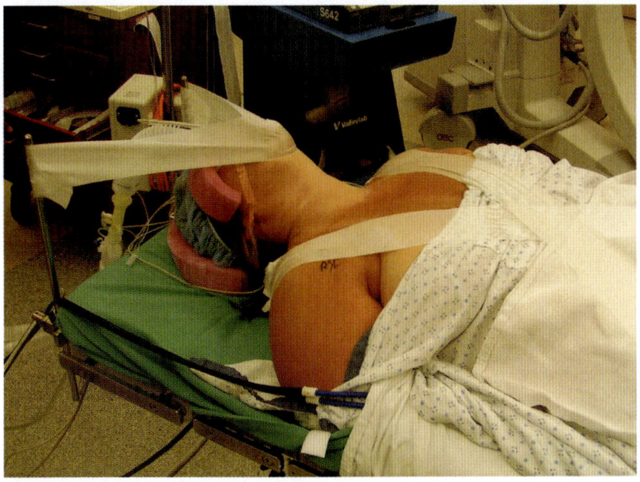

图 10A-11　Bryan® 颈椎间盘（Medtronic Sofamor Danek, Memphis, Tennessee.）置换体位双肩向后向下压，颈部处于中立位。

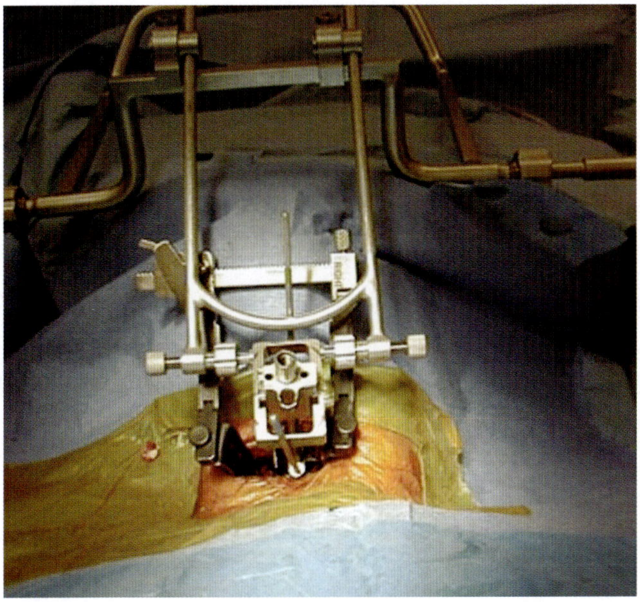

图10A-12　分离器上的磨钻向导的位置被标记。磨钻向导被一个牵引器臂固定于手术台上而使其更加牢固。

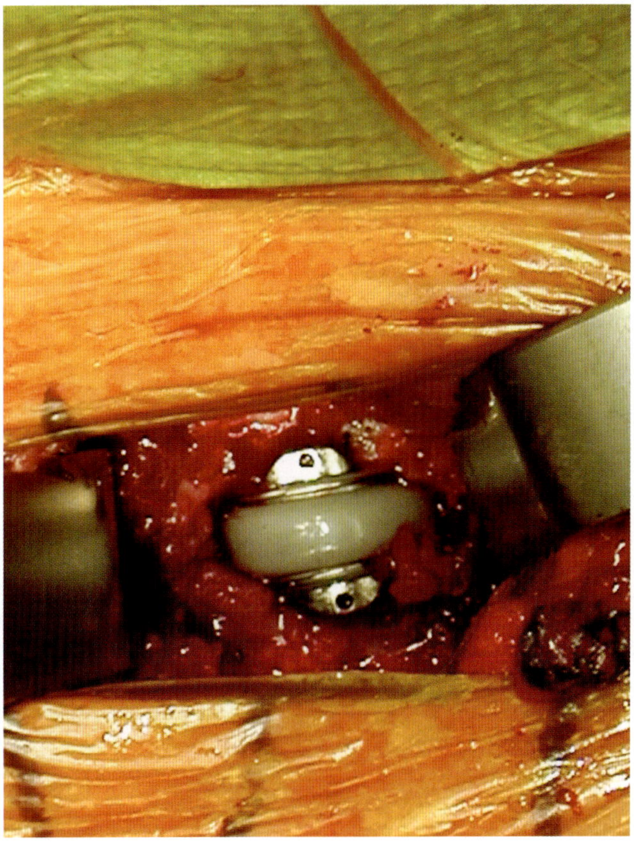

图 10A-13　术中 Bryan®（Medtronic Sofamor Danek, Memphis,Tennessee）人工椎间盘假体的位置。

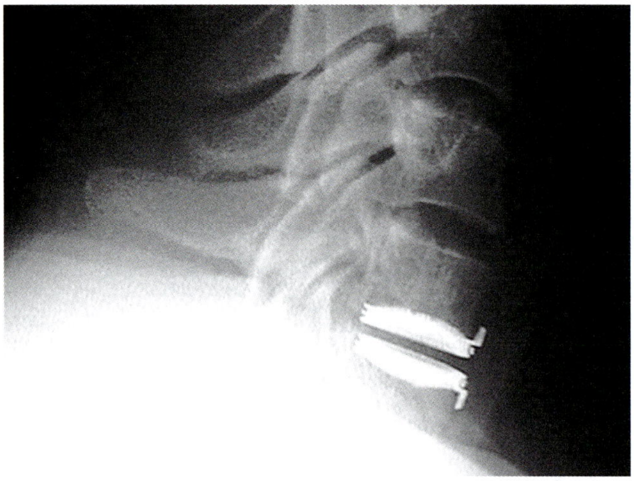

图 10A-14 术中 Bryan®（Medtronic Sofamor Danek, Memphis,Tennessee）人工椎间盘假体影像位置。

单中心临床结果

作者参与了 IDE 研究 Bryan® 人工椎间盘的临床研究，开始于2002年，并于2004年完成患者的登记。入选55例患者，其中28例接受融合手术，27例接受 Bryan® 人工椎间盘植入治疗。随访资料在术后3、4、12、24个月时收集（表10A-1）。写这篇文章时，1/3的患者已接受了2年的随访，所有患者均接受至少半年的术后评估。

对照组和实验组在住院时间、失血和治疗节段等方面均非常相似。对照组的平均手术时间为 52min；而实验组为82min。随研究的进展，椎间盘置换术的手术时间随操作的熟练而相应缩短。

在全部患者随访结束时，上肢疼痛的缓解程度在两组患者中的改进是可比的（图10A-15）。尽管两组患者颈部疼痛均有显著改善，但随访 2 年的患者中，接受 Bryan® 人工椎间盘治疗的患者症状改善程度优于接受融合手术的患者，二者差异有统计学意义（图 10A-16）。对颈椎功能障碍指数来说，同样如此（图 10A-17）。SF-36 结局测量工具显示 Bryan® 人工椎间盘治疗组效果有优于对照组的趋势，但此差异还未被证实具有统计学意义（图 10A-8，10A-9）。

尽管有并发症发生，但未发现患者有神经性并发症和全身性并发症出现。对照组中有 1 例假关节形成。Bryan® 人工椎间盘组有1例伤口血肿形成，当天被送回手术室进行二次手术清除血肿。1例患者在接受 C4 ~ C5 人工椎间盘手术后出现 C5 ~ C6 和 C6 ~ C7的症状，随后，他接受了这两个连续节段的前路融合手术，因为此项研究预先排除任何植入一个以上人工椎间盘的患者（图 10A-20）。1 例 Bryan® 人工椎间盘组患者在术中临时改变术式而行融合手术，因为肿大的甲状腺严重影响了椎间隙的暴露。两组中各有1例患者术后出现发声困难，均被治愈。

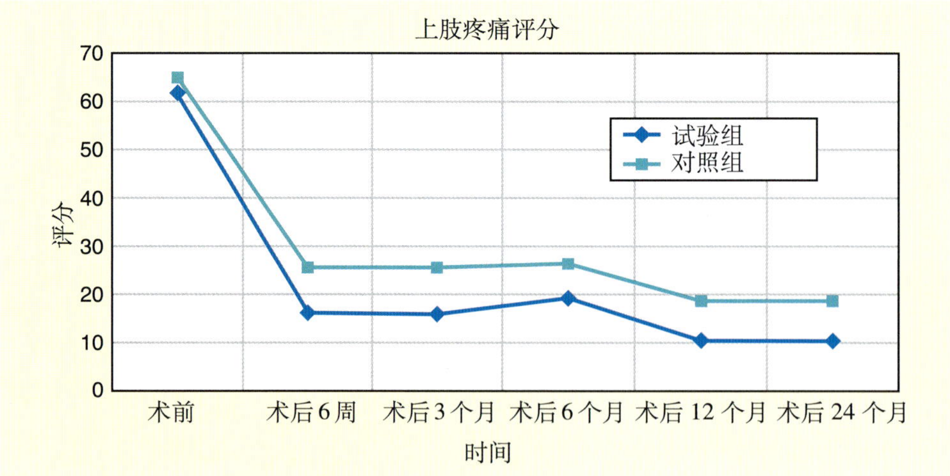

图 10A-15 作者对于 Bryan®（Medtronic Sofamor Danek,Memphis,Tennessee）人工椎间盘置入后上肢疼痛评分的研究 。对照组和实验组均有明显的改善。

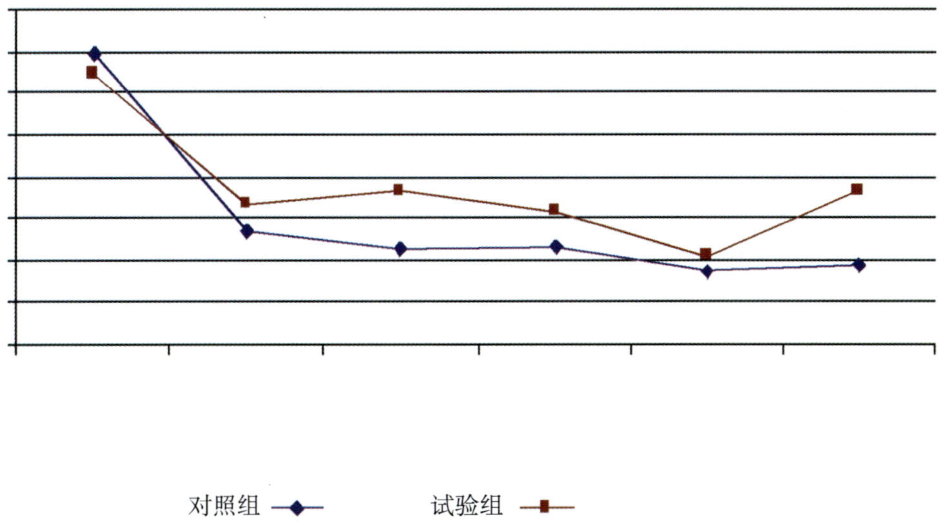

图10A-16　笔者对颈痛评分的研究：两组在术后有明显的改善。对于Bryan®（Medtronic Sofamor Danek,Memphis,Tennessee）人工椎间盘置换组术后24个月的改善率有明显的统计学意义。

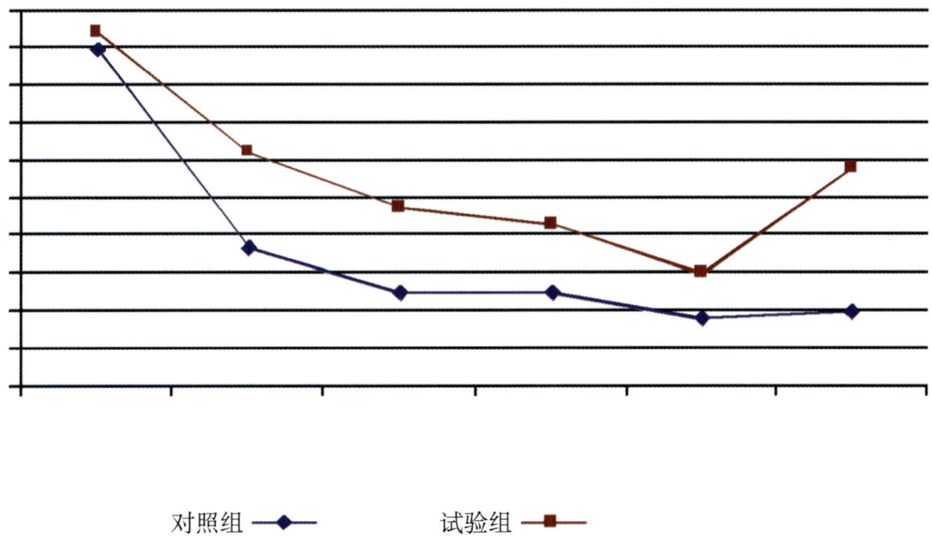

图 10A-17　对于颈椎不稳患者 Bryan®（Medtronic Sofamor Danek,Memphis,Tennessee）人工椎间盘置换术的研究，两组术后 24 个月的改善率有显著的统计学意义。

颈椎间盘置换术应用的预计

全世界大约 10 000 例患者接受了 Bryan® 人工椎间盘植术。因为Bryan®人工椎间盘开展了大量动物实验和实验室研究，而其他没有任何一种器械拥有如此水平的临床经验或经历。因此，目前许多颈椎间盘置换术的手术途径都是基于Bryan®人工椎间盘的。由于其他器械正在越来越多的使用，它们的生物力学特性效果、患者的选择和适应证将会被注意到。

作者对 Bryan® 人工椎间盘的试验和研究超过 3 年，个人试验方针与研究选择标准接近。颈椎间盘突出导致的神经根型颈椎病和椎关节强直引起颈椎生理前凸的变小均被视为此手术的理想候选人。在作者的

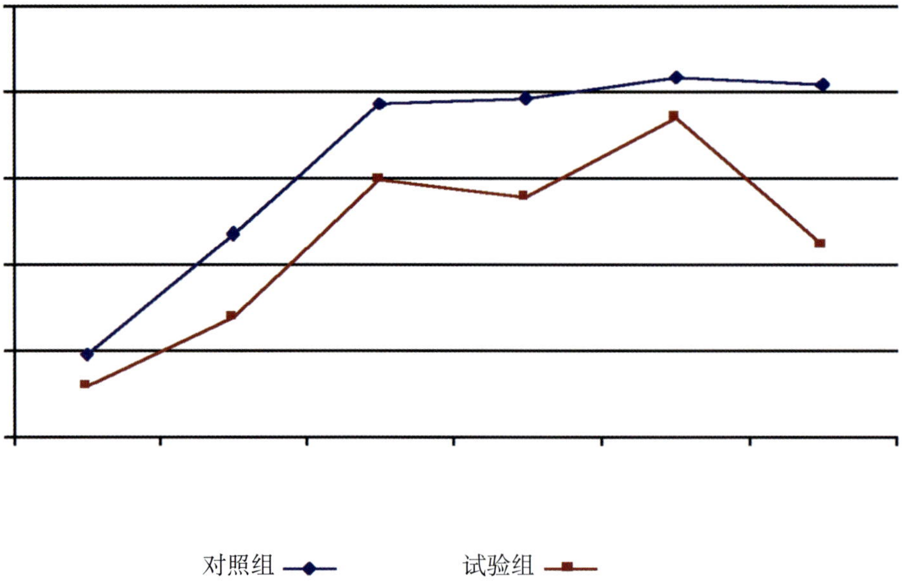

图 10A-18 SF-36 结果测量工具显示，Bryan®（Medtronic Sofamor Danek, Memphis, Tennessee）人工椎间盘治疗的患者术后改善优于比对照组。

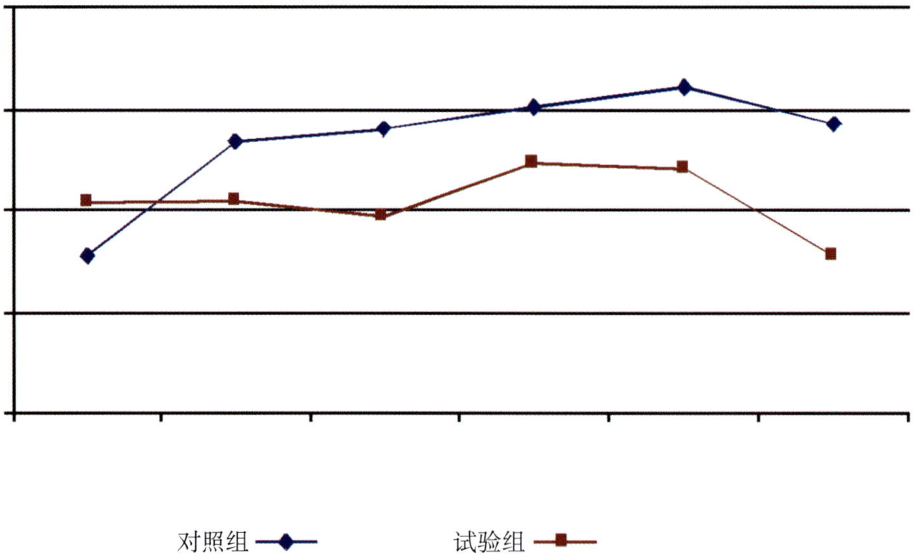

图 10A-19 SF-36 结果测量工具显示，Bryan®（Medtronic Sofamor Danek, Memphis, Tennessee）人工椎间盘治疗的患者术后 6 周和 2 年的随访评估。

前瞻性研究中，椎间盘置换术被证明比颈椎融合更安全有效。尽管看起来广泛的骨与韧带切除与椎间盘置换术相矛盾，但迄今还没有一例用此方法治疗的脊髓型颈椎病患者出现颈椎不稳或假体脱位。

有突出轴向痛的患者（除外神经性压痛）应用椎间盘置换术效果明显。对轴向痛的治疗效果，椎间盘置换术要比融合术好，有统计学意义，图 10A-16 及 10A-17 说明了这点。对颈椎病患者特有的轴向痛采用手术治疗还存在争议。但是，从对腰椎的轴向疼痛应用椎间盘置换术治疗上的热情来看，可以预见相应的颈椎患者将有部分是颈椎间盘置换术的适应人群。作出这个推断需小心谨慎。退变性椎间盘疾病与颈部疼痛的关系提示：颈部疼痛的产生往往是多种因素引

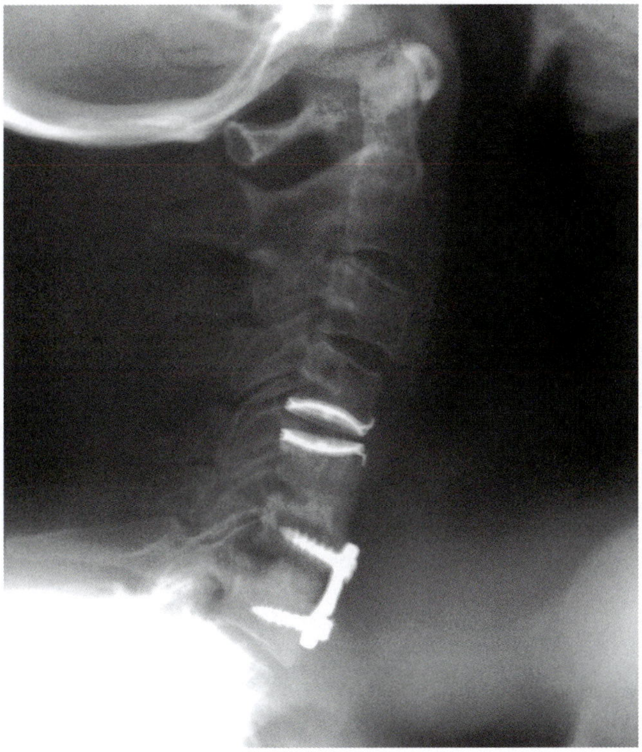

图10A-20　在C4-C5节段接受Bryan®（Medtronic Sofamor Danek, Memphis, Tennessee）人工椎间盘置换术后的影像，患者获得满意的效果。

起，而并非简单的单纯椎间隙狭窄引起。尽管一项对颈部疼痛患者的MRI研究表明：退变的加剧和所累及的节段数量与症状相关联，同时也显示当其他因素不变时，动作、行为因素在颈部疼痛中具有更大的评估作用[29,30]。

当严重的退行性病变导致预治疗节段的脊柱后凸畸形时，植入Bryan®人工椎间盘并不会对矢状面的平衡有所改进。对这些患者的中期随访显示：他们的根性症状及颈部疼痛有不同程度的改变。如果涉及矢状面的失平衡和邻近节段脊柱前凸加剧导致的症状，外科医师可能会倾向于考虑采用融合治疗。判断哪种程度的退变性椎间盘病变应行人工椎间盘置换术，这需从临床经验中不断提高。退变性颈椎间盘疾病可以被看作是由早期的单节段病变到多节段累及的一个持续渐进的过程。有鉴于此，一些观点认为颈椎间盘置换术对广泛减压的效果不如颈椎融合，椎体切除、后凸畸形的矫正和前后路联合技术可能更恰当。与此相对的是，早期患者，以一位早期的椎间盘侧方突出导致根性疼痛的患者为例，椎间盘置换术相比于后路手术并无任何优势。

对脊柱畸形和不稳的矫正有助于减轻脊柱僵直的进展。为此，椎间盘置换术并未广泛应用于颈椎不稳的患者。Pimenta等报道了6例椎间盘置换术治疗颈椎不稳的患者。他们将其结果描述为“可喜的”，然而，1例使用PCM™假体的患者出现了半脱位[31]。

除了具有保持颈椎柔韧性的好处之外，值得考虑的是，椎间盘置换术能否减少邻近节段的退变[32]。尽管一些作者提供了一些证据证明Bryan®人工椎间盘置换术在减少邻近节段受累几率上比前路融合手术要强，但没有更多有力的研究数据来支持此观点[33]。设想，如果椎间盘置换术通常能减少邻近节段病变的影像范围，那么当然要进行更多的研究以确定硬度大的人工椎间盘假体的治疗效果是否与硬度小的一样好。

总之，颈椎间盘置换术将会在目前我们应用融合术治疗的患者中拥有更广泛的临床应用，提炼出手术治疗的适应证，可能的话，开辟新的手术指征将会是未来此项技术最重要的挑战。

（苏佳灿译　陈仲强校）

参考文献

1. Cloward RB. The anterior approach for removal of ruptured cervical discs. J Neurosurg 1958;15:602-616.
2. Hacker RJ, Cauthen JC, Gilbert TJ, Griffith SL. A prospective randomized multicenter clinical evaluation of an anterior cervical fusion cage. Spine 2000;25:2646-2655.
3. An HS, Anderson PA, Haughton VM. Introduction disc degeneration: Summary. Spine 2004;29(23):2677-2678.
4. Roughley PJ. Biology of intervertebral disc aging and degeneration involvement of the extreacellular matrix. Spine 2004;29(23):2691-2699.
5. Johnstone B, Bayliss MT. The large proteoglycans of the human intervertebral disc: changes in their

biosynthesis and structure with age, topography, and pathology. Spine 1995;20:674-684.
6. Buckwalter JA. Aging and degeneration of the human intervertebral disc. Spine 1995;20:1307-1314.
7. Urban JP, Smith S, Fairbank JC. Nutrition of the intervertebral disc. Spine 2004;29(23):2700-2709.
8. Setton LA, Chen J. Cell mechanics and mechanobiology in the intervertebral disc. Spine 2004;29(23):2710-2723.
9. Battie MC, Videman T, Parent E. Lumbar disc degeneration: epidemiology and genetic influences. Spine 2004;29(23):2679-2690.
10. Stokes IA, Iatridis JC. Mechanical conditions that accelerate intervertebral disc degeneration: overload versus immobilization. Spine 2004;29(23):2724-2732.
11. McAfee PC, Cunningham B, Dmitriev A, et al. Cervical disc replacment-porous coated motion prosthesis. Spine 2003;28(20S):S176-S185.
12. Reitz H, Joubert MJ. Intractable headache and cervico-brachialgia treated by complete replacement of cervical intervertebral discs with a metal prosthesis. S Afr Med J 1964;38:881-884.
13. Cummins BH, Robertson JT, Gill SS. Surgical experience with an implanted artificial cervical joint. J Neurosurg 1998;88:943-948.
14. Pointillart V. Cervical disc prosthesis in humans: first failure. Spine 2001;26(5):90-92.
15. Goffin J, Casey A, Kehr, P, Liebig K. Preliminary clinical experience with the Bryan Cervical Disc Prosthesis. Neurosurgery 2002;51(3):840-845.
16. Pimenta L, McAfee PC, Cappuccino A. Clinical experience with the new artificial cervical PCM (Cervitech) Disc. Spine J 2004;4(6 Suppl):315S-321S.
17. Traynelis VC. The Prestige cervical disc replacement. Spine J 2004;4(6 Suppl):310S-314S.
18. Robertson JT, Metcalf NH. Long-term outcome after implantation of the Prestige I disc in an end-stage indication: 4-year results from a pilot study. Neurosurg Focus 2004;15;17(3):E10.
19. Bertagnoli R, Yue JJ, Pfeiffer F, et al. Early results after ProDisc-C disc replacement. J Neurosurg Spine 2005;2:403-410.
20. Link HD, McAfee PC, Pimenta L. Choosing a cervical disc replacement. Spine J 2004;4(6 Suppl):294S-302S.
21. Anderson PA, Rouleau JP. Intervertebral disc arthroplasty. Spine 2004;29(23):2779-2786.
22. Cunningham B, McAfee P, Dmitriev A, et al. Porous coated motion cervical disk replacement a biomechanical, histomorphometric and biologic wear analysis in a caprine model. Paper presented at the 11th Annual Meeting on Advanced Spine Techniques, July 1, 2004, Bermuda.
23. Anderson PA, Rouleau JP, Bryan VE, Carlson CS. Wear analysis of the Bryan Cervical Disc prosthesis. Spine 2003;28(20S):S186-S194.
24. Anderson PA, Rouleau JP, Toth JM, Riew KD. A comparison of simulator-tested and -retrieved cervical disc prostheses. J Neurosurg Spine 2004;2:202-210.
25. Spinal Dynamics Corporation. Investigation plan. Pivotal IDE study of the Bryan Cervical Disc prosthesis in the treatment of degenerative disc disease. Mercer Island, WA: Spinal Dynamics Corporation, 2002.
26. Goffin J, Geusens E, Vantomme N, et al. Long-term follow-up after interbody fusion of the cervical spine. J Spinal Disord Tech 2004;17(2):79-85.
27. Goffin J, Van Calenbergh F, van Loon J, et al. Intermediate follow-up after treatment of degenerative disc disease with the Bryan Cervical Disc prosthesis: Single-level and bi-level. Spine 2003;28(24):2673-2678.
28. Lafuente J, Casey AT, Petzold A, Brew S. The Bryan cervical disc prosthesis as an alternative to arthrodesis in the treatment of cervical spondylosis: 46 consecutive cases. J Bone Joint Surg Br 2005;87(4):508-512.
29. Marchiori DM, Henderson CN. A cross-sectional study correlating cervical radiographic degenerative findings to pain and disability. Spine 1996;21(23):2747-2751.
30. Van der Donk J, Schouten JS, Passchier J, et al. The associations of neck pain with radiological abnormalities of the cervical spine and personality traits in a general population. J Rheumatol 1991;18(12):1884-1889.
31. Pimenta L, McAfee P, Cunningham B, et al. Porous Coated Motion Cervical (PCM) Cervical Disk replacement-report of 100 cases performed as an outpatient or minimal hospital stay. Paper presented at the 11th Annual Meeting on Advanced Spine Techniques, July 1, 2004, Bermuda.
32. Hilibrand AS, Yoo JU, Carlson GD, et al. Radiculopathy and myelopathy at segments adjacent to the site of a previous anterior cervical arthrodesis. J Bone Joint Surg Am 1999;81A(4): 519-528.
33. Robertson JT, Papadopoulos SM, Traynelis VC. Assessment of adjacent segment disease in patients treated with cervical fusion or cervical arthroplasty: A prospective 2-year study. Presented at the Annual Meeting of the Cervical Spine Research Society, December 9, 2004, Boston, MA.

全椎间盘成形术：临床适应证及手术方法

10B

J. Kenneth Burkus, MD Columbus, Georgia
Jean-Charles LeHuec, MD Bordeaux, France

作为一种保留运动功能的手术，腰椎间盘成形术能够有效地治疗腰椎间盘退行性病变导致的持续性下腰痛。在病例选择方面，临床和影像学表现都符合脊柱运动保留手术的适应证时，才考虑进行椎间盘成形术。

腰椎间盘退行性疾病是一种特殊的疼痛综合征，其疼痛源于椎间盘内部的改变和不稳[1]。该病需要结合病史、查体以及神经影像学检查，方可做出诊断。

腰椎的痛源

纤维环膨出提示椎间盘退行性病变[2]，这种改变与重叠交错的纤维环各层内部出现放射状撕裂有关。纤维环内部出现裂缝后，肉芽组织长入，以试图弥补放射状的撕裂，而这一过程可诱导感觉神经纤维生长，分布于纤维环的表面[3]。髓核组织通过纤维环放射状裂缝向外突出，压迫邻近神经结构或引发局部炎症反应，同样引起疼痛症状。

腰椎运动节段的疼痛还可缘于椎体终板微骨折或椎小关节病变[4]。节段不平衡、正常矢状面曲线的丧失，如后凸、椎体向后或向前滑移，均会使椎小关节承受过大的应力，并导致肌肉疲劳，最终出现疼痛症状[5]。

痛性刺激的缓解

疼痛症状可通过多种机制缓解。切除髓核组织能够减轻局部炎症反应。恢复椎间隙的解剖高度以及纤维环的张力并不能限制或控制活动，但能减轻任何矢状面的不平衡状况，并恢复椎小关节的正常排列。重新获得平衡后，负荷传递更为有效，从而能减轻肌肉和韧带的应力[5,6]。一些假体设计可减小椎小关节面的负重，这同样能改善椎小关节的功能，并避免小关节面发生进一步的退行性病变[7]。但如果假体的限制性太小，椎小关节面承受过大负荷的情形则会延续。特别是那些设计用于解除椎小关节负荷的假体，可能有一定的优势[8]。

诊断

临床上，腰椎间盘退行性病变表现为慢性背痛，有时疼痛会严重到使患者无法活动。疼痛通常为臀部及大腿后部。这种类型的腿痛很少累及膝关节以下，且下肢放射痛的分布范围并不符合皮节支配规律。患者常出现腰椎活动受限、病变腰椎节段触痛以及椎旁肌肉痉挛等症状。坐骨神经牵拉征阳性的情况较少见；客观的神经损害表现，如肌力减弱、感觉减退或异常以及反射减弱也不常见。这种疼痛常与体力活动有关，休息后，疼痛稍有缓解。坐位时常感不适，患者常主诉：无法找到一个舒适的体位，但又难以由坐位起身。

椎间盘退行性病变可通过神经影像学检查证实，包括X线平片、磁共振成像（MRI）以及椎间盘造影[3,4]。X线平片可显示节段性椎间隙高度丢失、放射状骨赘形成、椎体终板硬化以及矢状面曲线的改变，如椎体向后或向前滑移。MRI 可用于辨别 X 线平片上无法显示的一些退变表现，如椎间盘脱水、纤维环放射状撕裂、Modic改变以及高强度区域等。但单纯这些影像学表现并不能确定腰椎手术的适应证，椎间盘造影术有助于明确引起疼痛的椎间盘水平[9]。然而，椎间盘造影术并不能单独用于确定痛性椎间盘水平[10]。

手术适应证

临床症状

拟行腰椎间盘置换术的患者要求：疼痛持续6个月以上，且保守治疗无效[11,12]。患者应在监督下完成一次需氧训练方案[13]，并且经过非类固醇类抗炎药物治疗试验。

神经影像学

只有当患者的 X 线平片显示单节段或双节段椎间盘病变，且至少经一项追加的神经影像学检查证实后，才考虑手术[3,4]。如患者的椎间隙塌陷超过 50%，但仍保留有一定的活动能力，则这类患者最适合接受椎间盘置换术治疗。如果患者有严重的脊椎关节强硬，椎间隙骨性融合且相应节段活动减少，那么，强直的脊椎节段不适合选择恢复活动的术式进行治疗。对于活动受限、退行性改变广泛的患者，单纯前路椎间融合术是最合适的治疗手段[14-16]。近期损伤或发生病变的椎间盘，如椎间盘高度较高、活动性较好，且椎小关节病变相对轻微时，选用保留活动功能的设备可获得最佳的治疗效果。不伴明显的椎小关节病变的患者最适合行前路椎间盘置换术[9]。

单节段或双节段腰椎间盘退行性疾病行椎间盘成形术效果较好[17-19]，而三节段腰椎间盘病变则很难通过手术治愈。椎间盘成形术可与单独前路腰椎间融合术联合应用。

手术禁忌证

患有椎间隙感染、代谢性骨病或骨质疏松症的患者行单独前路腰椎椎间盘手术的效果较差[20]。椎间盘假体安置于椎间盘骨性终板之间，骨质疏松时，宿主骨小梁和皮质骨无法承受由假体传递而来的应力，易发生显微镜下应力性骨折，假体下沉，通过终板进入椎体骨小梁。下沉将导致软组织张力丧失和椎间隙不稳。假体下沉与腰椎前凸消失、椎间孔高度下降以及一些假体的移位有关。

目前的单纯前路椎间盘成形术无法在预期范围内可靠地治疗向前半脱位＞ 3mm 的矢状面畸形。同样的，屈伸动力的侧位X线片证实：矢状面移位＞5mm 的严重节段性不稳患者也不适合行该手术。

后方椎小关节发生严重病变的患者不宜选择单独的前路腰椎间盘置换术[9]。目前使用的椎间盘假体均允许大于生理活动的活动度。后方椎小关节对腰椎的节段性活动有引导作用，椎间隙前方的松动将使得椎小关节面承受过大的应力和载荷[10]，从而加速退行性改变[9]。

既往有腹部手术史或主动脉和髂血管有明显钙化病变的患者，不适于行前路腰椎间盘手术。这些患者应考虑通过后方或后外侧入路显露腰骶段脊柱进行治疗。

手术方法

腰椎间盘置换假体

Charité™

SB Charité™ III 人工椎间盘（Waldemar Link

GmbH & Co,Hamburg, Germany）是由柏林 Charité Clinic 的 Büttner-Janz 和 Schellnack 发明的第三代椎间盘假体。这种假体自1987年开始应用，是目前使用最为广泛的腰椎间盘假体[21-25]。SB Charité™ III包含三个组件：(1) 1个结合面呈凹形的钴铬钼上终板及6个外固定钉；(2) 1个双凸面的聚乙烯核心；(3) 1个与聚乙烯核心相关节的凹面下终板及外固定钉。外固定钉钉于椎体终板内，能够提供一定程度的即刻稳定性。首先将金属终板打入椎间隙，在终板放置满意后，再单独行聚乙烯核心的植入。聚乙烯核心应与上下金属终板对称连接。

ProDisc®II

ProDisc® II 腰椎间盘假体（Synthes, Paoli, Pennsylvania）也包含有三个组件：(1)1个结合面呈凹形的钴铬钼上终板；(2)1个聚乙烯核心，上表面为凸形关节面，下表面为扁平锁定面；(3) 1个钴铬钼下终板，聚乙烯核心将放置于此[26-31]。假体的金属终板通过表面的突起卡入邻近椎体内部，获得在椎间隙内的稳定性。植入技术与 Charité™ 假体相似，同时将ProDisc®的上下金属终板打入椎间隙，随后植入聚乙烯核心，并将其锁定于下终板内部。

Maverick™

Maverick™（Medtronic Sofamor Danek，Memphis, Tennessee）由两个钴铬钼组件组成：一个凹面上终板和一个凸面下终板[32,33]。上下终板都有一个中央突起，能将假体固定在椎间隙内，两个组件需同时插入椎间隙。

FlexiCore®

FlexiCore®（Stryker Howmedica Osteonics, Allendale, New Jersey）包含四个组件：(1)1个凹形结合面的钴铬钼上终板；(2)1个压配固定球；(3)1个半圆锥形罩；(4)1个钴铬钼下终板[8]。上下终板与椎体结合界面的表面均有额外的钛喷涂层，且外层都配备有固定钉。假体是作为单个设备植入椎间隙的。

术前准备

须获得MRI轴位相或进行CT轴位断层扫描以确定椎间隙的大小。椎体的形状对于假体植入深度的设计十分重要。假体应与椎体环状突起相接触，停于椎间隙内部，且不可侵犯后外侧的神经根孔。特别注意，将假体适当后置，目的是确保假体的旋转中心与脊柱运动节段的旋转中心保持一致。假体前方应陷入椎间隙边缘内部。应尽量扩大假体与椎体终板的接触面。假体被置于椎体外侧环状突起上时，能发挥最佳的支撑作用；而置于中心时，则易于发生下沉。

应通过术前神经影像学检查明确血管分叉的位置。此外，这些检查还能显示大血管的隐蔽性钙化。

患者体位摆放

患者取仰卧位，置于手术台。手术台必须能够保证术中前后位和侧位透视的顺利进行。患者的上肢收于两侧，胸前交叉或悬吊于手术台两侧。应注意确保上肢的位置不干扰脊柱术中透视显像。

通过术中前后位和侧位透视观察脊柱情况。检查脊柱的旋转活动，应清晰显示位于椎弓根之间的后方棘突。在皮肤表面放置一个X线标记物，通过术中透视定位，确定皮肤切口，消毒整个腹部和盆部，无菌巾覆盖，留出术野。

骨盆及腰椎必须坚强支撑和固定。术中软组织回缩可能使脊柱和骨盆发生旋转。髋关节屈曲外展能够稳定腰骶段脊柱。这种体位（French体位）[32]允许术者直接在骨盆底部进行操作，并有助于假体的正中安置。

腹膜后腰骶椎显露

腰骶椎腹膜后入路较经腹腔入路更具优势。腹膜后入路可降低男性逆行射精的发生率[34]；后期翻修术需要行腰骶椎显露时，还可减轻瘢痕的形成。

在正确的椎间隙位置上垂直或横向切开皮肤。锐性切开皮肤、皮下组织，显露腹直肌鞘的腹侧部分，在中线位置将筋膜鞘垂直分离约2cm，筋膜下钝性剥离腹直肌内侧缘，再钝性游离肌腹，并向外侧牵开。

腹直肌下可见弓状线及腹直肌后鞘。腹直肌后鞘通常是腹膜囊上方非常纤薄的一层筋膜。锐性切开腹直肌后鞘，并向外侧钝性分离。将腹膜内容物拉过中线并向后外侧钝性剥离，暴露腰肌正上方的脂肪平面后，即可轻松地将整个腹膜囊拉过中线，可以看到腹膜囊内输尿管越过髂血管。仔细将左侧输尿管与腹膜内容物一同拉向一边，生殖股神经位于腰肌正上方，应将其留在原位，避免干扰。

大血管分叉最常见于 L5 椎体上方（图 10B-1）。L5-S1 椎间隙多位于髂静脉分叉的正下方；L4-L5 椎间隙则最常见为位于髂动脉分叉的正外侧。在髂动脉分叉处和腰肌之间的结合部可触及L4-L5椎间盘，而在髂静脉分叉正下方则可扪及骶岬和 L5-S1 椎间盘。只在需要手术的脊柱节段进行直接显露。

L3-L4 及 L4-L5 椎间隙的显露

首先，沿邻近髂血管分叉的腰肌内侧缘轻柔地触摸，确定L4-L5椎间隙，同时还可分辨出柔软的圆形纤维环和坚硬的放射状骨赘。在同一平面髂血管分叉头侧约 4cm 处可定位 L3-L4 椎间隙。

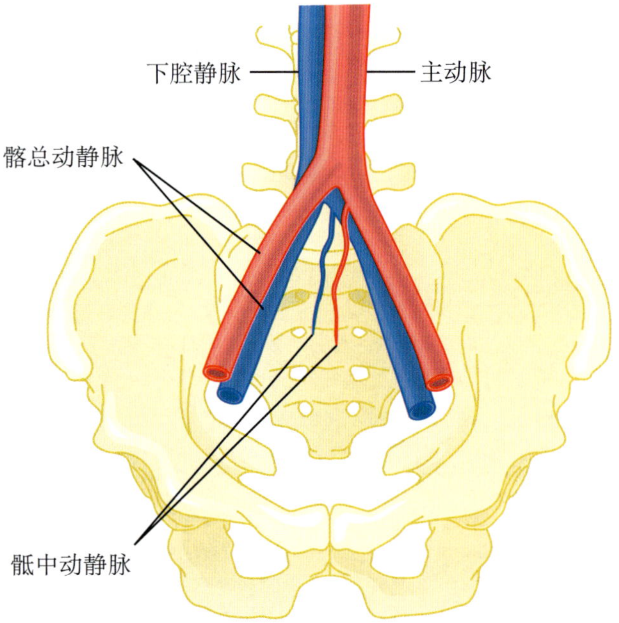

图10B-1 大血管分叉。骶中血管从分叉处分出，越过L5-S1椎间隙。还可能有其他的节段血管从髂总血管分出，并在中线以远处跨越椎间隙。

于椎间隙顶端经无血管层直接切开，一旦纤维环前表面显露，即可清除椎间隙内外侧的软组织。主动脉、腔静脉及髂血管被节段血管固定。节段血管位于 L3 和 L4 椎体的中部。

在显露 L3-L4 椎间隙的过程中，术者必须找到椎间隙上下方的节段血管，并结扎切断。之后，即可钝性分离大血管，并将其安全地牵向椎间隙中线一侧。

显露L4-L5椎间隙，需要术者将左侧髂动静脉牵开。确认椎间隙后，向头侧进行钝性分离，找出穿过L4椎体中部的节段血管，结扎切断。钝性分离后，左侧髂动脉及主动脉可被轻柔地拉过中线。髂动脉的正下方为髂静脉。在牵开静脉前，须沿左侧髂静脉外侧缘的下方进行钝性分离。找到髂腰静脉的返支，静脉常被其外侧支固定，无法牵过椎间隙。髂静脉回缩的过大张力可导致髂腰静脉返支的撕裂。必要时，应安全地结扎并切断髂腰静脉。随后，将髂动静脉牵过中线，显露 L4-L5 椎间隙。

L5-S1 椎间隙的显露

L5-S1椎间隙可在大血管分叉下方扪及。直接在左侧髂动脉上进行钝性分离。动脉下方为左侧髂静脉。分离静脉上的软组织，并将其钝性牵过椎间盘中线，分离应在髂静脉分叉的上方进行，然后从左到右清除所有软组织。之后，便可显露骶中动静脉，并随即按步骤分离、结扎并切断之（图 10B-2），切忌使用电凝。钝性分离，以进一步显露椎间隙。骶中血管很少位于椎间隙中央。一般来说，会有一些血管越过L5-S1椎间隙。多数情况下，左侧髂静脉必须被拉向外上方。

前路椎间盘切除术

整个椎体前部清晰可见。暴露前方圆弧形表面、前纵韧带以及纤维环的外侧缘。于椎间隙中部放置X线标记物，并经术中透视进行定位（图10B-3）。术中应十分小心，避免脊柱旋转，保证术中透视与椎体终板平行。

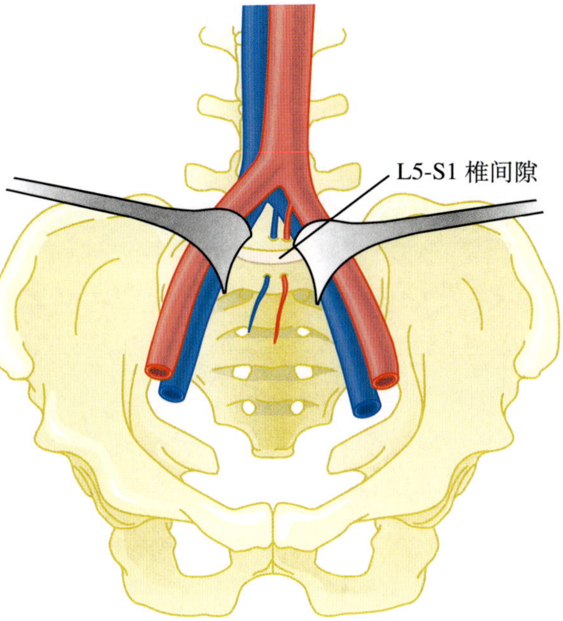

图 10B-2　一旦结扎骶中血管，髂总动脉和静脉流通，暴露椎间隙侧缘。不要牵拉大血管分叉处，但可将之上抬，以更好地暴露椎间盘侧面。

切除纤维环前中央部分，然后切除整个纤维环前部以及前纵韧带（图10B-4）。直视下仔细切除髓核及软骨终板。注意不要侵犯椎体骨性终板。向两侧及后方进行分离。小心地保留纤维环两侧的部分，暴露后方结构。

游离后方韧带结构。可能需要切除后侧的放射状骨赘，后纵韧带也可能需要切除或自椎体中央附着处剥离（图 10B-5）。

椎间隙撑开

荧光直接透视下进行撑开操作，直到椎间隙恢复至满意的高度。此过程中需要特别注意的是，不要损伤椎体终板，甚至导致骨折；要避免过度撑开。术中透视直视下还应确保椎间隙软组织能够活动。

假体植入

将椎间盘假体植入椎间隙内。注意确保假体的终板结构位于椎间隙范围内。

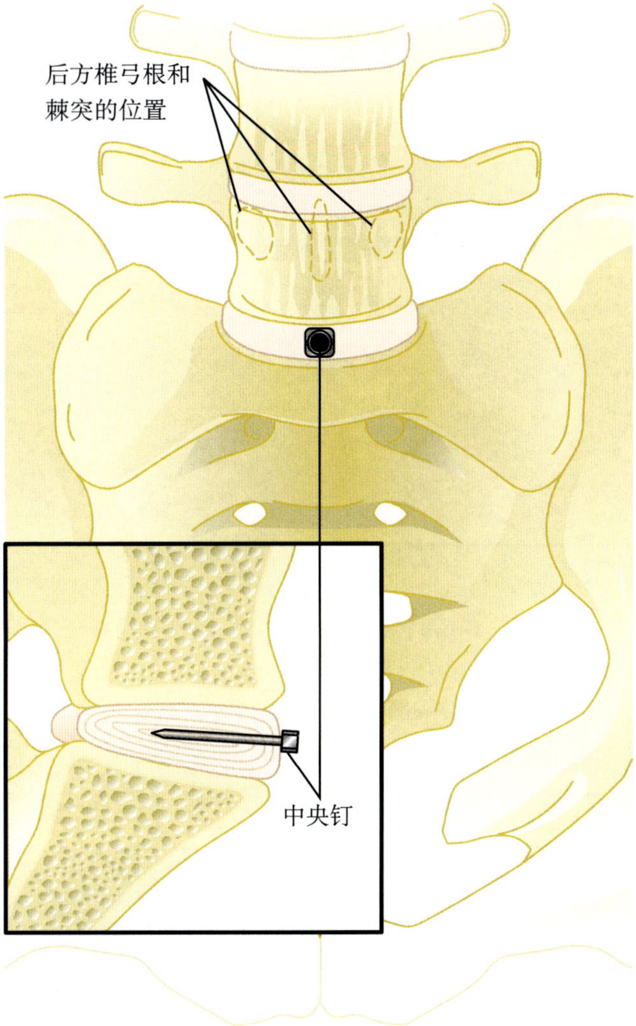

图 10B-3　透视下确定 X 线标记物正确放置。注意确保标记物正对后方棘突，并位于两侧椎弓根正中央。照侧位片（画中画），以确定正确的椎间盘水平，并估计椎间隙的深度。

切口闭合

检查大血管以排除隐蔽性损伤。彻底止血，将腹膜内容物覆盖腰骶段脊柱。依次缝合腹直肌前鞘及皮下组织，皮内缝合，关闭皮肤切口。

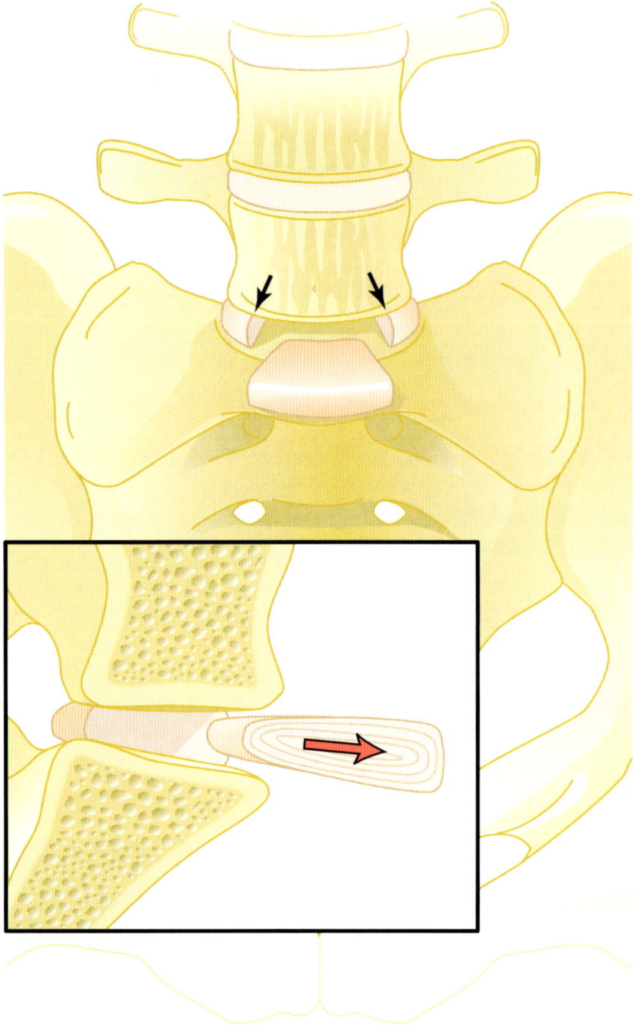

图10B-4　行完整的“哈巴狗式椎间盘切除术”。对称切除纤维环前部（大箭头），移除软骨终板。保留纤维环的前外侧部分（小箭头）。

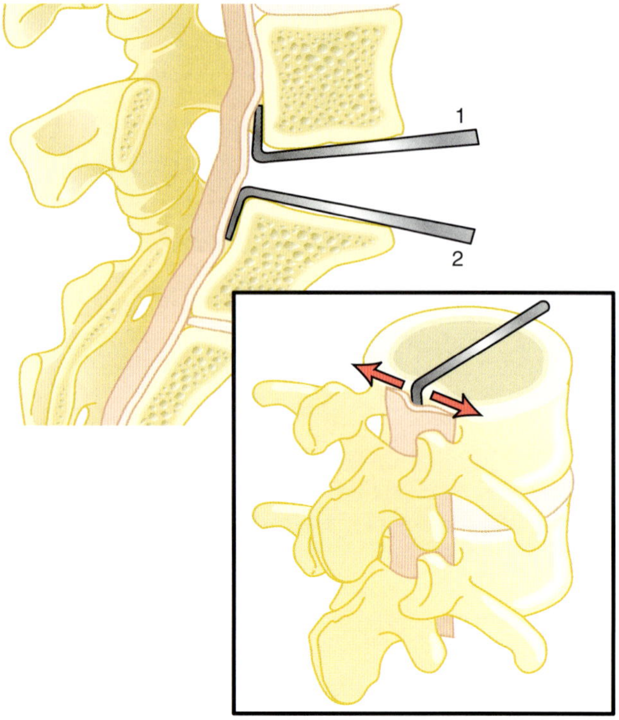

图 10B-5　切除后方放射状骨赘。松解纤维环后方及后纵韧带在椎体上的附着。紧贴椎体后方于硬膜外间隙放置软组织起子（1和2）。起子顶部始终贴着椎管边缘进行剥离。紧接着用起子剥离邻近椎体的后方（1 和 2）。每一节段都用起子从左到右地（箭头）剥离椎体后方组织。

（陈超译　王岩校）

参考文献

1. Burkus JK, Zdeblick TA. Lumbar disk disease: Pathophysiology of lumbar spondylosis and diskogenic back pain. In Frymoyer JW, Wiesel SW, An HW, et al., eds. The Adult and Pediatric Spine, 3rd ed. New York: Lippincott Williams & Wilkins, 2003:899-911.
2. Boden SD, Davis DO, Dina TS, et al. Abnormal magnetic resonance scans of the lumbar spine in asymptomatic subjects. A prospective investigation. J Bone Joint Surg Am 1990;72:403-408.
3. Slosar PJ. Indications and outcomes of reconstructive surgery in chronic pain of spinal origin. Spine 2002;27:2555-2562.
4. Thalgott JS, Albert TJ, Vaccaro AR, et al. A new classification system for degenerative disk disease of the lumbar spine based on magnetic resonance imaging, provocative diskography, plain radiographs, and anatomic considerations. Spine J 2004;4:167S-172S.
5. Le Huec JC, Basso Y, Mathews H, et al. The effect of single-level, total disk arthroplasty on sagittal balance parameters: a prospective study. Eur Spine J 2005;14(5):480-486.
6. Valdevit A, Errico TJ. Design and evaluation of the FlexiCore metal-on-metal intervertebral disk prosthesis. Spine J 2004;4:276S-288S.
7. Le Huec JC, Basso Y, Aunoble S, et al. Influence of facet and posterior muscle degeneration on clinical results of lumbar total disk replacement. Two-year follow-up. J Spinal Disord Tech 2005;18:219-223.
8. Dooris AP, Goe, VK, Grosland NM, et al. Load-sharing between anterior and posterior elements in a lumbar motion segment implanted with an artificial disk. Spine 2001;26:E122-E19.
9. Derby R, Howard MW, Grant JM, et al. The ability of pressure-controlled diskography to predict surgical and nonsurgical outcome. Spine 1999;24:364-371.

10. Madan S, Gundanna H, Harley JM, et al. Does provocative diskography screening of diskogenic back pain improve surgical outcome? J Spinal Disord Tech 2002;15:245-251.
11. Bertagnoli R, Kumar S. Indications for full prosthetic disk arthroplasty: a correlation of clinical outcome against a variety of indications. Eur Spine J 2002;11(Suppl 2):S131-S136.
12. Blumenthal SL, Ohnmeiss DD, Guyer RD, et al. Prospective study evaluating total disk replacement. Preliminary results. J Spinal Disord Tech 2003;16:450-454.
13. Keller A, Brox JI, Gunderson R, et al. Trunk muscle strength, cross sectional area, and density in patients with chronic low back pain randomized to lumbar fusion or cognitive intervention and exercises. Spine 2004;29:3-8.
14. Burkus JK, Transfeldt EE, Kitchel SH, et al. Clinical and radiographic outcomes of anterior lumbar interbody fusion using recombinant human bone morphogenetic protein-2. Spine 2002;27:2396-2408.
15. Burkus JK, Heim SE, Gornet MF, et al. Is INFUSE bone graft superior to autograft bone? An integrated analysis of clinical trials using the LT-CAGE lumbar tapered fusion device. J Spinal Disord 2003; 16:113-122.
16. Burkus JK, Gornet MF, Dickman CA, et al. Anterior lumbar interbody fusion using rhBMP-2 with tapered interbody cages. J Spinal Disord Tech 2002;15:337-349.
17. Hochschuler SH, Ohnmeiss DD, Guyer RD, et al. Artificial disk: preliminary results of a prospective study in the United States. Eur Spine J 2002;11(Suppl 2):S106-S110.
18. Lemaire JP, Skalli W, Lavaste F, et al. Intervertebral disk prosthesis: results and prospects for the year 2000. Clin Orthop Relat Res 1997;(337):64-76.
19. Mayer HM, Wiechert K, Korge A, et al. Minimally invasive total disk replacement: surgical technique and preliminary clinical results. Eur Spine J 2002;11(Suppl 2):S124- S130.
20. Huang RC, Lim MR, Girardi FP, et al. The prevalence of contraindications to total disk replacement in a cohort of lumbar surgical patients. Spine 2004;29:2538-2541.
21. Cinotti G, David T, Postacchini F. Results of disk prosthesis after a minimum follow-up period of 2 years. Spine 1996;21:995-1000.
22. Geisler FH, Blumenthal SL, Guyer RD, et al. Neurological complications of lumbar artificial disk replacement and comparison of clinical results with those related to lumbar arthrodesis in the literature: results of a multicenter, prospective, randomized investigational device exemption study of Charité intervertebral disk. Invited submission from the Joint Section Meeting on Disorders of the Spine and Peripheral Nerves, March 2004. J Neurosurg Spine 2004;1:143-154.
23. Griffith SL, Shelokov AP, Büttner-Janz K, et al. A multicenter retrospective study of the clinical results of the Link® SB Charité Intervertebral prosthesis. The initial European experience. Spine 1994;19:1842-1849.
24. Guyer RD, McAfee PC, Hochschuler SH, et al. Prospective randomized study of the Charité artificial disk: data from two investigational centers. Spine J 2004;4:252S-259S.
25. McAfee PC, Fedder IL, Saiedy S, et al. Experimental design of total disk replacement-experience with a prospective randomized study of the SB Charité. Spine 2003;28:S153-S162.
26. Delamarter RB, Fribourg DM, Kanim LE, et al. ProDisc artificial total lumbar disk replacement: introduction and early results from the United States clinical trial. Spine 2003;28:S167-S175.
27. Huang RC, Girardi FP, Cammisa Jr FP, et al. Long-term flexion-extension range of motion of the ProDisc total disk replacement. J Spinal Disord Tech 2003;16:435-440.
28. Marnay T. Lumbar disk replacement: 7-11 year results with ProDisc [Abstract]. Spine J 2002;2:94S.
29. Tropiano P, Huang RC, Girardi FP, et al. Lumbar total disk replacement. seven to eleven-year follow-up. J Bone Joint Surg Am 2005;87:490-496.
30. Zigler JE, Burd TA, Vialle EN, et al. Early results using the ProDisc II: a prospective randomized trial of arthroplasty versus fusion. J Spinal Disord Tech 2003;16:352-361.
31. Zigler JE. Clinical results with ProDisc: European experience and U.S. investigational device exemption study. Spine 2003;28:S163-S166.
32. Le Huec JC, Mathews H, Basso Y, et al. Clinical results of Maverick lumbar total disc replacement: two-year prospective follow-up. Orthop Clin North Am 2005;36:315-222.
33. Mathews HH, LeHuec JC, Friesem T, et al. Design rationale and biomechanics of Maverick total disk arthroplasty with early clinical results. Spine J 2004;4:268S-2675S.
34. Sasso RC, Burkus JK, LeHuec JC. Retrograde ejaculation after anterior lumbar interbody fusion: transperitoneal versus retroperitoneal exposure. Spine 2003;28:1023-1026.

颈椎椎间盘置换概述：生物力学与设计

11A

Steven C. Zeiller, MD Tucson, Arizona
Harvey E. Smith, MD Philadelphia, Pennsylvania
Alan S. Hilibrand, MD Philadelphia, Pennsylvania

引言

颈椎退变在成人的发病率较高，但很少有神经根或脊髓压迫症状。若患者出现神经症状且经保守治疗症状不见好转者，应考虑行手术治疗。传统手术治疗为经前路或后路对神经根或脊髓进行减压。对于神经严重受压或矢状面严重失衡的患者，可考虑前后路联合治疗。而传统手术在进行神经减压的同时，还要行椎间融合术。为避免行椎间融合术，很多非融合技术（如椎间盘置换术）已经广泛开展。

在腰椎植入Fernström球的椎间盘置换术最先于40年前用于腰椎，之后得以广泛开展。在欧洲，腰椎间盘置换术已有20年的历史，并取得了良好效果。在美国，腰椎间盘置换术仍处于起步阶段。美国FDA最近刚验证并通过第一个腰椎间盘假体（Charité™, DePuy Spine, Raynham, Massachusetts），Lemaire等对应用该人工椎间盘置换的105例患者进行了5年的随访，79%效果良好[1]。

颈椎间盘置换术已逐渐成为替代常规前路融合术的一种术式。然而，颈椎和神经根的独特解剖结构、生物力学等因素使人工颈椎间盘的设计变得复杂。目前，美国FDA通过5种椎间盘：ProDidc-C®（Synthes, Paoli, Pennsylvania）、Bryan®（Medtronic Sofamor Danek, Memphis, Tennessee）、Prestige®（Medtronic Sofamor Danek）、PCM™（Cervitech, Rockaway, New Jersey）和CerviCore™（SpineCore, Summit, New Jersey）。

人工颈椎间盘的生物力学很复杂，需考虑关节面的形状、植入物的旋转中心、假体的活动度以及假体对邻近节段活动的影响等。生物材料方面需要考虑用于构造植入物的合金的类型、假体交界面的构成（如聚乙烯vs金属-金属）及固定技术（骨长入vs螺钉）。本章节的目的就是阐述以上问题。

颈椎的生物力学

颈椎的生物力学是骨性结构和韧带结构间复杂的相互作用。颈椎的活动度很大，可以进行多种活动，包括前屈、后伸、左右侧屈、平移和旋转。在做这些活动的同时，颈椎要保持其稳定性以保护其中的神经组织。颈椎分为上颈椎（C1和C1-C2）和下颈椎（C3～C7）。上颈椎的特点是无椎间盘结构，主要靠韧带维持其稳定性，上颈椎拥有全部颈椎40%的屈伸活动和60%的轴向旋转活动。下颈椎的活动主要是屈伸活动，其稳定性取决于椎间盘、关节突、关节囊及前后韧带等结构。另外，下颈椎将轴向负荷也加以分散，这主要是由于椎间盘的作用，其次与小关节突有关。椎间盘对保持颈椎前凸很重要，而颈椎前凸这一解剖现象也有重要意义，它可使脊髓与椎体之间有一间隙，同时使周围的肌肉达到更好的机械强度。在这种前凸的姿势下，颈椎的轴向受力大部分分布于后方结构。Pal 和 Sherk 等人研究证明：颈椎 36% 的轴向受力分布于前柱；64%的受力分布于后柱（两侧各 32%）[2]。

人工颈椎间盘置换存在一个严重问题——植入物的沉降。植入物沉降会导致矢状面失平衡，需行翻修手术。Muller-Gerbl 对颈椎和腰椎的骨密度和骨小梁结构进行了相关研究[3]，发现颈椎侧方结构承受的压力比腰椎大，颈椎骨密度最高的部分位于终板的侧方。在行人工椎间盘设计时，必须考虑椎体骨密度的空间分布，植入物最好有比较宽的台面面积，从而能置于两侧骨密度比较高的区域。另外，Muller-Gerbl 还发现：颈椎骨小梁的厚度大于腰椎骨小梁，这对于依赖骨质长入进行固定的植入物来说是很重要的。植入物的表面涂层必须大小合适（20～30μm），能使骨质长入。

人工椎间盘上下两部分之间的连接很重要，这也是假体之间差异最大的地方。该连接可决定运动节段的旋转中心（COR）以及运动时假体所受的张力。运动节段的旋转中心是指其在某一平面运动时，固定的部位。脊柱的非轴向运动主要是屈伸运动。Dvorak等研究证实：颈椎的矢状旋转轴位于邻近下端椎体中线的后方[4,5]。该旋转中心不是静止的，运动时瞬时轴线的改变将使 COR 位置发生变换，这使得假体的设计更为复杂。理想状态下，假体两部分之间的接触面应该可以自由活动，从而使旋转中心位于生理位置，这可以确保后部的关节突和邻近节段不至于过早退变。因此，假体可活动的接触磨面得到广泛的重视，而其潜在的脱位、突出引起神经并发症的问题也得注意。结果，大部分厂家将磨面与终板固定，这明显影响了运动节段的旋转中心。

假体上下两部分的接触面也会增加运动节段的张力、限制运动幅度，这将影响到下颈椎的屈伸活动。增加的张力将会传至假体，最常用的改善方法是：假体下端部分的接触面采用穹窿状，突出于耐磨表面，而上端部分以一个凹面与下端连接。基于假体下端部分接触面的突出高度，可以预先确定连接处的活动范围。当达到预先确定的最大幅度活动时，凹形椎板的边缘和凸形椎板的边缘可以接触，从而限制进一步活动（图 11A-1，图 11A-2）。

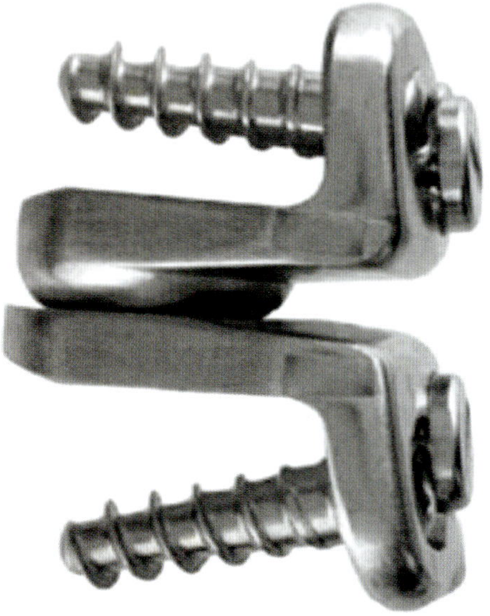

图 11A-1　Prestige® 颈椎间盘。(Reprinted with permission from Medtronic Sofamor Danek, Memphis, Tennessee.)

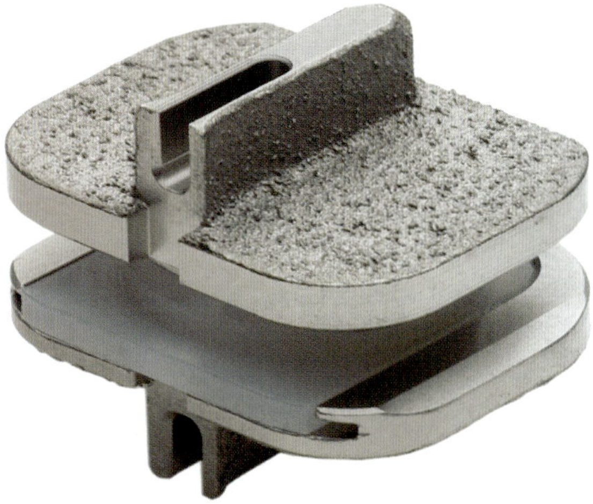

图 11A-2　ProDisc-C® 颈椎间盘。(Reprinted with permission from Synthes, Paoli, Pennsylvania.)

生物力学方面，保持旋转中心从而能达到生理状态的活动、减少张力是设计人工颈椎间盘需特别考虑的问题。这些因素决定了假体的摩擦面、后方关节突以及邻近运动节段抗磨损的性能。

生物材料

人工颈椎间盘的应用材料得益于对四肢关节置换术中生物材料的研究。对于全关节置换，设计假体需要考虑植入物的摩擦表面、假体的耐用性、植入物与周围骨组织固定的牢固性、金属的组织相容性以及材料的机械特性等。

目前髋关节、膝关节以及脊柱关节成形术所用的金属材料有三种：钛或钛合金、不锈钢合金、钴合金（表 11A-1）[6]。在选择金属材料时需考虑抗腐蚀性、强度、可塑性、脆性以及韧性等因素。若所用金属的机械性能与周围骨组织不同，则会在植入物周围形成一增强的应力屏障。

不锈钢合金由铁、碳、铬、镍、钼组成，其优点是应用时间长、相对便宜、可塑性强等。不锈钢合金中的铬在体外氧化形成一层氧化膜，可防止其受到腐蚀。但不锈钢合金的机械性能比钛及铬合金略差，而且，干扰CT和MRI成像也是限制其广泛应用的一个因素。不锈钢合金单纯用于人工颈椎间盘置换的早期阶段，不能预测其植入物的长期状态、是否需要翻修、潜在并发症等问题。患者需进行影像学随访，同时，若出现并发症，需行翻修手术。应仔细了解周围软组织及脊髓神经根的影像学状态，而不锈钢合金对于影像学的干扰将妨碍工作的进一步开展。

与不锈钢合金相比，钛合金有更好的机械特性和生物相容性。由于其机械性能与人体骨骼更加相似，所以其周围的应力遮挡会略小；其表面的一层二氧化钛（TiO_2）保护膜可以防止被腐蚀；而且纯钛的多孔表面可以增加骨质长入。

钴铬合金由钴、铬、钼构成，通过减小钴铬合金的颗粒大小，可改善其机械性能。合金表面是一层铬的氧化膜，可以防止合金被腐蚀。合金中加入镍可增强合金抗腐蚀的能力，但也可能引起超敏反应。

行颈椎间盘置换术后，我们期望植入的椎间盘与骨的接触面能够承受30～40年的重复的剪切力。由于人工椎间盘邻近脊髓、血管等重要结构，且若行翻修术能再次利用的骨质很少，所以，在手术时牢靠的固定很重要。在关节成形术中，使用聚甲基丙烯酸甲酯骨水泥来固定假体。然而，由于颈椎间盘邻近脊髓和前路手术操作等原因，不适合用骨水泥固定假体。因此，骨质长入是固定假体最好的方法。

普遍认为有孔的粗糙钛表面是适合骨质长入的，目前有研究探索由羟磷石灰和磷酸三钙组成的骨介导生长表面。测试分析发现，在行膝关节置换术时，骨介导表面与胫骨的固定要比用骨水泥固定的假体牢靠[7]。TiCaP®（钛-三氧化钛-磷酸盐，Cervitech, Rockaway, New Jersey）已用于一些人工颈椎间盘置换。TiCaP®由三层涂面构成，其中有两层纯钛等离子喷于钴终板的表面，磷酸钙层通过电化学方法使其沉淀于纯钛层被膜的表面，并增加椎体终板矿化的位

表 11A-1　常用于髋、膝和脊柱关节成形术的金属天然特性比较

材料	弹性模量 (GPa)	弹性极限 (MPa)	最终强度 (MPa)	疲劳强度 (MPa)	硬度 HVN	骨折延伸率 (%)
不锈钢	190	792	930	241~820	130~180	43~45
CoCrMo	210~253	448~841	655~1277	207~950	300~400	4~14
CPTi	110	485	760	300	120~200	14~18
Ti-6Al-4V	116	897~1034	965~1103	620~689	310	8

点。电化学沉积的磷酸钙盐保留了钛层的开放细胞结构，使骨质长入。电化学沉积的磷酸钙盐通过微晶体固定于假体，拥有结晶结构，使骨质能纵向长入，这比传统的等离子喷洒的羟磷石灰更为坚固，这种增强的骨质连接可以减少磨损及碎屑的产生。狒狒的活体实验显示，以 TiCaP® 为被覆的终板显示了良好骨质融合，并且没有增加任何磨损微粒[8]。

设计人工颈椎间盘的摩擦表面时必须同时考虑接触面的摩擦、耐磨性能、产生磨屑的可能以及传递至假体的载荷等因素。目前临床所用的人工颈椎间盘和腰人工椎间盘都是金属 - 聚乙烯界面或金属 - 金属界面。

有关金属与聚乙烯的摩擦特性已有广泛研究。当聚乙烯产生碎屑颗粒时，称为磨损，聚乙烯的耐磨特性是通过 γ 射线使聚乙烯交联而得以提高的[9,10]。然而，耐磨性能的增加是在生物力学性能降低的基础上产生：结晶质降低、强度及弹性系数下降、最大张力减少[11-13]。在四肢的关节置换中，若出现由聚乙烯磨损产生的微粒，应考虑可能会引起周围骨质溶解。由于颈椎的骨质积蓄很少，所以，骨质溶解和植入物松动是需要考虑的两个问题。因为植入物的移位会侵犯邻近的脊髓或血管，导致灾难性并发症。但是，目前还没有关于人工颈椎间盘置换术后出现骨质溶解的报道。颈椎所承受的力量远小于髋关节和膝关节，但与四肢关节置换的接触面相比，人工颈椎间盘置换后的横截面积减小，使其受力增加，这将使聚乙烯磨面的临床效果降至最低。与四肢关节置换相比，椎间盘置换无滑膜，这将减少因免疫或炎症反应而产生的磨屑[8,14]。

保持椎间盘的高度对于椎间盘置换术后颈椎正常生物力学特性的保存非常重要，椎间隙的过度扩张或充盈不足都会影响邻近节段的运动并改变后部结构的受力。由于金属植入物设计相对局限，而且颈椎的椎间隙比较狭窄，所以，对聚乙烯材料厚度的设计成为关键。全膝关节置换的研究证明聚乙烯的最小厚度为 6 ~ 8mm，因为冷流限定于 25N/mm 以下[6]。由于颈椎的负荷较小，所以，人工颈椎间盘聚乙烯的最小厚度可能更小，但是仍需进一步研究来证实。

目前，普遍认为金属 - 金属接触磨面要比金属 - 聚乙烯接触磨面的磨损率要低，而且产生的磨屑也偏少。金属 - 金属磨面产生的磨屑颗粒的大小比金属 - 聚乙烯磨面要小，但数量要多一些[15-17]。这些重金属磨屑对人体健康的影响目前还知之甚少，但患者行金属-金属磨面的髋关节置换术后，机体血清和尿中的铬含量升高[18-19]。目前还没有关于重金属微粒沉积所致副作用的报道，但长期生物学效应还不确定[20,21]。现有学者提出潜在的迟发性超敏反应这一问题[22]。

人工颈椎间盘置换的现状

人工颈椎间盘置换术是继颈椎融合术后对神经根型和脊髓型颈椎病的又一手术治疗方法。目前，关于人工颈椎间盘置换术的临床疗效报道较少，然而，部分关于其术后近期疗效的报道是乐观的。有一组报道对 53 例患者的 81 个置换的椎间盘（PCM™）进行随访研究，每例患者皆随访1年，并行影像学检查和临床评估，这些患者大部分是神经根型颈椎病。视觉模拟评分（VAS）由术前的平均85（100～50）降至术后 1 年的 20（50 ～ 0）。患者的术后恢复情况，根据 Odom 标准评估，56% 为优；37% 为良；7% 一般；无差[23]。

Bryan® 椎间盘用于 97 例神经根型或脊髓型颈椎病患者，所有患者术后皆行影像学检查和SF-36评分进行评估。73 例患者行单节段椎间盘置换并随访 2 年，45 例优；7 例良；13 例一般；8 例差。术后的影像学检查未发现植入物沉降，有 1 例向前移位 3mm。30例患者行双节段椎间盘置换并随访1年，21例优；3 例良；5 例一般；1 例差[24]。

总之，对人工椎间盘的疗效评估需要进一步的临床随访研究。人工颈椎间盘的生物力学和生物材料的研究是成功的关键。通过过去 40 年对四肢大关节置换术的经验，推断出目前的信息。随着未来研究的完成，我们将会对人工颈椎间盘置换术后矢状面序列、疼痛评分、耐磨特性、对邻近节段的影响等问题有更深刻的了解。

（王传峰译　田伟校）

参考文献

1. Lemaire JP, Skalli W, Lavaste F, et al. Intervertebral disc prosthesis. Results and prospects for the year 2000. Clin Orthop Relat Res 1997;(337):64-76.
2. Pal GP, Sherk HH. The vertical stability of the cervical spine. Spine 1988;13(5):447-449.
3. Muller-Gerbl M. The Subchondral Bone Plate. Berlin: Springer, 1998.
4. Dvorak J, Panjabi MM, Novotny JE, Antinnes JA. In vivo flexion/extension of the normal cervical spine. J Orthop Res 1991;9(6):828-834.
5. Dvorak J, Panjabi MM, Grob D, et al. Clinical validation of functional flexion/extension radiographs of the cervical spine. Spine 1993;18(1):120-127.
6. Hallab N, Link HD, McAfee PC. Biomaterial optimization in total disc arthroplasty. Spine 2003;28(20):S139-S152.
7. Onsten I, Nordqvist A, Carlsson AS, et al. Hydroxyapatite augmentation of the porous coating improves fixation of tibial components. A randomised RSA study in 116 patients. J Bone Joint Surg Br 1998;80(3):417-425.
8. McAfee PC, Cunningham BW, Orbegoso CM, et al. Analysis of porous ingrowth in intervertebral disc prostheses: a nonhuman primate model. Spine 2003;28(4):332-340.
9. D'Lima DD, Hermida JC, Chen PC, Colwell CW Jr. Polyethylene cross-linking by two different methods reduces acetabular liner wear in a hip joint wear simulator. J Orthop Res 2003;21(5):761-766.
10. Oonishi H, Clarke IC, Yamamoto K, et al. Assessment of wear in extensively irradiated UHMWPE cups in simulator studies. J Biomed Mater Res 2004;68A(1):52-60.
11. Collier JP, Currier BH, Kennedy FE, et al. Comparison of cross-linked polyethylene materials for orthopaedic applications. Clin Orthop Relat Res 2003;(414):289-304.
12. Kurtz SM, Villarraga ML, Herr MP, et al. Thermomechanical behavior of virgin and highly crosslinked ultra-high molecular weight polyethylene used in total joint replacements. Biomaterials 2002;23(17):3681-3697.
13. Lewis G, Carroll M. Effect of crosslinking UHMWPE on its tensile and compressive creep performance. Biomed Mater Eng 2001;11(3):167-183.
14. Howie DW, Vernon-Roberts B. The synovial response to intraarticular cobalt-chrome wear particles. Clin Orthop Relat Res 1988;(232):244-254.
15. Anissian HL, Stark A, Gustafson A, et al. Metal-on-metal bearing in hip prosthesis generates 100-fold less wear debris than metal-on-polyethylene. Acta Orthop Scand 1999;70(6):578-582.
16. Anissian HL, Stark A, Good V, et al. The wear pattern in metal-on-metal hip prostheses. J Biomed Mater Res 2001;58(6):673-678.
17. Campbell P, Shen FW, McKellop H. Biologic and tribologic considerations of alternative bearing surfaces. Clin Orthop Relat Res 2004;(418):98-111.
18. Maezawa K, Nozawa M, Hirose T, et al. Cobalt and chromium concentrations in patients with metal-on-metal and other cementless total hip arthroplasty. Arch Orthop Trauma Surg 2002;122(5):283-287.
19. Heisel C, Silva M, Skipor AK, et al. The relationship between activity and ions in patients with metal-on-metal bearing hip prostheses. J Bone Joint Surg Am 2005;87(4):781-787.
20. Jacobs JJ, Skipor AK, Patterson LM, et al. Metal release in patients who have had a primary total hip arthroplasty. A prospective, controlled, longitudinal study. J Bone Joint Surg Am 1998;80(10):1447-1458.
21. Kornhauser C, Wrobel K, Wrobel K, et al. Possible adverse effect of chromium in occupational exposure of tannery workers. Ind Health 2002;40(2):207-213.
22. Park YS, Moon YW, Lim SJ, et al. Early osteolysis following second-generation metal-on-metal hip replacement. J Bone Joint Surg Am 2005;87(7):1515-1521.
23. Pimenta L, McAfee PC, Cappuccino A, et al. Clinical experience with the new artificial cervical PCM (Cervitech) disc. Spine J 2004;4(6 Suppl): 315S-321S.
24. Anderson PA, Sasso RC, Rouleau JP, et al. The Bryan Cervical Disc: wear properties and early clinical results. Spine J 2004;4(6 Suppl):303S-309S.

Bryan® 人工颈椎间盘

11B

Joseph D. Smucker, MD Atlanta, Georgia
Rick C. Sasso, MD Indianapolis, Indiana

背景资料

前路椎间盘切除术和融合术是治疗神经根型或脊髓型颈椎病的有效方法[1]。由于这一手术方法的局限性，研究者们正探索一种新的手术方法，在椎间隙中植入能够运动并有生物机械性能的假体。

Hilibrand等人报道行颈椎融合术后，邻近节段退变的发生率为每年2.9%[2]。另有报道着重强调颈椎融合术后再次出现神经症状及邻近节段退变的问题[2-4]。行颈椎融合术的患者，术后10年内有25%的患者会出现新的症状，融合邻近节段活动范围加大，椎间盘内压也增大[5,6]。

人工椎间盘的设计目的是保持手术节段的运动性、避免融合的局限性、使患者恢复正常活动，同时也可避免移植自体骨所带来的并发症[7,8]。另外，还可以避免术后假关节形成、颈前路钢板植入相关并发症以及颈椎融合后的副作用等。

椎间盘成形术的历史

20世纪80年代末，Cummins发明了由316L不锈钢金属组成的金属-金属球窝磨面的人工颈椎间盘[9]，它通过椎体前方的螺钉固定，并以突入终板的隆起结构固定于椎体，活动性很小。

Frenchay人工颈椎间盘由英国的Bristol发明，它是在Cummins设备的基础上加以改良，能够进行更多的生理活动。之前尾侧的陷窝改成浅的椭圆形凹槽，从而使头端的球体能够在其中滑动，进行平移和旋转运动。头端球体在尾端凹槽中找到旋转轴，这是通过后部关节突的张力和其他节段的运动来完成的。螺钉锁定系统的外形减小，使整个假体体积缩小。

Bryan®人工颈椎间盘（Medtronic Sofamor Danek, Memphis, Tennessee）是单件的双关节金属-聚合物磨面假体，而且不需要其他附加固定的非限制型人工椎间盘，具有完全可变的瞬时旋转轴[10,11]。另外，它还有一独特设计的聚氨基甲酸乙酯护套，可以保存磨屑和防止软组织长入。两端椎体的骨质可以长入其双侧的有孔钛合金外套中，使假体牢固固定。2002年5月，该人工颈椎间盘成为美国使用的第一种人工颈椎间盘假体（图11B-1）。

设计

Bryan® 人工颈椎间盘是由聚氨基甲酸酯多聚体核嵌于双侧钛合金终板中构成（图 11B-2）[12]。它有两个摩擦面，分别位于核心与双侧终板交界处。在进行正常的生理性活动如成角或平移运动时，该假体为非限制型。双侧终板都有多孔外套，能使骨质长入达到长期稳定。聚氨基甲酸酯护套由钛丝固定于双侧终板，从而形成一闭合的腔（图 11B-3）[12]。在体内，这一护套周围逐渐形成一假包膜。在假体植入前，先在护套形成的闭合腔中注入无菌生理盐水润滑剂，充填护套与钛合金之间的空间。假体前缘向两侧的突出可以防止假体向后移位，椎间盘植入装置可以嵌在前端凸缘的孔中，以控制椎间盘的植入。按直径（mm）分，该人工椎间盘一共有 5 种型号：14、15、16、17、18。

术中用钻模确定钩椎关节，确定椎间隙中心。用重力参考系统确定椎间隙的矢状角。在确定椎间隙中

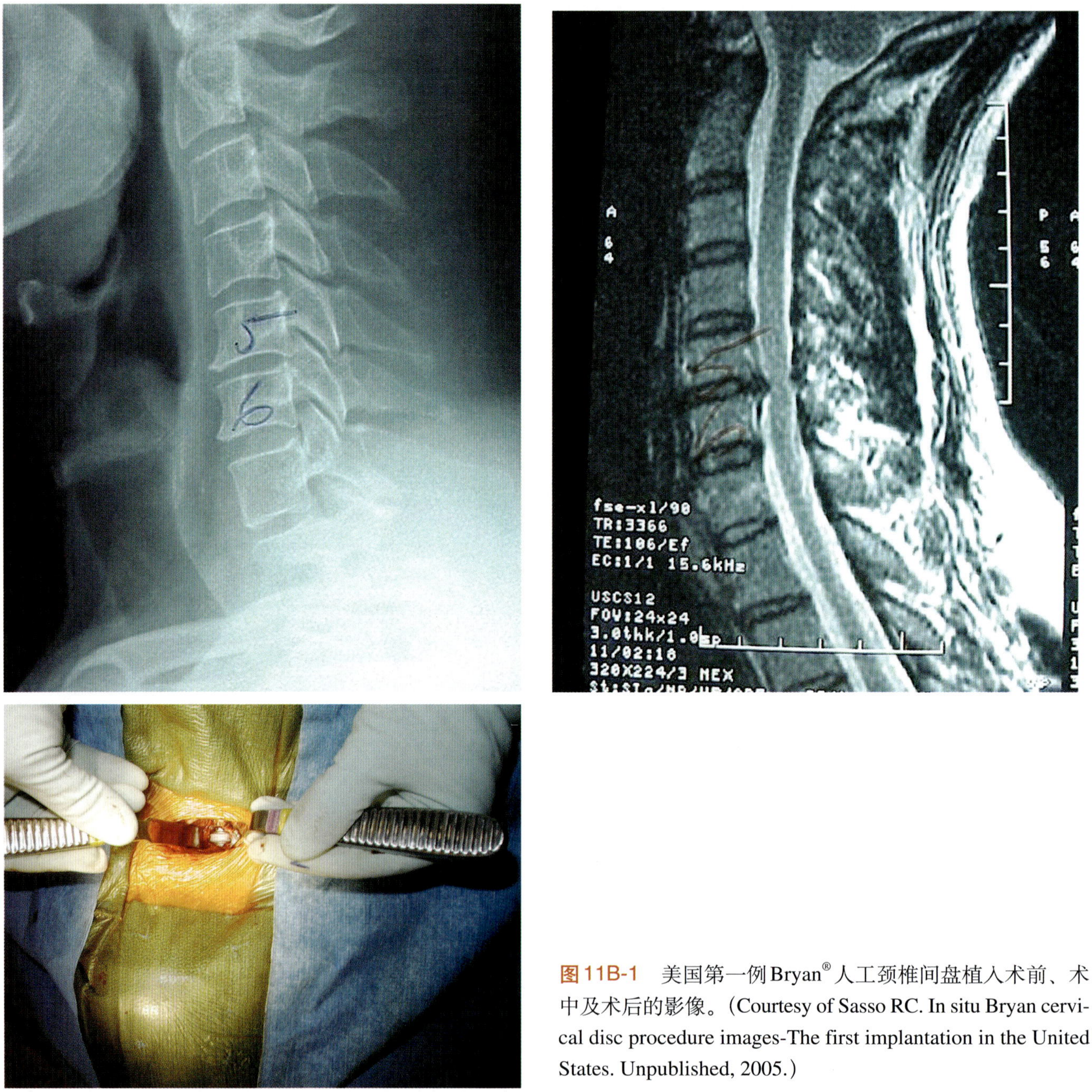

A B C

图 11B-1 美国第一例 Bryan® 人工颈椎间盘植入术前、术中及术后的影像。(Courtesy of Sasso RC. In situ Bryan cervical disc procedure images-The first implantation in the United States. Unpublished, 2005.)

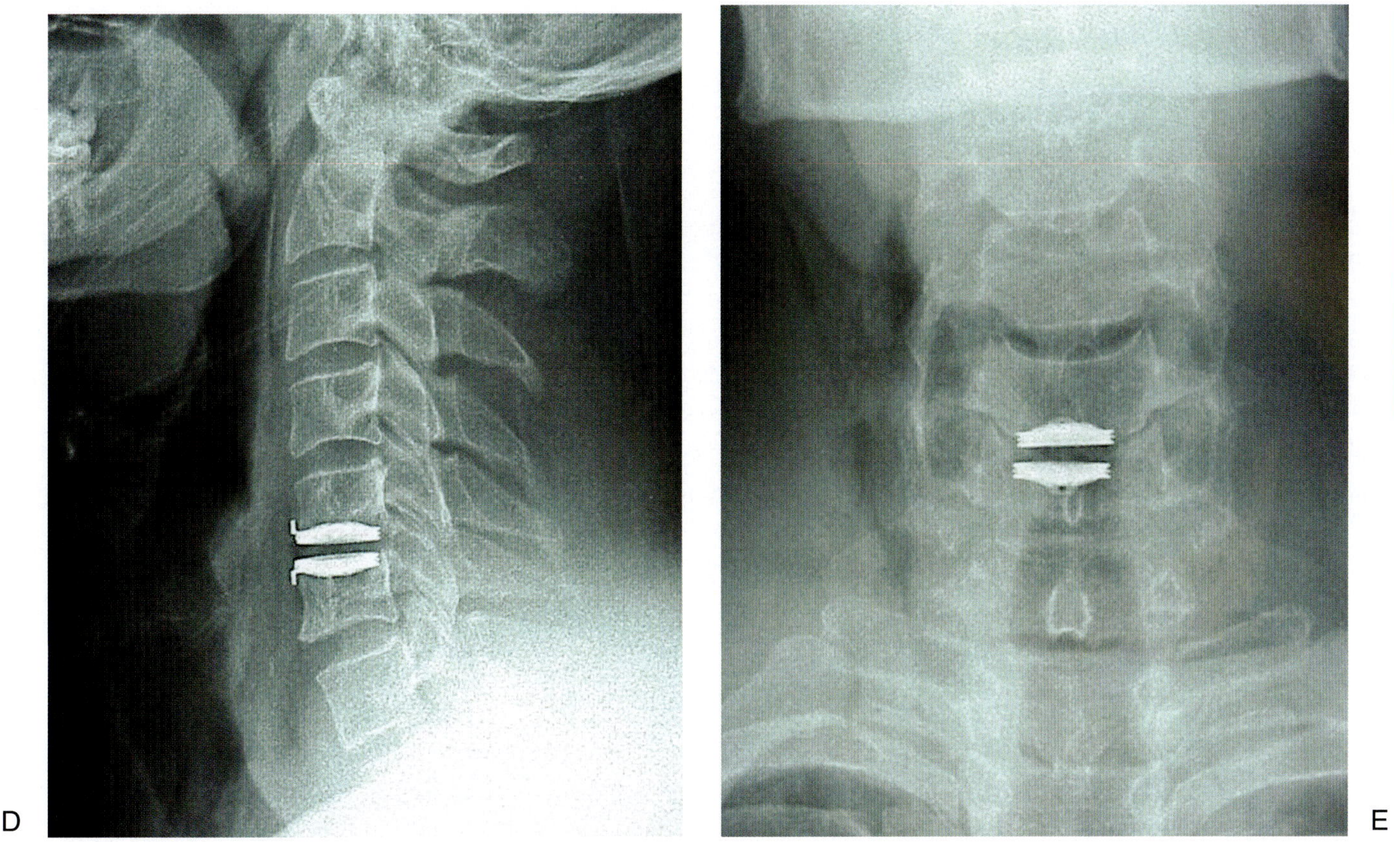

图 11B-1（续） 美国第一例 Bryan® 人工颈椎间盘植入术前、术中及术后的影像。（Courtesy of Sasso RC. In situ Bryan cervical disc procedure images-The first implantation in the United States. Unpublished, 2005.）

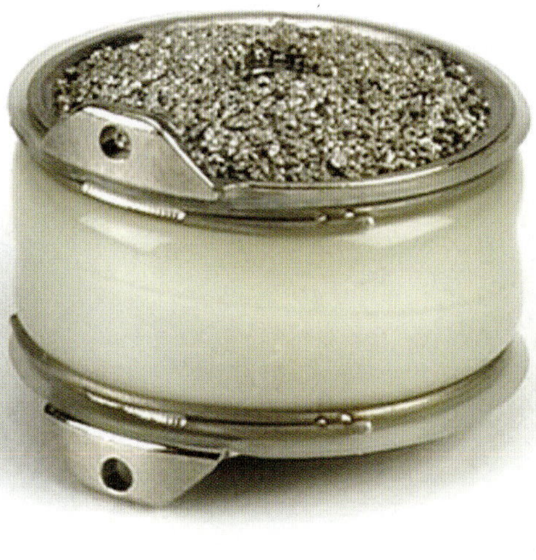

图11B-2 Bryan®人工颈椎间盘假体。（Reprinted with permission of Medtronic Sofamor Danek. Bryan Cervical Disc image. Memphis, TN: Medtronic Sofamor Danek Inc., 2004.）

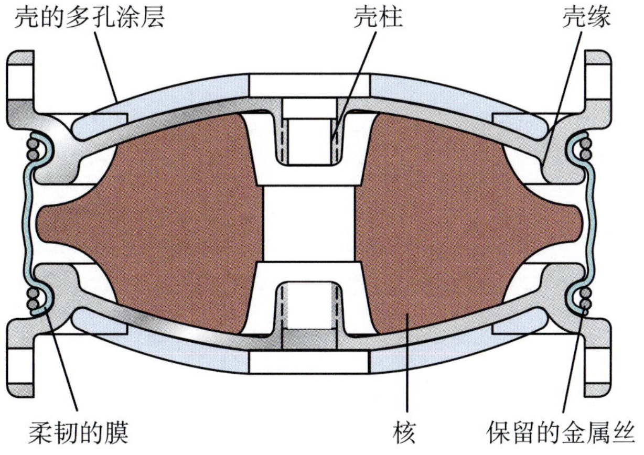

图 11B-3 Bryan® 人工颈椎间盘的设计。（Redrawn with permission of Medtronic Sofamor Danek. Bryan Cervical Disc Image. Memphis, TN: Medtronic Sofamor Danek, Inc., 2004.）

心后，将铣夹具锚定于椎体。用此夹具控制削磨终板的切刀，削成适于设备终板的几何形状，起到即刻的稳定作用。

生物力学

该椎间盘设计的最初目的是：植入假体后重建正常的颈椎运动（图 11B-4）[13]。目前，在同一实验室用同样的方案对不同椎间盘置换术后的生物力学进行对比分析研究[5,14]。这一研究将证实哪一类型的椎间盘能达到更好的准确运动。

文献报道，颈椎在进行屈伸运动的同时，还存在前后平移运动。颈椎的运动节段是个复合体，每个单位包括三个主要部分（椎间盘和双侧关节突）以及许多韧带结构。行椎间盘置换时必须考虑到三个主要部分和韧带的相互作用。

DiAngelo 等人将两种不同的人工椎间盘植入尸体脊柱中，并比较正常尸体脊柱与植入假体的尸体脊柱的活动性[14,15]。其中一种假体是球凹的半限制型设计（Prestige® Cervical Disk, Medtronic Sofamor Danek），允许脊柱前后运动；另一种假体的球窝限制型设计（ProDisc-C®, Synthes, Paoli, Pennsylvania），不能行脊柱的前后平移运动。这一研究结果支持 Prestige® 人工颈椎间盘的设计原理。运动测试发现，半限制型设计的 Prestige® 人工颈椎间盘（Prestige® Cervical Disc）能正常进行各种活动，而限制型设计的ProDisc-C®人工颈椎间盘在张力情况下，不能进行正常活动。

球窝的限制型设计不能提供颈椎正常的平移运动。颈椎这一复合体需要所有结构（关节、韧带等）达到一平衡，而球窝的限制型设计限制了关节突所需的平移运动。

这一变化在颈椎伸展时表现得尤为突出。当颈椎向前弯曲时，小关节突受牵拉张开，这时对颈椎运动的约束作用减少。然而，当颈椎向后伸展时，小关节

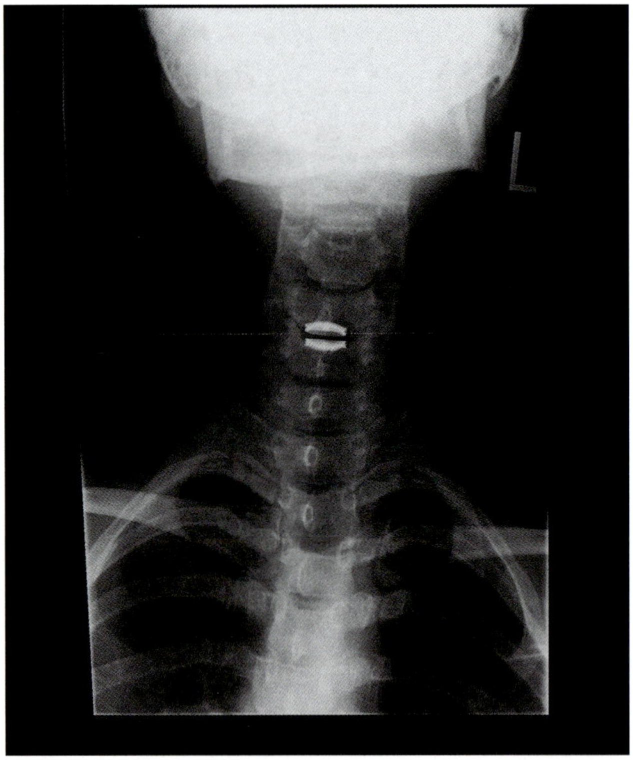

A

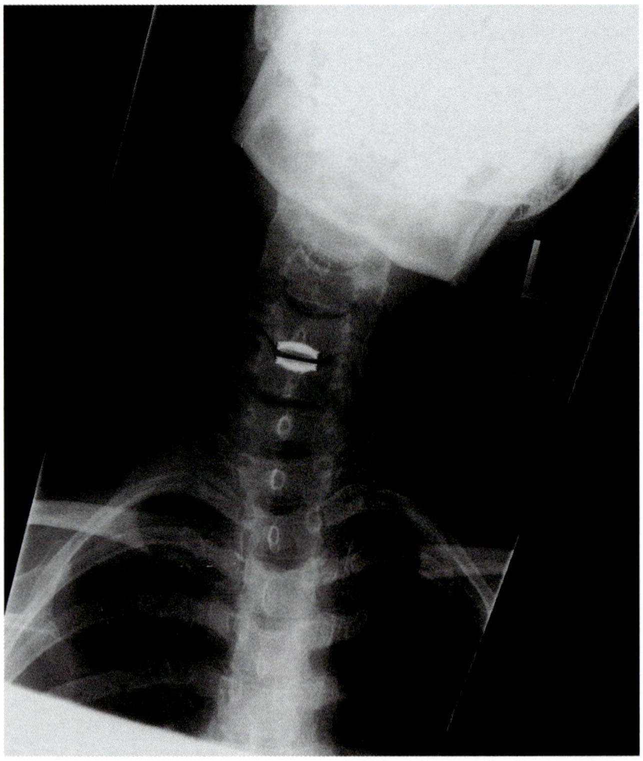

B

图 11B-4 术后 Bryan® 人工颈椎间盘 X 线片：前后位、左侧屈曲位、右侧屈曲位、侧位、过屈位、过伸位。(Reprinted with permission of Heller and Smucker.[13])

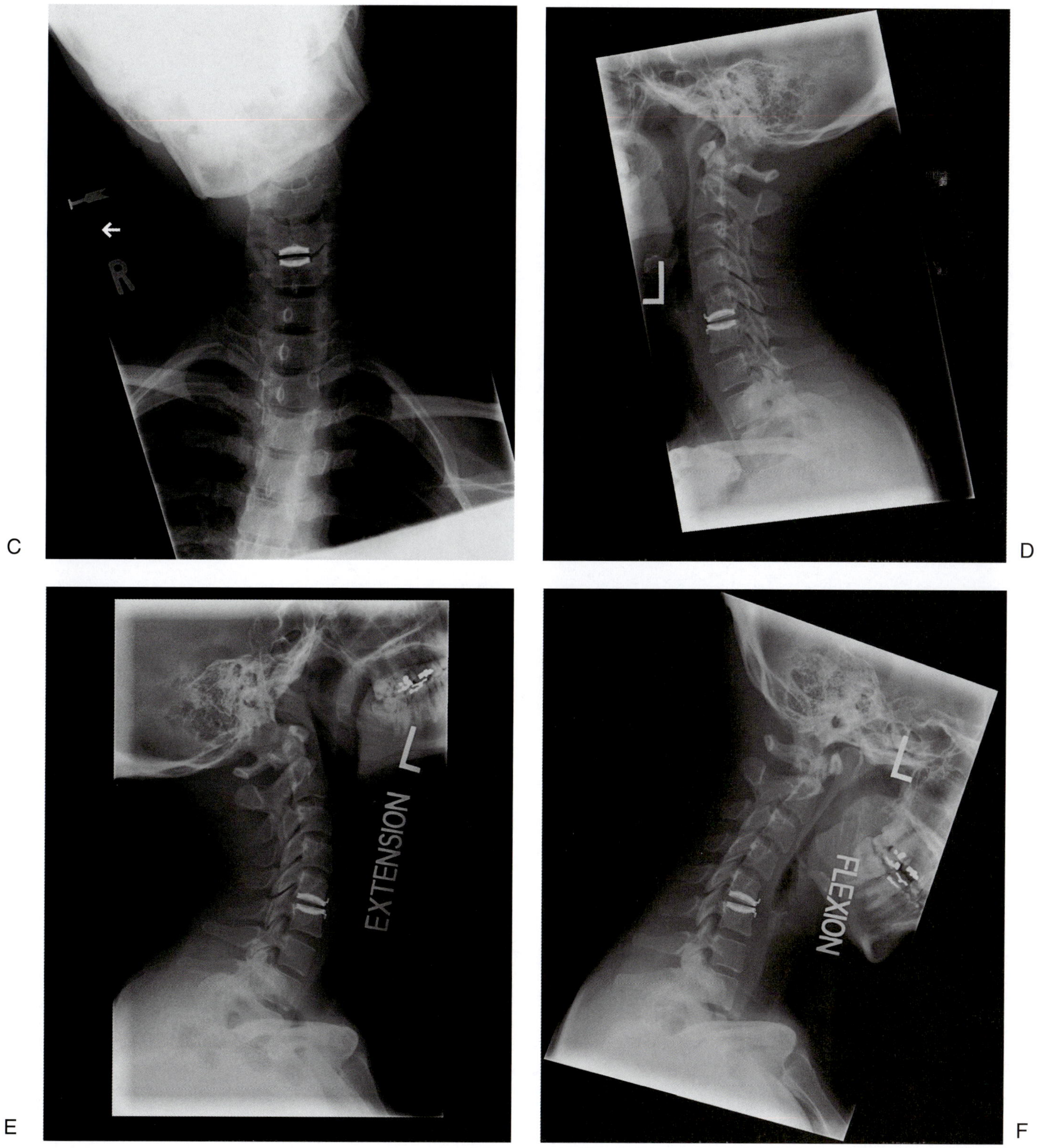

图11B-4（续） 术后Bryan® 人工颈椎间盘X线片：正位、左侧屈曲位、右侧屈曲位、侧位、过伸位、过屈位。(Reprinted with permission of Heller and Smucker.[13])

突重叠，其对颈椎运动的约束作用增加。因此，若约束活动的关节突和人工椎间盘同时存在，二者相互制约（也称运动冲突），这可减少活动幅度，并增加压力和磨损。

脊柱功能单位（FSU）运动中的平移非常重要。限制型人工椎间盘置换后不能提供颈椎前后平移运动，而这一运动形式在正常解剖下是存在的，因此，必须使其保留以确保正常运动。Bryan®人工颈椎间盘与Prestige®人工颈椎间盘一样，也是一种半限制型假体，能够使颈椎在每个方向进行正常运动，它允许颈椎在屈伸状态下，前后平移运动。

Sasso 和 Rouleau 对一部分患者的颈椎运动进行了临床研究[16]。术前、术后 2 年分别拍摄前屈、后伸和左右侧屈位X线片，进行对比随访研究。所有患者都接受 C5-C6 或 C6-C7 的单节段前路钢板固定手术（13 例）（Atlantis Vision® Anterior Cervical Plate, Medtronic Sofamor Danek）或人工颈椎间盘置换术（9 例）（Bryan® Cervical Disc prosthesis）。

通过影像学资料，并利用定量运动分析软件（QMA™, Medical Metrics, Houston, Texas）进行相关分析，计算脊柱运动节段的运动参数。结果显示，椎间盘置换组的颈椎活动度要明显大于对照组（$P<0.006$，第3、6、12个月）。颈椎间盘置换组的患者，术后 12 个月保持平均 6.7° 的成角活动；而颈椎融合组患者术后3个月成角运动范围仅为2°，而到术后24 个月则降至 0.6°。

手术节段上下椎体的整体运动范围，两组患者术前、术后均无统计学差异。但术后在患者症状缓解的同时，其活动性有所增加。椎间盘置换组患者术后做屈伸运动时前后平移活动未发生变化（手术前平移率 8.3%；术后 6 个月为 8.4%；术后 12 个月为 8.2%）。相反，融合组患者其融合区以上节段的平移活动增加（手术前平移率8.5%；术后 6 个月为 12.4%；术后 12 个月为11.0%），这一增加只是在部分患者中存在；术后6个月平移活动增加的程度在融合组要明显大于椎间盘置换组（$P<0.02$）；而术后 12 个月时，这种变化不明显。

该研究显示，行Bryan®人工颈椎间盘置换术后，能够保持假体的活动性，而且若行长期随访，假体及其邻近节段活动度有增长的趋势。另外，该研究证实了行关节融合术后，其邻近节段的前后平移活动度是加大的。因此，可以推断，Bryan®人工颈椎间盘可以通过保持邻近节段的正常活动而减少其退变。

应用指征

椎间盘成形术的手术指征包括经保守治疗无效的一个或两个节段退变的脊髓型和（或）神经根型颈椎病[10,17-20]。截至撰稿时，Bryan®颈部椎间盘系统正在进行FDA研究性装置豁免试验。该试验于2004年秋天结束患者招募，在 20 多个研究点共募集了 450 多名患者。目前，在美国尚未得到 FDA 批准用于临床。可能于 2006 年提交到 FDA。

植入技术

椎间盘成形术必须在发病节段行彻底减压后进行。植入正确型号的椎间盘和适宜的手术入路是成功的关键。外科医师的目的就是将尽可能大的Bryan®人工椎间盘植入预先准备好的空间[11]。在 X 线透视下，用磨钻将终板磨出一凹面。通过模具和术前的CT 等影像学资料来确定假体的大小[21]。

术中患者的体位非常重要，通常选择生理位置或稍前凸的体位[11]。在研磨终板之前，必须先通过X线透视观察椎体的矢状位置。同时，也需要前后位观察需植入椎间盘节段的双侧椎弓根及棘突，以确保良好的排列。X线透视下附带的铅锤线用于测量椎间盘相对于垂直重力线的角度（图 11B-5）[21]。

当将椎间盘清除、椎间隙暴露后，用一带有刻度的装置适当撑开，以获得更好的视野和稳定性。用于研磨的导向装置固定于撑开椎间隙的上下椎体并保持适当的矢状位角度。仔细确定植入椎间盘的型号非常重要，终板处理后，应与植入椎间盘假体的大小和轮廓相匹配。在研磨好终板之后，对椎管和神经根管进行减压。

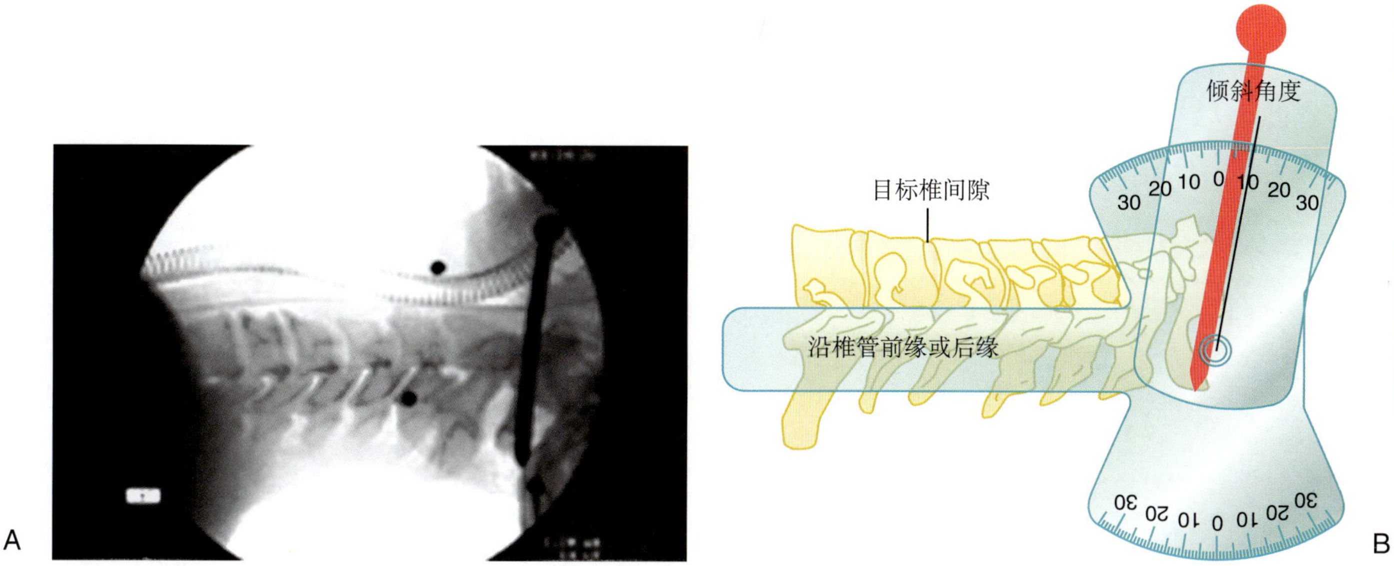

图11B-5 X线透视确定目标椎间隙植入角度。(Redrawn with permission of Medtronic Sofamor Danek. Bryan Cervical Disc System-Single level surgical technique. Memphis, TN: Medtronic Sofamor Danek Inc., 2004.)

在植入人工椎间盘之前，向其注入生理盐水，并拧紧密封阀门（图 11B-6）[21]，然后将假体植入椎间隙中（图 11B-7）[21]。研磨完终板后，仍固定于上下椎体的撑开固定针，可在植入椎间盘后取出。然后，X线透视椎间盘位置并摄片。透视见假体位置良好之后，关闭切口，术后不需制动。

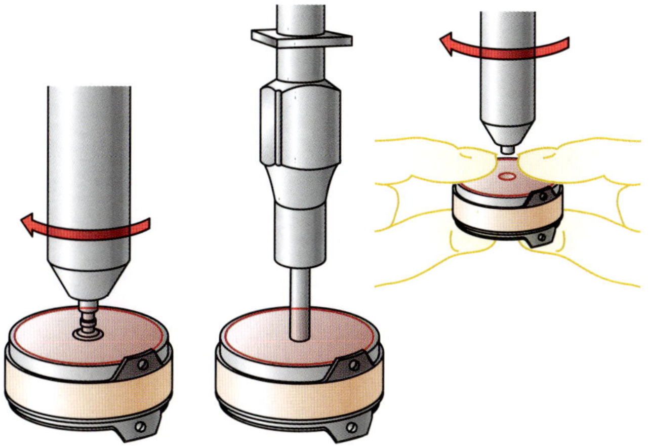

图 11B-6 椎间盘的准备及密封阀门的植入。(Redrawn with permission of Medtronic Sofamor Danek. Bryan Cervical Disc System-Single level surgical technique. Memphis, TN: Medtronic Sofamor Danek Inc., 2004.)

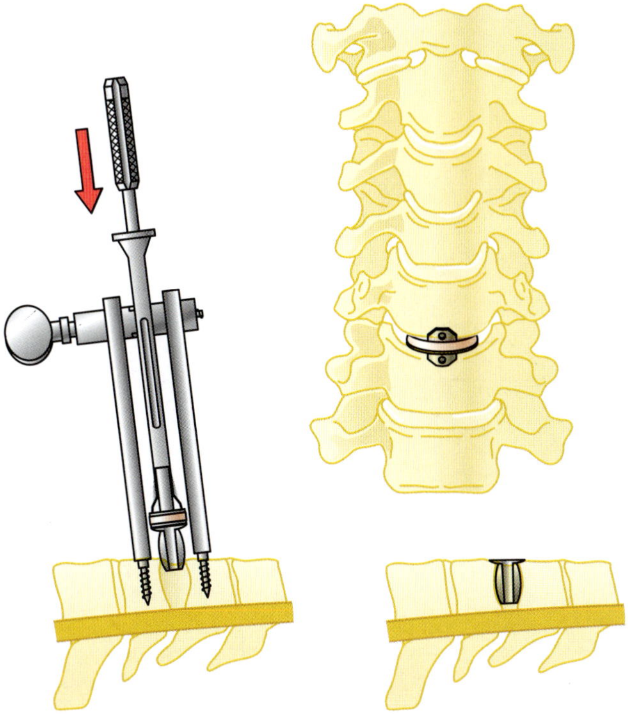

图 11B-7 假体植入及定位。(Redrawn with permission of Medtronic Sofamor Danek. Bryan Cervical Disc System-Single level surgical technique. 2004. Memphis, TN: Medtronic Sofamor Danek Inc., 2004.)

临床研究——结局与并发症

椎间盘置换术后，手术节段运动能力长期保持的远期临床效果在于能够推迟或避免邻近节段退变。Bryan®人工颈椎间盘是目前用于颈椎间盘置换术的少数产品之一，尽管这几种产品的近期疗效确切，但其远期疗效有待进一步研究。

Wigfield等报道了Frenchay人工颈椎间盘植入术后的安全性、稳定性及活动性，通过2年的随访研究，效果良好[22]。他重点观察有邻近节段病变的患者：一部分是通过MRI或CT确定因椎间盘突出或钩锥关节骨刺形成而导致神经根或脊髓受压症状，这些病变部位的邻近节段之前因手术或先天性原因而融合；另外也包括有症状节段的邻近节段有退变但无症状的患者。共有15例患者入选，2例患者有一过性声音嘶哑。

影像学观察结果证实：所有患者术后活动良好，能达到生理运动范围。术后2年，患者屈伸活动的平均角度为6.5°(1°~15°)，前后平移2mm，无一例患者产生内固定松动。术后6个月时，60枚螺钉中有2枚断裂，导致尾端部分沉降，除此之外，无沉降现象发生。锁定螺钉固定良好，无退钉现象出现。

另外还发现，椎体终板与椎体前缘之间有一半透明线，这一现象令人担忧，因为这可能与应力遮挡形成有关，但是12个月后，该半透明带没有进一步进展。1例患者因仰伸时有颈部疼痛而取出假体行椎间融合术：术中发现植入的椎间盘与周围纤维结缔组织松弛，但是未有感染、炎症反应或磨屑。术后2年与术前相比，患者的功能是明显改善的，但是因为样本量过少，SF-36未发现统计学差异。

在一项独立的非随机前瞻性研究中，Wigfield等人对行单节段融合与Frenchay椎间盘置换患者的疗效进行对比分析[23]。术前两组患者邻近节段的活动度未见差异，术后融合组患者邻近节段的活动度明显增加（平均增加9°），而椎间盘置换组患者邻近节段的活动度稍减小。融合组患者的邻近节段活动性术后6个月增加5%，术后1年增加15%。亚组分析发现，这种邻近节段活动度的增加主要发生在正常椎间盘，而不是退变的椎间盘。

Goffin等人对经保守治疗6周以上无效的60例颈椎病患者行Bryan®椎间盘置换术，并对其早期疗效进行报道[10]。以下情况的患者排除：有颈椎手术史者；单纯轴向颈痛者；明显畸形者；影像学有不稳证据者（平移2mm或成角11°）。患者的疗效通过CSRS（Cervical Spine Research Society）或SF-36进行评估。术后6个月和1年的临床成功率分别为86%和90%，超过预期85%的成功率。

在一项独立的报道中，Goffin等人对该研究的中期疗效进行了报道[19]。这个研究另外设对照组对邻近两个节段椎体的活动进行了评估。单节段组有103例患者，其中100例随访1年，51例随访2年。双节段组包括43例患者，29例随访1年，1例随访2年。单节段组的成功率在术后6个月、12个月、24个月分别为90%、86%、90%。双节段研究组的成功率在术后6个月、1年分别为82%和96%。所有患者均无内固定失败发生。单节段组患者术后1年屈伸活动范围为7.9°；双节段组为7.4°。

单节段组中，有3例患者需行二次手术：1例椎前血肿清除；1例因减压不彻底行后路椎间孔减压；1例因残留脊髓症状行后路椎板切除。双节段组中有4例行后期手术治疗：1例行前路血肿清除；1例行硬膜外血肿清除；1例因插管时损伤咽喉、食管行修补术；1例因残留神经根卡压症状行前路减压。有2例患者二次术后出现声音嘶哑：1例因将假体置于错误节段，重新植入正确节段后出现一过性声音嘶哑；1例术后21个月再次出现椎间盘突出症状，二次手术从对侧入路后因双侧声带麻痹而出现重度声音嘶哑。

有1例患者出现假体移位现象，另有1例患者有假体移位的可能。假体移位的原因可能是因为刚开展手术，对终板的研磨不足，这一问题后来通过内固定系统的改良得以纠正，之后未发现位移>3.5mm或影像学有节段性不稳的现象。

Sekhon对9例脊髓型颈椎病行前路减压、Bryan®椎间盘置换术患者的早期疗效进行了报道[24]，随访

1～17个月。Nurick grade平均改善0.72，Oswestry颈部功能指数评分平均改善51.4分。29%的患者颈椎恢复前凸，且无并发症发生。

Anderson等人对颈椎关节成形术和关节融合术的翻修率进行了研究报道[18]。相关前瞻性随机对照研究资料来自多个IDE试验，包括美国Prestige®和Bryan® IDE试验，欧洲Bryan®（单节段）和Prestige®试验。另一关节固定资料来源于Affinity™ Cage（Medtronic Sofamor Danek）对照组。他们对649例行颈椎关节成形术和580例行颈椎关节融合术的患者进行了对比分析研究。

对关节成形术和关节融合术的患者随访时间相仿，6周至28个月不等。关节成形组包括649例患者，有12例（1.8%）行二次手术，其中10例（1.5%）在相同节段，4例（0.6%）在不同节段（有的患者同时行原节段加另外节段的手术）。关节融合组中，21例（3.6%）行二次手术，9例（1.6%）在相同节段，13例（2.2%）在不同节段。虽然二者的二次手术率无显著差异（$P = 0.055$），同一节段的二次手术率也相仿，但是，关节融合组患者邻近节段的二次手术率明显偏高（$P = 0.01$）。

该研究显示，短期（随访28个月以内）行颈椎关节融合术的二次手术率要高于颈椎关节成形术，这与关节融合术后邻近节段再次手术的数量较高有关[18]。

在另一报道中，Anderson等人对73例行单节段Bryan®人工颈椎间盘置换、随访2年以上的患者进行研究[11]。其术后效果，45例优；7例良；13例一般；8例较差。SF-36评分显示，患者术后3个月生活质量明显改善，且这一改善一直持续到术后24个月。影像学观察无内固定沉降。89%的患者术后1年及术后2年置换节段的活动范围至少为2°，平均活动范围为8°。有1例患者出现早期植入物前移。

另有一项包括30例行双节段椎间盘置换，术后随访1年的报道：21例优；3例良；5例一般；1例差。术后SF-36评分也有显著改善。影像学示无假体沉降的证据。术后1年，84%的患者两个手术节段均至少有2°的活动度，每一椎间盘平均成角活动范围为8°。并发症包括：1例脑脊液漏；1例食管损伤；4例血肿清除；3例翻修减压[11]。

Sasso等人对颈椎间盘突出或颈椎管狭窄导致神经根型颈椎病从而行颈椎融合术的患者与行Bryan®人工颈椎间盘置换患者的术后功能状况进行了对比分析研究[17]。其量化结果包括：颈部功能指数（NDI），颈痛视觉模拟评分（VAS），上臂疼痛视觉模拟评分，SF-36躯体评分和精神评分以及屈伸活动范围。

行Bryan®人工颈椎间盘置换（n＝56）与行前路颈椎融合（n = 59）的患者按照1∶1的比例随机分配。椎间盘置换组有男性30例，女性26例；颈椎融合组有男性32例，女性27例。椎间盘置换组平均年龄为43岁，融合组为46岁。

椎间盘置换组的平均手术时间为1.7h，融合组为1.1h；平均住院日分别为1天和0.5天；术前平均NDI评分为47和49；平均失血量两组相当。

术后随访12个月的有75例患者（38例椎间盘置换，37例椎间融合），NDI评分平均为11（置换组）和19（融合组）。术后随访2年的有16例患者（8例椎间盘置换，8例椎间融合），NDI评分平均为7（置换组）和26（融合组）。术前上臂疼痛VAS评分分别为70（置换组）和71（融合组）；术后随访1年分别为14和22；随访2年分别为7和45。术前颈部疼痛VAS评分分别为72（置换组）和73（融合组）；术后随访1年分别为19和18；随访2年分别为10和38。

SF-36躯体评分也值得注意：术前分别为34（置换组）和32（融合组）；术后随访2年时分别为51和45。术前精神评分SF-36评分别为46（置换组）和49（融合组）；术后随访2年时分别为55和50。

如术前预计的一样，椎间盘置换组与颈椎融合组的手术节段活动度差异明显（术后3个月、6个月、12个月，$P < 0.006$）。椎间盘置换组术后12个月平均成角活动6.7°。相反，融合组患者术后3个月成角活动仅为2.0°，至术后24个月降至0.6°。这一研究

结果表明，在术后2年的随访期内，行单节段Bryan®人工颈椎间盘置换的效果要优于行颈椎融合术者。

磨损分析

全关节成形术失败的主要原因是聚合物摩擦面产生磨屑所致。磨屑引发强烈的细胞炎症反应，释放细胞因子，从而导致骨质重吸收[25,26]。这将导致无菌性骨质松动，引起假体失稳，导致机械性能减低。其影响因素包括磨屑颗粒的大小、形状、数量、材料表面的化学物质以及暴露的集中性和持久性[27-31]。颈椎间盘置换术后也会发生这一令人担忧的过程，特别是Bryan®人工椎间盘的多聚物磨擦碎屑。另外，人工颈椎间盘置换术产生的磨屑和继发的炎症反应发生在脊髓等神经结构周围，这更令人担忧。

Anderson等人对在体外颈椎模拟仪器和山羊、猩猩分别进行相关实验，对Bryan®人工颈椎间盘的耐磨特性进行了研究[11,28]。在体外研究中，利用颈椎模拟器，使6个椎间盘假体载荷下运动旋转1000万～4000万转，另外3组仅进行载荷测试。结果显示：每旋转100万转，产生磨屑1.2mg，假体高度减少0.02mm；磨屑颗粒的平均直径为3.9mm，与其他关节成形术中磨屑的大小相仿[28]。

有2只猩猩出现了局部的生物学反应，9只山羊出现了局部和远处的生物学反应。在1只猩猩和4只山羊体内发现局部有磨屑，但都未发现炎症反应。有的在疏松结缔组织和硬膜外发现有磨屑，但也均未发现炎症反应的证据。1只山羊的腰椎部位发现磨屑颗粒，均分布于边缘，并没有与自身组织混合在一起。另外有3只山羊行前路椎间融合术，并进行相关分析。与椎间盘置换相比，椎间融合组的金属碎屑更大、炎症反应更强。鉴于以上发现，作者认为，体外的低磨损和体内无炎症反应预示着椎间盘置换有令人满意的远期疗效。

另有报道，Anderson等人对Bryan®椎间盘在体外模拟器和体内试验所产生碎屑的特性进行了检测分析[11]。体外模型包括6个同时进行载荷运动的椎间盘置换模拟装置[28]。最后测定人工髓核的重量、高度、直径，对磨屑进行评估。羊模型中，11例行前路椎间盘切除Bryan®人工颈椎间盘植入术，4例采用前路椎间盘摘除椎间融合术。

体外实验显示，经过1000万转的摩擦之后，假体体积平均损失1.76%，高度平均损失0.75%。磨屑颗粒的平均直径为3.89μm，其颗粒直径、大小、分布的直方图与全髋关节或全膝关节置换的相仿，但是其外形为椭圆形，且直径稍大。经过1000万转的磨耗之后，所有椎间盘皆能正常工作，1例除外，其他磨面的磨耗程度也都相当。在另外3例观察终板磨损的装置中，分别进行3770万转、3970万转、4000万转的磨耗，结果发现，其假体高度的丧失与旋转的圈数成正比。

山羊模型根据处死时间分5组进行分析：1例在手术当天处死（组1）；3例行Bryan®椎间盘置换后3个月处死（组2）；3例在术后6个月处死（组3）；3例在术后12个月处死（组4）；3例12个月处死（组5）。有2例在分析研究过程中排除：1例计划列入组2，但术后1天死于胃肠道梗阻；1例计划列入组5，但术后死于颈椎骨折。

兽医病理学家对山羊假体周围组织、颈淋巴结、与假体邻近的头尾双侧脊髓、肝、脾进行独立的组织学分析。术后3个月、6个月、12个月，可以看到细胞外磨屑颗粒有增加的趋势，但是都未发现炎症反应。3例行椎间融合的羊在其假体周围均观察到钛磨屑颗粒，且其体积比椎间盘组要大。

结论

虽然人工椎间盘置换尚未被广泛接受，但是这一理念已逐渐得到广大学者的重视。椎间盘置换很有可能减少邻近节段退变发生率，但是，仍需要长期的研究结果来证明其能够取代目前的前路椎间融合这一金标准。生物力学研究显示，人工椎间盘置换后可以减少邻近节段的张力，但需要长期随访研究来证实其确实能减少邻近节段退变。

最近的一些临床病例报道显示，人工颈椎间盘置换的短期疗效优于前路融合。磨损实验显示，人工颈椎间盘产生无菌性松动的可能性要小于四肢的大关节置换，但仍需长期随访证实。目前，美国Bryan®人工颈椎间盘置换达到了预期的结果，但是，无论是该类型的人工颈椎间盘置换，还是人工颈椎间盘置换技术本身，都有待长期研究对其结局进行考证。

（顾苏熙　张海龙译　田伟校）

参考文献

1. Bohlman HH, Emery SE, Goodfellow DB, et al. Robinson anterior cervical discectomy and arthrodesis for cervical radiculopathy. Long-term follow-up of one hundred and twenty-two patients. J Bone Joint Surg Am 1993;75(9):1298-1307.
2. Hilibrand AS, Carlson GD, Palumbo MA, et al. Radiculopathy and myelopathy at segments adjacent to the site of a previous anterior cervical arthrodesis. J Bone Joint Surg Am 1999;81(4):519-528.
3. Goffin J, van Loon J, Van Calenbergh F, Plets C. Long-term results after anterior cervical fusion and osteosynthetic stabilization for fractures and/or dislocations of the cervical spine. J Spinal Disord 1995;8(6):500-508; discussion 499.
4. Goffin J, Geusens E, Vantomme N, et al. Long-term follow-up after interbody fusion of the cervical spine. J Spinal Disord Tech 2004;17(2):79-85.
5. Eck JC, Humphreys SC, Lim TH, et al. Biomechanical study on the effect of cervical spine fusion on adjacent-level intradiscal pressure and segmental motion. Spine 2002;27(22):2431-2434.
6. Fuller DA, Kirkpatrick JS, Emery SE, et al. A kinematic study of the cervical spine before and after segmental arthrodesis. Spine 1998;23(15):1649-1656.
7. Silber JS, Anderson DG, Daffner SD, et al. Donor site morbidity after anterior iliac crest bone harvest for single-level anterior cervical discectomy and fusion. Spine 2003;28(2):134-139.
8. St John TA, Vaccaro AR, Sah AP, et al. Physical and monetary costs associated with autogenous bone graft harvesting. Am J Orthoped 2003;32(1):18-23.
9. Cummins BH, Robertson JT, Gill SS. Surgical experience with an implanted artificial cervical joint. J Neurosurg 1998;88:943-948.
10. Goffin J, Casey A, Kehr P, et al. Preliminary clinical experience with the Bryan Cervical Disc Prosthesis [see comment]. Neurosurgery 2002;51(3):840-845; discussion 845-847.
11. Anderson PA, Sasso RC, Rouleau JP, et al. The Bryan Cervical Disc: wear properties and early clinical results. Spine J 2004;4(6 Suppl):303S-309S.
12. Medtronic Sofamor Danek. Bryan Cervical Disc Image. Memphis, TN: Medtronic Sofamor Danek Inc., 2004.
13. Heller JG, Smucker JD. In situ Bryan Cervical Disc post procedure images. Unpublished, 2005.
14. DiAngelo DJ, Roberston JT, Metcalf NH, et al. Biomechanical testing of an artificial cervical joint and an anterior cervical plate. J Spinal Disord Tech 2003;16(4):314-323.
15. DiAngelo DJ, Foley KT, Morrow BR, et al. In vitro biomechanics of cervical disc arthroplasty with the ProDisc-C total disc implant. Neurosurg Focus 2004;17:E7.
16. Sasso RC, Rouleau JP. Cervical kinematics in ACDF and Disc-replaced subjects. Unpublished, 2004. Submitted abstract. North American Spine Society 20th Annual Meeting, Philadelphia, September 27-October 1, 2005.
17. Sasso RC, Heller JG, Hacker R. Artificial disc versus fusion for the treatment of cervical radiculopathy: A prospective, randomized study. Unpublished, 2005. Submitted abstract. North American Spine Society 20th Annual Meeting, Philadelphia, September 27-October 1, 2005.
18. Anderson PA, Sasso RC, Metcalf NH, et al. Reoperation rates for cervical arthroplasty vs arthrodesis. Unpublished, 2004. Submitted abstract. North American Spine Society 20th Annual Meeting, Philadelphia, September 27-October 1, 2005.
19. Goffin J, Van CF, van LJ, et al. Intermediate follow-up after treatment of degenerative disc disease with the Bryan Cervical Disc Prosthesis: single-level and bi-level. Spine 2003;28(24):2673-2678.
20. Puschak TJ, Sasso RC. The use of artificial disc replacement in degenerative conditions of the cervical spine. Unpublished, 2005.
21. Medtronic Sofamor Danek. Bryan Cervical Disc System-Single level surgical technique. Memphis, TN: Medtronic Sofamor Danek Inc., 2004.
22. Wigfield CC, Gill SS, Nelson RJ, et al. The new Frenchay artificial cervical joint: results from a two-year pilot study. Spine 2002;27(22):2446-2452.
23. Wigfield C, Gill S, Nelson R, et al. Influence of an artificial cervical joint compared with fusion on adjacent-level motion in the treatment of degenerative cervical disc disease. J Neurosurg Spine 2002;96:17-21.
24. Sekhon LH. Cervical arthroplasty in the management of spondylotic myelopathy. J Spinal Disord Tech 2003;16(4):307-313.

22. Wigfield CC, Gill SS, Nelson RJ, et al. The new Frenchay artificial cervical joint: results from a two-year pilot study. Spine 2002;27(22):2446-2452.
23. Wigfield C, Gill S, Nelson R, et al. Influence of an artificial cervical joint compared with fusion on adjacent-level motion in the treatment of degenerative cervical disc disease. J Neurosurg Spine 2002;96:17-21.
24. Sekhon LH. Cervical arthroplasty in the management of spondylotic myelopathy. J Spinal Disord Tech 2003;16(4):307-313.
25. Goodman SB, Huie P, Song Y, et al. Cellular profile and cytokine production at prosthetic interfaces. Study of tissues retrieved from revised hip and knee replacements. J Bone Joint Surg Br 1998;80(3):531-539.
26. Goodman SB, Lind M, Song Y, et al. In vitro, in vivo, and tissue retrieval studies on particulate debris. Clin Orthop Relat Res 1998;(352):25-34.
27. Allen MJ, Myer BJ, Millett PJ, et al. The effects of particulate cobalt, chromium and cobalt-chromium alloy on human osteoblast-like cells in vitro. J Bone Joint Surg Br 1997;79:475-482.
28. Anderson PA, Rouleau JP, Bryan VE, et al. Wear analysis of the Bryan Cervical Disc prosthesis. Spine 2003;28:S186-S194.
29. Gelb H, Schumacher HR, Cuckler J, et al. In vivo inflammatory response to polymethylmethacrylate particulate debris: effect of size, morphology, and surface area. J Orthop Res 1994;12(1):83-92. Erratum in: J Orthop Res 1994;12(4):598.
30. Gonzalez O, Smith RL, Goodman SB. Effect of size, concentration, surface area, and volume of polymethylmethacrylate particles on human macrophages in vitro. J Biomed Mater Res 1996;30(4):463-473.
31. Goodman SB, Fornasier VL, Kei J. The effects of bulk versus particulate ultra-high-molecular-weight polyethylene on bone. J Arthroplasty 1988;3 Suppl:S41-S46.

Prestige® 人工颈椎间盘

11C

Vincent C. Traynelis, MD Iowa City, Iowa

引言

对于非手术治疗不能改善症状的颈椎病患者，颈椎前路减压及融合是最常用且有效的手术治疗方法之一[1-3]。通常单节段融合不会对颈椎的活动造成明显影响，而多节段融合则可引起颈椎活动减少。融合虽能使病变节段避免再次出现神经压迫和关节退变，但越来越多的证据显示：颈椎关节融合会增加非手术节段椎间盘的压力，并加速其退变[4-10]。15年前，Cummins首先阐述了颈椎关节融合术的缺点，并发明了用于晚期颈椎退行性疾病治疗的金属 - 金属人工颈椎间盘，这为日后 Prestige® 人工颈椎间盘系统（Medtronic Sofamor Danek, Memphis，Tennessee）的发展奠定了基础[11]。

手术指征

颈椎间盘置换术的适应证与禁忌证与颈椎前路减压和融合术相似，但并不完全一样。总的来说，病变来自前方、具备正常或接近正常的活动度和矢状面曲线的颈椎病患者，在进行充分减压后，均可考虑使用 Prestige® 人工颈椎间盘进行颈椎重建。目前普遍认为，存在椎间隙明显变窄、术前颈椎活动度丧失的患者不能通过椎间盘置换术重获颈椎的活动。颈椎不稳或无明显证据证实颈椎后凸畸形可通过椎间盘置换获得矫正的患者不宜行椎间盘置换，而应选择椎间融合术。随着椎间盘置换术经验的累积，将来也可能通过某些手术保留这些患者的颈椎活动度。

Bristol-Cummins 颈椎间盘

16 年前，Cummins 与英国 Bristol 大学 Frenchay 医院的医学工程部合作，发明了两端为金属、中间以小球作关节的人工颈椎间盘[11]。1991 – 1996 年间，Cummins 在 20 例患者体内植入了 22 枚人工颈椎间盘，其目的在于保留多节段融合后邻近颈椎节段的活动。1996 年随访的 18 例患者中，除 2 例外，其余均保留了手术节段的活动度。所有患者的根性症状均得到改善，而脊髓受压症状有的获得改善，有的则保持稳定。尽管1例因为假体螺钉的制造问题而将人工椎间盘取出，有些螺钉因断裂而取出，但未发生植入物失败。

第一代 Prestige® 人工颈椎间盘

在 Cummins-Bristol 椎间盘基础上，经过许多关键性的改进，以使其更符合颈椎关节解剖学特点和几何形状。又经过很多重要的改进，1996年设计产生了第一代Prestige® 人工颈椎间盘。以半球形杯代替槽形结构设计更符合颈椎关节的生理活动；同时，可减少摩擦产生的金属碎屑，该设计使上位颈椎总处于其固有旋转轴，此轴根据小关节和邻近椎体的联动来确定。通过减小前翼、使成前凸外形和缩减椎间盘高度，使人工椎间盘的几何形状更符合人体解剖要求，假体的高度降低。另外，该装置增加了锁紧人工颈椎间盘半球形杯的骨钉。

为评价其安全性、有效性和减压置换术后颈椎活动的保留情况[12]，对17例颈椎融合邻近节段退变需手术治疗的患者进行了第一代 Prestige® 人工颈椎间盘置换的前瞻性研究。研究目的为证实装置的安全性和稳定性，第一次植入术的效果与减压和融合术后颈椎活动度的保存是一致的[12]。术后随访4年[13]，发现人工椎间盘能有效保留颈椎活动度，矢状面平均运动为（屈-伸）7.5°。24个月时所有人工椎间盘均有活动度，屈-伸活动为6.5°，无前后移位、退钉或置换失败。48个月的 X 线照片显示 12 例患者平均矢状位旋转为 5.7°，平均移位0.83mm。术前和术后定期（6个月，12个月，24 个月，36 个月，48 个月）NDI[注1] 评分，结果显示，14 例患者 48 个月后的 NDI 评分改善 30%。与 NDI 相似，SF-36[注2]问卷在术前和术后定期应用，结果显示第一代 Prestige® 人工颈椎间盘手术效果良好。

2例发生螺钉断裂，但无严重临床后果，无退钉现象。2例需取出植入物。其中1例由于骨切除过多，引起小关节负荷过重，导致慢性疼痛综合征，取出植入物时未见明显组织反应，而关节面有轻微磨损。另1例植入物取出是由于需要处理既往存在的邻近节段病变，术后3年取出时，植入物仅轻微磨损，植入处无明显炎性反应。

研究证明，第一代Prestige® 人工颈椎间盘既能恢复颈椎间盘高度，又可保留手术节段的活动度，该手术安全，植入物稳定，无错位。这项成功的开创性研究促使人工椎间盘进一步发展，并为日后Prestige® 人工颈椎间盘的广泛使用奠定了基础。

Wigfield等人比较了第一代Prestige® 和自体植骨术对邻近节段活动度的影响[13]。术前测量邻近节段矢状面旋转，并应用MRI检查记分、评估其退变程度。研究初期，两种手术的以上指标无显著差异。术后6个月和12个月再次测量屈伸活动度，发现第一代Prestige® 椎间盘置换的患者邻近节段活动度轻度减少，这可能与手术保留了手术节段的活动有关。与此相反，植骨融合术的患者术后 1 年邻近节段屈伸活动度显著增加。该结果与之前的生物力学研究结果一致，证明Prestige® 椎间盘能保留手术节段脊柱的正常活动度，置换组邻近节段活动度比融合组少[14]。

第二代 Prestige® 人工颈椎间盘

1999 年设计的第二代 Prestige® 人工颈椎间盘，进一步增加了假体型号，减少了前缘厚度，其终板粗糙面设计有利于骨生长结合，是第一个与植骨融合治疗原发颈椎间盘疾病进行了前瞻性随机对照研究的人工椎间盘[15]。在随机对照研究中，颈椎间盘疾病患者被等数目地随机分为两组，比较减压后行椎间盘置换和减压后行单纯植骨融合术的疗效。研究对象为既往无颈椎手术史，但有症状的单节段病变患者。人工椎间盘置换术27例，植骨融合术28例，两组结果相当。术后2年人工椎间盘置换组的NDI、VAS和SF-36评分的结果更佳[15]。活动度分析表明，人工椎间盘组保留了颈椎节段活动，而融合组患者手术节段无明显运动。

Prestige® ST 人工颈椎间盘

2002 年 Prestige® ST 人工颈椎间盘开始投入使

注 1：视觉疼痛评分（VAS）的颈椎功能指数（Neck Disability Index，NDI）是评估日常生活中有关颈痛和功能障碍评分系统，包含 10 个问题[12]。NDI 的分数越高，颈痛越严重，功能越差。

注 2：SF-36 问卷用于评估患者总体健康状况和在某些疾病情况下的改变，包括精神和躯体方面的评分。

用，目前正在进行FDA和IDE认证研究。Prestige® ST与第二代Prestige®人工椎间盘的主要区别是每个前翼缘高度进一步减少2mm。该人工椎间盘由不锈钢制成，包括两个关节，通过螺钉固定于颈椎（图11C-1）。球-槽关节设计使Prestige® ST如正常颈椎一样可进行相对不受限制的运动（图11C-2）。人工颈椎间盘包括两部分，底部间成角差异使其头、尾前部与正常颈椎解剖相适应。前部厚2.5mm，与大多数颈椎前路钢板相当。接触终板的表面呈磨砂状，以促进骨长入。Prestige® ST有多种尺寸，12mm深的人工椎间盘可放入6、7、8mm高的椎间隙。体形较大的个体需要14mm深的人工椎间盘，可放入7、8、9mm高的椎间隙。Prestige® ST的宽度（17.8mm）与颈椎前路钢板相当。植入Prestige® ST所需的特殊器械包括各种尺寸的椎间隙试模以及用于钻孔、假体嵌入、螺钉导入的扩孔钻和假体把持器。

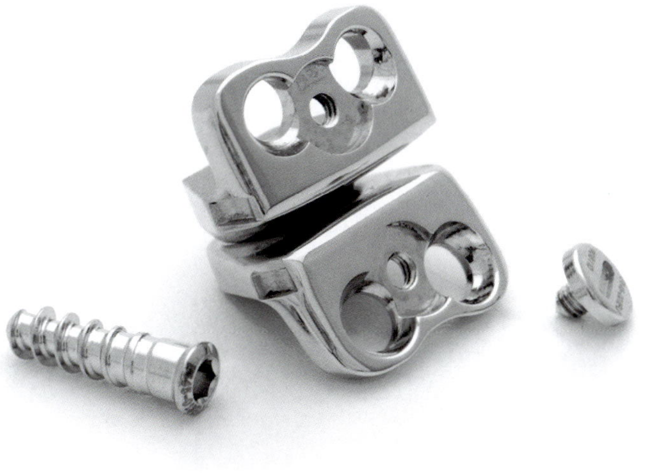

图11C-1　Prestige® ST（Medtronic Sofamor Danek, Memphis Tennessee）全椎间盘置换装置，包括2个关节和与相邻椎体固定的4个螺钉。锁紧螺帽用于防止螺钉退出。

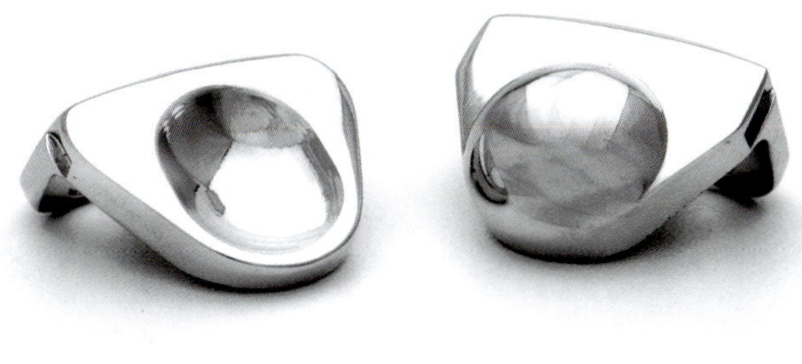

图11C-2　Prestige® ST的球-槽关节（Medtronic Sofamor Danek, Memphis Tennessee）。

Prestige® ST的FDA IDE临床认证已完成了249例Prestige® ST人工颈椎间盘与242例骨融合的对照研究。对照组患者行同种异体骨植骨和Atlantis Vision®钢板固定（Medtronic Sofamor Danek）。两组的一般资料具有可比性（表11C-1）。两组手术时间、失血量、住院时间均类似（表11C-2），均无严重并发症发生。直至目前，每组只有1例需行二次手术处理邻近节段病变。融合组中有1例患者需行二次手术处理持续性椎间孔狭窄。对照组中1例在术后4个月死于心肌梗死，之前状况良好。术后1年，两组颈痛频率和程度（VAS）、臂痛频率和程度（VAS）以及SF-36评分均相当（图11C-3至11-C6）。两组也具有同等的NDI评分。但与融合组相比较，人工颈椎间盘置换组的NDI评分、颈痛频率和程度（VAS）的改善较快（图11C-7）。

患者平卧于手术台，受压部位以软垫支撑，消毒手术区域。以标准的颈椎前方入路切开筋膜，显露颈椎，完全切除椎间盘和骨赘。前路减压，尤其在切除钩椎关节的骨赘时，必须小心谨慎进行双侧减压。

表11C-1　Prestige® **颈椎间盘：统计资料**

变量	Prestige（n=249）	**对照组**(n=242)
年龄		
平均值±标准差	43.5 ± 7.5	43.7 ± 8.6
范围	25.0～72.0	22.0～73.0
性别		
男（%）	115（46.6）	101（50.8）
女（%）	132（53.4）	98（49.2）
吸烟		
是（%）	80（33.1）	83（34.6）
否（%）	162（66.9）	157（65.4）
饮酒		
是（%）	108（44.8）	125（52.0）
否（%）	133（55.2）	115（47.9）
术前工作状态		
工作（%）	166（67.2）	154（63.9）
不工作（%）	81（32.8）	87（36.1）

Prestige® 颈椎间盘（Medtronic Sofamor Danek, Memphis, Tennessee）。

表 11C-2　Prestige® 颈椎间盘：手术资料

变量	Prestige®（n=249）	对照组（n=242）
手术时间（h）		
平均值 ± 标准差	1.6 ± 0.6	1.4 ± 0.6
范围	0.5～4.1	0.6～3.4
失血量（ml）		
平均值 ± 标准差	52.1 ± 57.3	55.5 ± 69.8
范围	0.0～500.0	0.0～700.0
住院时间（d）		
平均值 ± 标准差	1.1 ± 0.9	1.0 ± 0.4
范围	0.0～13.0	0.0～4.0
手术节段（%）		
C3-C4	7（2.8）	9（3.8）
C4-C5	12（4.9）	13（5.5）
C5-C6	127（51.4）	131（55.3）
C6-C7	101（40.9）	84（35.4）

Prestige®颈椎间盘 （Medtronic Sofamor Danek, Memphis, Tennessee）。

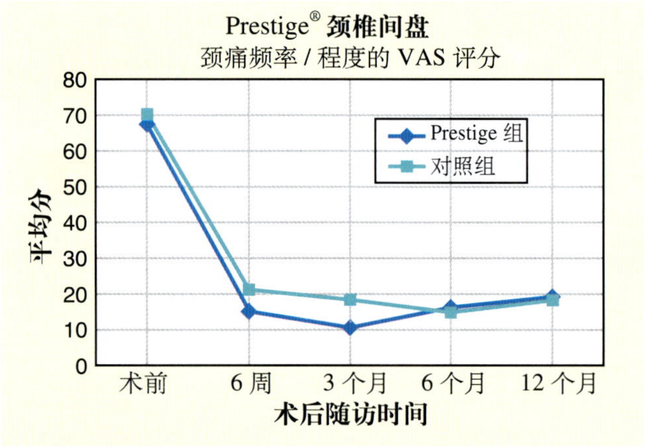

图 11C-3　Prestige® ST（Prestige®，Medtronic Sofamor Memphis Tennessee）的IDE资料：颈痛频率、程度的VAS评分。

如有必要，应用45°咬骨钳去除头侧椎体前下缘的骨赘。用咬骨钳或高速磨钻去除所有前柱骨赘。应用各种磨钻去除终板软骨，在椎间隙造成两个平行、粗糙的软骨下骨面。减压前，部分或完全去除终板软骨可扩大 Prestige® 假体进入椎管的通道。

椎间隙嵌入 Prestige® ST 试模，以选择合适大小

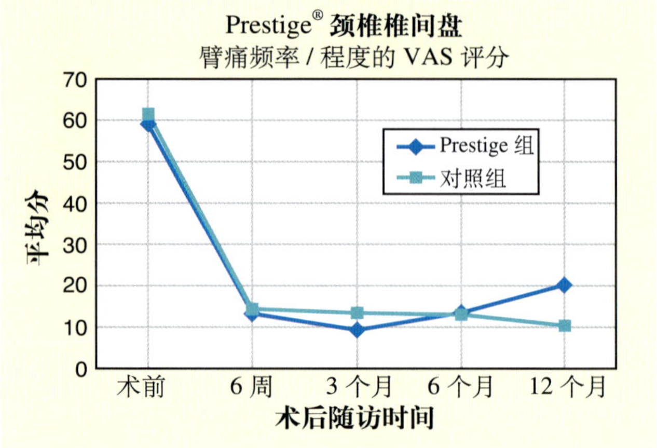

图 11C-4　Prestige® ST（Prestige®，Medtronic Sofamor Danek Memphis，Tennessee）的 IDE 资料：臂痛频率、程度的 VAS 评分。

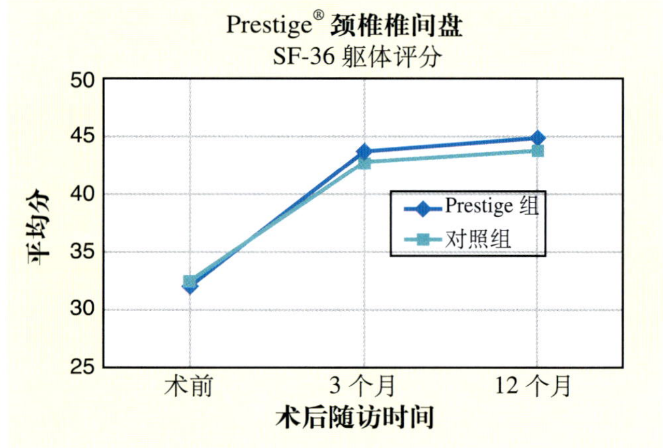

图 11C-5　Prestige® ST（Prestige®，Medtronic Sofamor Danek，Memp his，Tennessee）的 IDE 资料：SF-36 躯体评分。

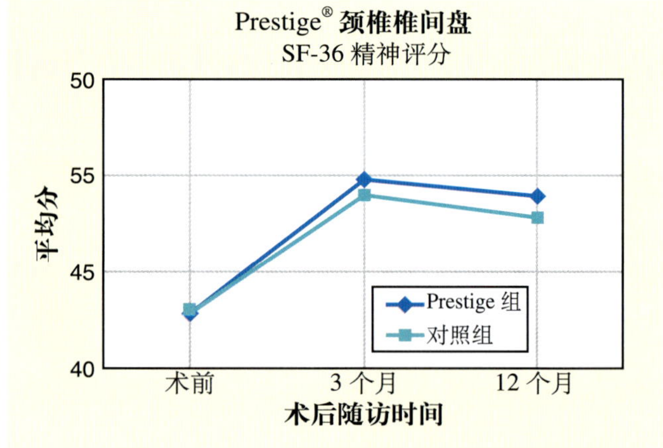

图 11C-6　Prestige® ST（Prestige®，Medtronic Sofamor Danek，Memphis，Tennessee）的 IDE 资料：SF-36 精神评分。

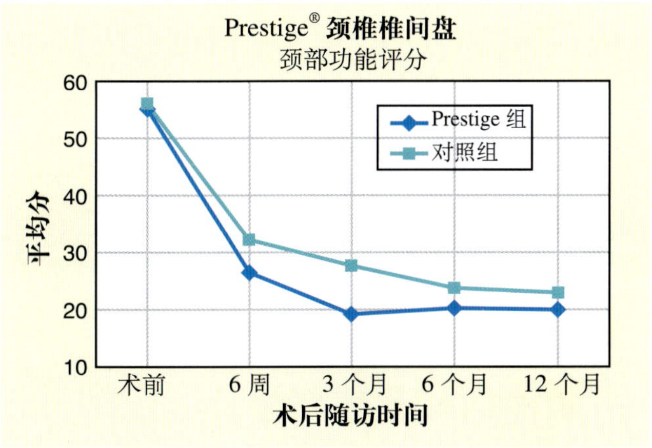

图 11C-7　Prestige® ST（Prestige®，Medtronic Sofamor Danek，Memphis，Tennessee）的IDE资料：颈部功能评分。

的人工椎间盘。试模（图 11C-8A）必须与椎间隙有适宜的紧度。如果过紧，会导致周围韧带过度紧张，从而限制颈椎节段活动。应以适当方向嵌入试模。终板准备须满足试模精确的嵌入，一旦椎间隙准备完成，嵌入 Prestige® ST 试模，并把扩孔钻（reamer）套在试模器上（图11C-8B，C），来回旋转扩孔钻，磨平椎体前缘，使植入 Prestige® ST 人工椎间盘的每部分都能紧贴脊柱。用椎间前方探测器检查椎体前方表面中间及两侧（图11C-8D），以确定完成椎间隙和椎体表面的最终处理，如发现任何影响假体植入的不规则骨性结构都应清除。

用假体把持器将与试模大小相应的 Prestige® ST 嵌入椎间隙（图 11C-8E）。钻孔导向器连接于把持器，并经此在椎体上钻一螺钉固定孔道（图 11C-8F）。取出钻孔导向器，孔道攻丝后，拧入固定螺钉。

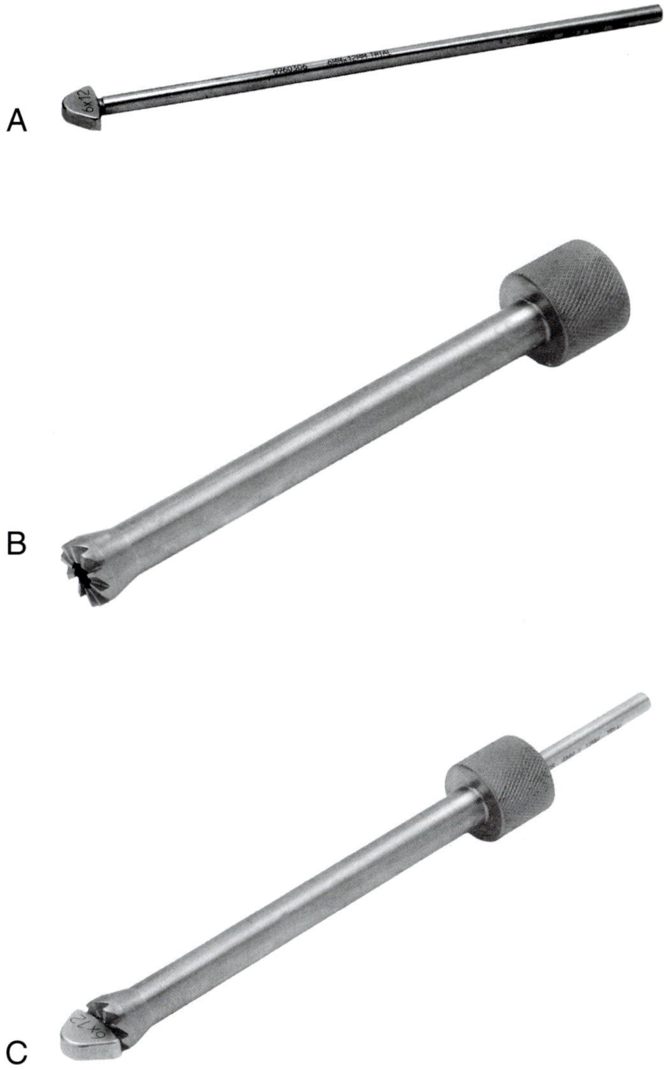

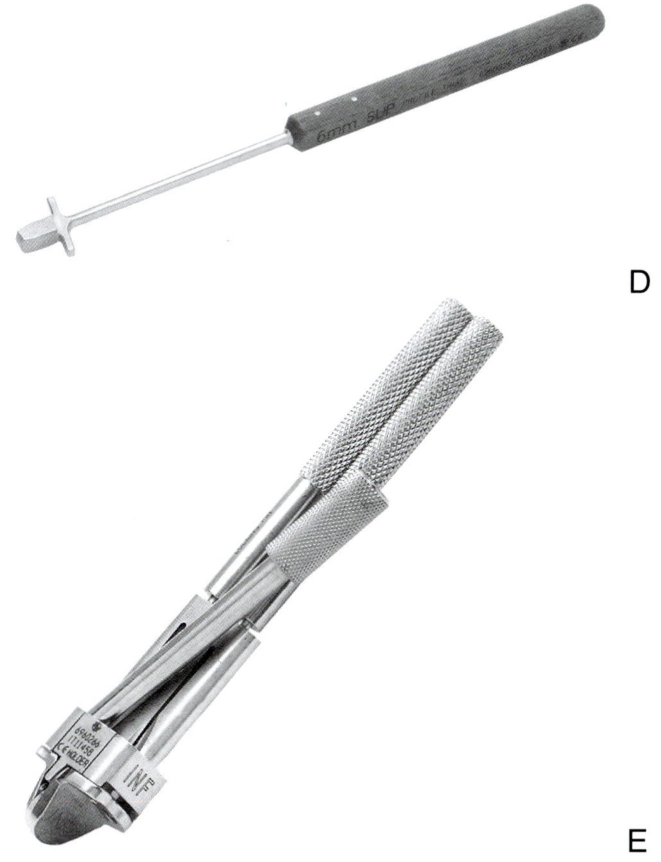

图 11C-8　A. 对应 6mm × 12mm 大小椎间盘试模；B. 前方椎体扩孔钻；C. 扩孔钻套入椎间盘试模；D. 对应 6mm × 12mm 大小椎间盘前缘试模；E. 假体把持器和 Prestige® ST（Prestige® ST，Medtronic Sofamor Danek, Memphis Tennessee.）。

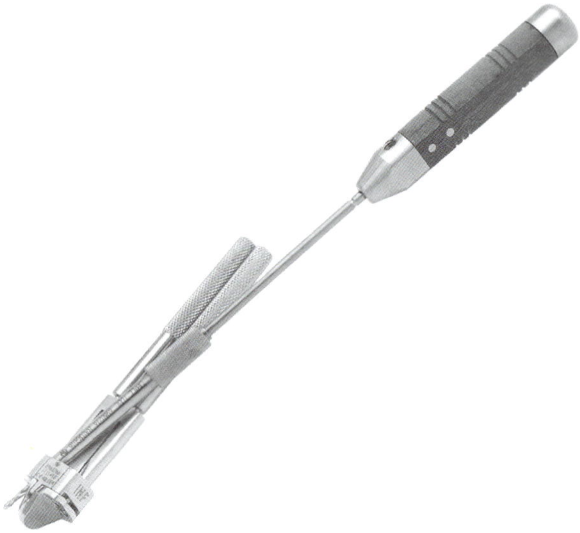

图 11C-8 续　F. 假体把持器夹持 Prestige® ST，并放入钻。

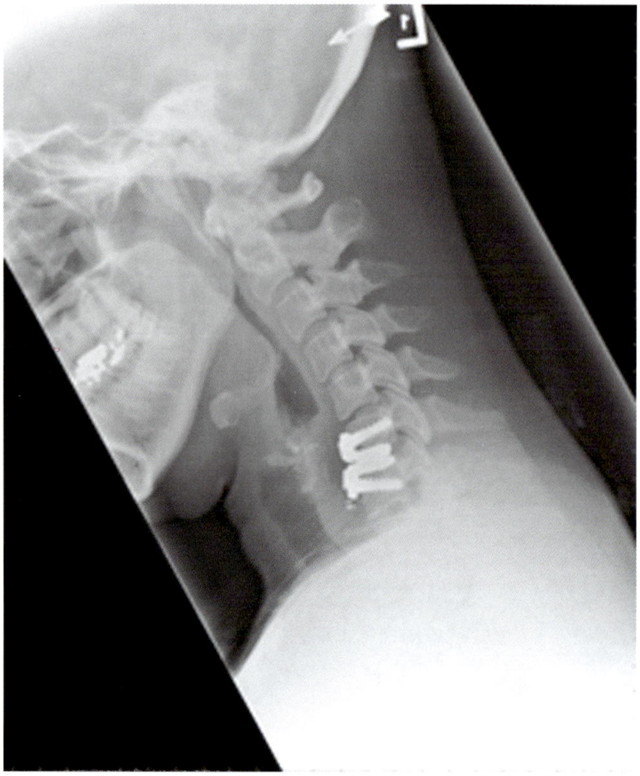

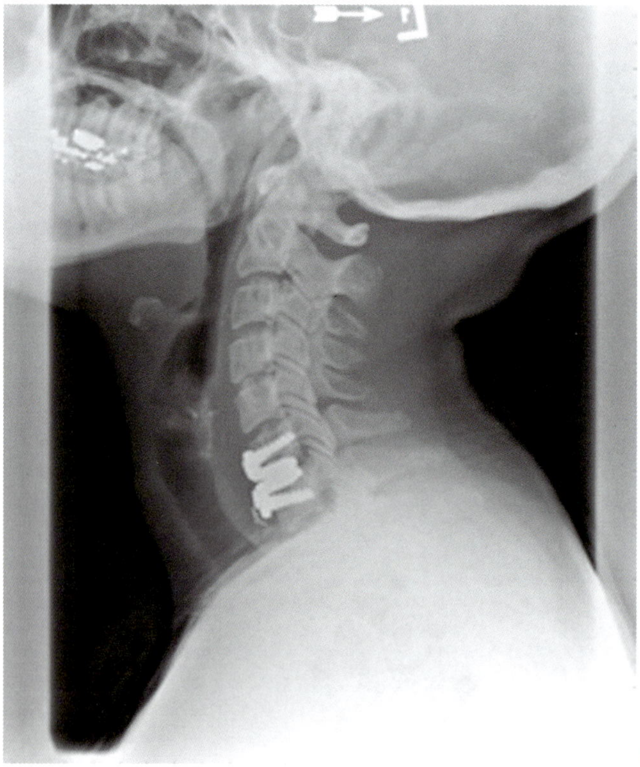

图 11C-9　植入 Prestige® 人工椎间盘（Medtronic Sofamor Danek, Memphis Tennessee）患者的颈椎侧位屈曲（A）和伸展（B）片。

重复这一步骤，直至完成所有螺钉固定。将把持器从 Prestige® ST 上退出，安装并旋转锁紧螺母，以防螺钉退出。椎间盘植入最好在透视下完成。若不使用术中透视，则应拍颈椎侧位片以确保椎间盘的准确植入（图11C-9）。彻底冲洗伤口，常规方法关闭切口。术后不需制动，患者可尽快恢复活动。

Prestige® LP 人工颈椎间盘

Prestige® LP 人工颈椎间盘（图 11C-10）是 Prestige® 人工颈椎间盘系列的最新产品，与前代相比，具有许多特点。Prestige®人工颈椎间盘由特殊的钛 - 陶瓷复合材料制成，持久耐用，CT 和 MRI 检查中均可清晰显示。覆盖在终板上的多孔钛金属颗粒利于骨长入和长期固定。植入物每部分有两条轨道，通过植入物的四条轨道可获得即刻固定，这便于多节段颈椎重建，并显著减少前缘高度。该装置目前正在接受 FDA IDE 认证。275 例患者如前述的 Prestige® ST 研究一样分两组进行比较研究，虽已完成登记注册，但随访时间太短，以致于目前还无法对其疗效作出评价。

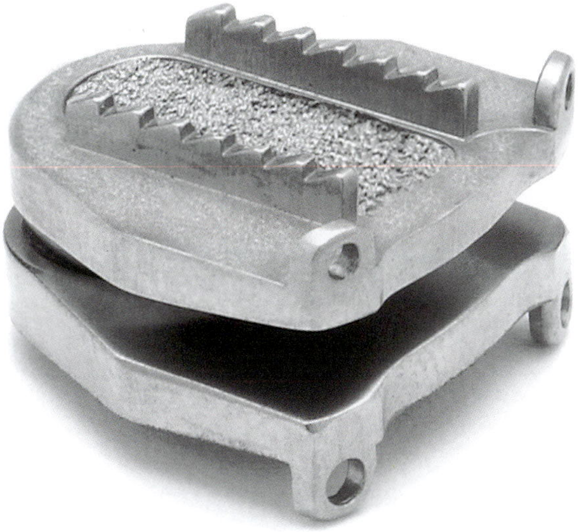

图11C-10　Prestige® LP（Medtronic Sofamor Danek, Memphis Tennessee）。

手术操作与颈椎前路椎间盘切除融合术相似。与前代的Prestige®产品不同，Prestige® LP无需钻入螺钉固定，而是通过假体的四条轨道与椎体衔接，即刻达到固定，其中假体每个部分有两条轨道（图11C-11A）。减压完成后，用磨钻去除终板软骨，也可用终板锉协助终板处理（图11C-11B），使上下终板平行。椎间隙嵌入试模，以便选定合适大小的人工椎间盘（图11C-11C）。轨道导向器插入椎间隙，每个椎体上钻两个小孔。用轨道钻孔器连接椎体孔洞和减压椎间隙。去除小孔与椎间隙间的骨质（图 11C-11D-G），然后将 Prestige® LP 轻轻嵌入间隙内（图11C-11H）。

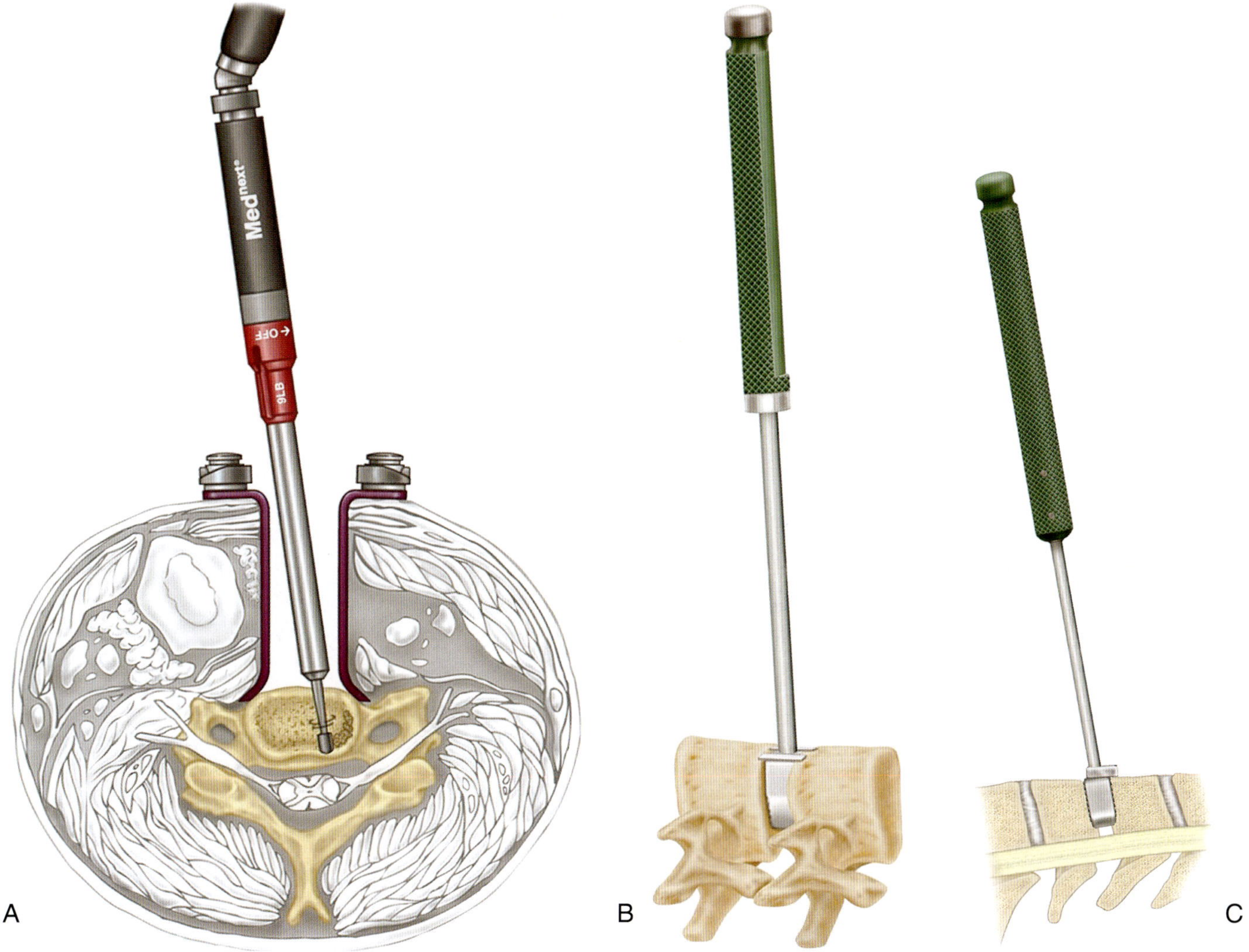

图 11C-11　A. 磨钻去除终板，B. 把终板锉放在椎间隙，C. 把测量器放入椎间隙中。

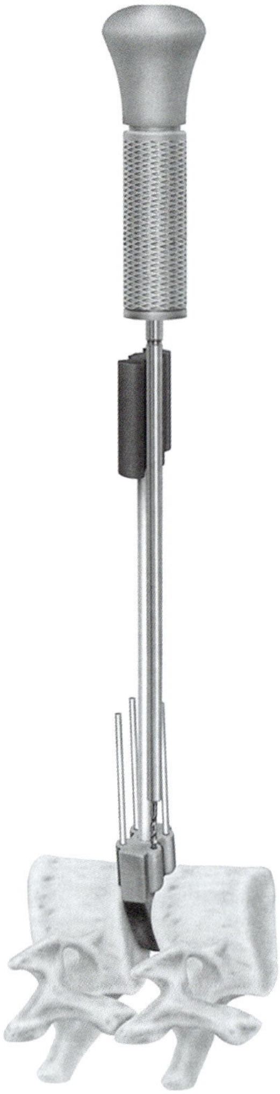

D

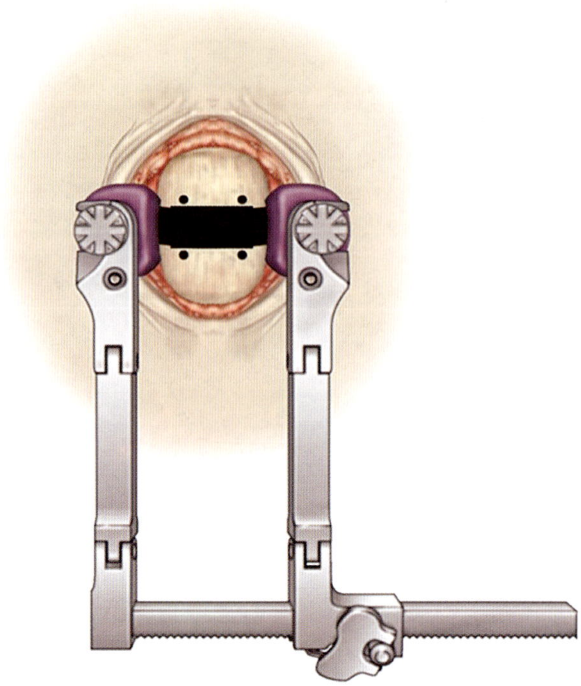

E

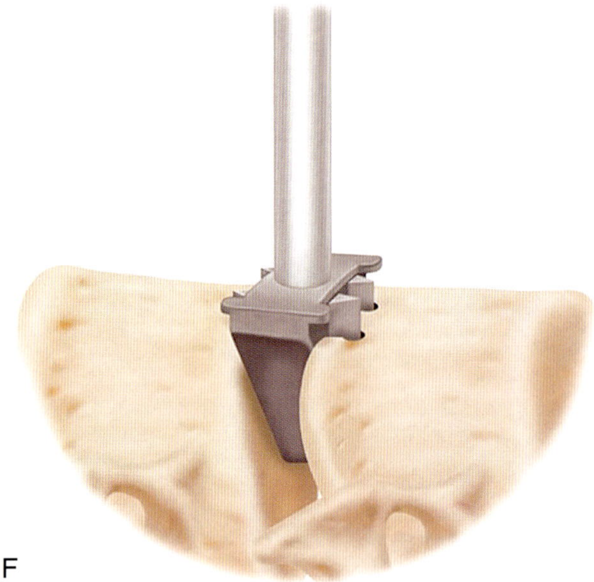

F

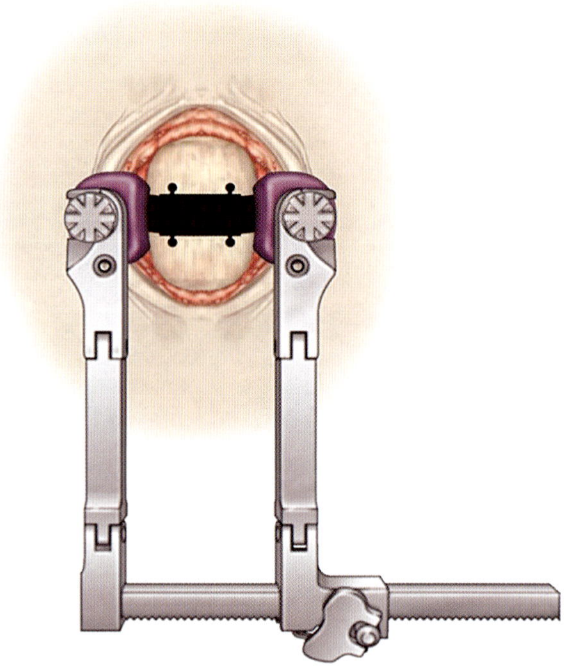

G

图 11C-11 续 D. Prestige® LP 的轨道钻孔器；E. 在椎体上准备孔；F. Prestige® LP 轨道钻孔；G. 完成轨道钻孔的椎体。

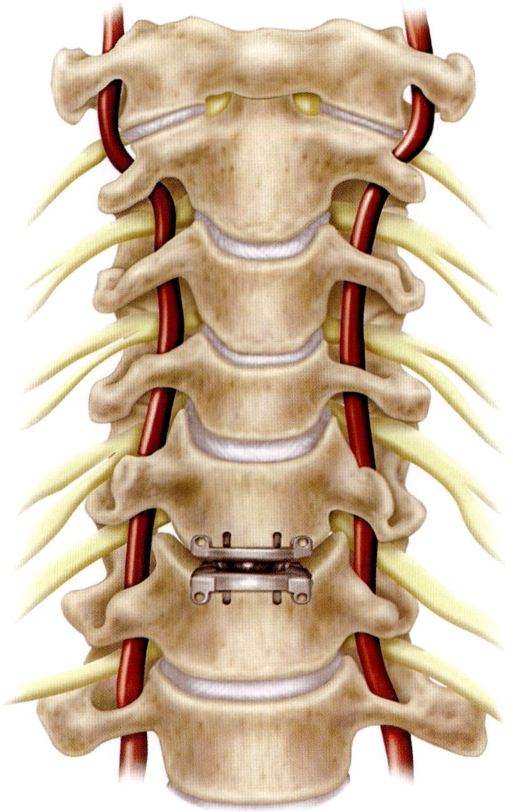

图 11C-11 续 H.植入椎间盘（Medtronic Sofamor Danek, Memphis Tennessee）。

术后注意事项

患者术后无需佩戴支具，鼓励尽早恢复活动。作者倾向于限制患者在术后 8 周内进行较剧烈的活动，如跑步、篮球、排球等。患者可以进行不剧烈的有氧运动如游泳、骑自行车，耐力训练，甚至举重。

所有颈椎前路术相关的并发症在椎间盘置换术后均可能发生。骨质疏松是螺钉和轨道固定的相对禁忌证，为这类患者进行手术时需慎重考虑。有患者在进行一些其他的椎间盘置换术后出现棘突旁钙化，这与术者缺乏髋关节或膝关节置换经验不无关系。术后数周内使用非甾体类抗炎药能大大减少这些问题的发生，颈椎间盘置换术同样如此。

所有行颈椎间盘置换术的患者均需进行彻底的双侧椎间孔减压。否则，随时间的延长，残留在健侧的骨赘也会出现问题。颈椎间盘置换术后出现新的或复发性神经根疾病均需根据患者的临床表现和影像学资料重新评估。如需进一步减压，可通过前路进行（可能需更换Prestige®人工椎间盘）或者行椎间孔切开减压术。

结论

Prestige® 人工颈椎间盘置换术能保留患者术前几乎所有的颈椎运动，而且不影响邻近节段的活动[11,13,15,16]。这种金属-金属的颈椎间盘在 15 年前就以Bristol-Cummins颈椎间盘的形式诞生。时至今日，椎间盘的设计已经获得进步和提高。其符合人体生理的设计，在为颈椎提供牢固的纵向支持的同时，保留了颈椎在各个方向的生理活动。

（白玉树译　吕国华校）

参考文献

1. Cloward RB. The treatment of ruptured intervertebral discs by vertebral body fusion. Ann Surg 1952;136:987-992.
2. Cloward RB. The anterior approach for removal of ruptured cervical disks. J Neurosurg 1958;15:602-617.
3. Smith GW, Robinson RA. The treatment of certain cervical-spine disorders by anterior removal of the intervertebral disc and interbody fusion. J Bone Joint Surg (Am) 1958;40A:607-624.
4. Baba H, Furusawa N, Imura S, et al. Late radiographic findings after anterior cervical fusion for spondylotic myeloradiculopathy. Spine 1993;18:2167-2173.
5. Cherubino P, Benazzo F, Borromeo U, et al. Degenerative arthritis of the adjacent spinal joints following anterior cervical spinal fusion: clinicoradiologic and statistical correlations. Ital J Orthop Traumatol 1990;16:533-543.
6. Clements DH, O'Leary PF. Anterior cervical discectomy and fusion. Spine 1990;15:1023-1025.
7. Döhler JR, Kahn MR, Hughes SP. Instability of the cervical spine after anterior interbody fusion. A study on its incidence and clinical significance in 21 patients. Arch Orthop Trauma Surg 1985;104:247-250.
8. Goffin J, van Loon J, Van Calenbergh F, et al. Long-term results after anterior cervical fusion and

osteosynthetic stabilization for fractures and/or dislocations of the cervical spine. J Spinal Disord 1995;8:500-508.
9. Hilibrand AS, Carlson GD, Palumbo MA, et al. Radiculopathy and myelopathy at segments adjacent to the site of a previous anterior cervical arthrodesis. J Bone Joint Surg Am 1999;81:519-528.
10. Pospiech J, Stolke D, Wilke HJ, et al. Intradiscal pressure recordings in the cervical spine. Neurosurgery 1999;44:379-385.
11. Cummins BH, Robertson JT, Gill SS. Surgical experience with an implanted artificial cervical joint. J Neurosurg 1998;88:943-948.
12. Robertson JT, Metcalf NH. Long-term outcome after implantation of the Prestige I disc in an end-stage indication: 4-year results from a pilot study. Neurosurg Focus 2004;17(3):E10.
13. Wigfield C, Gill S, Nelson R, et al. Influence of an artificial cervical joint compared with fusion on adjacent-level motion in the treatment of degenerative cervical disc disease. J Neurosurg 2002;96 (1 Suppl):17-21.
14. DiAngelo DJ, Robertson JT, Metcalf NH, et al. Biomechanical testing of an artificial cervical joint and an anterior cervical plate. J Spinal Disord Tech 2003;16:314-323.
15. Porchet F, Metcalf NH. Clinical outcomes with the Prestige II cervical disc: preliminary results from a prospective randomized clinical trial. Neurosurg Focus 2004;17(3):E6.
16. Wigfield CC, Gill SS, Nelson RJ, et al. The new Frenchay artificial cervical joint. Results from a two-year pilot study. Spine 2002;27:2446-2452.

颈椎间盘置换术：ProDisc-C®

11D

Rick B. Delamarter, MD Santa Monica, California
Ben B. Pradhan, MD, MSE Santa Monica, California

引言

颈椎前路椎间盘切除融合术（ACDF）作为治疗颈椎间盘退变性疾病或颈椎间盘突出所致顽固性颈痛和上肢痛的标准术式，已被证实是非常有效的外科方法之一。本中心的Delamarter等指出，只要适应证明确，术后早期便能有效消除症状[1-3]。然而，最近对其长期疗效的研究证实，颈椎融合、特别是多节段融合可导致融合术邻近节段的退变。Hilibrand 等人报道，术后有症状的融合邻近节段退变率为每年 2.9%，其中 66% 需再次手术[4]。Goffin 等报道，36% 的患者术后 8 年临床症状加重，再手术率为 6%[5]。Katsuura 等报道，术后 10 年有 50% 出现邻近节段退变[6]。因此，可以推测，颈椎融合导致其邻近节段负荷和活动异常是邻近节段椎间盘退变明显加快的原因。

颈椎前路椎间盘和骨赘切除，是解除椎间盘源性疼痛和神经前方压迫的必要手段。单纯的椎间盘切除可导致椎间隙和椎间孔高度丧失、后凸畸形以及疼痛加重。因此，椎间盘切除术后前柱重建已被普遍认可。传统应用同种异体骨或自体骨进行节段重建。前路钢板固定应用可增加融合节段的稳定性，并促进骨融合。近年来各种椎间融合器的应用，可取得椎间隙撑开和融合稳定作用。

骨融合术并不是脊柱重建的惟一方式。随着人们对融合邻近节段病变认识的不断深入和关注的增加，非融合前路脊柱重建技术已得到发展。最早出现的非融合前路脊柱重建技术是腰椎人工椎间盘置换[7-9]。腰椎人工椎间盘在美国食品及药物管理局（FDA）的医疗器械临床试验研究（IDE）中获得了令人鼓舞的结果，并且，Charité™ III腰椎人工椎间盘（Depuy Spine, Raynham, Massachusetts）取得了 FDA 的临床使用认证。最近，人工颈椎椎间盘也已完成了上述临床试验研究。本节将介绍 ProDisc-C® 人工颈椎椎间盘（Synthes，West Chester，Pennsylvania）的临床应用。

ProDisc-C® 人工颈椎椎间盘

设计原理

理想的脊柱节段重建应尽可能保留椎间盘的生理学特性。包括保持椎间盘的黏弹性；尽可能接近正常的脊柱关节活动度；保持可影响椎间孔的椎间隙高度。此外，节段性前凸对维持颈椎正常排列至关重要。理想的椎间盘设计和置换术应该能减少手术时间和并发症、使患者早期康复并恢复功能。最后，假体置换在设计严谨的临床研究中至少应取得与现行标准手术一致的疗效，并具备减少邻近节段退变的潜在优势。

特点

ProDisc-C® 人工颈椎椎间盘（图11D-1）具有许多ProDisc-L人工腰椎椎间盘的物理特性。该椎间盘实质上是一个球-窝关节：终板以钴-铬合金制成，关节凸面材料由在人工髋关节和人工膝关节的长期应用的，且已证实可靠的超高分子聚乙烯（UHMWPE）制成。上下两终板均有开槽的中央嵴和钛金属涂层。这种设计特点不仅可提供假体植入的即刻稳定，还可通过骨长入，使假体获得长期固定。

超高分子聚乙烯材料内衬固定于下终板。ProDisc-C®人工颈椎间盘的运动原理与ProDisc-L人工颈椎间盘一致，是一种有固定旋转轴的半限制型关节，可沿三个轴向旋转，但限制平移运动。然而，由于旋转轴低于椎间盘，因此，平移运动不能完全消除。在颈椎屈伸时，关节仍存在1mm以内的微小前-后平移运动（图11D-2），可视为正常。过度平移运动受限，使小关节得以免受椎间盘负载能力缺失产生的过度负荷。半限制型设计旨在避免非限制型设计小关节要承载大部分剪切负荷的缺陷，防止小关节退变加速。半限制型设计能将负荷从小关节转移至椎间盘-骨界面，达到上述理想植入物特性的要求。

椎间盘高度的恢复对于维持颈椎正常生理前凸和椎间孔高度至关重要。基于人体解剖研究资料显示[10,11]，有5～8mm共4种高度，以及6种不同的覆盖面积的ProDisc-C®人工椎间盘可供选择。最大覆盖面积可获得理想载荷分布，并能降低假体下沉风险。ProDisc-C®人工颈椎间盘在矢状面、冠状面和水平面上的运动角度均接近正常人体椎间盘生理运动，这对于非病变节段避免异常负荷和运动十分重要。据人体解剖学资料分析，ProDisc-C®可允许最大活动度为屈伸20°；左右侧屈20°；轴向旋转12°[12]。

植入技术

手术采用标准颈椎前入路，以解剖学标志或拍侧位片（电视X线机透视用于ProDisc-C®植入）定位，在相应手术平面作一横切口，依次切开皮肤、浅筋

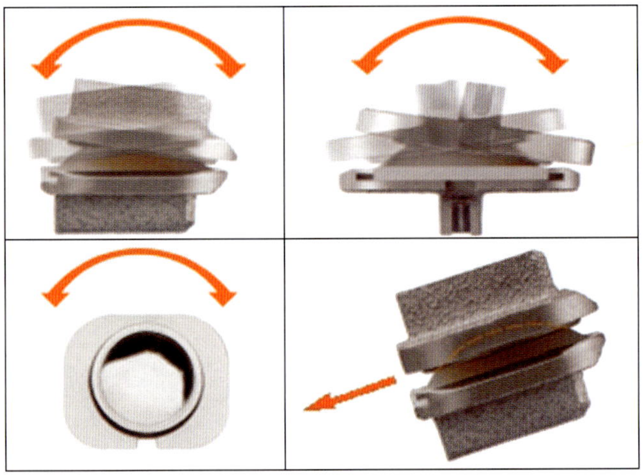

图 11D-2　ProDisc-C® 人工颈椎间盘的运动。(Synthes, West Chester, Pennsylvania.)

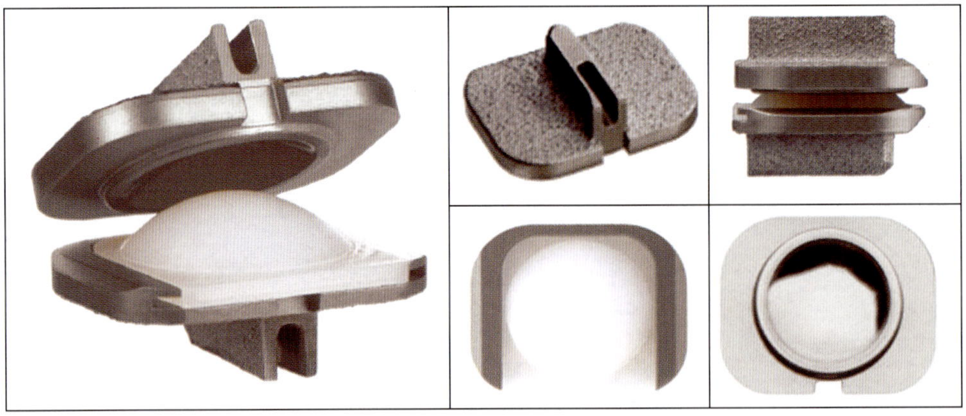

图 11D-1　ProDisc-C® 人工颈椎间盘。(Reprinted with permission of Synthes, West Chester, Pennsylvania.)

膜、颈阔肌和颈深筋膜浅层，钝性分离带状肌和胸锁乳突肌，甲状腺前肌群向内、胸锁乳突肌向外牵开，食管和气管向内、颈动脉鞘向外侧牵开，切开椎前筋膜，显露椎间盘。切除椎间盘前再次透视定位。

确定手术节段后，用自动拉钩由内外和头尾方向牵开（图11D-3）。将透视机置于可在术中进行正、侧位透视的位置。透视确定手术椎间盘上下椎体的中心线后，行椎间盘切除术，把前后位片中线定位于手术节段的两椎间盘之间，透视定位后，行椎间盘切除术。

特制椎体钉通过螺母固定于撑开器，即可固定又有撑开作用（图11D-3，11D-4）。它用于椎间隙撑开，以利于椎间盘组织切除，并保持手术过程中的稳定和颈椎正常序列，防止嵌入假体过程中对颈椎和神经的震动，保证椎间盘能准确、对称地置于两个椎体之间（避免各个方向的滑脱）（图 11D-4）。

椎间盘切除完全徒手完成，只在终板处理时使用磨钻磨。去除终板骨质存在节段性前凸和植入物坍塌的风险。ProDisc-C®的两个中央嵴和多孔涂层表面可提供足够即时稳定，不需磨削终板。终板骨质去除将导致生理前凸丢失和假体下沉。有时需用椎板咬骨钳去除骨赘或磨钻磨平终板。根据椎间盘和骨赘突出的位置决定是否切除后纵韧带。

椎间隙充分清理后，透视下插入试模以确认假体大小（图11D-4）。根据试模松紧和相邻椎间隙高度选取适当假体高度和与终板接触面积最大的假体型号。假体过大或过小均影响稳定性和活动度。试模选定后，沿试模（起到限深器作用）插入骨凿，骨凿正对椎体上预先标记的中心线锤入，开出骨槽以容纳假体中央嵴（图11D-4）。先用尖凿，继而用盒式骨凿以扩宽中央嵴。这样可避免假体植入时椎体承受过大应力和骨碎片向后移位。接着，透视下将人工椎间盘小心

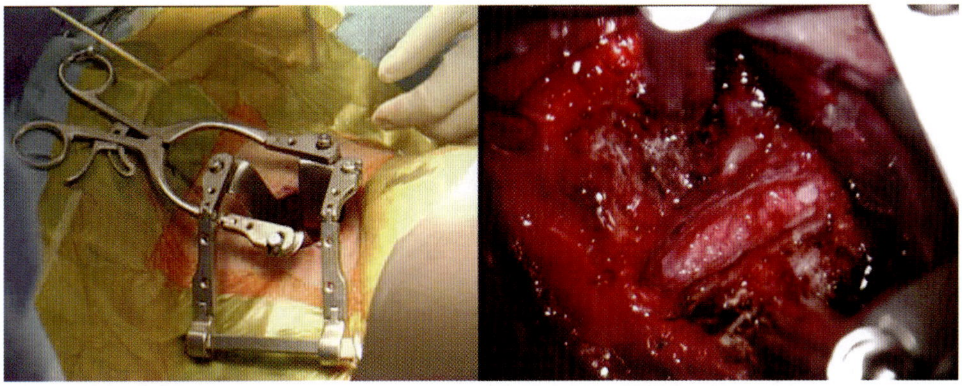

图 11D-3　颈椎前路的暴露和椎间盘切除。

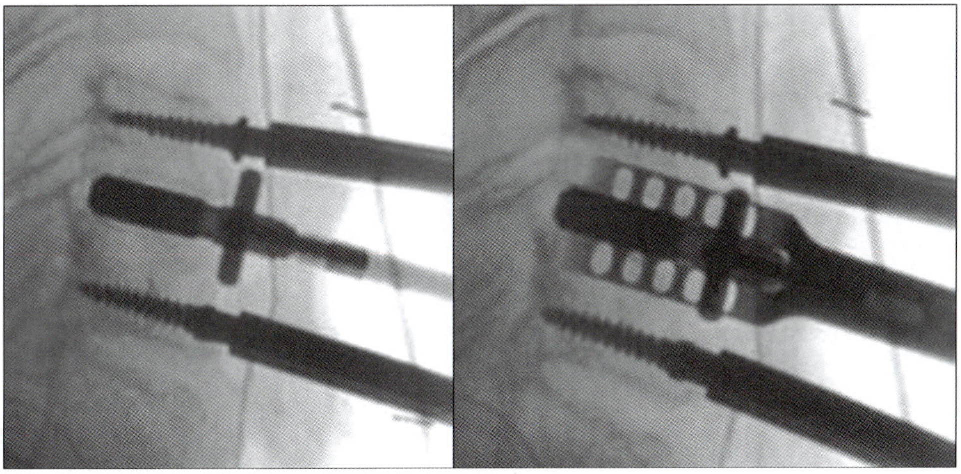

图 11D-4　透视下量度大小，凿除骨质。

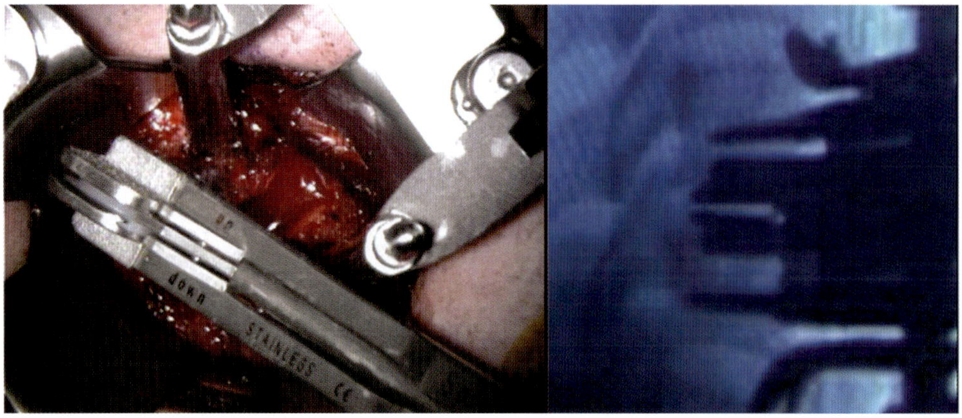

图 11D-5 透视下嵌入椎间盘。

嵌入（图11D-5）。移除固定器、椎体固定钉和自动牵开器，关闭切口。

临床经验

历史

关于颈椎人工椎间盘临床疗效的报道较少。Goffin 等报道 Bryan® 颈椎人工椎间盘（Medtronic Sofamor Danek, Memphis, Tennessee）置换手术后1～2年的优良率达90%[13]。Wigfield 等报道 Prestige 颈椎人工椎间盘术后2年的疼痛缓解率和功能改善率分别为46%和31%[14]。作者医院报道ProDisc-C®的早期临床疗效，VAS 疼痛评分和 Oswestry 功能障碍评分上有显著的改善[15]。本章将进一步叙述作者医院对ProDisc-C®所进行的美国FDA IDE前瞻、随机和对照性临床验证的长期结果。

2002 年 12 月完成了首例 ProDisc-C® 颈椎人工椎间盘置换术。随后，全世界共进行了 1000 多例人工颈椎间盘置换术，多节段椎间盘置换术。多节段椎间盘置换手术也已展开。欧洲的早期研究未报到内植物失败。美国首例 ProDisc-C® 植入手术于 2003 年 8 月在作者的中心完成。迄今在全美有15个中心加入IDE试验并完成了超过200个假体的植入手术。在FDA“连续准入”和“同情应用”阶段，将完成更多手术。FDA的初期临床试用已经完成，目前正在分析2年随访的临床资料。

美国食品及药物管理局（FDA）医疗器械临床试验申报（IDE）研究

表 11D-1 列出了 FDA IDE 研究关于 ProDisc-C® 颈椎人工椎间盘置换术入选和排除标准。总的来说，其适应证为 C3-C7 椎间盘退变性疾病引起的颈部和（或）上肢痛。表11D-2列出了本中心ProDisc-C置换患者的统计学特点。40例入选患者按同等比例随机分入人工颈椎间盘置换（ACDR）和前路颈椎间盘切除融合（ACDF）两组。其中24例患者行ProDisc-C®人工颈椎间盘置换，16 例患者行前路颈椎间盘切除融合。分别于术前、术后的 6 周、3 个月、6 个月、12 个月、18个月评价患者的疼痛、功能状况以及活动度进行评价。

结果显示，两组VAS颈痛评分（图11D-6）、VAS 臂痛评分（图 11D-7）和 Oswestry 功能障碍指数（ODI）（图 11D-8）均显著改善。术后 3 个月时，置换组 VAS 颈痛评分从6.6下降到3.0，融合组从6.2下降到 1.6；VAS 臂痛评分改善更加明显，置换组从 5.7 下降到 1.1，融合组从 6.5 下降到 1.5。术后 18 个月和以后随访中，以上改善仍显著。同样，ODI评分两组均有显著下降，术后 18 ～ 24 个月，置换组和融合组的ODI指数分别从25下降到9、从24下降到13，所有结果均较术前显著改善（$P<0.05$），两组疗效无显著差异（$P>0.05$）。

术后18个月，融合组屈伸活动从术前平均9.0°下降到平均1°（几乎无活动），左右侧屈运动从术前平均6° 下降到2°（实质上无活动）；而置换组颈椎运

表 11D-1　FDA IDE 关于 ProDisc-C® 临床研究：纳入和排除标准

纳入标准	排除标准
1. 由单节段椎间盘退变（C3-C7）引起的症状：颈痛或臂（根性）痛；和（或）功能障碍、神经损伤，具有至少由以下一种情况，经影像学检查证实： a. 髓核突出 b. 关节强直（出现骨赘）和（或） c. 椎间高度丢失 2. 年龄在 18 ～ 60 岁之间 3. 非手术治疗 6 周无效，或症状加重，或出现神经根或脊髓受压体征 4. 颈部功能障碍评分[13] ≥ 15/50（30%） 5. 患者的心理、精神、社会状态能完成术后的研究程序 6. 签署知情同意	1. 需要治疗的节段不止 1 个 2. 侧位或过屈过伸位片显示明显颈椎不稳： a. 位移＞ 3mm 和（或） b. 成角＞ 11° 3. 需手术节段的邻近节段已行融合 4. 影像学证实存在严重小关节疾病或退变 5. 已知对钴、铬、钼、钛或聚乙烯过敏 6. 既往肿瘤病变破坏手术椎体，如影像学发现骨折骨痂、畸形愈合或不愈合 7. 待手术节段有手术史 8. 手术节段严重关节强直，有以下特点： a. 骨桥形成 b. 椎体高度丢失＞ 50% 或 c. 无运动（＜ 2°） 9. 原因不明的颈痛或臂痛 10. 骨质疏松：若需 DEXA，排除标准为 T 值＜ −2.5[14] 11. 存在 Paget’s 病、骨软化或其他骨代谢性疾病 12. 严重的糖尿病需要胰岛素治疗 13. 孕妇或未来 3 年内可能怀孕 14. 活动性感染 - 全身或局部 15. 使用了影响伤口愈合的药物（如激素） 16. 类风湿性关节炎或其他自身免疫性疾病 17. 系统性疾病如 AIDS、HIV、肝炎等 18. 恶性肿瘤活动

FDA，美国食品和药物管理局；IDE，医疗器械临床试验申报。
ProDisc-C®（Synthes，West Chester，Pennsylvania）.

表 11D-2　FDA IDE 关于 ProDisc-C® 研究统计数据

患者特点	ACDF（自体骨植骨＋钢板）	ACDR（ProDisc-C®）
平均年龄（岁）	42.5	40.2
性别（男%：女%）	38：62	29：71
体重指数（BMI）	24.9	23.7
工作赔偿情况	25%	27%
术前颈痛时间（月）	10.5	10.5

ACDF，颈椎前路椎间盘切除融合术；ACDR，颈椎前路人工椎间盘置换术；FDA，美国食品及药物管理局；IDE，医疗器械临床试验申报。
ProDisc-C®（Synthes，West Chester，Pennsylvania.）

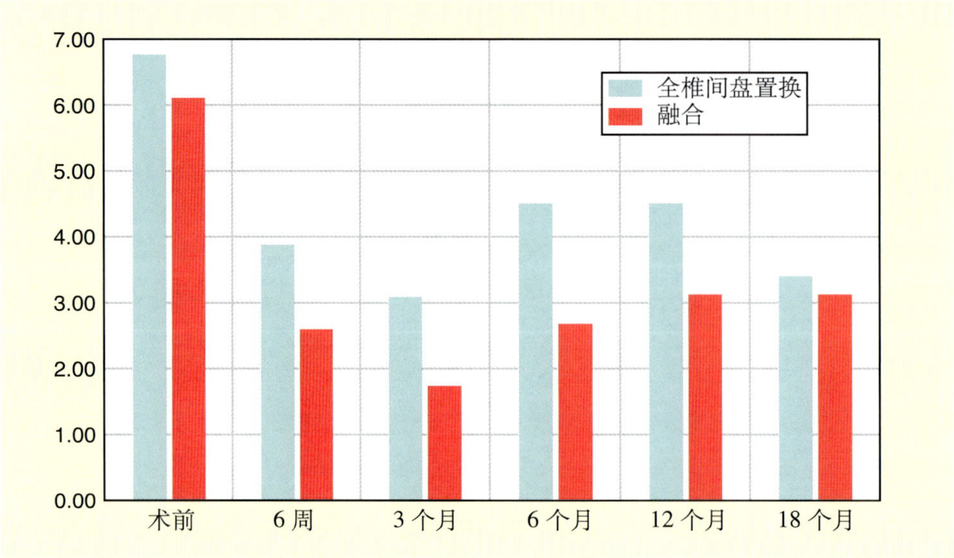

图 11D-6　颈痛的 VAS 评分。

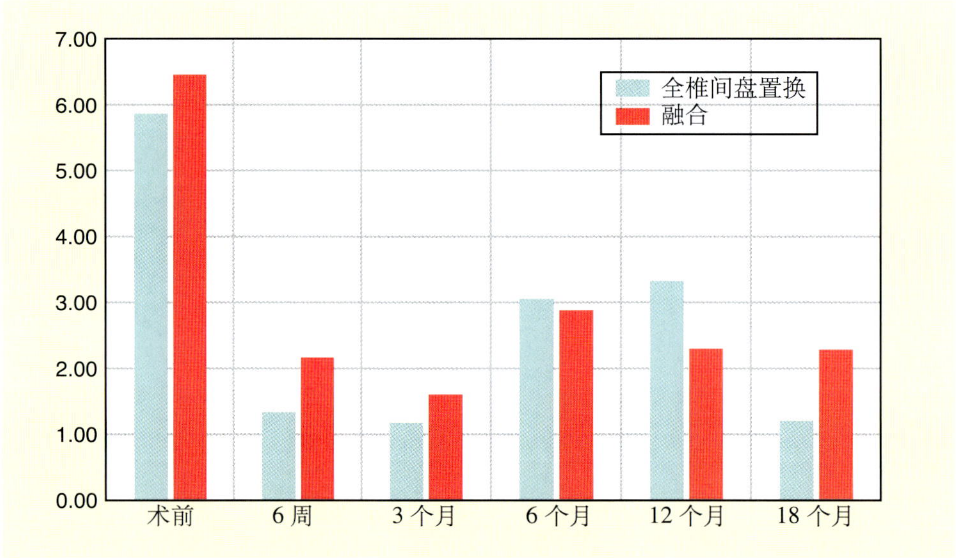

图 11D-7　臂痛的 VAS 评分。

动得到较好保留，术前屈伸运动平均 11.0°，左右侧屈运动平均 5.9°。术后 18 个月随访时，颈椎平均屈伸活动为 12.5°，左右侧屈运动平均 5.0°。所有病例均未出现与手术操作或假体相关的并发症。图11D-9显示手术后屈伸活动角度的X线测量。正如预测的一样，融合组的间隙无活动度，而椎间盘置换组较好的保留了椎间活动度，平均侧屈 5°，平均屈伸 12°。

美国 FDA IDE 试验得出的结论，颈椎前路椎间盘置换在与标准的融合术效果相同的情况下，保留了颈椎的活动度，有望在远期的应用中降低相邻节段发生退变的几率。

并发症

目前未见与技术和假体相关的严重手术并发症。表 11D-3 列出了 ProDisc-C 颈椎前路椎间盘置换与标准融合手术的并发症。迄今为止，没有需要翻修的假体移位和下沉出现。融合组无假关节发生。两组均很少发生迟发性吞咽困难（患者主观感

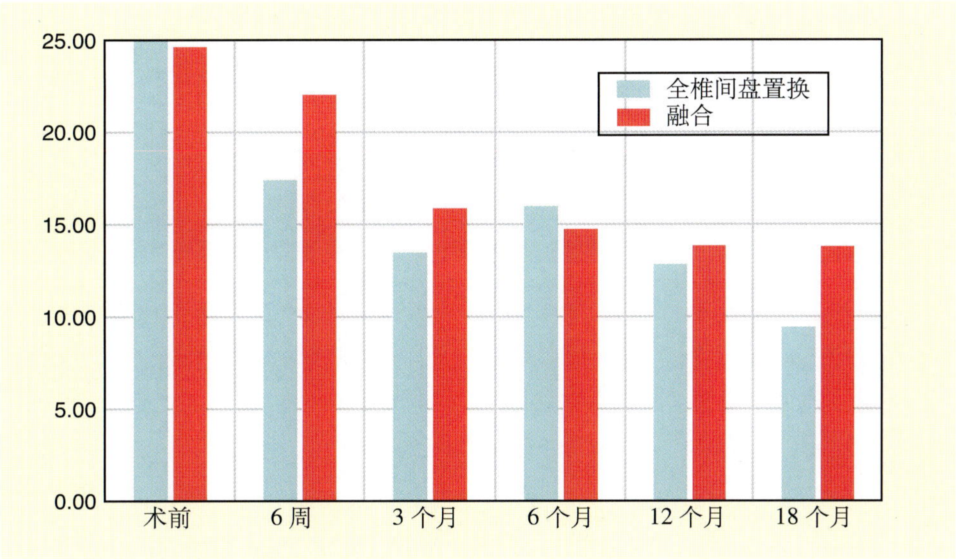

图 11D-8　Oswestry 功能障碍指数。

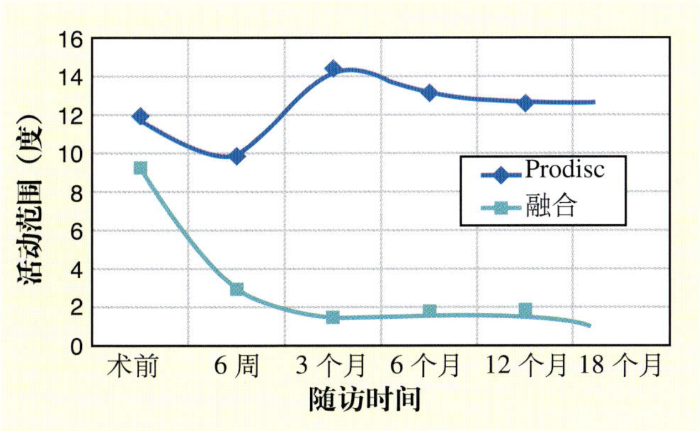

图 11D-9　矢状面的成角活动角度。

觉存在6周以上的吞咽困难）。感吞咽困难患者现在仍进食常规硬质食物。两组中都没有患者因为吞咽困难、呼吸和发音障碍而行喉镜检查。两组中各有 1 例出现一过性的新症状，即自发的新出现的放射痛、麻木和主观感觉无力。此类症状均在术后 6 周至 3 个月后消失。

多节段前路颈椎ProDisc-C®人工椎间盘置换术

颈椎退行性疾病常累及多个颈椎节段，导致多个节段出现椎间盘突出和退变。受 FDA IDE 有关 ProDisc-C®临床试验研究的严格入选标准的限制，很多颈椎间盘退变患者被排除在ProDisc-C®人工椎间盘置换术适应证之外。随着，技术的成熟和手术经验的积累，以上问题有望解决。

表 11D-3　FDA IDE 研究中 ProDisc-C® 和 ACDF 的并发症

并发症	ProDisc-C®	ACDF（自体骨植骨 + 钢板）
植入物移位 / 沉降	0/24（0%）	0/16（0%）
不融合	不存在	0/16（0%）
迟发性吞咽困难	2/24（8%）	1/16（6%）
术后需行吞咽检查，喉镜和其他喉部检查	0/24（0%）	0/16（0%）
浅部感染	1/24（4%）	1/16（6%）
深部感染	0/24（0%）	0/16（0%）
新的一过性症状[a]	2/24（8%）	2/16（126%）

[a] 术后 6 周至 3 个月缓解。

ACDF，颈椎前路椎间盘切除融合术；FDA，美国食品及药物管理局；IDE，医疗器械临床试验申报。

ProDisc-C®（Synthes，West Chester，Pennsylvania）.

基于作者所在的医疗中心在椎间盘置换术中初步取得的优良疗效和ProDisc-C®的合理设计，FDA允许对部分特定患者“同情性的”实施双节段或三节段椎间盘置换术。其前提条件是：多节段融合术可能对患者的工作和生活质量造成严重影响。迄今为止，本中心共进行了6例三节段和4例双节段ProDisc-C®人工椎间盘置换，结果显示，多节段置换与单节段一样能明显缓解颈痛和上肢痛（图11D-10，11D-11）。无论手术节段的多少（单节段到三节段），其疗效无显著差异。双节段手术和三节段手术同样能使功能障碍得到显著改善（图11D-12）。多节段椎间盘置换同样能有效保留各手术节段的生理性运动。这将在下一节详细讨论。

运动分析

颈椎间盘置换术目的在于保留或恢复颈椎正常生理运动。运动度过大或过少均可导致颈椎承受异常应力并加速退变，与手术目的相悖。作者医疗中心对颈椎间盘置换后邻近节段的运动度进行了统计分析分析（见表11D-4）。

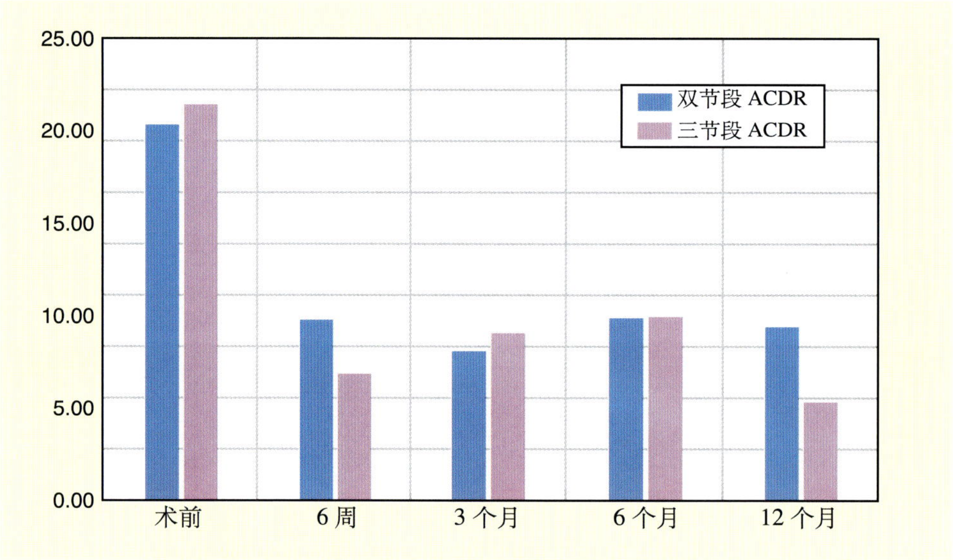

图 11D-10　多节段前路颈椎间盘置换后颈痛 VAS 评分。

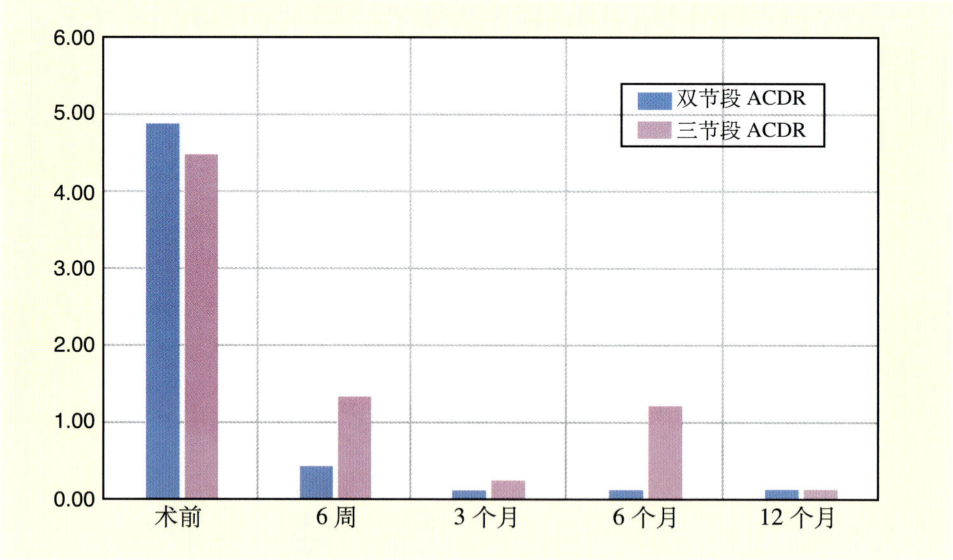

图 11D-11　多节段前路颈椎间盘置换后臂痛 VAS 评分。

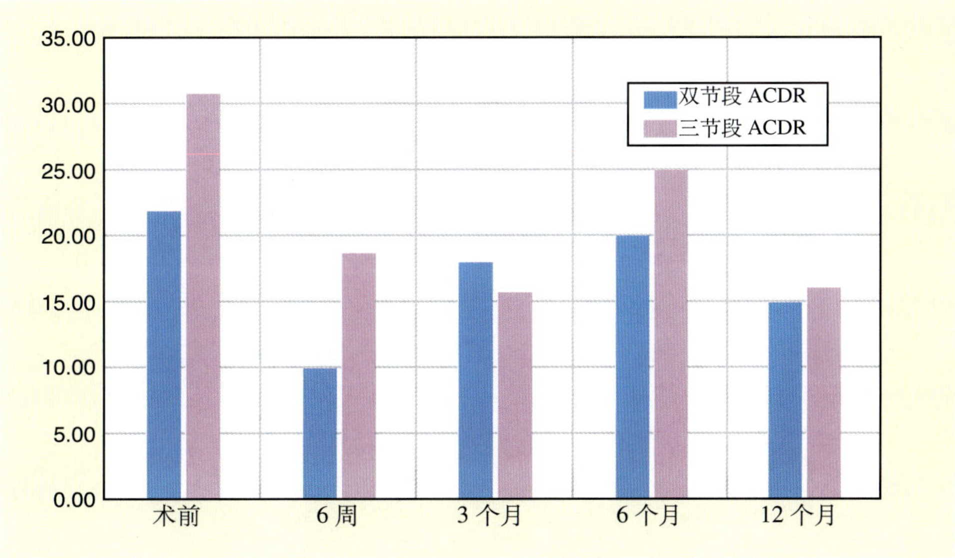

图 11D-12　多节段前路颈椎间盘置换后 Oswestry 功能障碍指数。

表 11D-4　手术节段和邻近节段颈椎活动范围的测量

		ProDisc-C®(°)	ACDF(°)	正常活动范围[a](°)
手术节段术前的活动范围		7.5	7.8	10.0
术后 6 周	手术节段	12.0	无屈伸位片	10.0
节段活动度	手术节段下方第 2 个节段	12.5	无屈伸位片	10.7
手术节段下方第 3 个节段		6.5	无屈伸位片	7.1
术后 6 周手术节段活动度的变化		+4.5	无屈伸位片	
末次随访	手术节段	13.6	~ 0	10.0
节段活动度	手术节段下方第 2 个节段	9.5	只有单节段	10.7
手术节段下方第 3 个节段		8.5	只有单节段	7.1
末次随访手术节段活动度的变化		+6.1	−7.8	
术前上位非手术节段的活动度		13.0	8.9	
术后 6 周上位非手术节段活动度		8.0	无屈伸位片	
末次随访上位非手术节段活动度		10.7	15.8	
术后 6 周上位非手术节段活动度变化		−5.0	无屈伸位片	
末次随访上位非手术节段活动度变化		−2.3	+6.9	
术前下位非手术节段的活动度		7.1	4.3	
术后 6 周下位非手术节段活动度		5.5	无屈伸位片	
末次随访下位非手术节段活动度		4.5	8.0	
术后 6 周下位非手术节段活动度变化		−1.6	无屈伸位片	
末次随访下位非手术节段活动度变化		−2.6	+3.7	

[a] 健康人相同节段的平均活动度

ACDF，颈椎前路椎间盘切除融合术；FDA，美国食品及药物管理局；IDE，医疗器械临床试验申报。

ProDisc-C®（Synthes，West Chester，Pennsylvania.）

进行了43例分析研究，其中人工椎间盘置换术26例，椎间盘切除骨融合15例,单节段椎间盘置换18例和单节段前路椎间盘切除骨融合15例，术后随访1～2年（平均18个月）。研究包括经FDA批准，对特定患者施行的三节段椎间盘置换6例和双节段椎间盘置换术4例。ProDisc-C®椎间盘置换使原退变节段的颈椎活动度得以明显改善，术前7.5°，术后即时为12°，末次随访为13.6°（两者$P<0.05$）。在多节段椎间盘置换中，每个手术节段颈椎运动均保留，并接近生理运动幅度（非病变节段的影像学测量所示）。相反，前路椎间盘切除骨融合后，邻近上位节段运动幅度较椎间盘置换显著增加（邻近节段运动幅度：ACDF术前8.9°，术后15.8°，而ACDR术前13.0°，术后10.7°；$P<0.05$）（图11D-13）。融合术和椎间盘置换术的邻近节段运动范围是不同的（融合组术前为4.3°，术后为8.0°；而椎间盘置换组术前为7.1°，术后为4.5°，$P<0.05$）。尽管这些数字无统计学意义，但椎间盘置换术后邻近节段运动确实存在减少趋势。融合邻近节段过度运动表现为前后移位和椎体后缘不规则弯曲（图11D-13）。

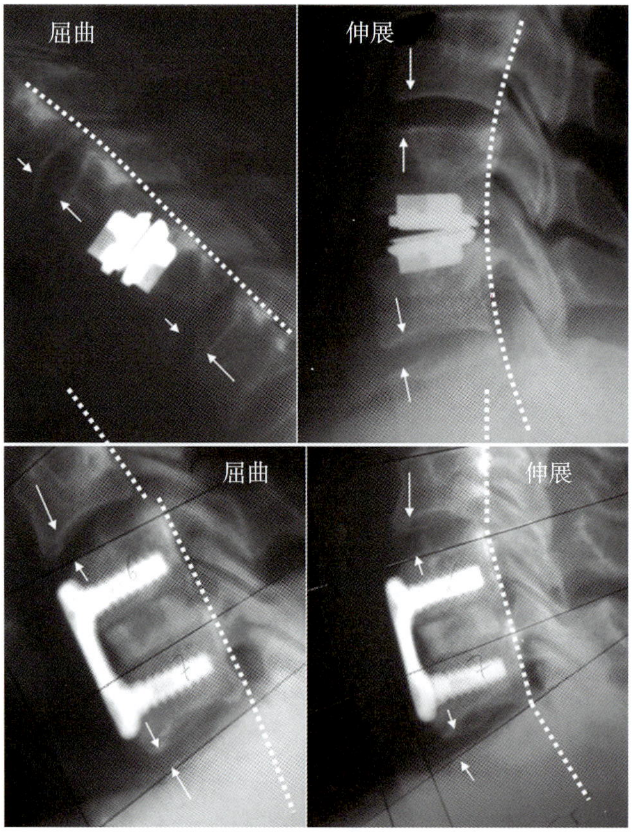

图11D-13　上图：颈椎间盘置换术后的屈伸位片显示邻近节段运动度相对正常，脊柱后缘形成一平滑的曲线；下图：颈椎前路椎间盘切除融合术后的屈伸位片显示脊柱后缘成一较尖的角，在该例中甚至向前移位。

综上所述，ProDisc-C® ACDR术不仅能保留关节活动，同时能使手术节段和邻近节段达到接近生理水平的活动范围。相反，ACDF将导致邻近节段运动幅度过度增加。此外，多节段颈椎间盘置换术能保留各手术节段的生理活动范围，意味着只要患者选择适当，多节段置换不会导致单个手术颈椎节段的运动过度集中。

颈椎曲线

人工颈椎椎间盘可获得脊柱动力性重建，但其在脊柱畸形中的效果未得到证实，也无证据显示在多节段手术时能保持颈椎曲线。暂无报道提及该手术对颈椎前凸的长期疗效，特别是多节段ACDR。最近一项研究报道，单节段Bryan®人工颈椎椎间盘置换术后早期，局部节段出现前凸丢失[16]。本中心也分析了单节段到三节段手术术后颈椎的矢状面和冠状面序列，并与ACDF比较。

研究包括43例患者，26例椎间盘置换和15例ACDF（表11D-5）；其中18例为单节段置换，15例ACDF均为单节段，术后随访1～2年（平均18个月），研究也包括FDA批准的，应用在特定患者的6例三节段和4例双节段椎间盘置换。术后即时，两组患者的颈椎节段性前凸增加（ACDR为4.7°，ACDF为3.8°，$P<0.05$）。在末次随访中，前凸增加分别为2.8°和3.2°（$P>0.05$）。两组均能保持总体的颈椎前凸。在ACDR组中，颈椎前凸术前为35.9°，术后即时为35.6°，末次随访时为37.4°（$P>0.05$）。在ACDF组中，颈椎前凸术前为39.5°，术后即时为34.5°，末次随访时为36.3°（$P>0.05$）。两组均能保持颈椎的冠状面平衡，术前的中立位置在术后即时和末次随访中均无改变（$P>0.05$）。无论单节段、双节段或三节段置换术均如此（图11D-14）。

总之，单节段和多节段ProDisc-C®人工颈椎椎间盘置换术后2年，手术节段和颈椎总体的冠状面和矢状面曲线仍能维持。结果显示：该人工椎间盘能

表 11D-5　1-3 节段 ACDR 和 ACDF 的节段和总体颈椎矢状面和冠状面曲线

	ProDisc-C®(°)	ACDF(°)
术前节段性前凸（只跨过病变节段）	1.4	0.2
术后 6 周（首次随访）节段性前凸（只跨过病变节段）	6.1	4
末次随访节段性前凸（只跨过病变节段）	4.2	3.4
首次随访节段性前凸变化	+4.7	+3.8
末次随访节段性前凸变化	+2.8	+3.2
术前总体颈椎前凸（C1-T1）	35.9	39.5
首次随访总体颈椎前凸（C1-T1）	35.6	34.5
末次随访总体颈椎前凸（C1-T1）	37.4	36.3
首次随访总体颈椎前凸变化	−0.3	−5.0
末次随访总体颈椎前凸变化	+1.5	−3.2
术前总体颈椎冠状面曲线	～中立	～中立
首次随访总体颈椎冠状面曲线	～中立	～中立
末次随访总体颈椎冠状面曲线	～中立	～中立
首次随访总体颈椎冠状面曲线变化	～0	～0
末次随访总体颈椎冠状面曲线变化	～0	～0

ACDF，颈椎前路椎间盘切除融合术；ACDR，颈椎前路人工椎间盘置换术。
ProDisc-C®（Synthes，West Chester，Pennsylvania）。

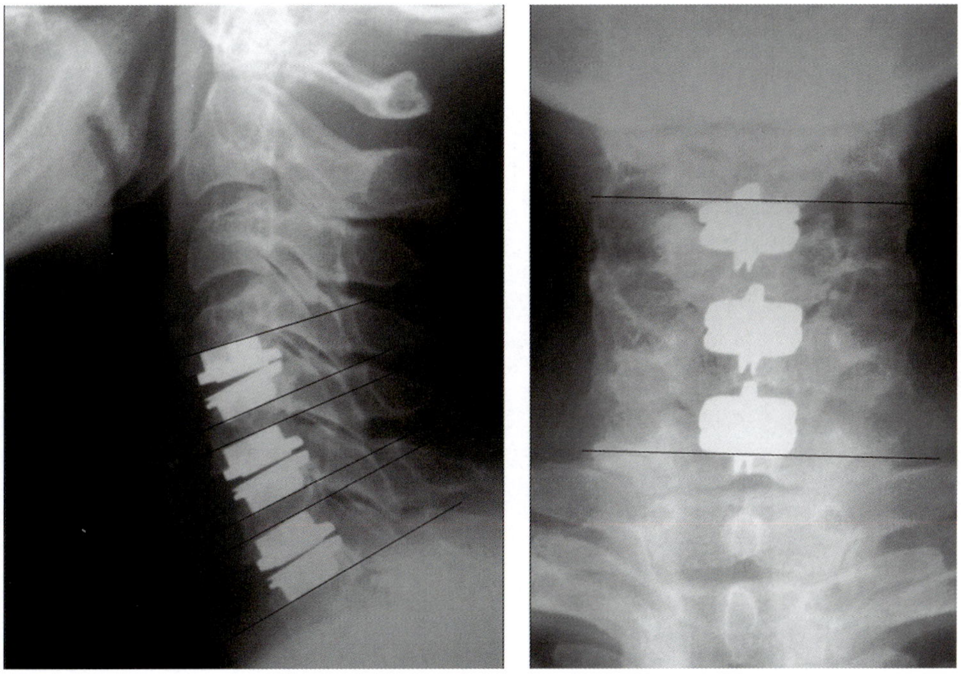

图 11D-14　多节段颈椎间盘置换术后颈椎矢状面和冠状面曲线测量示例。

在保留活动度的同时不被破坏，并保持了颈椎的正常序列。

讨论

我们在ProDisc-C®人工颈椎椎间盘置换方面的经验提示，颈椎间盘置换是除融合术外治疗颈椎间盘退变和（或）突出的另一种手术选择。它能保留手术节段的活动度和正常序列，不影响临床疗效。但目前FDA的临床研究尚不能为其提供在防止邻近节段退变方面优势的确切证据。保留手术节段的正常活动度是令人鼓舞的，但手术的长期疗效和安全性尚在研究之中。

（贺石生译　吕国华校）

参考文献

1. Wang JC, McDonough PW, Endow K, et al. The effect of cervical plating on single-level anterior cervical discectomy and fusion. J Spinal Disord 1999;12:467-471.
2. Wang JC, McDonough PW, Endow KK, et al. Increased fusion rates with cervical plating for two-level anterior cervical discectomy and fusion. Spine 2000;25:41-45.
3. Wang JC, McDonough PW, Kanim LE, et al. Increased fusion rates with cervical plating for three-level anterior cervical discectomy and fusion. Spine 2001;26:643-646; discussion 646-647.
4. Hilibrand AS, Carlson GD, Palumbo MA, et al. Radiculopathy and myelopathy at segments adjacent to the site of a previous anterior cervical arthrodesis. J Bone Joint Surg Am 1999;81:519-528.
5. Goffin J, Geusens E, Vantomme N, et al. Long-term follow-up after interbody fusion of the cervical spine. J Spinal Disord Tech 2004;17:79-85.
6. Katsuura A, Hukuda S, Saruhashi Y, et al. Kyphotic malalignment after anterior cervical fusion is one of the factors promoting the degenerative process in adjacent intervertebral levels. Eur Spine J 2001;10:320-324.
7. Blumenthal S, McAfee P, Guyer R, et al. Randomized control trial of the Charite artificial disc vs fusion for single level lumbar degenerative disc disease: Two year follow-up. Presented at the 31st Annual Meeting of the International Society for the Study of the Lumbar Spine (ISSLS), May 30-June 5, 2004, Porto, Portugal.
8. Delamarter RB, Fribourg DM, Kanim LE, et al. ProDisc artificial total lumbar disc replacement: introduction and early results from the United States clinical trial. Spine 2003;28:S167-175.
9. Zigler JE. Lumbar spine arthroplasty using the ProDisc II. Spine J 2004;4:260S-267S.
10. Panjabi M, Duranceau J, Goel V, et al. Cervical human vertebrae. Quantitative three-dimensional anatomy of the middle and lower regions. Spine 1991;16:861-869.
11. Yoganandan N, Lumaresan S, Printat F. Biomechanics of the cervical spine. Part 2. Cervical spine soft tissue responses and biomechanical modeling. Clin Biomech2001;16:1-27.
12. White A, Panjabi M. Clinical Biomechanics of the Spine. Philadelphia: J.B. Lippincott, 1990:110-111.
13. Goffin J, Van Calenbergh F, van Loon J, et al. Intermediate follow-up after treatment of degenerative disc disease with the Bryan Cervical Disc Prosthesis: single-level and bi-level. Spine 2003;28:2673-2678.
14. Wigfield CC, Gill SS, Nelson RJ, et al. The new Frenchay artificial cervical joint: results from a two-year pilot study. Spine 2002;27:2446-2452.
15. Delamarter RB, Pradhan BB. Indications for cervical spine prostheses, early experiences with ProDisc-C in the USA. SpineArt 2004;1:7-9.
16. Johnson JP, Lauryssen C, Cambron HO, et al. Sagittal alignment and the Bryan cervical artificial disc. Neurosurg Focus 2004;17:E14.

颈椎人工微孔运动（PCM）椎间盘置换术：生物力学、设计理念和临床数据

Luiz Pimenta, MD São Paulo, Brazil
Roberto Díaz, MD São Paulo, Brazil
Paul C. McAfee, MD Towson, Maryland
Alan Crockard, DSc, FRCS London, England
Andy Cappuccino, MD Buffalo, New York
Bryan Cunningham, MSc Baltimore, Maryland

11E

引言

作为颈椎减压后重建的一项技术，前路颈椎融合术（ACF）已成为近 10 年来治疗的金标准。ACF 能够保持颈椎的椎间盘高度及节段性的力线，保持已经实现的椎管和神经根管的减压，还能恢复医源性或其他原因引起的高度丢失，以及维持节段稳定性。然而，近年来，ACF技术的不足之处受到普遍关注。绝大部分研究均指出融合术的邻近节段发生退变的罹患率，这种退变的潜能可能与融合节段运动“责任”的转移有关。

为尽可能减少或消除“邻近节段退变”的可能并保留颈椎节段的运动功能，包括PCM™（微孔运动）人工颈椎间盘（Cervitech，Rockaway，New Jersey）在内的人工颈椎间盘置换手术正逐渐发展起来。

设计参数

颈椎间盘置换术的植入物必须达到正常椎间盘的生物学要求，同时还需达到目前建立的金标准——前路颈椎融合术的要求。人工颈椎间盘置换术植入物的标准包括：

- 拥有足够的寿命及可预计的、符合生理学的耐磨特性
- 拥有运动创造表面或材料设计能够达到符合生理学合乎需要的运动方式
- 拥有短期及长期的在预期载荷状态下保持椎间位置的能力
- 拥有能够增进脊柱节段稳定性的能力

Link 等报道了一项合并生物力学及解剖学的基础科学研究，以找出构建人工椎间盘的最适大小、外形及生物材料[1]。他们认为，颈椎椎体的横断面比其他部分（如椎体终板）能承受更多的载荷。对颈椎进行了 CT 检查；还分析了人类颈椎椎体的骨小梁密度及矿物质分布，研究认为：最佳的假体设计本质上应是四边形，除背侧的终板部分，还包括其侧面高密度的固定装置（图11E-1）。此外，考虑到颈椎间盘间还通过附属关节（包括关节突关节、钩椎关节）互相连接；以及颈椎稳定性 80% 来自于肌肉的稳定作用，20% 来自韧带及骨的支持[2]，因此一种活动度更高的分节型人工椎间盘出现了。

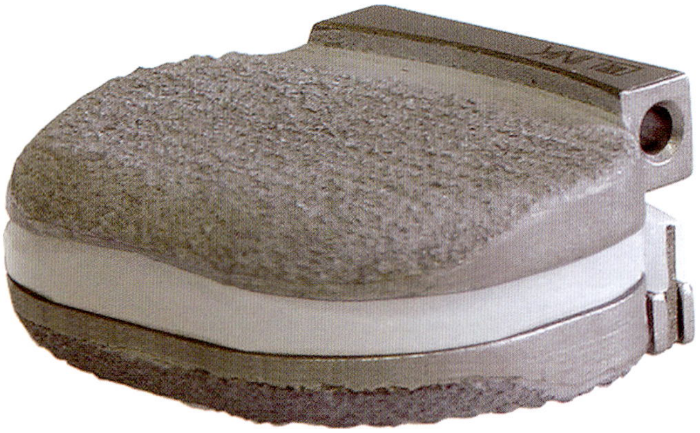

图11E-1 PCM™（微孔涂层运动）人工颈椎间盘（Cervitech，Rockaway，New Jersey.），其宽四边形的形状特征使得它与终板能够更紧密地接触。TiCaP®微孔增加了骨长入，有利于长期固定。

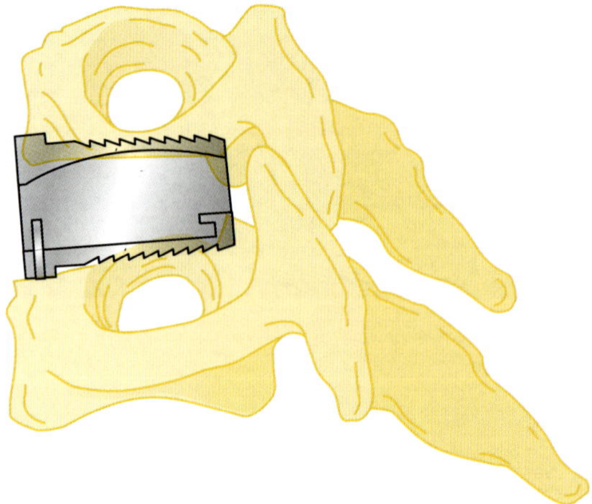

图 11E-2 由于其更宽的运动曲线半径，微孔运动假体复制了正常椎间盘节段的成角运动及平移运动。

通过放射学检查分析颈椎节段的运动模式，PCM™的设计复制了这种运动曲线的范围。这种范围类似于正常脊柱节段的运动模式（图 11E-2）。

理论上来讲，PCM™颈椎间盘置换更多的是一种关节表面置换，它能够最大限度地保留椎体的骨组织，避免大量的骨切除及终板扩铿。这类假体无翼状固定装置或尖锐凸起物，需要嵌入椎体，这就减少了邻近椎体的大量破坏。基本上前路颈椎减压切除术的骨量对 PCM™ 假体的准备是足够的。

终板分离设计技术利用的另一原因是：由于椎间盘假体在椎间的桥接作用，过度的扩铿可能导致异位骨化及术后自发性的融合[3-5]。

如果假体能够通过“压力固定”模式放置，则低挡板的模式也能得到应用。然而，如果骨准备、解剖或生理条件要求更高水平的早期固定，PCM™ 假体可以增加螺钉固定于椎体前缘的表面（图 11E-3，11E-4）[6]。

材料

在颈椎间盘置换术研究中，植入物可使用多种不同的材料[1,7]，根据颈椎微孔运动假体的材料学参数，更多保守、传统及长期使用的材料被利用：（1）钴铬钼合金外部的分节耐磨表面是由超高分子量聚乙烯（UHMWPE）材料制成的；（2）金属-骨多孔生长表层；（3）经过标准 γ 射线灭菌的模压成形聚乙烯及高交联聚乙烯（图 11E-5）。

“微孔”是指TiCaP®（钛磷酸钙）（Cervitech）微孔，它从1995年开始用作锯齿状植入物的表面涂层；1998年，应用于SB Charité™（Waldemar Link GmbH & Co, Hamburg, Germany）腰人工椎间盘置换术。自 1998 年，TiCaP® 涂层通过电化学法涂布于植入物的表面，用来提供与椎体骨性椎板的矿物化固定。电化学喷涂技术将磷酸钙与纯钛以 1：1 的比例涂布于植入物的表面。

在一个狒狒模型上，McAfee等[8, 9]通过组织形态分析测量了金属 - 骨界面（骨连接 / 全终板区域）的骨长入量，研究结果显示：平均骨长入为47.9%（标准差 ± 8.12%）；整个骨长入的范围是35.5%～58.8%。

假体名称的“运动”部分说明了Charnley型颈椎间盘置换的低摩擦力原理，生物材料、UHMWPE和钴铬合金使其能够在很小摩擦的表面微粒下运动。使用高交联 UHMWPE 后，假体将拥有更多的表面微粒，这就增加了塑料变形的几率，因为减少了其结晶度及极限拉伸强度，最重要的是，减少了骨折时的拉伸度[10]。

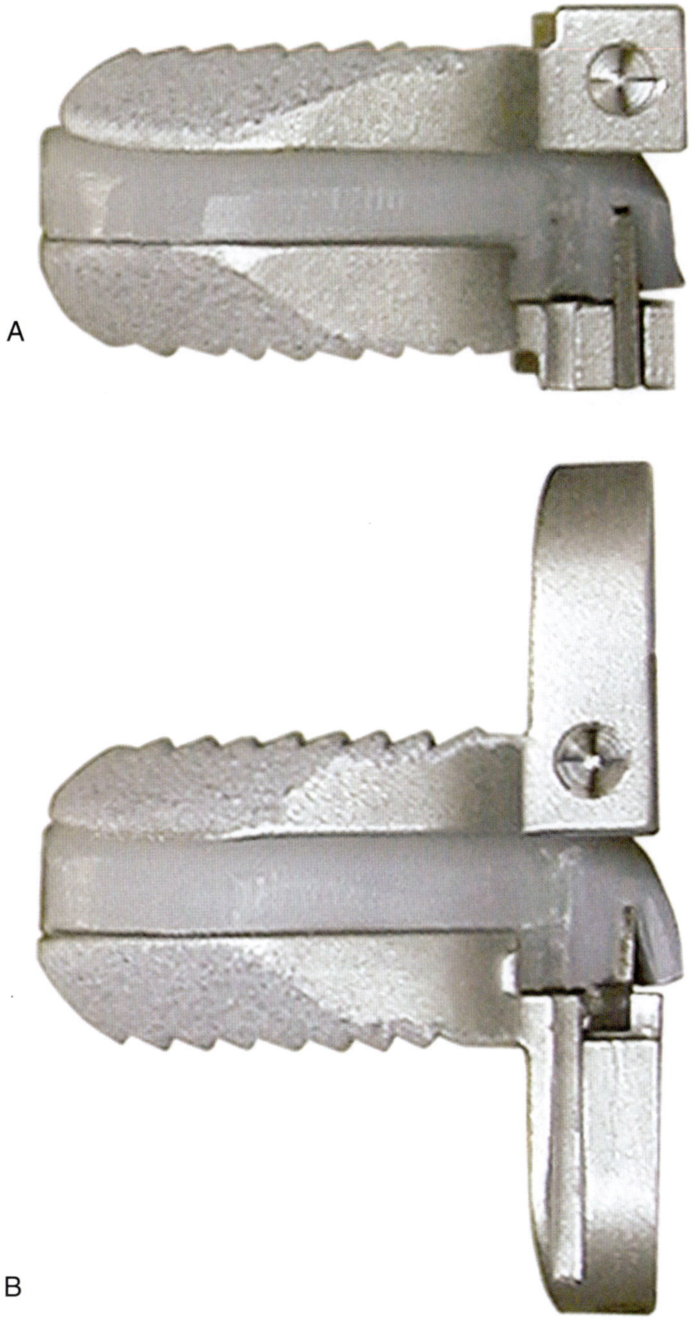

图 11E-3　PCM™ 人工颈椎间盘（Cervitech，Rockaway，New Jersey）包括两中设计式样：一种是标准的“低切迹”型，它完全嵌入椎间隙；另一种“翼状固定”型，它可以通过螺钉固定于椎体前侧的骨皮质。

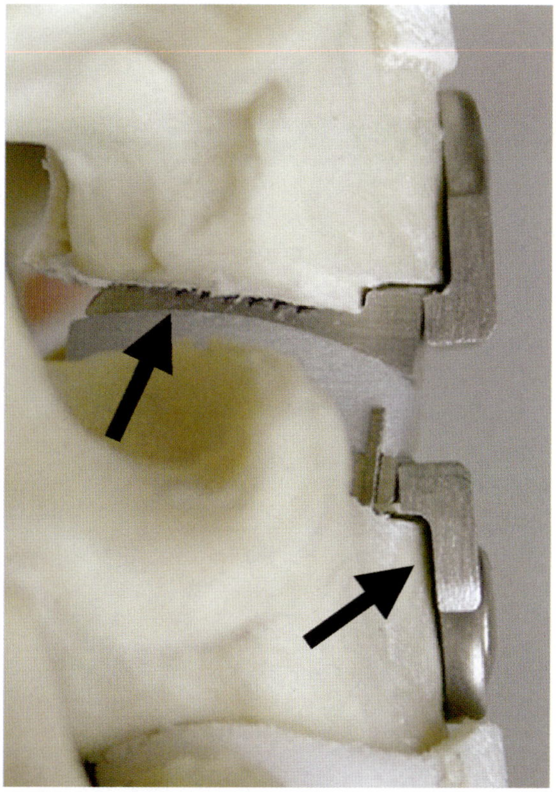

图 11E-4　由于假体采用标准的低切迹的设计式样，在许多病例中为了达到理想的椎间及与椎体前缘骨面的固定，需要增加螺钉固定。

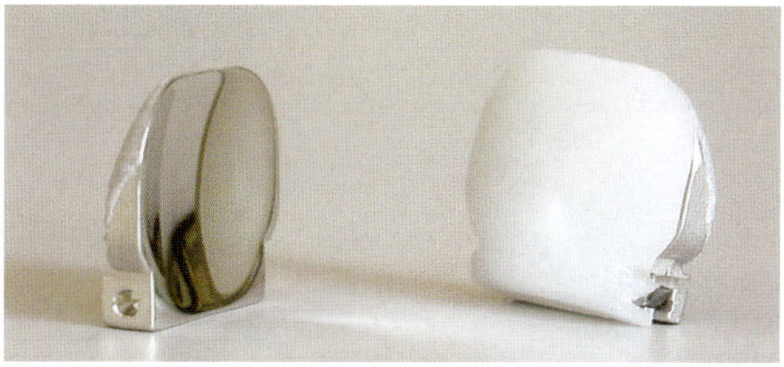

图11E-5　在PCM™人工颈椎间盘（Cervitech，Rockaway，New Jersey）中，由于超高分子量聚乙烯（UHMWPE）和钴铬合金的使用，使得关节置换的连接表面持久耐磨。

手术技术

除了那些手术医师所熟知的前路颈椎融合手术的操作要点之外，颈椎间盘置换还需要注意三点要求：

- 必须特别关注椎管及神经根管的减压，因为椎间盘置换术不同于融合手术，它需要包括整个节段运动范围的充分减压。
- 植入物的位置：额状面处于椎体的中轴；矢状面有合适的椎间深度。
- 可重现的椎间隙准备，确保假体得到实现即刻固定及长期固定的稳定的植入床。

这些要求在多种不同类型的颈椎间盘置换系统中已经实现。PCM™装置提供了一种相对简便且直视的方法，但是仍要求在手术操作过程中非常仔细，必须在 X 线透视的引导下操作。

根据标准的前路颈椎操作方法进行初步的颈椎间盘切除。利用力线导向装置将Caspar针定位于椎体的中线，在中线的指引下进行椎间隙的准备及植入物的定位（图 11E-6）。

在减压及切除后纵韧带后，使用尖椎及试模进行椎间隙的准备，这两者可用于修整终板表面的形状，以及在 X 线透视下对随后的植入物型号进行视觉上的评估（图 11E-7）。

椎间隙准备完毕，以及用合适规格的试模进行一“拔出试验”确定其稳定性后，将假体植入椎间隙。使用特殊的假体送入器将假体的两部分一起送入椎间隙（图 11E-8）。

在假体植入之后及伤口缝合之前，在X线透视下进行人为的患者头部的屈伸运动，以观察植入物大小、位置是否合适以及其活动度、稳定性。

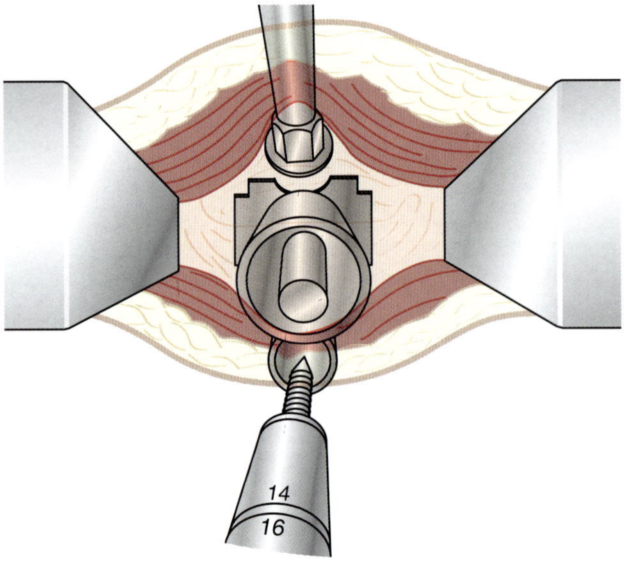

图 11E-6　利用力线导向装置确保 Caspar 针放置于椎体的中线，它将成为随后的椎间隙准备及植入物定位的标记。

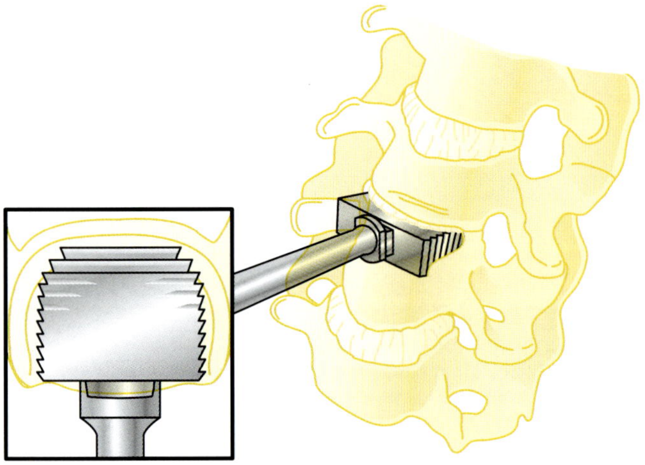

图 11E-7　尖椎不但能够修整椎间隙的形状，而且在进一步的空间准备过程能够作为放射学标记。

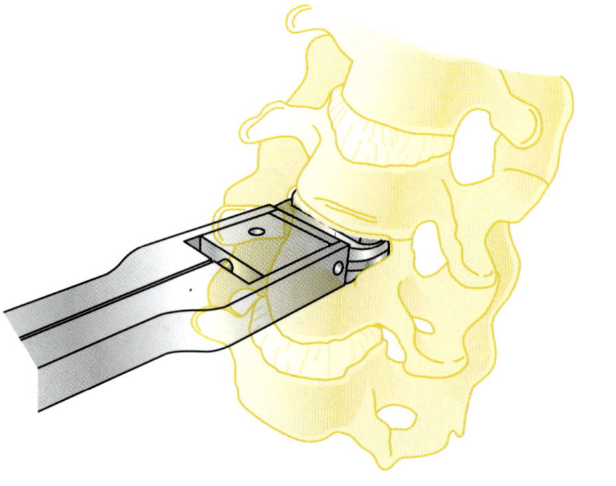

图 11E-8　一个特殊的送入器将假体的两部分同时送入。

生物力学分析

White 和 Panjabi[11] 大致模拟了下位颈椎的正常运动，他们认为正常运动的恢复是颈椎间盘置换术的目标。McAfee 等[12] 发展了一种单纯力矩生物力学测试装置，这种装置遵循Panjabi原则：(a)脊柱的最上位椎体是不受限制的自由运动；(b)应用了单纯力矩；(c)使用附带LED屏的Optotract3020图像记录分析系统对每一个独立脊柱节段的解剖标记进行分析；(d)对每一节段的颈椎建立了三个轴的坐标系统(x，y，z)；(e)常规固定最低位颈椎（C7）的双轴荷载单元。在以下7个构建下对比了7具尸体的颈椎样本的活动范围：(1)完整的C5-C6节段；(2)前路椎间盘切除；(3)低切迹PCM™颈椎假体；(4)前路颈椎减压-失稳定化——前路椎间盘切除，前路后纵韧带切除，后侧骨赘的切除；(5)在微孔运动假体的每一部件增加两个固定螺钉；(6)在C5-C6间隙进行前路结构性同种异体骨移植；(7)结构性同种异体骨移植后行前路颈椎钢板固定。每种构建（n = 7）的平均值及标准差数据如图所示（图 11E-9 到 11E-12）。构建间对比显示，无论后纵韧带切除与否，PCM™ 假体植入后颈椎节段稳定性都得到足够的恢复。

山羊的动物模型分析

动物模型实验是通过对 12 只山羊在 C3-C4 节段进行微孔运动人工颈椎间盘置换完成的，维持6个月的随访[12]，无磨损微粒、细胞因子、细胞凋亡及膜结合型 TNF-α 的证据。山羊模型在同一标准下被运用于多种品牌及模式的人工颈椎间盘的研究，这一标准与在狒狒腰椎上进行腰人工椎间盘置换的研究标准是类似的：(1)山羊C3-C4椎间盘与人类的C5-C6及C6-C7椎间盘具有相似的解剖学尺寸；(2)相似的屈伸活动度及轴向压力。由于山羊相对较大的钩椎关节以及整个椎间盘的形状与人类相比更加接近于圆形，其轴向旋转运动受到了更多的限制；(3)人类手术中所用的人工椎间盘能够用于山羊的C3-C4节段的椎间盘置换；(4)在用来评价人工颈椎间盘的耐久性时它绝对是一个“最差病例”。山羊术后几小时即可在未戴支具的情况下行走。它们用头互相碰撞对方，这将极大地晃动及伸展颈椎，有时候还会四肢腾空跨过木栅栏。

在超过12只使用微孔运动装置的山羊模型中，经6个月随访，未发现明显的并发症，在术后6个月无松动、骨溶解及平移不稳等情况。TiCaP® 多孔生长涂层为压力固定的应用提供了许多诸如摩擦力等即刻的好处，6个月中未对颈椎活动限制，但仍未出现明显的假

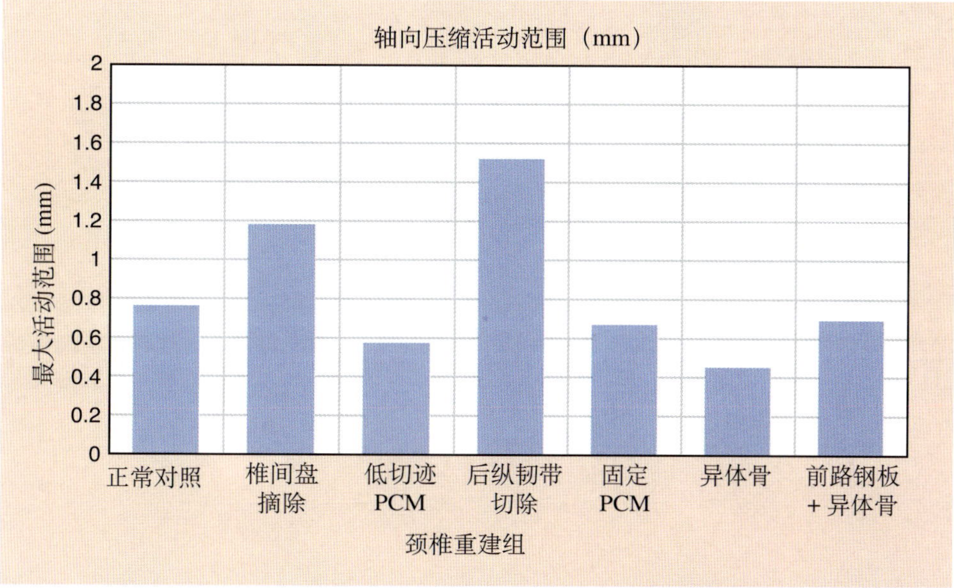

图11E-9 轴向压力：C5-C6手术节段的整个轴向压力活动范围（mm）。7个治疗组间无统计学差异（$P > 0.05$）。误差条平均为一个标准差，$P < 0.05$ 时说明有意义。

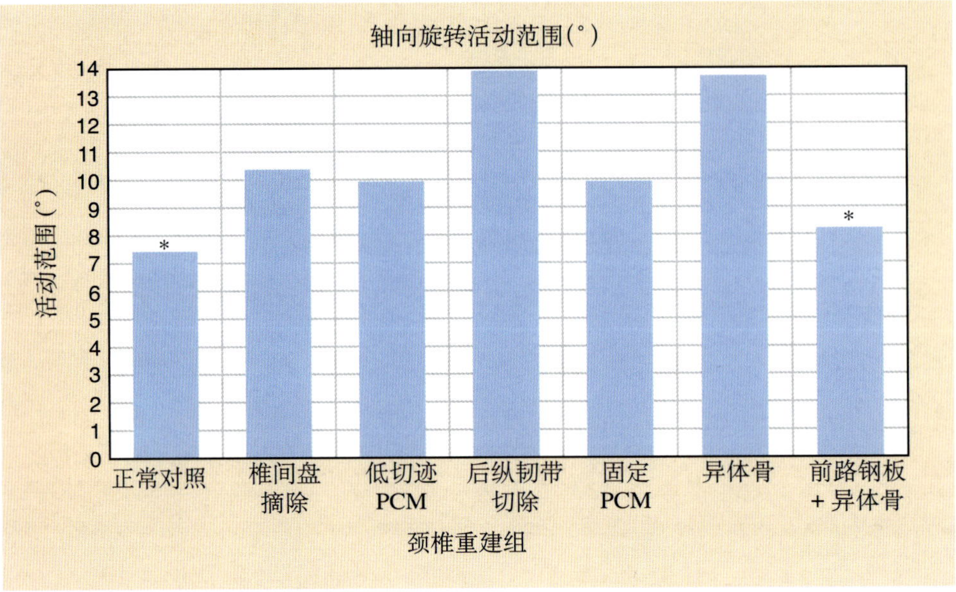

图11E-10 轴向旋转：C5-C6手术节段的整个轴向旋转活动范围（度）。* 说明在后纵韧带切除组及单纯植骨组有差别（$P < 0.05$）。误差条平均为一个标准差，$P < 0.05$ 时说明有意义。

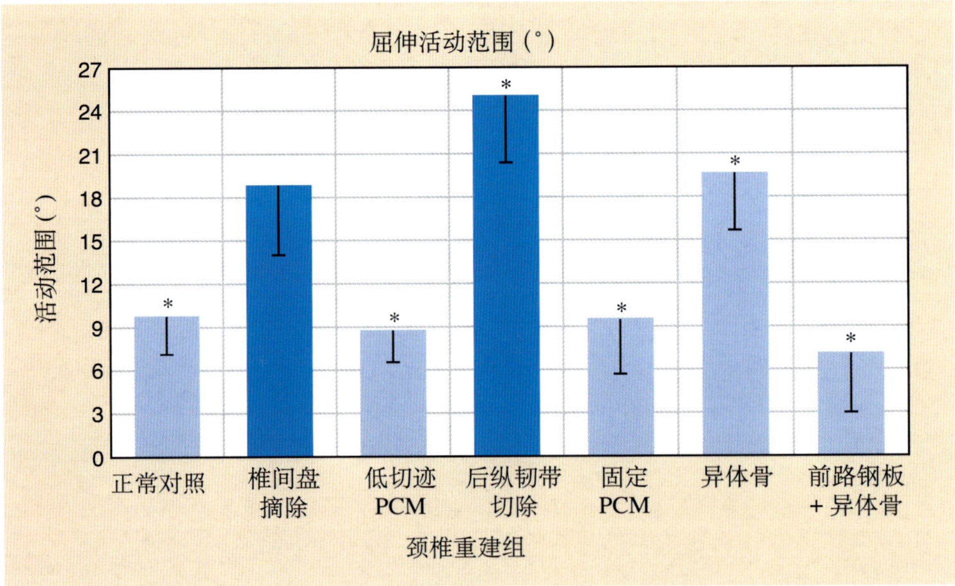

图11E-11 屈伸活动：C5-C6手术节段的整个屈伸活动范围（度）。* 说明在椎间盘切除组，后纵韧带切除组及单纯植骨组有差别（$P < 0.05$）。误差条平均为一个标准差，$P < 0.05$ 时说明有意义。

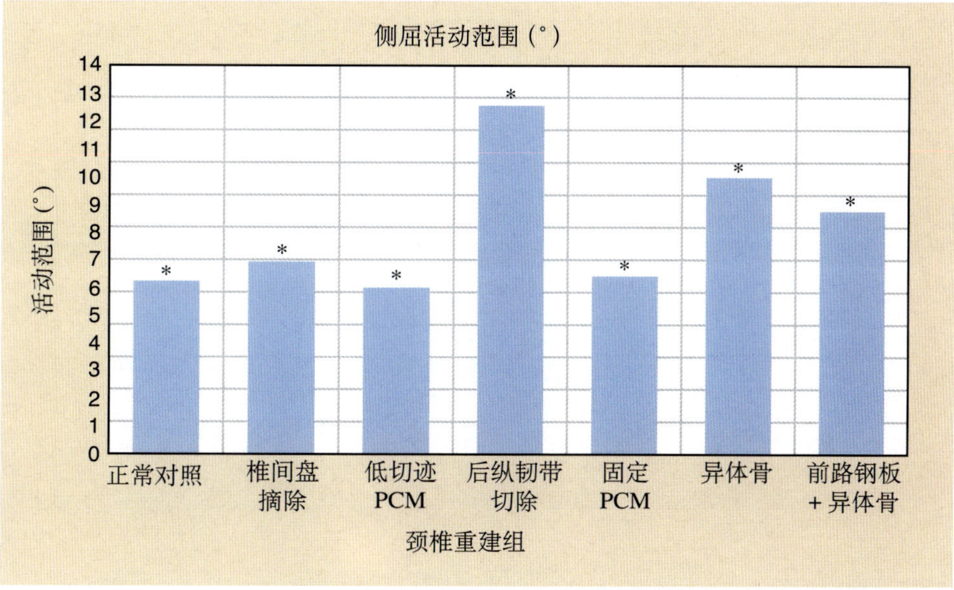

图11E-12 侧屈活动：C5-C6手术节段的整个侧屈活动范围（度）。*说明在后纵韧带切除组有差别（$P < 0.05$）。误差条平均为一个标准差，$P < 0.05$ 时说明有意义。

体向前方的半脱位。山羊模型的6个月的随访期中，未发现对表面磨损微粒的细胞反应及肉芽组织反应。

邻近节段椎间盘内压力的评估

Dmitriev等进行了一项关于脊柱融合术与PCM™颈椎间盘置换术之间上下邻近节段体内生物力学对比研究[13]。对融合或椎间盘置换进行邻近节段的生物力学分析是为了明确是否有因素导致这些节段的退变，如椎间盘内压力的增高以及是否有可能消除这些因素。这项研究中总共纳入了10具尸体颈椎，对所有标本的全部颈椎进行了测试，随后在C5-C6节段进行重建。三种重建方法：PCM颈椎间盘置换；同种异体骨支撑；前路同种异体骨移植加前路颈椎钢板固定。在置换组中进行了轴向（± y 轴），屈伸（± x 轴）及侧屈（± z轴）等方向上的测试。记录重建节段头侧C4-C5节段的椎间盘内压力（图11E-13）以及重建节段尾侧的C6-C7节段的压力（图11E-14）。

这些结果很好地说明了颈椎间盘置换术能够减缓潜在性的退变。在完整条件下及全椎间盘置换重建的两个邻近节段，所有的载荷模式下，都记录到相似的椎间盘内压力（$P<0.05$）。两种融合治疗方法行屈伸测试得到的C4-C5椎间盘内压力值明显高于完整组及椎间盘置换组的平均值（$P < 0.05$）。在C6-C7节段也观察到相似的组间区别，而且，在屈伸、轴向活动时也有显著的差异（$P<0.05$）。此外，侧屈试验时在前路同种异体骨移植加前路颈椎钢板重建组（59.93 ± 27.75）测到比完整组（36.51 ± 5.30）及全椎间盘置换组（36.66 ± 9.25）更高的椎间盘压力（$P < 0.05$）。在屈伸活动测试时，两种融合重建的手术节段的活动范围明显低于完整组及全椎间盘置换组（$P< 0.05$）。在所有负载模式下完整组及椎间盘置换组均无差异（$P > 0.05$）。

在屈伸测试时，研究表明，融合重建时近远端邻近节段椎间盘压力分别增加48%及125%。相反，在所有负载模式下，颈椎全椎间盘置换术的邻近节段保持了手术前的椎间盘内压力。在Hilibrand等进行的一项关于前路颈椎融合术术后邻近节段发生神经根型及脊髓型颈椎病的里程碑式的临床研究表明：C6-C7节段发生转换综合征的危险性最高[14]。本次研究的数据与这些发现是一致的：C5-C6进行融合重建后，在屈伸负载下，观察到的C6-C7的压力增加值几乎是C4-C5增加值的3倍。非常明显，无论在近端或远端邻近

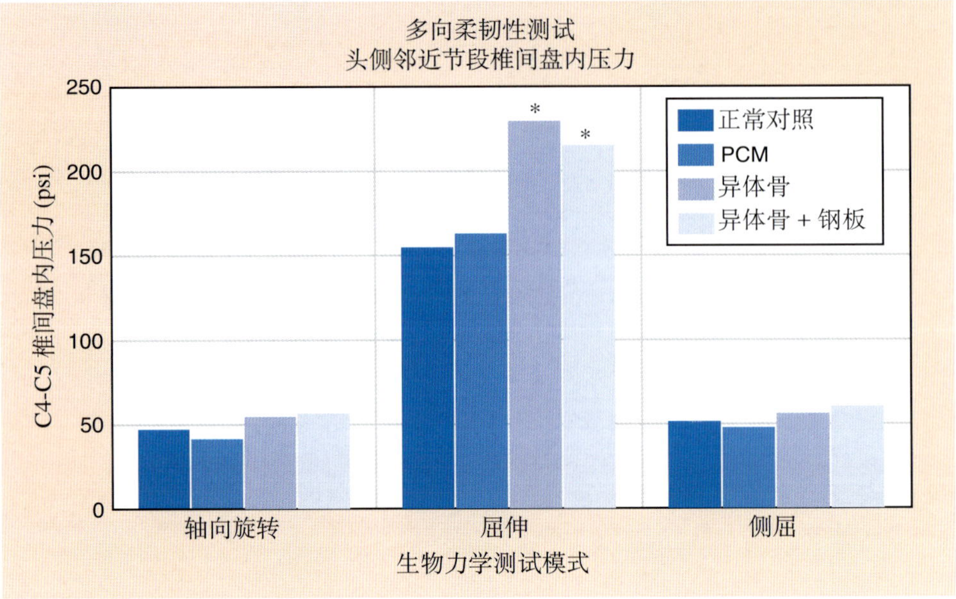

图 11E-13　C4-C5 椎间盘内压力测试。轴向旋转：F=2.28, *P*=0.109。屈伸运动：F=9.35, *P*=0.000。侧屈活动：F=0.55, *P*=0.656。*说明在未处理组及PCM™组有统计学差别（$P < 0.05$）。

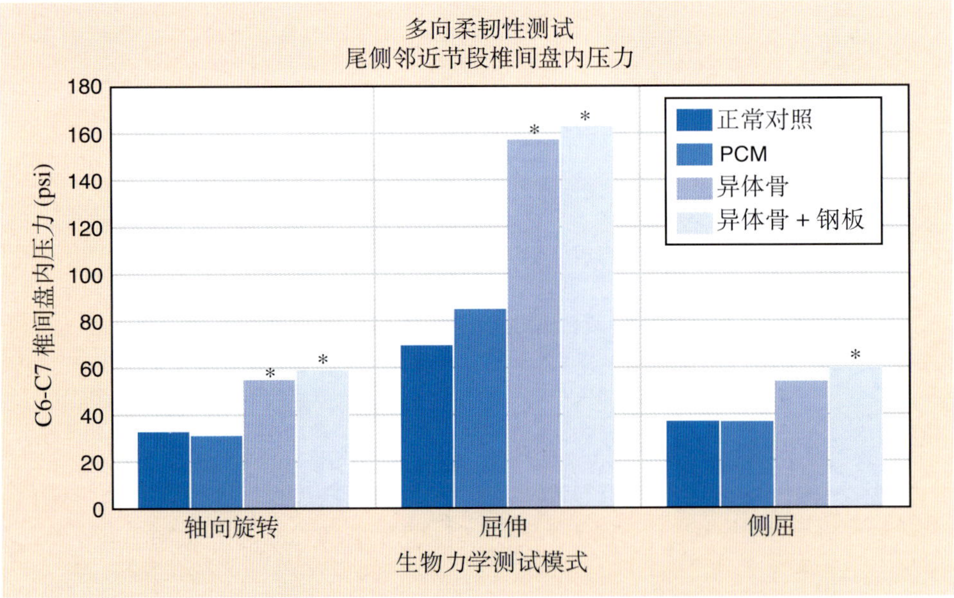

图 11E-14　C6-C7 椎间盘内压力测试。轴向旋转：F=7.81, *P*=0.001。屈伸运动：F=6.40, *P*=0.003。侧屈活动：F=4.99, *P*=0.009。*说明在未处理组及PCM™组差异有统计学意义（$P < 0.05$）。

节段，全椎间盘置换术与完整情况相比，没有改变椎间盘内的压力。

颈椎间盘置换术的适应证

前路颈椎间盘置换术的适应证和前路颈椎减压术是相似的，即单节段或双节段颈椎前方压迫造成的神经根型及脊髓型颈椎病（表 11E-1）[3,14-18]。绝大多数医师都认为：因颈椎压迫而引起上肢肌力下降、感觉异常、持续性根性痛伴随或不伴随肢体远端反射亢进的患者需行前路颈椎减压术。惟一的变化是在前路脊髓或神经根减压手术后的重建方法。重建的目的是保留椎间盘及神经根管的高度，以防止神经压迫复发。

在巴西的 FDA 临床试点研究

美国食品与药品管理局（FDA）审核批准了关于 PCM™人工颈椎间盘的医疗器械临床试验（IDE）申报，Pimenta 等最近报道了他们试点研究的初步临床结果[19]。在 2002 年 12 月至 2004 年 12 月间，在实施全椎间盘置换术后，使用标准化的评分方法前瞻性地收集了临床及放射学方面的信息。51%的病例在一个节段实施了椎间盘置换术；38%的病例置换了两个节段；7%的病例置换了三个节段；4%的病例置换了四个节段。手术适应证是神经根型及脊髓型颈椎病。暴露及神经减压采用标准的左侧 Smith-Robinson 术式，在彻底减压及后纵韧带切除后行PCM™人工颈椎间盘植入术，手术患者的平均年龄为45岁（28～63 岁）。

表 11E-1　颈椎间盘置换术的适应证

临床入选标准	患者年龄 20 ～ 70 岁 伴随神经根或脊髓压迫的椎间盘退变性疾病
临床排除标准	代谢性骨病 患者处于慢性病的终末阶段 患者有化脓性感染或活动性结核病 患者的颈椎有肿瘤或创伤性疾病
“低切迹”PCM™ 的 一般适应证	神经根性压迫 C3～C4 到 C7～T1 存在髓核突出 脊髓前方受压 颈椎关节粘连 磁共振图像有神经组织机械性受压的证据 无创伤性节段不稳 C3～C4 到 C7～T1 一或多节段的神经受压 原发性椎间盘退变性疾病
附带螺钉固定的 PCM™ 适应证，除上面所列之外，还包括	邻近节段退变性疾病 在椎体终板准备过程中切除不规整 解剖学变异或既往手术使得节段容易承受更高的载荷
PCM™ 椎间盘置换术的禁忌证	后纵韧带骨化 强直性脊柱炎 后方组织损伤导致脊柱滑脱 颈椎管狭窄，前后径< 10mm 关节突严重的关节炎 明显的不稳或后柱机能不足

PCM™ 人工颈椎间盘（Cervitech，Rockaway，New Jersey）。

18例患者实施了复杂的翻修术，其中1例患者既往实施了Bryan®（Medtronic Sofamor Danek，Memphis，Tennessee）椎间盘置换术；1例患者既往进行了钢板＋cage融合术；3例前路椎间融合失败的患者；12例是在实施了前路颈椎融合术后发生邻近节段病变的患者。研究共包括115例患者。记录了每一位合格患者的人口统计学信息、工作状态及重新工作的情况，同时记录手术类型（单节段或二、三、四节段）、手术持续时间、术中失血量、并发症、假体的大小及型号等细节内容。所有患者在手术前及手术后每一次随访时都进行了神经系统的检查。在术前及术后第1、3、6、9、12、15、18、21、24个月使用Neck功能障碍指数（NDI）、视觉模拟量表（VAS）、TIGT量表、Odom标准等工具评估患者的疼痛及功能。在术后1周，1、3、6、9、12、15、18、21、24个月进行了颈椎静止位及张力位X线的检查，记录所有与手术有关的不良结果及并发症（图11E-15）。

术后24个月随访时，包括67例女性患者和48例男性患者。椎间盘置换的具体节段如下所示：19例C3-C4；33例C4-C5；85例C5-C6；54例C6-C7；2例C7-T1。平均手术时间为80.7min。术中失血量50～850ml，平均113ml。几乎所有患者（92%）在术后24小时内出院。术后未戴颈托。51%的患者进行了单节段的置换；38%的患者两节段置换；7%三节段；4%四节段。其中6例接受两节段置换的置换节段是不相邻的。

2年以上随访的临床数据是有意义的。术前VAS得分平均为7.3，术后1周随访时为4.07，术后1月时为2.8，术后2年为3.4。术前NDI得分平均为45，术后1周随访时为28.4，术后1月时为21.85，术后2年的最终得分为24.1。同样的情况也出现在TIGT得分：术前得分平均为10.64，术后1周随访时为6.41，术后1月时为5.3，术后2年随访时为4.94。

PCM™的单节段和多节段置换

一般认为多节段椎间融合的临床结果较单节段的差[20,21]。然而，颈椎间盘置换术时是否存在同样的结论还存在争议。Pimenta等对单节段及多节段的全人工椎间盘置换术的短期及长期临床结果作了前瞻性的评估[22]。

在单节段置换的病例中，NDI得分术前平均为45.7，术后2年随访时为28。另外，VAS得分在术前为73.3，术后2年随访时为35。在两节段置换的病例中，NDI和VAS的术前平均得分分别为45.8和77，术后2年随访时分别变为16和30。多节段置换（三或四节段）的患者，NDI和VAS的术前平均得分分别为42.6和75，术后2年随访时分别变2和10。在单节段置换组NDI和VAS得分分别下降了38.7%及38.6%。两节段组分别下降了65%和61.4%，多节段组分别下降了95.3%及86.6%。单节段置换的患者，2年随访时Odom结果被定义为优的患者占12.8%，良占73.5%,一般占13.7%。两节段组2年随访时：优占16.3%，良74.3%，一般9.4%。最后，多节段组优

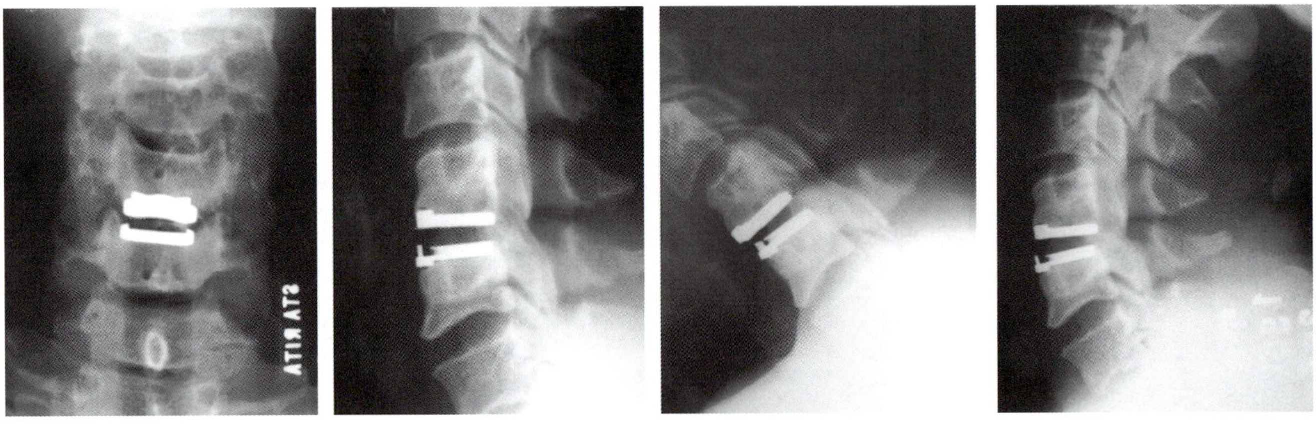

图11E-15　1例32岁的女性患者在术后15个月随访时的静止位、张力位X线检查结果。

为 20.8%，良为 79.2%。

对于多节段病变的患者，椎间盘置换同样是一种安全的手术方式。而且，与其他报道相一致[16]，多节段置换的临床结果甚至可能优于单节段置换，这一鼓舞人心的结果可能与它能够保持甚至恢复颈椎的整体运动及力线有关。由此看来多节段椎间盘置换得到的结果与多节段融合是相反的。

植入物 - 骨接触面骨长入特性的分析

对于人工椎间盘来说，实现骨长入的主要目的之一就是确保假体能够长期固定。PCM™人工颈椎间盘表面有TiCaP® 微孔涂层，有利于骨附着。Pimenta等在术后第 3、6、12、24 个月前瞻性地检查了假体前侧及中间的缝隙残留，以评估骨长入的情况（图11E-16）[23]。无论中间或前侧，在骨与人工椎间盘之间的界面上，矢状位 X 片上测得的骨长度大约为 2cm。

结果报道了整个长度中皮质骨的比例。骨缺损厚度＞ 1mm 时被认为是假体周围缝隙。术后 6 个月随访时发现，有7例患者有明显的缝隙，平均为界面的30%。术后第 12 及 24 个月随访时，缝隙平均分别占界面的20% 及 19.6%。术后2年随访时，所有患者无论有无可识别的缝隙，未被骨组织覆盖的骨－假体界面比例在前侧平均为11%，中间平均为7.3%。术后X片发现，可识别的假体周围缝隙发生率为：术后3月为13.8%，术后6月为8%，随着时间的推移缝隙逐渐变小。PCM™人工颈椎间盘的中、长期固定可能依赖于假体周围缝隙的减少以及在植入物－骨界面的相当大比例的骨长入来实现。

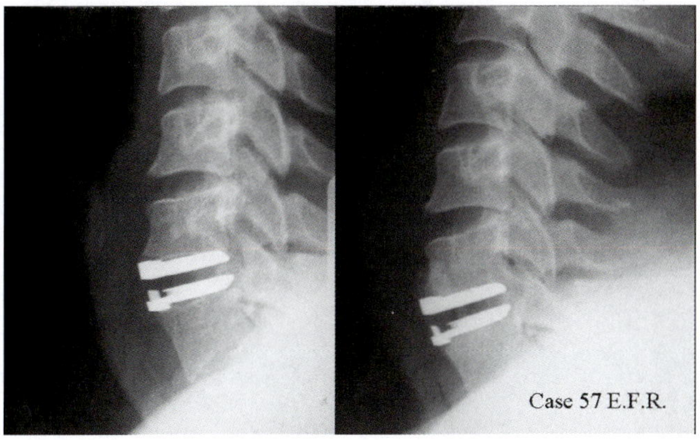

图 11E-16　术后1年X线对比说明了假体周围残余缝隙的变化。

全人工椎间盘置换术的并发症

人工颈椎间盘置换术的引言没有介绍新发现的潜在并发症。Pimenta 等回顾了 PCM™ 人工颈椎间盘置换手术的临床及手术经验、并发症、翻修技术及治疗结果[24]。人工颈椎间盘置换术的并发症主要有以下几个类别：操作相关的；植入物相关的；固定相关的；力线相关的；稳定相关的以及运动（动力）相关的。没有与标准的 Smith-Robinson 术式相关的并发症出现。在终板准备和（或）假体植入过程中未出现并发症。继发于术中终板准备时颈椎过度后伸位，2例患者术后出现了椎体“假性半脱位”；4例患者（2.05%）术后假体出现向前移动的情况，但通过限制运动等治疗后得到了矫正。在全部193个假体中未出现需要改为融合术的情况。

结论

人工颈椎间盘置换在将来会扮演一个非常重要的角色。随着适应证的明确及对照标准更好的建立，相对于目前的临床实践标准，这一领域更先进的不同方面的评估标准是可信的。在绝大多数植入物系统中，期望一种方法或设计能够在各种情况下“理想”地被应用是不可能的。相反的，应该期待在将来人工颈椎间盘置换的植入物有多种不同的设计类型，每种类型有其自己的独特性能。PCM™ 人工颈椎间盘为这一新领域提供了一个易于研究的新选择。以目前的标准评价其安全性及有效性，早期临床结果与前路颈椎融合术是类似的，但它有明显的优点：如能够保持邻近节段正常生物力学压力；在多节段应用时能改善临床结果。

（赵颖川译　沈洪兴校）

参考文献

1. Link, H, McAfee, P, Pimenta, L. Choosing a cervical disc replacement. Spine J 2004;4:294S-302S.
2. Panjabi MM, Cholewicki J, Nibu K, et al. Critical load of the human cervical spine: an in vitro experimental study. Clin Biomech (Bristol, Avon) 1998;13(1):11-17.
3. Bryan VE. Cervical motion segment replacement. Eur Spine J 2002;11:S92-S97.
4. McAfee PC, Cunningham BW, Devine JD, et al. Classification of heterotopic ossification (HO) in artificial disk replacement. Proceedings of the 17th Annual Meeting of the North American Spine Society in Montreal Canada. Spine J 2002;2:94S.
5. Pointillart V. Cervical disk prosthesis in humans. Spine 2001;26:E90-E92.
6. Pimenta L, McAfee PC, Cappuccino A, et al. Clinical experience with the new artificial cervical PCM (Cervitech) Disc. Spine J. 2004;4:315S-321S.
7. Tanzi MC, Mantovani D, Petrini P, et al. Chemical stability of polyether urethanes versus polycarbonate urethanes. J Biomed Mater Res 1997;18:550-559.
8. McAfee, PC. Chapter 26B: Artificial disc prosthesis: the Link SB Charité. In Kaech DL, Jinkins JR. Spinal Restabilization Procedures. New York: Elsevier, 2002:299-310.
9. McAfee PC, Cunningham BW, Orbegoso CM, et al. Analysis of porous ingrowth in intervertebral disc prostheses. A non-human primate model. Spine 2003;28:332-340.
10. Lewis GL. Properties of crosslinked ultra-high-molecular-weight polyethylene. Biomaterials 2001;22:371-401.
11. White AA, Panjabi MM. Chapter 2: Kinematics of the spine. In White AA, Panjabi MM, eds. Clinical Biomechanics of the Spine. Philadelphia: J.B. Lippincott, 1990:86-125.
12. McAfee PC, Cunningham BW, Dmitriev A, et al. Cervical disc replacement-porous coated motion prosthesis. A comparative biomechanical analysis showing the key role of the posterior longitudinal ligament. Spine 2003;28:S176-S185.
13. Dmitriev AE, Cunningham BW, Hu N, et al. Adjacent level intradiscal pressure and segmental kinematics following cervical total disc arthroplasthy. Spine 2005;30:1165-1172.
14. Hilibrand AS, Carlson GD, Palumbo MA, et al. Radiculopathy and myelopathy at segments adjacent to the site of a previous anterior cervical arthrodesis. J Bone Joint Surg Am 1999;81-A:519-528.
15. Cummins BH, Robertson JT, Gill SS. Surgical experience with an implanted artificial cervical joint. J Neurosurg 1998;88:943-948.
16. Goffin, J, Calenbergh, FV, Loon, JV, et al. Intermediate follow-up after treatment of degenerative disc disease with the Bryan Cervical Disc Prosthesis: Single-level and bi-level. Spine 2003;28:2673-2678.
17. Robbins MM, Hilibrand AS. Postarthrodesis adjacent segment degeneration. In: Vaccaro A, Regan JJ, Crawford A, et al., eds. Complications of Pediatric and Adult Spinal Surgery. New York: Marcel Dekker, 2004.
18. McAfee PC. The indications for lumbar and cervical disc replacement. Spine J 2004;4:177S-181S.
19. Pimenta L, McAfee PC, Crockard A, et al. Porous coated motion prosthesis (PCM): Cervical disc replacement. A report of 189 Discs in 112 patients. Presented at the AANS/CNS Joint Section on Disorders of the Spine and Peripheral Nerves Annual Meeting, March 9-12, 2005, Phoenix, AZ.
20. Geisler, FH, Caspar, W, Pitzen, T, Johnson, TA. Reoperation in patients after anterior cervical plate stabilization in degenerative disease. Spine 1998;23:911-920.
21. Swank ML, Lowery GL, Bhat AL, McDonough RF. Anterior cervical allograft arthrodesis and instrumentation: Multilevel interbody grafting of strut graft reconstruction. Eur Spine J 1997;6:138-143.
22. Pimenta L, McAfee PC, Capuccino A, et al. Porous coated motion prosthesis (PCM): Cervical disc replacement. Single vs. multiple levels. Presented at 73rd Annual Meeting of the American Association of Neurological Surgeons, April 16-21, 2005, New Orleans, LA.
23. Pimenta L, McAfee PC, Crockard A, et al. Evaluation of bone gap filling after PCM artificial cervical disc implantation in a 2-year radiographic follow-up study. Presented at 73rd Annual Meeting of the American Association of Neurological Surgeons, April 16-21, 2005, New Orleans, LA.
24. Pimenta L, Díaz R, McAfee P, et al. Complications in total cervical disk replacement. Presented at the 5th Annual Meeting of the Spine Arthroplasty Society, May 4-8, 2005, New York.

颈后路运动节段保留技术：生物力学、设计理念和临床应用

Kenneth J.H. Lee, MD Bellaire, Texas
Eric Lin, MD Santa Monica, California
Jeffrey C. Wang, MD Santa Monica, California

12

引言

随着脊柱外科手术技术的不断进步，脊柱外科医师获得了越来越多的生物力学数据。这些脊柱生物力学研究的一个重要价值是使医师能够更好地为患者进行诊断和治疗以及客观地评价不断出现的新技术。本章回顾了颈椎的生物力学特性，并提出一些未来开展颈后路运动节段保留技术应当遵循的原则。

生物力学功能

颈椎最基本的生物力学功能包括支持、运动和保护正常组织结构。研究脊柱的生物力学基于最小脊柱单位的概念，从中可以归纳出整个脊柱的生物力学特性。最小脊柱单位又被称为运动节段和脊柱功能单位(Functional Spinal Unit，FSU)。脊柱功能单位由相邻的两个椎体和椎间连接的软组织（椎间盘和韧带）组成。FSU 的参照系是右利手、直角坐标系。

在这个参照系中，用三条相互垂直的轴线来描述三维空间中的位置关系。在这个体系中，任何一个方向的运动都可以定义为沿着这三条轴线的平移和旋转。脊椎按照这样的定义就有6种形式的运动，即分别沿x，y，z轴的平移和旋转[1]。平移是指一个僵硬的物体在运动时与通过该物体的一条轴线相平行；旋转则是指僵硬的物体运动时不与轴线平行，即沿某个轴线旋转，这些运动通常是偶联的，换言之，即某一个方向轴上的一种运动（平移或旋转）总是一致地与另一个方向轴上的另一种运动相关联。例如，一个外力使椎体向前平移，同时会伴有屈曲或旋转[2]。

脊柱功能单位的负荷-形变曲线是二相、非线性的[3]。在曲线的起始段，形变较小，对应的曲线斜率也较小；而当发生较大的形变时，斜率明显增加。因此，负荷越小，由于阻力少，脊柱更易形变；负荷越大，形变的阻力也越大。第一个阶段在曲线的起始段，斜率较小，称为中性区（neutral zone，NZ)。中性区内的运动受到的阻力小且常接近 FSU 的静息状态[3]。当负荷不断增加，最终超过了中性区的限度，形变的阻力会显著地增大，这就是曲线的第二个阶段，称为弹性区（elastic zone，EZ)。中性区和弹性区的总和代表了脊柱功能单位总的生理活动度(ROM)[3]。

虽然 FSU 是能反映整个脊柱生物力学特点的最小单位，但评价脊柱多节段功能单位（multi-segmental spinal unit，MSU）依旧很有价值。例如，当研究连

接多个 FSU 的前纵韧带或后纵韧带的生物力学特点时，选择MSU进行测试和评价更为恰当。除此之外，评价不同器械系统的生物力学效果时应使用 MSU 而非 FSU。

描述 MSU 运动的方法之一是确定两个脊椎旋转的轴线和点。如果这个运动发生在一个平面上，那么这一点就称为旋转中心（COR）。既然几乎所有的脊柱节段的运动是偶联运动，那么相邻椎体旋转的中心点则随运动而改变。中心点改变的一种特殊形式叫做瞬心轨迹模式。这种三维运动形成了一个螺旋形的运动轴，非常全面并独特地描述了一个僵硬的躯体从一个位置到另一个位置的三维运动形式[4]。

生物力学相关解剖及颈椎运动学

颈椎可以根据生物力学解剖与运动学的不同分为两个区域：上颈椎和下颈椎。上颈椎由枕-寰-枢（C0-C1-C2）复合体组成；下颈椎包括 C3-C7。

上颈椎

上颈椎包括寰枕关节（C0-C1）和寰枢关节（C1-C2），该复合体决定了颈椎40%的屈伸运动和60%的旋转运动[5]。寰枕关节属于球窝关节，主要在矢状面上进行屈伸运动，其平均活动度为22°～25°[1,6,7]。枕骨大孔前缘与齿突尖的接触限制了寰枕关节的过屈运动；而与枕骨大孔前缘及C2椎体相连的覆膜则限制了其过伸运动。生理性的屈伸运动，颅底与齿突尖之间的移位不超过1cm[8]。枕骨髁的突面与C1的关节凹相关联，其形状限制了轴向运动。而紧张的关节囊与翼状韧带则进一步限制了寰枕关节的运动，从而保护了脊髓和椎动脉。翼状韧带连接了枕骨髁、齿突和寰椎前弓，是限制上颈椎运动的主要结构，最主要为限制轴向旋转运动[9]。寰枕关节的轴向运动与侧方运动幅度不超过5°[7,10]。正常情况下，这种球窝关节结构在最大程度上减少了生理性压力；而覆膜则限制了张力；翼状韧带在限制张力方面也起到一定的作用。

寰枢（C1-C2）复合体由两个侧块关节和独特的寰椎-齿突关节组成。C1 和 C2 椎体形状特殊，之间没有椎间盘和黄韧带。该关节的屈伸运动范围平均为11°[11,12]，而侧方运动不明显[7,13]。寰枢关节是解剖结构决定功能的典型例子，寰椎以枢椎齿突为轴心作旋转运动。C1和C2的侧块关节面都是凸面的，允许更大范围的运动。与寰枕关节不同，寰枢关节的关节囊较为松弛，运动幅度更大。C1和C2之间并没有坚固的黄韧带连接，而是由松弛的寰枕覆膜连接，进一步加大了轴向运动幅度。全颈椎接近60%的旋转运动由寰枢关节产生[2,5]，据报道，其平均活动度（ROM）为39°～47°[7,13]。十字韧带由水平方向的横韧带和垂直方向的纵韧带组成。在齿突水平，横韧带表面覆盖一薄层软骨，促进旋转运动，减少摩擦[14]。齿突尖韧带并无力学或功能上的作用[15]。

C1 前弓与C2 齿突的接触限制了C1-C2复合体的前向平移，而横韧带限制了后向平移。除此之外，成对的翼状韧带和寰枢关节韧带及关节囊也对其运动有一定的限制作用[7]。正常的寰齿前向平移最大可达3mm[16]，如果移位超过3mm，提示横韧带存在一定程度的薄弱；如果移位超过5mm，提示横韧带及辅助稳定结构存在撕裂[16]。C1-C2的侧块具有抗压缩性，而覆膜及寰枕后膜则具有抗牵张性。

下颈椎

C3-C6椎体的上关节突向下凹陷，而下关节突向上凸起。解剖学研究发现，从上至下，椎体逐渐增大，平均宽度从 15.6mm 增至 23.4mm，平均矢状径从15.6mm增至18.1mm[17]；椎弓根的平均高度和平均宽度分别为 7mm 和 5 ～ 6mm[17]。C3 的椎弓根夹角平均为 40°，而 C7 则下降到 29°[17]。

关节突关节是负担垂直压缩负荷的重要结构，其作用与脊柱的位置有关。关节面与水平面成45°角，越靠下，角度越大。小关节的关节囊是颈椎的重要稳定结构，实际上，也是限制下颈椎前向平移的主要结构[18]。研究发现，切除的小关节囊越多，颈椎就越不稳定[19,20]。这些研究表明，双侧小关节囊切除 25%，后方结构移位将增加4%；切除50%，移位将增加5%；切除75%，移位将增加32%；完全切除，移位将增加22%。另外，切除50%的关节突，后方结构损伤增加2.5%，移位增加 19%；切除 75% ～ 100% 的关节突，后方结构损伤将增加25%，移位将增加25%。而且，切除25%的关节突，扭转移位增加1%；切除50%的关节突，扭转移位增加19%；切除75%～100%的关节突，扭转移位增加25%。

脊柱的韧带一直处于预拉应力状态，但随着年龄增大，其力学特性有所减弱。黄韧带的宽度相对固定，为5mm；而由于弹力纤维的含量最高，其前负荷也最大[21]。黄韧带的预拉应力状态避免形成皱褶而压迫脊髓。前纵韧带与椎体结合紧密，而与椎间盘的结合较疏松；后纵韧带恰恰相反，与椎间盘紧密结合而与椎体结合较为疏松。从C3-T1，前纵韧带和后纵韧带长约12mm，宽约7.5mm[22]。然而，由于前纵韧带横截面积更大，其强度为后纵韧带的2倍[23]。与后方韧带复合体（棘间韧带、小关节囊及黄韧带）相比，前纵韧带和后纵韧带的压缩伤的发生率较高；但是，后方韧带复合体的牵张伤发生率较前纵韧带和后纵韧带高[24]。

与上颈椎不同的是，下颈椎主要是在矢状面上进行屈伸运动。这种屈伸运动大部分发生在下颈椎的中部，以C5-C6节段的运动幅度最大[25]。此外，下颈椎上段的运动形式主要是水平的；而下段的运动更多是弧形的[26]。对于旋转轴的研究也证实了该节段运动弧的存在[11,27]。与下段相比，上段的运动轴离椎体距离更远[26]，从而导致其运动方式更为水平、平直；而下段的运动轴离椎体距离较近，其运动轨迹更接近弧形。前纵韧带和后纵韧带将这些运动节段连接起来，起到稳定的作用[26]。坚韧的黄韧带将椎板连接起来，因其弹性甚好，故可以有效地限制颈椎的屈曲运动[28]。

下颈椎的运动是偶联运动，侧屈运动伴同向的旋转运动[2,29,30]，这与关节突的方向有关。例如，在向右侧屈的同时，伴有向右的轴向旋转，棘突将转向左侧。但从C2-C7，与侧屈相关的旋转运动幅度逐渐减小。在C2水平，每侧屈3°，有2°的轴向旋转；但在C7水平，每侧屈7.5°，有1°的轴向旋转[26]。

垂直压缩负荷由椎体、椎间盘承担，在颈椎的不同位置，正如前面所提到的，关节突、关节囊起到非常重要的稳定作用，因此，关节突也会承担一部分的负荷。随着年龄增大，椎间盘发生脱水及退变，一部分负荷将转移到钩椎关节（Luschka关节）上。

运动节段保留技术：设计理念

在过去的几十年，尤其是近几年，出现了种类繁多的应用于脊柱的内植物，极大促进了脊柱外科手术的发展。经典的融合术曾被用于治疗颈、腰椎各种疾患，如疼痛、不稳定和畸形等。但是，融合术后对相邻节段的影响越来越受到脊柱外科医师的关注，并且逐渐地在治疗上考虑使用运动节段保留技术。

运动节段保留技术已经在不同进程的临床试验中应用于颈椎前路手术当中，其中一部分为人工椎间盘置换、人工髓核置换、纤维环修补与再生以及髓核的修补与再生等。但是，截止本文发表时，尚无颈后路运动节段保留技术的临床试验报道。

尽管缺少对于颈后路相关技术的研究，我们可以借鉴一些腰椎后路运动节段保留技术的基本原则，考虑是否可以应用与颈椎后路当中。这些应用在腰椎的技术和装置已经过一段时间的改进和发展来减少腰椎融合术的相关并发症。腰椎后路的运动节段保留技术可以分为三类：（1）基于椎弓根螺钉的动态固定系统；（2）棘突间的动态固定系统；（3）关节突关节置换。

基于椎弓根螺钉的动态固定系统的设计与传统的钢性椎弓根螺钉固定、融合术类似，不同之处为：前者可降低压缩的负荷，并允许一定程度的屈曲和后伸。与融合术一样，这种动态固定系统由于其依赖骨性结构来提供稳定性，因此，对于骨质疏松、骨量减少的患者存在隐患。除此之外，由于该系统能够提供的稳定性有限，故可能不适用于存在严重节段性不稳定的患者。该技术的一个典型代表是动态中和固定系统（Dynesys®，Zimmer Spine，Minneapolis，Minnesota），该系统通过可压缩材料模拟正常解剖结构和脊柱的运动起到稳定受累腰椎的目的。Dynesys®以聚乙烯材料为芯，连接椎弓根钉，本身产生一定的张力，其周围为聚氨酯制成的中空套杆，杆和芯通过椎弓根钉连接产生的动态推拉关系提供固定椎体的稳定性。

这种运动节段保留技术可能能够借鉴到颈椎后路手术当中。与腰椎的椎弓根螺钉固定不同，颈椎则更可能锚定在侧块上。从解剖角度来说，椎弓根钉在颈椎仅适用于固定C7。但是，侧块与椎弓根在解剖上有很大的不同。通过比较人类颈椎侧块和椎弓根抗拉出力的生物力学研究显示，侧块螺钉的抗拉出力明显低于椎弓根钉。一项研究归纳出的平均拔出负荷，椎弓根螺钉为 677 牛顿，而侧块螺钉为 355 牛顿[31]。

鉴于以上解剖学的研究结果，这种运动节段保留技术需要更强的固定来保证初期的稳定性。在另外一些骨科手术中，甲基丙烯酸甲酯已被用于增加内植物的稳定性（如全髋、膝关节置换术）。但是，由于邻近脊髓和其他重要的血管结构，骨水泥尚不能应用在颈椎手术当中。甲基丙烯酸甲酯的另外一个用途为：关节成形术中内植物表面的处理，从而增加骨的生长。一个典型的例子就是将其应用于钛合金表面的粗糙化，这样可以促进关节成形内植物表面的骨长入过程，从而增加初期内植物的稳定性[32,33]。为进一步增加稳定性，可以考虑使用具有骨诱导功能的羟基磷灰石和三钙磷酸盐涂层[34]。综上所述，理想的后路动态固定装置应具有以下特点：（1）在不影响生理活动的同时稳定颈椎；（2）采用适合的材料促进骨的生长和坚强的固定；（3）能够保护并减少相邻节段的应力。

棘突间的动态固定系统在20世纪80年代首先在法国开展，其设计理念在降低椎间盘和纤维环后方的压力，并且同时减少直接附加在关节突关节上的负荷。X STOP®（St. Francis Medical Technologies, Alameda, California）装置是这类系统的一个典型代表，该装置是一种微创手术，可用于腰椎管狭窄的门诊患者。这类患者常伴有神经源性的间歇性跛行，在坐下等屈曲姿势时疼痛可以缓解，而在站立、步行等伸直位时疼痛加重。腰椎从屈曲位到伸直位改变时，椎管的空间会发生变化，X STOP®通过放置在棘突间来防止腰椎过伸，并在轴向旋转和侧弯时给予支持。由于关节突关节的负荷在伸直时减少，而在屈曲时增加，所以该装置不会造成相邻节段小关节的疼痛或加速其退变，而且，由小关节和（或）纤维环后部压力增加引发的疼痛也可以通过这种棘突间的动态固定系统来缓解。

脊柱外科医师可以根据不同的病情选择不同设计原理的棘突间动态固定装置。有的装置适用于较早期的退变性椎间盘疾病，而有的则可以用于椎管狭窄较严重的老年患者。这种装置也有应用于颈椎的可能性，但是，有可能将颈椎后方结构过撑而出现后凸畸形，并导致对脊髓的钳夹样损伤。在过撑的状态下，除了后凸畸形，后期出现的不稳定也可能使棘突间撑开装置的作用随时间延长而减弱。因此，理想的棘突间动态固定系统应满足以下条件：（1）能够在局部麻醉下，通过微创操作，用于门诊患者；（2）可以预防病变节段的过伸，而不影响其他活动；（3）能够直接并充分的减压来缓解脊髓和（或）神经根受累的症状；（4）不会因过撑而出现后凸畸形。

关节突关节置换术是使用人工假体替换退变、增生的关节突，从而使关节突关节恢复正常的功能，减少疼痛。有两种假体正在改进，通过一个有韧性的垫片放置在关节突关节中间，这种设计仅能模拟正常关节突的功能，但无法完全替代关节突关节的骨性结构。

这种技术可能不能够用于颈椎，与腰椎相比，颈椎的解剖和生物力学特点均不甚相同，所以关节突关节置换可能会导致更加不稳定而非提供动态稳定。正如上述，颈椎的小关节囊是颈椎稳定的一个重要结构，这方面的作用远较腰椎明显。由于这种关节突关节置换技术破坏了关节囊，因此可能造成颈椎多节段的不稳定，这种不稳定会导致脊髓受压，因此，在颈椎是不能够接受的。

为了弥补这种医源性的不稳定，关节突关节成形装置只能设计为限制型系统。非限制型系统是指椎体可以无任何约束的沿着解剖轴线（x，y，z）平移。这种幅度大且非生理性的活动度会引起颈椎不稳定。与之相对，限制型系统能够将旋转的、前后方向上的以及侧方的平移控制在正常活动范围内。因此，在关节突关节成形中限制型系统更能够防止颈椎的不稳定，同时也能维持生理活动的幅度。

翻修的病例中还可能会出现其他问题。翻修手术中要使部分或全部颈椎后柱维持稳定的一些骨性结构，是否包括椎弓根，取决于该系统怎样安全地嵌入脊柱。所以理想的关节突关节成形系统需要达到以下要求：（1）在非融合的情况下重建稳定；（2）保留正常的活动，但不出现半脱位；（3）限制型。

目前有一种非融合手术方式已经在临床中应用，即颈后路椎管成形术。其目的在于扩大椎管的矢状径，提供稳定性，且保留颈部活动。这种术式较颈前路手术有三个优势，第一，颈椎略僵硬但没有融合。原理是椎管成形术能够降低相邻节段的生物力学负荷，从而减少相邻节段退变的发生。第二，脊髓的减压是通过向后方退让而间接完成，并不是从前路直接解除致压因素。第三，这种术式可以进一步的减压或增加稳定。椎管成形术适用于三个或三个以上节段存在脊髓的压迫。这种情况下，选择后路椎管成形术减压较前路直接减压的死亡率更低[35]。

但是，虽然已经有很多种椎管成形的方式（如单开门、双开门等），但都不能将颈椎的后凸畸形矫正为正常的生理前凸。因此，存在后凸畸形是椎管成形术的禁忌证。其他的禁忌证还包括既往后路手术史，黄韧带骨化及颈椎节段性不稳定。

椎管成形术的不足主要有两点，第一，术后出现的轴性疼痛[36]。一项研究显示：60%的行椎管成形术患者术后出现轴性疼痛加重（颈肩部疼痛和肩部肌肉痉挛）[37]。第二，减少了颈部活动度，尤以后伸、侧弯和旋转更加明显[38]。研究指出，单开门椎管成形术后颈部活动度减少50%[39]～62%[40,41]。除此之外，一项长期随访研究显示：椎管成形术后长期的颈部活动度与椎板切除、融合术无显著差异[38]。还有报道称椎管成形术后颈椎序列改变约为35%，且经长期随访，有10%的患者将出现颈椎后凸畸形[38]。

由此可见，颈椎椎管成形术对于存在脊髓多节段压迫的患者是一个好的选择。但是，这种术式会带来活动度减少、轴性疼痛以及后期可能出现不稳定等问题，就给对其进一步改进和完善留下可能。我们有理由想象通过运动节段保留技术对上面提到的单纯行椎管成形术出现的问题进行改善。迷你钢板已用于增加术后的稳定性[42]，但是运动节段保留装置可能更好地保留颈椎正常的生理活动。例如，类似于Dynesys®的后路稳定系统可能在预防出现后期不稳定的同时，由于保留了生理活动，从而减少术后的轴性疼痛。另外，通过重建肌肉韧带复合体，保留了颈后部正常的解剖结构，从而增加了颈椎的动态稳定性。

这种颈后路运动节段保留技术也可应用于不适合行颈椎间盘置换的病例。目前，颈椎间盘置换适用于单一或双节段的神经根或脊髓型颈椎病患者[43-45]。其治疗由于椎间盘退变导致的颈部轴性疼痛有效率尚不得知，但是，明显优于传统的融合术的可能性不大。同样在现阶段未知和未能够证实的是，椎间盘置换能否用于治疗已行融合术的相邻节段病变或存在三个或三个以上节段受累的患者。这项技术的禁忌证包括颈椎不稳定、严重的小关节退变、骨髓炎和感染[46,47]。

存在关节突关节退变增生和（或）不稳定的患者，采用后路运动节段保留技术可以给那些原来不适于椎间盘置换的患者提供手术的机会。对关节突骨质增生的患者，限制型关节突置换可能能够恢复正常的生理活动，从而使这类患者不再是椎间盘置换的禁忌。同样，类似于Dynesys®的装置可以提供足够的动态稳定，使患者具备了接受椎间盘置换术的条件。总之，颈后路运动节段保留技术可以充分改善生物力学环境，成功地将原来不能手术的患者进行手术。

总结

虽然非刚性、动态的稳定似乎非常有应用前景，但是评价一项新技术仍应该遵循严谨、保守的原则。任何一种颈后路运动节段保留技术应该能达到以下临床效果：缓解客观的神经症状；给颈椎提供持续的稳定；能经受住生理上的生物力学作用以及保证颈椎正常的活动度。融合术与运动节段保留技术的最大一个不同之处在：融合术中的内植物仅能在达到融合之前提供暂时的稳定；而动态固定系统则会在术后的一生的时间里为患者维持颈椎的稳定。除非有一种修复的方式能逆转颈椎退变的发生。

作为一名脊柱外科医师应该记住，任何一项可能的颈后路运动节段保留技术都有其独特的优势和缺点。因此，脊柱外科医师应根据患者的病情特点，个体化的选择运动节段保留装置。熟悉其相关的生物力学基础有助于医师更好地为患者做出恰当的选择。

（周非非译　刘忠军校）

参考文献

1. Panjabi MM, Dvorvak J, Sandler A, et al. Cervical spine kinematics and clinical instability. In: The Cervical Spine Research Society, eds. The Cervical Spine, 3rd ed. Philadelphia: Lippincott-Raven, 1998.
2. White AA, Panjabi MM. Clinical Biomechanics of the Spine, 2nd ed. Philadelphia: JB Lippincott, 1990:321.
3. Panjabi MM. The stabilizing system of the spine. II. Neutral zone and instability hypothesis. J Spinal Disord 1992;5:390-396; discussion 397.
4. Winers JM, Peles JD, Osterbauer PJ, et al. Three-dimensional head axis of rotation during tracking movements. A tool for assessing neck neuromechanical function. Spine 1993;18(9):1178-1185.
5. Penning L, Wilmink JT. Rotation of the cervical spine. A CT study in normal subjects. Spine 1987;12(8):732-738.
6. Goel VK, Clark CR, Galles K, et al. Moment-rotation relationships of the ligamentous occipito-atlanto-axial complex. J Biomech 1988;21:673-680.
7. Panjabi MM, Dvorvak J, Duranceau J, et al. Three dimensional movements of the upper cervical spine. Spine 1988;24:726-730.
8. Wiesel SW, Rothman RH. Occipito-atlantal hypermobility. Spine 1979;4:187.
9. Crisco JJ 3rd, Panjabi MM, Dvorvak J. A model of the alar ligaments of the upper cervical spine in axial rotation. J Biomech 1991;24(7):607-614.
10. Penning L. Normal movement of the cervical spine. AJR Am J Roentgenol 1978;130:317-326.
11. Dvorak J, Panjabi MM, Novotny JE, et al. In vivo flexion-extension of the normal cervical spine. J Orthop Res 1991;9:824-834.
12. Lin RM, Tsai KH, Chu LP, et al. Characteristics of sagittal vertebral alignment in flexion determined by dynamic radiographs of the cervical spine. Spine 2001;26:256-261.
13. Werne S. Studies on spontaneous atlas dislocation. Acta Orthop Scand 1957;23:1-150.
14. Dvorak J, Schneider E, Saldinger PF, et al. Biomechanics of the craniocervical region: the alar and transverse ligaments. J Orthop Res 1988;6:452-461.
15. Lang J. Klinische Anatomie der Halswirbelsaule. Stuttgart: G. Thieme Verlag, 1991.
16. Fielding JW, Cochran GVB, Lawsing JF, et al. Tears of the transverse ligament of the atlas: a clinical and biomechanical study. J Bone Joint Surg Am 1974;56:1681-1691.
17. Panjabi MM, Duranceau J, Goel V, et al. Cervical human vertebrae. Quantitative three-dimensional anatomy of the middle and lower regions. Spine 1993;16:861-874.
18. Onan OA, Heggeness MH, Hipp JA. A motion analysis of the cervical facet joint. Spine 1998;23(4):430-439.
19. Zdeblick TA, Zou D, Warren KE, et al. Cervical stability following foraminotomy: a biomechanical in vitro analysis. J Bone Joint Surg Am 1992;74:22-27.
20. Zdeblick Ta, Abbitol JJ, Kunz DN, et al. Cervical stability after sequential resection. Spine 1993;18:2205-2008.
21. Nachemson A, Evans J. Some mechanical properties of the third lumbar interlaminar ligament (ligamentum flavum). J Biomech 1988;1:211.
22. Panjabi MM, Oxland TR, Parks EH. Quantitative anatomy of cervical spine ligaments. II. Middle and lower cervical spine. J Spinal Disorders 1991;4:277-285.
23. Tkaczuk H. Tensile properties of human lumbar longitudinal ligament. Acta Orthop Scand Suppl 1968;115.
24. Yoganandan N, Sances A, Maiman DJ, et al. Experimental spine injuries with vertical impact. Spine 1986;11:855-860.
25. Pal GP, Routal RV, Saggu SK. The orientation of the articular facets of the zygoapophyseal joints at the cervical and upper thoracic region. J Anat 2001;198:431-441.
26. Lysell E. Motion in the cervical spine. Acta Orthop Scand 1969;123(Suppl):1.
27. Penning L. Functional Pathology of the Cervical Spine. Amsterdam: Excerpta Medica, 1968:1-23.
28. Parke WW, Sherk HH. Normal adult anatomy. In: Sherk HH, ed. The Cervical Spine, 2nd ed. Philadelphia: JB Lippincott, 1989;15-18.
29. Mayer T, Brady S, Bovasso E, et al. Noninvasive measurement of cervical tri-planar motion in normal subjects. Spine 1993;18:2191-2195.
30. Moroney SP, Schultz AB, Miller AA, et al. Load displacement properties of lower cervical spine motion segments. J Biomech 1998;21(9):769.
31. Jones EL, Heller JG, Silcox DH, Hutton WC. Cervical pedicle screws versus lateral mass screws.

Anatomic feasibility and biomechanical comparison. Spine 1997;22(9):977-982.
32. Butler JB, Lanksy D, Duwelius PJ. Prospective evaluation of total hip arthroplasty with a cementless, anatomically designed, porous-coated femoral implant: Mean 11-year follow-up. J Arthroplasty 2005;20(6):709-716.
33. Takemoto M, Fujibayashi S, Neo M, et al. Mechanical properties and osteoconductivity of porous bioactive titanium. Biomaterials 2005;26(30):6014-23.
34. Link HD, McAfee PC, Limenta P. Choosing a cervical disk replacement. Spine J 2004;4(6 Suppl): 294s-302s.
35. Herkowitz HN. The surgical management of cervical spondylotic radiculopathy and myelopathy. Clin Orthop Relat Res 1989;239:94-108.
36. Sakaura H, Hosono N, Mukai Y, et al. Long-term outcome of laminoplasty for cervical myelopathy due to disc herniation: a comparative study of laminoplasty and anterior spinal fusion. Spine 2005;30(7):756-759.
37. Hosono N, Yonenobu K, Ono K. Neck and shoulder pain after laminoplasty: a noticeable complication. Spine 1996;21:1969-1973.
38. Ratliff JK, Cooper PR. Cervical laminoplasty: a critical review. J Neurosurg 2004;100(4 Suppl): 399-400.
39. Hirabayashi K, Wananabe K, Wakano K. Expansive open-door laminoplasty for cervical spinal stenotic myelopathy. Spine 1983;8:693-699.
40. Kimura I, Shingu H, Nasu Y. Long-term follow-up of cervical spondylotic myelopathy treated by canal-expansive laminoplasty. J Bone Joint Surg Br 1995;77:956-961.
41. Kohono K, Kumon Y, Oka Y. Evaluation of prognostic factors following expansive laminoplasty for cervical spinal stenotic myelopathy. Surg Neurol 1997;8:237-245.
42. Park AE, Heller JG. Cervical laminoplasty: use of a novel titanium plate to maintain canal expansion-surgical technique. J Spinal Disord Tech 2004;4:265-271.
43. Phillips FM, Garfin SR. Cervical disc replacement. Spine 2005;30(17 Suppl):S27-S33.
44. Pracyk JB, Traynelis VC. Treatment of the painful motion segment: cervical arthroplasty. Spine 2005;30(16 Suppl):S23-S32.
45. McAfee PC. The indications for lumbar and cervical disk replacement. Spine J 2004;4(6 Suppl):177s-181s.
46. Anderson PA, Rouleau JP. Intervertebral disc arthroplasty. Spine 2004;29(23):2779-2786.
47. Albert TJ, Eichenbaum MD. Goals of cervical disc replacement. Spine J 2004;4(6 Suppl):292S-293S.

腰椎间盘退行性病变的环状韧带及椎间盘内治疗方案：基因工程

13A

Eric A. Levicoff, MD Pittsburgh, Pennsylvania
Gianluca Vadala, MD Rome, Italy
Lars G. Gilbertson, PhD Pittsburgh, Pennsylvania
James D. Kang, MD Pittsburgh, Pennsylvania

引言

对于85%的人群来说，都会在其一生中的某个时刻被腰背部疼痛困扰，在美国，该病已达到流行性疾病的标准[1]，这也是患者寻求医疗救治的一个首要原因。据估计每年花费在该疾病上的资金超过500亿美元[2,3]。近年的研究表明，椎间盘退变（IDD）或椎间盘内胞外基质（ECM）降解，是大多数的腰背疼痛的诱发因素。IDD和ECM不仅会引起腰背疼痛，还可能引起其他临床症状，如椎管狭窄、神经根病变和椎间盘突出症以及其他一些病症等（图13A-1）。现在的一些治疗方案，包括使用非甾体抗炎药、卧床休息以及各种手术治疗方式，都存在诸如疗效预见性差、效果不佳等的局限性。

最近，研究者开始着手应用最新的技术和生物学进展去研究一种治疗IDD的方法，以直接治疗病变发展过程的本身，而不是仅处理病变终末阶段引起的临床症状。已经发现，基因在保持椎间盘（IVD）内的髓核（NP）的内容物合成及降解的平衡方面扮演着重要的角色。研究表明，这些基因表达的分子，具有恢复椎间盘合成的潜能。这种方式的基因工程已经显示出初步的效果，基因治疗也许有朝一日能在治疗由IDD引发的病症方面发挥巨大的作用。

椎间盘退变

正常的椎间盘（IVD）包括一个称之为环状韧带的纤维环状组织，包绕着椎间盘的中央部分——即胶冻状的髓核。脊柱正常的生物力学功能主要依赖这两个结构的正常相互作用，因此，两者间任何细小的错乱都会引起显著的病变。尽管椎间盘退变的病理变化过程还未完全明了，但究其根源，仍考虑是由于力学、基因以及生物因子等多因素引起[4,5]。这些因素最终形成常见的退变模式和相应的病理改变。

近年来，对椎间盘退变的科学认识有了很大的进步。椎间盘的健康被认为与髓核的水化程度密切相关[6]。而且，这种水化程度依赖于黏多糖负电荷的持续表达，后者含有并联的反向氨基葡聚糖，能将水吸收并固定于髓核中。椎间盘组织中水的含量，在儿童可达85%，在成年人就降至70%，而在显示出椎间盘退行性变的人群中，降低更为显著[7]。研究者认为，在退变椎间盘组织中，髓核蛋白多糖的合成与降解的平衡被打破，导致出现氨基葡聚糖与水含量连带的下降，并由此在影像学上出现髓核区信号的减弱（图13A-2）[8]。这种水化作用下降（图13A-3），导致了椎间盘塌陷、通过纤维环及其周围组织的力学分布异常，最终导致纤维环断裂，髓核突出以及其他包括软

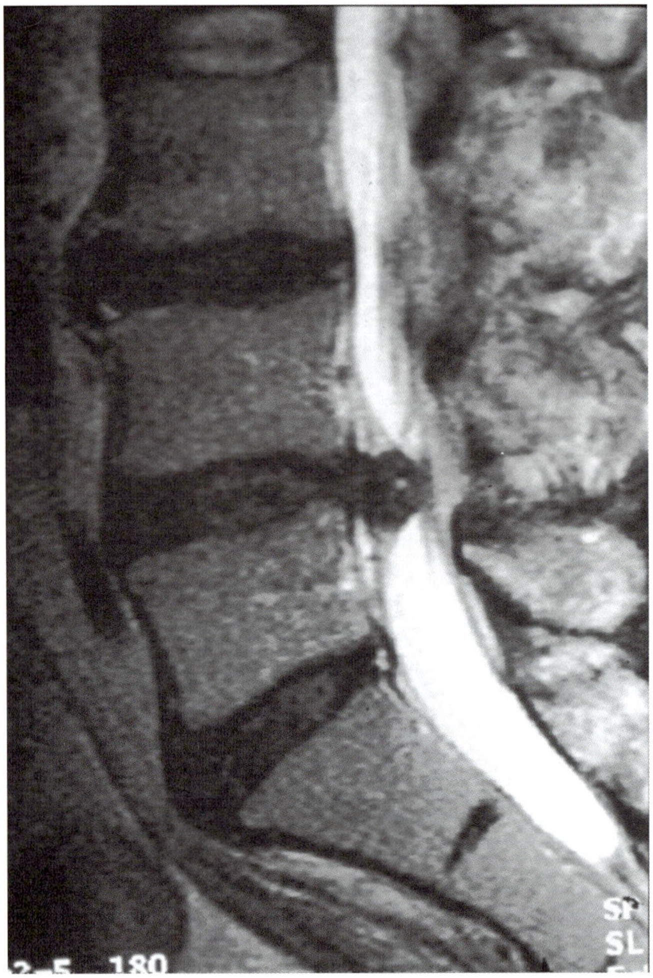

图13A-1 一张矢状位T2加权MRI图像，显示L4-L5椎间盘突出。

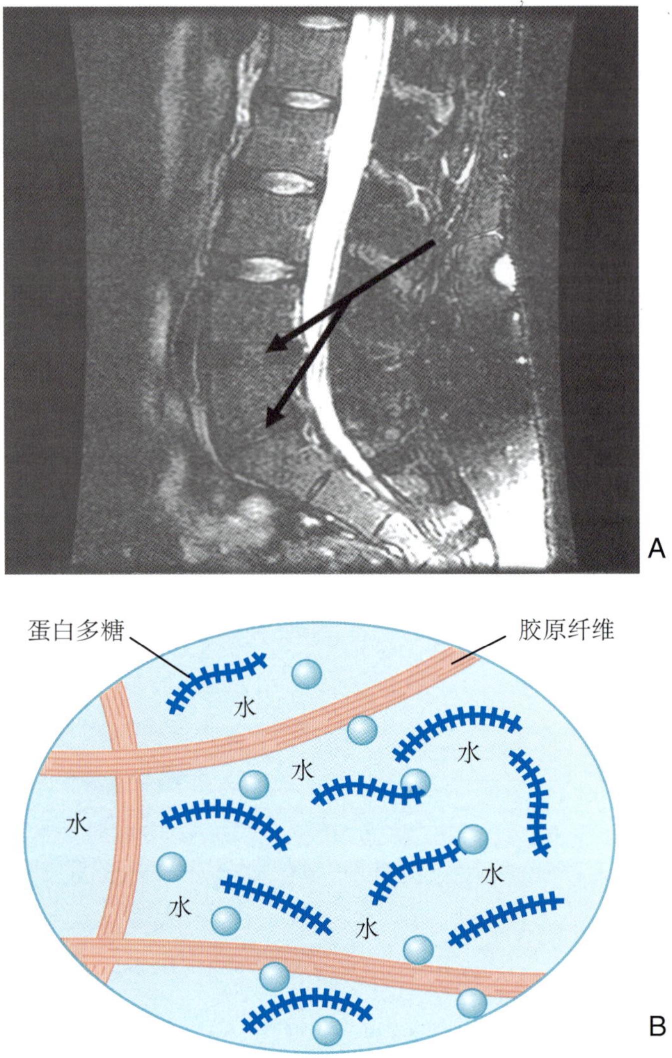

图13A-2 A.一张矢状位T2加权MRI图像，显示L4-L5及L5-S1退变的或“黑”的椎间盘；B.图解显示椎间盘髓核内的胞外基质。胶原纤维提供了一种支架，结合了多个蛋白多糖分子，通过其负极端，将水富集并固定在椎间盘内。

骨骨化、骨赘形成在内的病理改变[9, 10]。

从退变椎间盘组织分离的细胞也找到了退变的生物化学标记物：炎性因子的合成增加，例如一氧化氮、白介素6、前列腺素E2等。与此同时，一些分解异化蛋白与它们的天然抑制因子相比，也显著增加，如基质金属蛋白（MMP）[11-13]。这些新的发现引起了科学家和外科医师的兴趣，他们开始通过生物学手段大规模的进行IDD治疗的实验研究。

基因治疗和椎间盘

最初的尝试，是通过引入外源性蛋白，改变髓核组织的生物化学特性。Thompson等人最先开展这一项工作，他们证明通过干预椎间盘组织细胞中的TGF-β1，能显著提高蛋白多糖的合成[14]。从这个标志性的研究开始，人们相继开展了对其他蛋白的研究，包括IGF-1、BMP-2及OP-1等。这些研究都清楚地证明，增加这些合成代谢生长因子的浓度，具有潜在的增加合成前过程的作用[15-17]。尽管这些研究的结果令人鼓舞，但是这些外源性生长因子的生物半衰期短，限制了它们在治疗如IDD之类的慢性疾病中的应用。外源性蛋白的生物半衰期为数小时左右[18]，而椎间盘退变过程长达数年。因此，必须寻找到一种能够长时间提高这些生长因子浓度的方式，以延长作用时

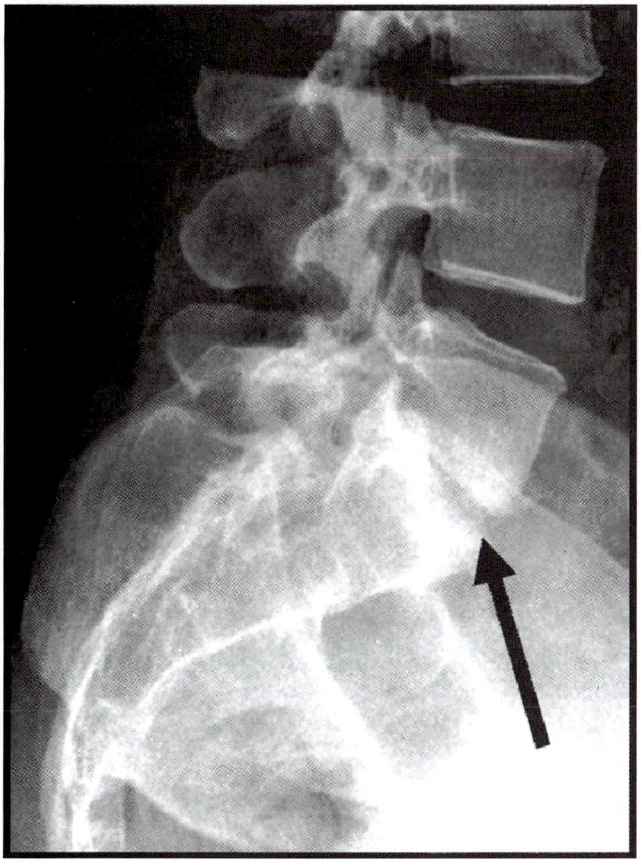

图 13A-3　一张显示 L5-S1 间隙椎间盘高度降低的平片。这是椎间盘退变的一个标志。

间。有鉴于此，对椎间盘基因工程的治疗潜在意义的研究，在最近几年戏剧性的迅速增加。

椎间盘基因治疗的策略

基因工程，或者说基因治疗的目的，是利用转基因技术，在目的位置能够持续的产生高浓度且具有治疗效果的目的蛋白。对该技术更加深入的探讨超出了本章的范畴。为理解如何将这一技术应用到椎间盘，需要掌握以下几个要点：

首先，基因治疗包括“体内”和“体外”两种路径。在“体内”基因治疗中，DNA被直接转移到宿主组织的目的细胞中；而“体外”途径，则包括从宿主组织中分离目的细胞、体外基因转移、再植入等几个步骤。绝大多数涉及椎间盘基因治疗的研究都采用体内途径，这样做不仅有助于缩小抵达髓核细胞的范围，而且如果外移髓核细胞，有可能会导致一些使细胞能在髓核严酷环境下生存的重要表型丢失。

其次，在载体的使用上，也存在不同的意见。广义地说，载体可分为病毒型和非病毒型。在严格操作的前提下，载体的使用已经收到了很好的效果。由于侵入细胞是其正常生命周期的一环，病毒成为惯用且有效的载体。重要的基因治疗研究都采用其作为载体。非病毒载体（包括脂质体、DNA耦合复合体以及基因枪）能够避免疾病传播，而且其相关技术也获得进展（如电穿孔技术，借助电场在细胞表面制造微孔，使得外源性DNA能够更加容易的进入）[19]，从而在近年来得到发展。尽管如此，病毒载体基因转移效率较高，而其转移基因表达时间长，依然是首选的载体。在与椎间盘转基因治疗相关的研究中也得到沿用。

传统的研究者在利用基因治疗方式治疗椎间盘退行性病变时，曾使用腺病毒载体。腺病毒具有出较高的转染率，能够转染非分裂细胞（如髓核细胞），从而使其从其他的（如逆转录病毒）普通病毒载体中脱颖而出。尽管腺病毒并不会整合进宿主的染色体中，理论上限制了它度过随后的有丝分裂的能力，但是，由于髓核细胞大多数的都是有丝分裂静止期细胞，因此不需要可整合的载体。虽然使用腺病毒载体获得成功，但是寻找更安全且同样有效的载体仍是目前研究关注的重点。腺病毒相关病毒（AAV）成为一个广泛接受的应用于未来基因治疗中的候选病毒载体，虽然AAV还不能达到和腺病毒相当的转染效率，但是它具有一些显著的优势：能较长时间实现转入基因的表达；与人体免疫系统的相互作用；且目前未发现会引起人体病理反应（表 13A-1）[20-22]。

表 13A-1　基因治疗中腺病毒与腺病毒相关病毒的比较

腺病毒	腺病毒相关病毒
宿主广	宿主广
携带能力强	携带能力弱
通常表达时间短	通常表达时间长
高免疫原性	低免疫原性

此表比较了腺病毒与腺病毒相关病毒的作为载体与基因治疗有关的主要特性。其中，特别关注的是腺病毒相关病毒的低免疫源性，这使其替代腺病毒的颇为有吸引力。

标记物研究

Wehling等人成功地完成了首个有关椎间盘的细胞转基因研究，在体外将白介素-1受体拮抗蛋白的基因转移到牛终板软骨中[23]。尽管最终只有大约1%的细胞成功转染，但结果显示，在转染后48小时里，转入基因显著高表达。Nishida等人利用腺病毒载体，将LacZ标记基因的cDNA转入兔的髓核细胞中，获得了接近100%的体外转染率，并且在3个月的时间内标记未减弱，从而第一个成功的实现髓核细胞转染[24]。另外，Moon等人不仅发现人体细胞对能带来潜在好处的基因治疗无免疫反应，而且在髓核内转移基因的表达与髓核退变的程度无关[25]。Lattermann等人报道了使用AAV作为载体，用于椎间盘基因治疗的研究，该研究证实了人和兔的髓核细胞都能够成功的转入虫荧光素酶标记基因[26]。

在这些成功的标记基因研究之后，研究的焦点转移到尝试着用治疗基因的转入来改变髓核细胞的生物化学性质。最先成功的是Nishida等人，在体外将TGF-β1的基因用腺病毒载体载入兔的正常髓核细胞中。分析显示，收获的髓核细胞样品在1～6周时，细胞活力和总TGF-β1生成量显著升高，后者还导致试验细胞在蛋白多糖的合成上较对照组细胞增加了100%[27]。更近期的研究，Yoon等人报道，通过将LMP-1转入鼠的椎间盘细胞中，提高了细胞的合成代谢。同时显示，LMP-1通过调节BMP调控路径可提高细胞活性[28]。Moon等人进行随后的研究，从正常人髓核中获得细胞，不仅将TGF-β1导入细胞，而且还将BMP-2和IGF-1也导入细胞，观察并报道一个以上的基因同时导入一个细胞引起的叠加效应[29]。Paul等人将Sox9基因导入退变细胞[30]发现，其不仅能增强细胞活性，而且能提高细胞的软骨细胞特征，从而证明在人的退变髓核上，该技术的有效性。该技术不仅表现在上调了合成代谢基因的表达，还表现在上调了抑制蛋白多糖分解的蛋白的表达上。MMP是一个家族蛋白，被认为在许多组织中引起胞外基质的降解。在退变的椎间盘中，发现了几种MMP具有特异活性[31]。Wallach等人通过将MMP在椎间盘内的天然抑制物TIMP-1基因导入细胞中，实现了增加蛋白多糖合成的目的[32]。

尽管研究认为，椎间盘的基因治疗还处于初级阶段，但是椎间盘在生物特性上的独特性使其成为更适合应用基因工程治疗的组织之一。椎间盘被认为是体内最大的无血管组织，只有其边缘才与体循环有接触。外源性DNA植入进髓核细胞后，有些细胞离最近的血管距离将近1cm[33]，这保护了转入基因免受免疫系统的监控，已知后者在其他系统中能影响转入基因的表达时间[34]。事实上，Nishida等人在体外将LacZ基因转入兔的髓核细胞后，3个月内表达未见减弱，而在其后整整1年的时间里，都可观察到转入基因显著的表达[35]。此外，由环状韧带构建的包裹，也可阻止注入的载体泄漏到椎间盘外，从而提高椎间盘基因治疗的安全性。

干细胞治疗

除了生化标记物的退变，持续的细胞丢失是IDD另外一个病理学表现，这一过程开始出现于年轻成年人的脊索细胞丢失[36]。髓核细胞在胞外基质的修复和维持方面扮演着中心角色。关键细胞的丢失，被认为引起基质的降解和废物的产生，对IDD的病理进程起着重要的作用[37]。因此，有假设认为，改变或增加椎间盘的细胞构成，也许能有效的抑制、终止，甚至能逆转退变进程。

有些研究已经在探索椎间盘自体细胞移植的可行性，并提供椎间盘细胞移植能够减缓椎间盘退变的证据[38-40]。然而，现已证实，收集这些细胞不仅困难，而且常导致取材部位不稳。同时，体外开展的自体干细胞培养，又导致细胞表型的改变[41]。另一方面，来自于骨髓的间充质干细胞容易分离和扩增，并具有广泛的分化潜能。间充质干细胞作为一种多向分化潜能细胞，能够分化为任何由中胚层细胞分化来源的细胞。在适宜的条件下，MSC具有广阔的结缔组织分化谱，包括软骨、骨、脂肪组织、纤维组织和骨髓支持基质[42, 43]。最近有报道，MSC能分化为非间充质的细胞类型，包括神经细胞，这些都支持MSC可能具有更为广阔的分化潜能观点[44, 45]。这种可塑性以及这些细胞较容易从体内获取的特性，提供了一种新的、基于细胞的退变性骨性条件下的治疗手段。在这种概念的支持下，MSC 已在骨关节炎以及软骨缺损中开展了广泛的研究，并获得令人鼓舞的结果[46, 47]。

髓核的特定环境，如低氧分压、pH 值偏低等，可能构成对移植细胞生存的威胁。Sakai 等证实MSC能够在椎间盘中存活，有效的提高蛋白多糖的浓度，并似乎能够阻止退变[48]。Sobajima 等将 LacZ 阳性的MSC细胞植入健康兔的椎间盘组织中，发现MSC能够存活 24 周以上，这些细胞同时从类软骨型转化为纤维细胞样的纺锤形（图13A-4），并固定在纤维环中央达24周，这似乎表明MSC有“迁移”至椎间盘的能力。Sobajima等的进一步研究发现，在球形培养体系中，将人 MSC 与人髓核细胞共同培养，能上调蛋白多糖的表达[49]。与此一致的是，Yamamoto 等人采用一种细胞与细胞接触的培养体系，证实与 MSC 共同培养能够增加髓核细胞的生存能力[50]。这种协同作用，可能是 MSC 对髓核细胞的营养作用；也可能是这些干细胞分化成类软骨细胞。正如Risbud等报道的一样，在藻酸盐水凝胶中培养的 MSC，经过缺氧和 TGF-β的刺激，确实开始向着软骨方向分化，也许最终能获得类似髓核的细胞表型[51]。进一步，Steck 等表明，TGF-β 刺激下 MSC 表现出来的基因表达特性，与正常椎间盘组织的相似性，比正常关节软骨更高[52]。这些标志性的研究证实MSC同时具有有效增加椎间盘细胞数量的潜能，就像它提高了胞外基质的产生一样。当然，更进一步的研究十分重要，干细胞治疗的确提供了一种新的 IDD 的研究方向，并可能有朝一日在预防或延缓椎间盘退变过程中扮演重要的角色。

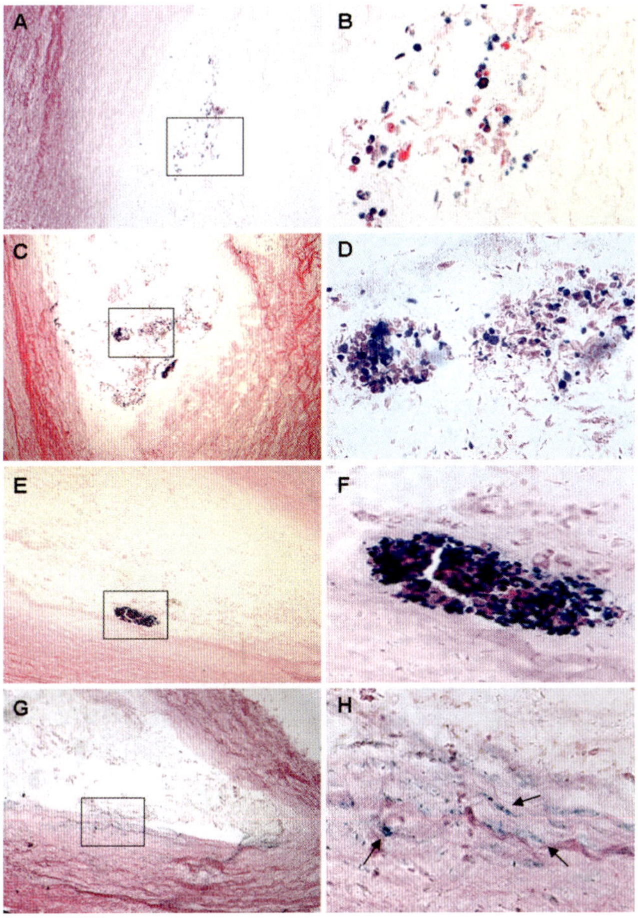

图 13A-4　注射导入 LacZ 基因的兔 MSC 的成年兔椎间盘的典型切片，X 胶染色。3 周（A-B），6 周（C-D），12 周（E-F），24 周（G-H）。图A、C、E、G为40 ×，图B、D、F、H 为 200 ×。

椎间盘基因工程的未来

近年来，我们对IDD的过程以及改变其过程的方法的了解都有了巨大的进步。许多成果证实了，基因治疗作为一种治疗由椎间盘退变引起的病症的方案，具有有效性和可行性。为达到临床应用这一技术的长远应用目标，必须继续关注那些会推动基因工程进展的挑战,并不断努力。必须发展更新、更安全的载体。更重要的工作是一旦将基因转入细胞，如何调控其表达。基于细胞的治疗手段正成为一种强有力的工具，因此深入的研究十分必要，尤其是了解干细胞的行为机制，如影响其安全性的细胞融合或致瘤性。尽管还存在许多问题，基因工程还是对慢性疾病的治疗提供了许多可能，随着致力于此研究的深入，基因治疗有望成为治疗椎间盘退行性变强有力的工具。

（徐格译　许建中校）

参考文献

1. Lively MW. Sports medicine approach to low back pain. South Med J 2002;95:642-646.
2. Hart LG, Deyo RA, Cherkin DC. Physician office visits for low back pain: frequency, clinical evaluation, and treatment patterns from a US national survey. Spine 1995;20:11-19.

3. Frymoyer JW, Durett CL. The economics of spinal disorders. In Frymoyer JW, Ducker TB, Hadler NM, Whitecloud TS, eds. The Adult Spine: Principles and Practice. Philadelphia: Lippincott-Raven, 1997:143-150.
4. Handa T, Ishihara H, Ohshima H, et al. Effects of hydrostatic pressure on matrix synthesis and matrix metalloproteinase production in the human lumbar intervertebral disc. Spine 1997;22(10):1085-1091.
5. Sambrook PN, MacGregor AJ, Spector TD. Genetic influences of cervical and lumbar disc degeneration: a magnetic resonance imaging study in twins. Arthritis Rheum 1999;42:366-372.
6. Urban JP, McMullin JF. Swelling pressure of the intervertebral disc: Influence of proteoglycan and collagen contents. Biorheology 1985;22:145-157.
7. Hallen A. The collagen and ground substance of the human nucleus pulposus at different ages. Acta Chem Scand 1962;16:705-709.
8. Buckwalter JA. Aging and degeneration of the human intervertebral disc. Spine 1995;20(11):1307-1314.
9. Moore RJ, Crotti TN, Osti OL, et al. Osteoarthrosis of the facet joints resulting from anular rim lesions in sheep lumbar discs. Spine 1999;24(6):519-525.
10. Vernon-Roberts, B. Disc Pathology and Disease States. In Ghosh P, ed. The Biology of the Intervertebral Disc, Vol. II. Boca Raton, FL: CRC Press, 1988:73-119.
11. Brew K, Dinakarpandian D, Nagase H. Tissue inhibitors of metalloproteinases: evolution, structure and function. Biochim Biophys Acta 2000;1477:267-283.
12. Kang JD, Georgescu HI, McIntyre-Larkin L, et al. Herniated lumber intervertebral discs spontaneously produce matrix metalloproteinases, nitric oxide, interleukin-6, and prostaglandin E2. Spine 1996;21:271-277.
13. Kanemoto M, Hukuda S, Komiya Y, et al. Immunohistochemical study of matrix metalloproteinase-3 and tissue inhibitor of metalloproteinase-1 human intervertebral discs. Spine 1996;21:1-8.
14. Thompson JP, Oegema TR Jr, Bradford DS. Stimulation of mature canine intervertebral disc by growth factors. Spine 1991;16:253-260.
15. Takegami K, Thonar EJ, An HS, et al. Osteogenic protein-1 enhances matrix replenishment by intervertebral disc cells previously exposed to IL-1. Spine 2002;27(12):1318-1325.
16. Osada R, Ohshima H, Ishihara H, et al. Autocrine/paracrine mechanism of insulin-like growth factor-1 secretion, and the effect of insulin-like growth factor-1 on proteoglycan synthesis in bovine intervertebral discs. J Orthop Res 1996;14:690-699.
17. Li J, Yoon ST, Hutton WC. Effect of bone morphogenetic protein-2 (BMP-2) on matrix production, other BMPs, and BMP receptors in rat intervertebral disc cells. J Spinal Disord Tech 2004;17(5):423-428.
18. Winn SR, Uludag H, Hollinger JO. Carrier systems for bone morphogenetic proteins. Clin Orthop Relat Res 1999;(367 Suppl):S95-S106.
19. Wells DJ. Gene therapy progress and prospects: electroporation and other physical methods. Gene Ther 2004;11(18):1363-1369.
20. Blacklow NR. Adeno-associated virus of humans. In Pettison J, ed. Parvovirus Human Disease. CRC Press: Boca Raton, FL, 1988:165-174.
21. Carter PJ, Samulski RJ. Adeno-associated viral vectors as gene delivery vehicles. Int J Mol Med 2000;6:17-27.
22. Favre D, Provost N, Blouin V, et al. Immediate and long-term safety of recombinant adeno-associated virus injection into the nonhuman primate muscle. Mol Ther 2001;4:559-566.
23. Wehling P, Schulitz KP, Robbins PD, et al. Transfer of genes to chondrocytic cells of the lumbar spine. Proposal for a treatment strategy of spinal disorders by local gene therapy. Spine 1997;22:1092-1097.
24. Nishida K, Kang JD, Suh JK, et al. Adenovirus-mediated gene transfer to nucleus pulposus cells. Implications for the treatment of intervertebral disc degeneration. Spine 1998;23:2437-2442.
25. Moon SH, Gilbertson LG, Nishida K, et al. Human intervertebral disc cells are genetically modifiable by adenovirus-mediated gene transfer: implications for the clinical management of intervertebral disc disorders. Spine 2000;25(20):2573-2579.
26. Lattermann C, Oxner WM, Xiao X, et al. The adeno associated viral vector as a strategy for intradiscal gene transfer in immune competent and pre-exposed rabbits. Spine 2005;30(5):497-504.
27. Nishida K, Kang JD, Gilbertson LG, et al. Modulation of the biologic activity of the rabbit intervertebral disc by gene therapy: an in vivo study of adenovirus-mediated transfer of the human transforming growth factor beta 1 encoding gene. Spine 1999;24(23):2419-2425.
28. Yoon ST, Park JS, Kim KS, et al. ISSLS Prize Winner: LMP-1 upregulates intervertebral disc cell production of proteoglycans and BMPs in vitro and in vivo. Spine 2004;29(23):2603-2611.
29. Moon S, Nishida K, Gilbertson LG, et al. Biologic response of human intervertebral disc cell to gene therapy cocktail. Orthopaedic Research Society, San Francisco, CA, 2001.
30. Paul R, Haydon RC, Cheng H, et al. Potential use of Sox9 gene therapy for intervertebral degenerative disc disease. Spine 2003;28(8):755-763.
31. Roberts S, Caterson B, Menage J, et al. Matrix metalloproteinases and aggrecanase: their role in

disorders of the human intervertebral disc. Spine 2000;25(23):3005-3013.

32. Wallach CJ, Sobajima S, Watanabe Y, et al. Gene transfer of the catabolic inhibitor TIMP-1 increases measured proteoglycans in cells from degenerated human intervertebral discs. Spine 2003;28(20):2331-2337.
33. Katz MM, Hargens AR, Garfin SR. Intervertebral disc nutrition. Diffusion versus convection. Clin Orthop Relat Res 1986;(210):243-245.
34. Yang Y, Nunes FA, Berencsi K, et al. Cellular immunity to viral antigens limits E1-deleted adenoviruses for gene therapy. Proc Natl Acad Sci U S A 1994;91(10):4407-4411.
35. Sobajima S, Kim JS, Gilbertson LG, Kang JD. Gene therapy for degenerative disc disease. Gene Ther 2004;11(4):390-401.
36. Hunter CJ, Matyas JR, Duncan NA. The notochordal cell in the nucleus pulposus: a review in the context of tissue engineering. Tissue Eng 2003;9:667-677.
37. Nerlich AG, Schleicher ED, Boos N. 1997 Volvo Award winner in basic science studies. Immunohistologic markers for age-related changes of human lumbar intervertebral discs. Spine 1997;22:2781-2795.
38. Gruber HE, Johnson TL, Leslie K, et al. Autologous intervertebral disc cell implantation: a model using Psammomys obesus, the sand rat. Spine 2002;27:1626-1633.
39. Nishimura K, Mochida J. Percutaneous reinsertion of the nucleus pulposus. An experimental study. Spine 1998;23:1531-1538; discussion 1539.
40. Okuma M, Mochida J, Nishimura K, et al. Reinsertion of stimulated nucleus pulposus cells retards intervertebral disc degeneration: an in vitro and in vivo experimental study. J Orthop Res 2000;18:988-997.
41. Gan JC, Ducheyne P, Vresilovic EJ, et al. Intervertebral disc tissue engineering II: cultures of nucleus pulposus cells. Clin Orthop Relat Res 2003;(411):315-324.
42. Friedenstein AJ, Deriglasova UF, Kulagina NN, et al. Precursors for fibroblasts in different populations of hematopoietic cells as detected by the in vitro colony assay method. Exp Hematol 1974;2:83-92.
43. Pittenger MF, Mackay AM, Beck SC, et al. Multilineage potential of adult human mesenchymal stem cells. Science 1999;284:143-147.
44. Dennis JE, Caplan AL. Advances in mesenchymal stem cell biology. Curr Opin Orthop 2004;15:341-346.
45. Levy YS, Merims D, Panet H, et al. Induction of neuron-specific enolase promoter and neuronal markers in differentiated mouse bone marrow stromal cells. J Mol Neurosci 2003;21:121-132.
46. Caplan AI, Elyaderani M, Mochizuki Y, et al. Principles of cartilage repair and regeneration. Clin Orthop Relat Res 1997:254-269.
47. Luyten FP. Mesenchymal stem cells in osteoarthritis. Curr Opin Rheumatol 2004;16:599-603.
48. Sakai D, Mochida J, Yamamoto Y, et al. Transplantation of mesenchymal stem cells embedded in Atelocollagen gel to the intervertebral disc: a potential therapeutic model for disc degeneration. Biomaterials 2003;24:3531-3541.
49. Sobajima S, Kim JS, Niyibizi C, et al. Stem cell therapy for intervertebral disc diseases: in-vitro and in-vivo feasibility study. Orthopaedic Research Society. San Francisco, CA, 2004.
50. Yamamoto Y, Mochida J, Sakai D, et al. Upregulation of the viability of nucleus pulposus cells by bone marrow-derived stromal cells: significance of direct cell-to-cell contact in coculture system. Spine 2004;29:1508-1514.
51. Risbud MV, Albert TJ, Guttapalli A, et al. Differentiation of mesenchymal stem cells towards a nucleus pulposus-like phenotype in vitro: implications for cell-based transplantation therapy. Spine 2004;29:2627-2632.
52. Steck E, Bertram H, Abel R, et al. Induction of intervertebral disc-like cells from adult mesenchymal stem cells. Stem Cells 2005;23:403-411.

腰椎退变性疾病的纤维环与盘内治疗：纤维环修复

13B

Kern Singh, MD Chicago, Illinois
Gunnar B.J. Andersson, MD, PhD Chicago, Illinois

引言

慢性下腰痛是一个无法估量的医学及经济难题[1,2]，其常见原因是腰椎间盘退变性疾病。椎间盘破裂由Crock提出，旨在界定下腰痛和退变性椎间盘疾病中的非放射性疼痛[3,4]。盘内破裂的传统治疗局限于保守治疗和手术融合两种方法[5]。

腰椎间盘退变往往是以椎间盘突出和纤维环破裂为首发表现[6-9]。纤维环持久不愈合的损伤可以导致临床症状。纤维环的自愈能力有限，纤维环裂口将立即使其强度下降，并将持续存在，尤其是在抵抗扭矩、载荷方面[10-13]。纤维环生物力学性能上的降低，将加重关节突的负载，并导致椎间盘的进一步退变[7,10-14]。虽然才刚起步，纤维环修复技术已被认为是可以立即阻止腰椎间盘退变的技术。此外，针对椎间盘源性腰痛的盘内生物物理学治疗方法大量涌现（绝大多数是热疗），包括盘内电频治疗（IDET）、射频消融（RFA）、经皮内镜激光椎间盘切除（PELD）以及冷冻治疗[15-22]。

椎间盘性疼痛的病理生理

纤维环及椎间盘的干预治疗一直是研究的热点[23,24]。椎间盘周围是神经纤维交通支构成的神经丛[25]。背侧神经丛来源于窦椎神经的返支（即 Luschka 神经）。窦椎神经向内走行，进入椎管后分为两支，支配纤维环的外 1/3[21,26,27]。纤维环的表层含有丰富的细神经纤维（A-δ和C纤维），是椎间盘诱发疼痛的基础[28-30]。

诊断

磁共振成像（MRI）是评价椎间盘内破裂的有效诊断方法之一[31]。椎间盘造影中出现的放射性裂隙和内损伤被认为与疼痛的产生密切相关。Aprill 和 Bogduk认为：高信号区（HIZ）是椎间盘内破裂的特异性征象[31]。HIZ是指：T2加权像上纤维环后缘区域出现的不同于髓核的高信号，其周围被纤维环低信号所包绕。

虽然存在巨大争议，椎间盘造影，无论是否合并使用 CT，仍然是诊断盘内破裂最重要的技术[4,32,33]。椎间盘造影可以提供关键的 4 种信息：椎间盘的形态；椎间盘内压和注射量；患者的疼痛反应以及邻近节段椎间盘的疼痛反应。注射造影剂后，患者主观疼痛的程度与慢性症状的复现是椎间盘造影阳性的必须征象。椎间盘造影后行CT检查，可以提高对纤维环放射性破裂的诊断能力[32,33]。

纤维环修复技术

背景

纤维环的自愈能力有限，常在其外缘愈合明显[34]，以细纤维的方式愈合，但达不到未损伤区域的理学强度[35]。纤维环的手术切口可以立即使其强度降低，并持续存在，从而导致椎间盘的退变[12,36]。当纤维环出现破裂较小和（或）合并少量髓核组织突出时，纤维环将获得满意的瘢痕修复（如图13B-1）。一个现代化的人工辅助装置可以阻抑或咬合此纤维环缺口。一些器械公司正致力于研制纤维环修复装置，尽管最近未见相关文献报道（Ampac Biotechnology, Stevenson Ranch, California; Anulex Technologies, Minnetonka Minnesota; Intrinsic Therapeutics, Woburn, Massachusetts; Orthonics, Atlanta, Georgia; Spinal Labs）。

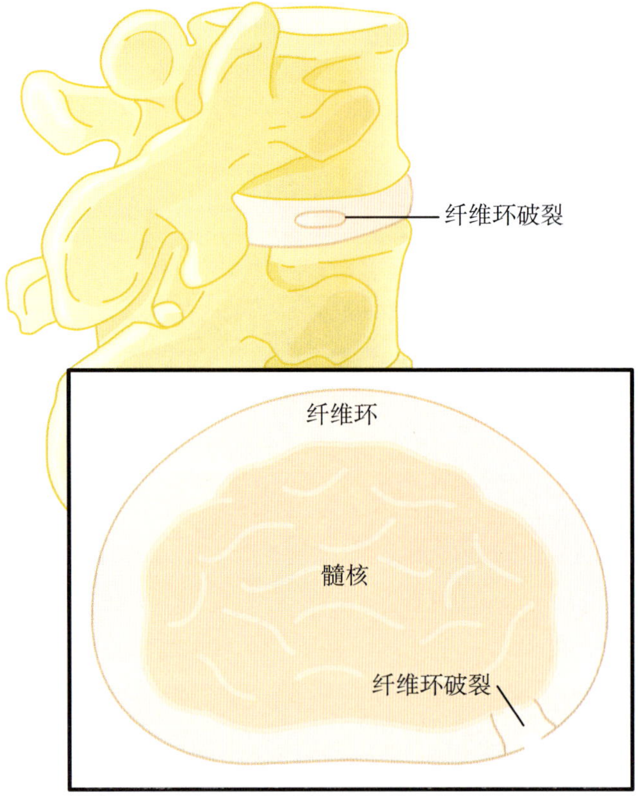

图13B-1 后外侧纤维环破裂的示意图。A．腰椎的后外侧观；B．轴位像。

纤维环修复的现在理念

加强纤维环的方法很多，但其两个原则必须实现：装置可被周围组织固定；根据纤维环确定放置位置。

第一种纤维环增强设备依赖于装置与周围骨性终板、椎体和髓核组织的铆定；换而言之，此装置植入后依赖于髓核内压而固定。装置可由植入时的压缩状态而膨胀，其框架采用自膨胀材料（如镍/钛合金），同时可以通过热效应、外周组织的长入或向外周扩展实现与周围组织的粘附。

第二种纤维环增强设备是一种与周围组织不直接固定的装置，主要依赖于未损伤纤维环对其进行把持（图13B-2）。纤维环的内部呈多平面的曲线形，运用笔直的补块是不匹配的，必须予以重视。因此，此类装置通常由纤维环上的一个孔植入，然后通过膨胀而使装置自身扩大，使其大于纤维环缺口（图13B-3）。其潜在不足是纤维环常不完整和多处裂隙，将导致植入物脱出。

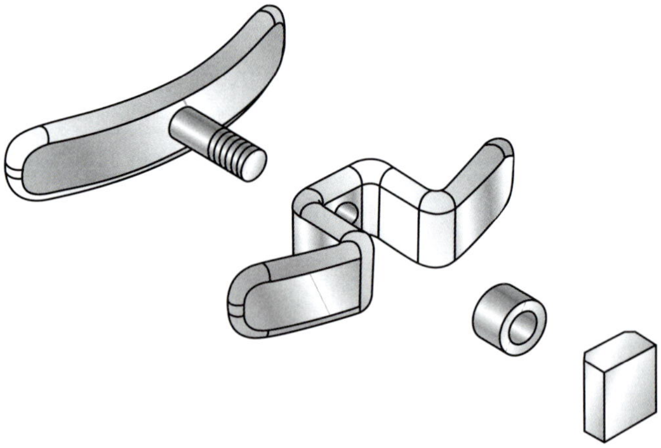

图 13B-2 纤维环阻挡装置的结构示意图。(United States Patent Application, 20040002764, A1, January 1, 2004.)

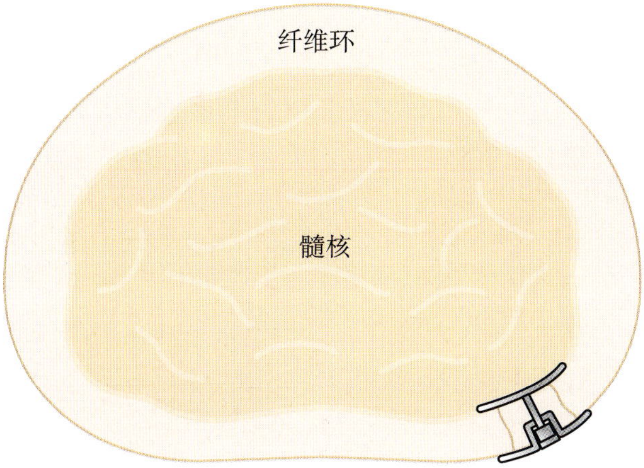

图13B-3　纤维环阻挡装置植入纤维环起到屏蔽破裂口作用的轴位示意图。

对椎间盘突出而言，没有纤维环支持的装置增加了装置脱出的风险。而且，此类装置的扩张设备增加了骨性终板及纤维环损伤的风险。多层纤维组成的纤维环的结构性变弱或分层将允许植入物向后侧椎管内突出。与此同时，由于椎间盘的持续退变，纤维环后侧的裂缝增多。此类装置的另一个不足是：要求摘除较多的或者全部的髓核以利于假体植入。手术费时较长，并增加了手术技术的难度；此外，摘除髓核也将永久改变椎间盘的生理特性。

盘内治疗方法

盘内电频治疗（IDET）

运用热能导致结构改变是外周关节中的研究热点。Hayashi 等观察了非烧灼性激光对关节囊性能的影响[38,39]。基于此类生物学改变，椎间盘内导管得以研制[40,41]。

技术

在荧光视频的引导下，一根有温度的、可控制的、可弯曲的绝热线圈导管通过套针植入髓核[16,42,43]。电极持续穿入椎间盘，直到纤维环内层（图13B-4）。内侧纤维环使得电极向内、沿周缘走行。定位准确后，将导热线圈加热至 90℃即可[16,42,43]。

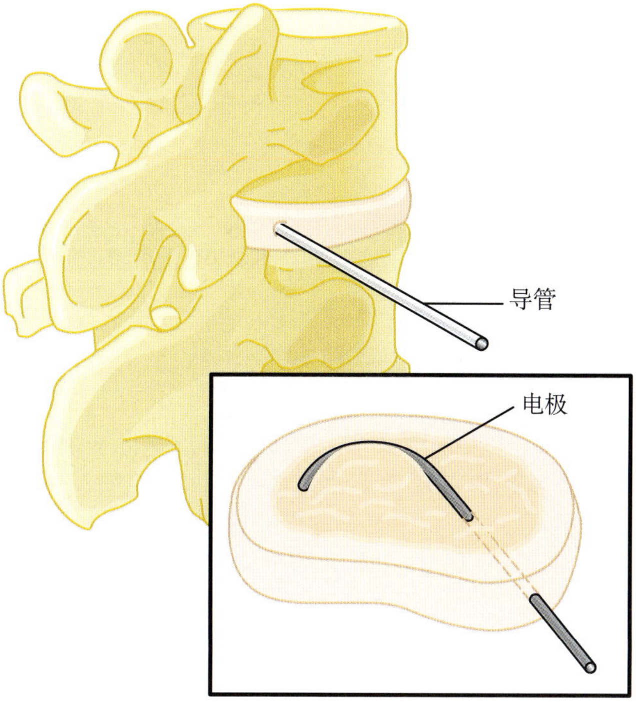

图 13B-4　经后外侧植入盘内热凝导管的示意图。注意温度抵抗性导管位于后外侧纤维环的周缘，此处邻近伤害感受纤维。

IDET 的生物学效应

破坏纤维环上的疼痛感受器，温度必须调至 42℃～45℃[43]；胶原的调节及椎间盘的回缩稳定被认为是 IDET 产生治疗作用的可能机制。

Shah 等发现：IDET 可诱导后侧纤维环的胶原纤维发生组织学改变[44]。Kleinstueck 等的另一个相似但有争议的研究表明：IDET 并不改变胶原的结构，而且破坏胶原结构的温度只在导管周围发生[45]。

IDET 在生物力学方面可导致运动单元的活动过度丢失[46]。Kleinstueck 等在去除后方骨性结构的标本上进行 IDET 测试脊柱稳定性，发现其强度下降了 6%～12%[47]。

临床疗效

关于 IDET 的有效性，文献中还缺乏良好的对照研究。绝大多数报道为短期随访。Saal及其Saal公司报道了 58 例随访不足 2 年的病例[40,41,48]：设定 S F-36 评分术前、术后至少改变 7 分为成功，IDET 的成功率达到 71%。

Wetzel等采用多中心、前瞻性、对照试验观察了 IDET 的初步结果[49]：IDET 有 14.7% 的失败率，其中大部分患者需要行脊柱融合术。12 个月的 VAS 评分从 6.0 降至 3.6（P=0.001）。

Pauza等进行的另外一组包括55例研究对象的多中心、前瞻性、双盲试验显示[50]：IDET 组的 VAS 评分改善（61%）显著优于安慰剂组（30%）（$P<0.05$）。

射频治疗

射频电极的广泛加热已被广泛接受，近年来，设计出大量电极，改善了射频装置的精确性[51]。Sluijter 最先尝试了椎间盘内的射频加热法，随后van Kleef等也进行了报道[52,53]，在后外侧纤维环附近植入多根电极可以改善临床疗效[16]。

技术

有两种射频导管运用于椎间盘内。第一种是可弯曲、半导航的导管（SpineCATH™；Oratec Interventions, Menlo Park, CA）。在最近的一组临床对照试验中发现，6个月的随访显示，射频治疗组优于安慰剂对照组[50]。

第二种是一种新型的可弯曲射频电极（disc TRODE™，Valleylab,Boulder, Colorado）[54]。与 SpineCATH™ 不同，disc TRODE™ 可直接植入后侧及后外侧的纤维环中部。电极可以通过对侧植入到纤维环损伤处，并可在导航下通过后侧纤维环。植入的深度可以通过电阻抗值及放射定位加以控制。到迄今为止，仍缺乏有效性与不良反应方面的数据。

临床疗效

Oh 和 Shim 报道了运用射频热凝慢性椎间盘源性腰痛患者的神经交通支，取得了良好疗效[21]。患者 VAS 评分显著降低了 3.3 分，SF-36 评分增加了 11.3 分。

最近，Finch等报道了31例运用射频热凝纤维环治疗慢性椎间盘源性腰痛患者，随访1年发现，患者的 VAS 评分和 ODI 评分显著降低[54]。

经皮内镜激光椎间盘切除（PELD）

经皮内镜激光椎间盘切除目的在于通过激光切除脱出的髓核，使其体积减小（图13B-5）。钬：钇激光的运用在 1985 年首次报道，可以替代常规的椎间盘突出手术方法[55]。

Choi等对钬：钇激光灼烧髓核后的牛标本进行热学、力学及形态学方面的评价[56]。作者观察到：光学加热使基质产生不可逆改变，导致髓核形状改变及体积减小。停止激光灼烧，组织张力持续增加，这与标本长度及体积的改变相一致。

临床疗效

Tonami 等报道了 PELD 之后腰椎间盘的 MRI 变化[57]。作者发现：PELD 术后的前 24 小时，MRI 对手术疗效无预测作用。Mayer 等报道的一组病例，采用的方法与标准的 PELD 手术不一样，综合运用了激光切除及机械刮除，所有患者的根性痛症状得到缓解[58]。

Choy 等报道了一组随访 17 年的大宗病例。在1275例患者中进行了2400例PELD手术。按照MacNab标准，优良率达到89%以上。惟一的并发症是椎间盘炎，为0.4%，复发率为5%，再次突出的主要原因是创伤性损伤[59,60]。

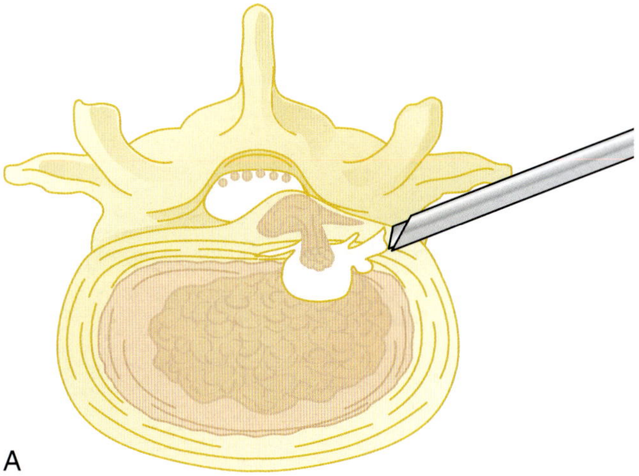

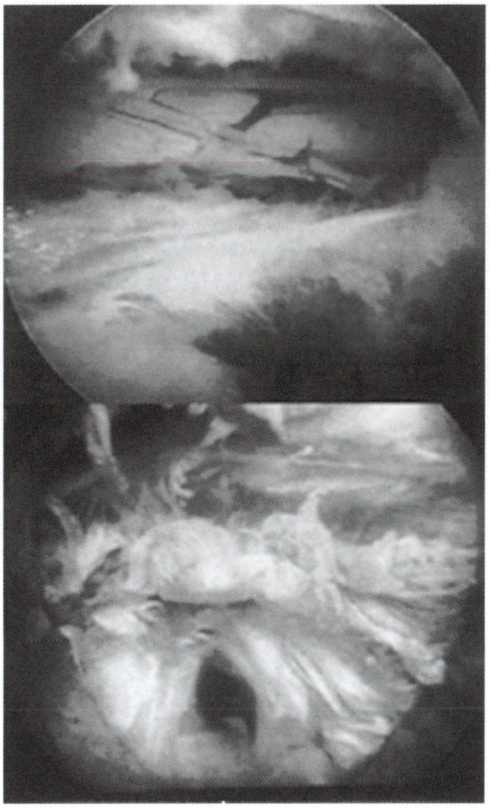

图13B-5 A. 经后外侧植入内镜行激光切除椎间盘术的示意图；B. 内镜下示：纤维环内缘及髓核；C. 激光治疗之后，干燥的髓核自外周纤维环向内回缩。

冷冻治疗

冷冻治疗，一直被用于疼痛治疗、康复以及关节突关节或窦椎神经受刺激所致的后脊柱区域疼痛[20,61]。据报道，冷冻治疗的成功运用，可以切除椎体周围的骨刺样损伤[62]。

冷冻治疗的病理

Carl等的一篇尚未公开发表的载体分析中显示：8只阉割的阿尔卑斯-努比亚雄性山羊，体重55kg，杂交体系（山羊属），随机分组，在T13-L1或L1-L2节段分别进行冷冻治疗（−20℃，−60℃和−120℃冷冻）[63]。治疗后的大体标本显示：在穿刺针道表面新生肉芽组织，增生的数量与冷冻的温度成比例（图13B-6，图13B-7）。组织学分析显示：脊髓或椎间盘的细胞无改变，但终板的改变、骨髓细胞成分的病理性坏死以及软骨下骨的硬化持续存在。

实验结果

以往的报道显示：冷冻后组织损伤的程度取决于温度[20,63,64]。−20℃可导致组织急性损伤，但不引起组织坏死；相反，−60℃很可能引起组织坏死[64]。

多学科因素决定了冷冻治疗的潜在效应，包括温度、暴露的时间、穿刺针大小以及组织的血供。Carl等的初步研究结果显示：形态学的改变主要影响细胞结构，而不是像IDET一样，影响胶原等组织结构[63]。关于冷冻治疗椎间盘源性腰痛的潜在效应，仍需进一步的阐释。

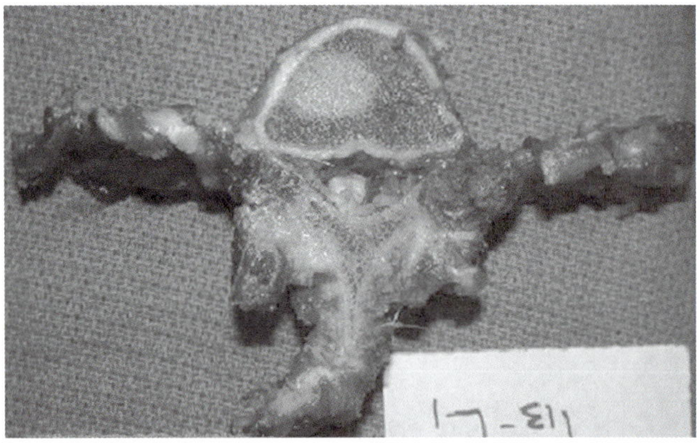

A

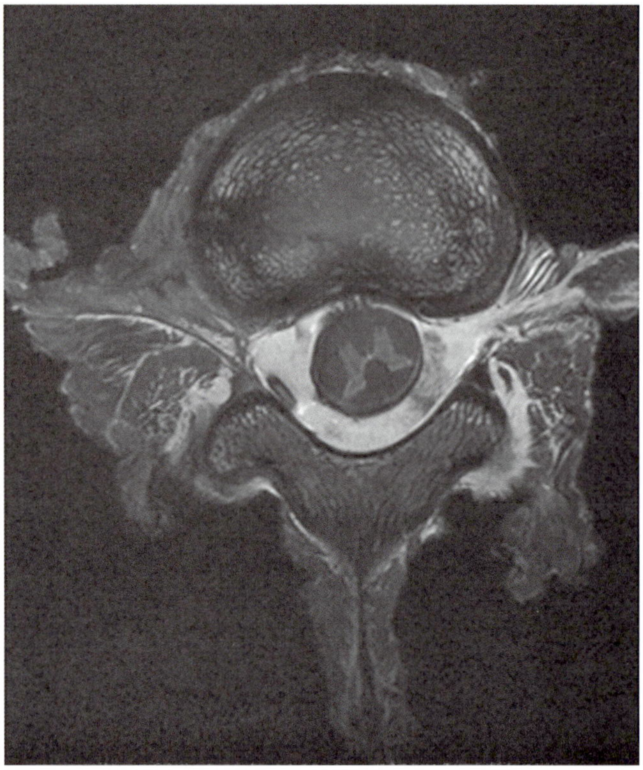

B

图13B-6 A. 经冷冻治疗后羊腰椎的大体标本的断面。注意：椎间盘大体结构的保留，包括髓核和纤维环；B.经冷冻治疗的同一标本的轴位T2加权像。注意：在冷冻治疗过程中导致的左侧髓核的后外侧损伤。

结论

下腰痛是一种潜在导致机体衰弱的极其常见疾病[4]。退变性椎间盘（包含纤维环和髓核）是导致下腰痛症状的常见原因。纤维环修复及盘内损伤治疗方法有希望解决某些原因引起的下腰痛。微创治疗椎间盘源性的下腰痛的吸引力、手术操作的简便以及并发症低的特点，必将与高昂的手术费用及临床疗效等不利因素建立平衡。将纤维环修补技术、生理治疗以及评价优良的生物力学、最新的生物分子学方法结合起来，将产生多种治疗手段。关于盘内治疗的将来，随着进一步的临床与基础研究，可能会很快改变我们目前治疗椎间盘源性腰痛的原则。

（张忠民译　金大地校）

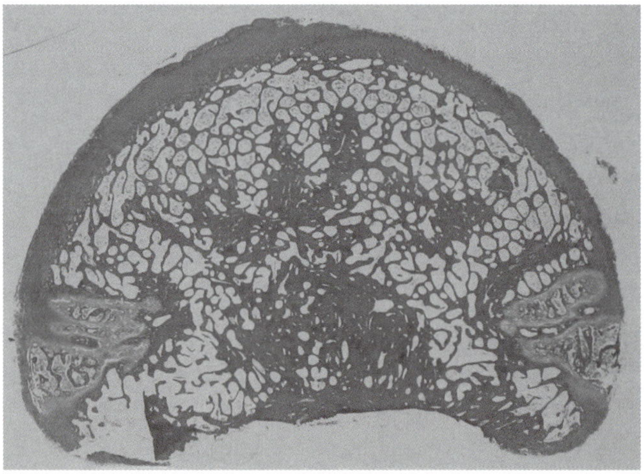

图 13B-7 冷冻治疗后上位椎体的组织学切片显示软骨下骨细胞框架的保留。注意：后外侧椎体曾接受冷冻治疗。

参考文献

1. Verrills P, Vivian D. Interventions in chronic low back pain. Aust Fam Physician 2004;33(6):421-426.
2. Webster BS, Verma S, Pransky GS. Outcomes of workers' compensation claimants with low back pain undergoing intradiscal electrothermal therapy. Spine 2004;29(4):435-441.
3. Crock HV. Internal disc disruption. A challenge to disc prolapse fifty years on. Spine 1986;11(6):650-653.

4. Cohen SP, Larkin TM, Barna SA, et al. Lumbar discography: A comprehensive review of outcome studies, diagnostic accuracy, and principles. Reg Anesth Pain Med 2005;30(2):163-183.
5. An H, Boden SD, Kang J, et al. Summary statement: emerging techniques for treatment of degenerative lumbar disc disease. Spine 2003;28(15 Suppl): S24-S25.
6. Battie MC, Videman T, Parent E. Lumbar disc degeneration: epidemiology and genetic influences. Spine 2004;29(23):2679-2690.
7. Butler D, Trafimow JH, Andersson GB, et al. Discs degenerate before facets. Spine 1990;15(2):111-113.
8. Dunlop RB, Adams MA, Hutton WC. Disc space narrowing and the lumbar facet joints. J Bone Joint Surg Br 1984;66(5):706-710.
9. Gruber HE, Hanley EN Jr. Observations on morphologic changes in the aging and degenerating human disc: secondary collagen alterations. BMC Musculoskelet Disord 2002;3(1):9.
10. Chen CS, Feng CK, Cheng CK, et al. Biomechanical analysis of the disc adjacent to posterolateral fusion with laminectomy in lumbar spine. J Spinal Disord Tech 2005;18(1):58-65.
11. Cinotti G, Della Rocca C, Romeo S, et al. Degenerative changes of porcine intervertebral disc induced by vertebral endplate injuries. Spine 2005;30(2):174-180.
12. Mimura M, Panjabi MM, Oxland TR, et al. Disc degeneration affects the multidirectional flexibility of the lumbar spine. Spine 1994;19(12):1371-1380.
13. Niosi CA, Oxland TR. Degenerative mechanics of the lumbar spine. Spine J 2004;4(6 Suppl):202S-208S.
14. Adams MA, Hutton WC. The mechanical function of the lumbar apophyseal joints. Spine 1983;8(3):327-330.
15. Andersen KH, Mosdal C, Vaernet K. Percutaneous radiofrequency facet denervation in low-back and extremity pain. Acta Neurochir (Wien) 1987;87(1-2):48-51.
16. Barendse GA, van Den Berg SG, Kessels AH, et al. Randomized controlled trial of percutaneous intradiscal radiofrequency thermocoagulation for chronic discogenic back pain: lack of effect from a 90-second 70 C lesion. Spine 2001;26(3):287-292.
17. Bono CM, Iki K, Jalota A, et al. Temperatures within the lumbar disc and endplates during intradiscal electrothermal therapy: formulation of a predictive temperature map in relation to distance from the catheter. Spine 2004;29(10):1124-1129; discussion 1130-1131.
18. Cohen SP, Williams S, Kurihara C, et al. Nucleoplasty with or without intradiscal electrothermal therapy (IDET) as a treatment for lumbar herniated disc. J Spinal Disord Tech 2005;18 Suppl:S119-S124.
19. Davis TT, Delamarter RB, Sra P, Goldstein TB. The IDET procedure for chronic discogenic low back pain. Spine 2004;29(7):752-756.
20. Gleizes V, Viguier E, Feron JM, et al. Effects of freezing on the biomechanics of the intervertebral disc. Surg Radiol Anat 1998;20(6):403-407.
21. Oh WS, Shim JC. A randomized controlled trial of radiofrequency denervation of the ramus communicans nerve for chronic discogenic low back pain. Clin J Pain 2004;20(1):55-60.
22. Yeung AT. The evolution of percutaneous spinal endoscopy and discectomy: state of the art. Mt Sinai J Med 2000;67(4):327-332.
23. Bogduk N. The causes of low back pain. Med J Aust 1992;156(3):151-153.
24. Bogduk N. The lumbar disc and low back pain. Neurosurg Clin N Am 1991;2(4):791-806.
25. Yoshizawa H, O'Brien JP, Smith WT, Trumper M. The neuropathology of intervertebral discs removed for low-back pain. J Pathol 1980;132(2):95-104.
26. O'Neill CW, Kurgansky ME, Derby R, Ryan DP. Disc stimulation and patterns of referred pain. Spine 2002;27(24):2776-2781.
27. Groen GJ, Baljet B, Drukker J. Nerves and nerve plexuses of the human vertebral column. Am J Anat 1990;188(3):282-296.
28. Coppes MH, Marani E, Thomeer RT, Groen GJ. Innervation of "painful" lumbar discs. Spine 1997;22(20):2342-2349; discussion 2349-2350.
29. Nakamura SI, Takahashi K, Takahashi Y, et al. The afferent pathways of discogenic low-back pain. Evaluation of L2 spinal nerve infiltration. J Bone Joint Surg Br 1996;78(4):606-612.
30. Nakamura S, Takahashi K, Takahashi Y, et al. Origin of nerves supplying the posterior portion of lumbar intervertebral discs in rats. Spine 1996;21(8):917-924.
31. Narvani AA, Tsiridis E, Wilson LF. High-intensity zone, intradiscal electrothermal therapy, and magnetic resonance imaging. J Spinal Disord Tech 2003;16(2):130-136.
32. Walsh TR, Weinstein JN, Spratt KF, et al. Lumbar discography in normal subjects. A controlled, prospective study. J Bone Joint Surg Am 1990;72(7):1081-1088.
33. Weinstein J, Claverie W, Gibson S. The pain of discography. Spine 1988;13(12):1344-1348.
34. An HS, Thonar EJ, Masuda K. Biological repair of intervertebral disc. Spine 2003;28(15 Suppl): S86-S92.
35. Buckwalter JA. Aging and degeneration of the human intervertebral disc. Spine 1995;20(11):1307-1314.
36. Fujiwara A, Lim TH, An HS, et al. The effect of disc degeneration and facet joint osteoarthritis on the segmental flexibility of the lumbar spine. Spine 2000;25(23):3036-3044.

37. Videman T, Nurminen M. The occurrence of anular tears and their relation to lifetime back pain history: a cadaveric study using barium sulfate discography. Spine 2004;29(23):2668-2676.
38. Hayashi K, Thabit G 3rd, Vailas AC, et al. The effect of nonablative laser energy on joint capsular properties. An in vitro histologic and biochemical study using a rabbit model. Am J Sports Med 1996;24(5):640-646.
39. Hayashi K, Peters DM, Thabit G 3rd, et al. The mechanism of joint capsule thermal modification in an in-vitro sheep model. Clin Orthop Relat Res 2000(370):236-249.
40. Saal JA, Saal JS. Intradiscal electrothermal treatment for chronic discogenic low back pain: prospective outcome study with a minimum 2-year follow-up. Spine 2002;27(9):966-973; discussion 973-974.
41. Saal JA, Saal JS. Intradiscal electrothermal therapy for the treatment of chronic discogenic low back pain. Clin Sports Med 2002;21(1):167-187.
42. Intradiscal electrothermal therapy. Clin Privil White Pap 2001(3):1-8.
43. Heary RF. Intradiscal electrothermal annuloplasty: the IDET procedure. J Spinal Disord 2001;14(4):353-360.
44. Shah RV, Lutz GE, Lee J, et al. Intradiskal electrothermal therapy: a preliminary histologic study. Arch Phys Med Rehabil 2001;82(9):1230-1237.
45. Kleinstueck FS, Diederich CJ, Nau WH, et al. Temperature and thermal dose distributions during intradiscal electrothermal therapy in the cadaveric lumbar spine. Spine 2003;28(15):1700-1708; discussion 1709.
46. Lee J, Lutz GE, Campbell D, et al. Stability of the lumbar spine after intradiscal electrothermal therapy. Arch Phys Med Rehabil 2001;82(1):120-122.
47. Kleinstueck FS, Diederich CJ, Nau WH, et al. Acute biomechanical and histological effects of intradiscal electrothermal therapy on human lumbar discs. Spine 2001;26(20):2198-2207.
48. Saal JA, Saal JS. Intradiscal electrothermal treatment for chronic discogenic low back pain: a prospective outcome study with minimum 1-year follow-up. Spine 2000;25(20):2622-2627.
49. Wetzel FT, McNally TA, Phillips FM. Intradiscal electrothermal therapy used to manage chronic discogenic low back pain: new directions and interventions. Spine 2002;27(22):2621-2626.
50. Pauza KJ, Howell S, Dreyfuss P, et al. A randomized, placebo-controlled trial of intradiscal electrothermal therapy for the treatment of discogenic low back pain. Spine J 2004;4(1):27-35.
51. Houpt JC, Conner ES, McFarland EW. Experimental study of temperature distributions and thermal transport during radiofrequency current therapy of the intervertebral disc. Spine 1996;21(15):1808-1812; discussion 1812-1813.
52. van Kleef M, Barendse GA, Kessels A, et al. Randomized trial of radiofrequency lumbar facet denervation for chronic low back pain. Spine 1999;24(18):1937-1942.
53. van Kleef M, Weber WE, Kessels A, et al. Re: Efficacy and validity of radiofrequency neurotomy for chroniclumbar zygapophysial joint pain (Spine 2000;25:1270-7). Spine 2001;26(7):E163-E164.
54. Finch PM, Price LM, Drummond PD. Radiofrequency heating of painful annular disruptions: one-year outcomes. J Spinal Disord Tech 2005;18(1):6-13.
55. Ascher PW. Status quo and new horizons of laser therapy in neurosurgery. Lasers Surg Med 1985;5(5):499-506.
56. Choi JY, Tenenbaum BS, Milner TE. Thermal, mechanical, optical and morphologic changes in bovine nucleus pulposus induced by Nd:YAG (lamba = 1.32 microm) laser irradiation. Lasers Surg Med 2001;28(3):248-254.
57. Tonami H, Kuginuki M, Kuginuki Y. Percutaneous laser discectomy: MR findings within the first 24 hours after treatment and their relationship to clinical outcome. Clin Radiol 1997;52(17):938-944.
58. Mayer HM, Brock M, Berlien HP. Percutaneous endoscopic laser discectomy (PELD). A new surgical technique for non-sequestrated lumbar discs. Acta Neurochir (Wien) 1992;54:53-58.
59. Choy DS. Percutaneous laser disc decompression: an update. Photomed Laser Surg 2004;22(5):393-406.
60. Choy DS. Percutaneous laser disc decompression: a 17-year experience. Photomed Laser Surg 2004;22(5):407-410.
61. Skliarenko ET, Tarabanova LV, Pashkov EP. [Cryotherapy of pain syndromes associated with degenerative-dystrophic diseases of the spine]. Ortop Travmatol Protez 1986(10):28-31.
62. Kollender Y, Meller I, Bickels J, et al. Role of adjuvant cryosurgery in intralesional treatment of sacral tumors. Cancer 2003;97(11):2830-2838.
63. Carl AL, et al. Discal Cryotherapy: Morphologic Assessment of a Possible Therapeutic: Modality. Albany, NY: Albany Medical College, 2005.
64. Xias JH, Ryan T. Cryogenic surgical therapy: Extreme cold as an ablation energy source. In Beijing International Conference on Cryogenics, Beijing, 2000.

退变性腰椎间盘疾病的纤维环和盘内治疗：髓核成形术

13C

Amir H. Fayyazi, MD Syracuse, New York
Hansen A. Yuan, MD Syracuse, New York

引言

脊柱融合术自Hibbs报道后，已经逐渐应用于各种脊柱疾病的治疗。尽管在治疗脊柱创伤、畸形以及失稳等疾病方面已取得较好疗效，但脊柱融合术应用于治疗不伴失稳及畸形的退变性疾病一直存在争议。有鉴于此，术式相关并发症（邻近节段疾病、假关节和持续性背痛）和文献所报道的低成功率，脊柱融合术治疗退变性腰背痛是得不偿失的[1]。为了预防并发症，用于治疗退变性腰痛的保留运动装置不断被研发。这些装置可大致分为两大类：人工全椎间盘以及人工髓核假体。其工作原理为去除或稳定腰椎间盘疼痛源，恢复椎间隙活动度，并缓解邻近节段椎间应力。

全椎间盘成形装置通过取代髓核以及纤维环结构，直接将上终板应力传递至下终板。而人工髓核假体仅置换髓核结构，依靠正常或轻度损伤的纤维环、椎体终板以及人工髓核恢复适当的椎间盘应力传递性能。本章我们将简要地介绍椎间盘的解剖以及生物力学性能；髓核假体置换技术对于椎间盘退变级联过程的影响；以及该应用技术的适应证与禁忌证。

椎间盘的解剖

人类脊柱从C2-C3到L5-S1共有23个椎间盘运动节段，从颅侧到尾侧，椎间盘高度和直径逐渐增大。每个椎间盘均由椎体终板、软骨覆盖物、纤维环以及髓核组成。每个椎间盘可进一步划分为四个区域：外层纤维环、内层纤维环、过渡区以及髓核组织。外层纤维环由成纤维细胞以及与脊柱纵轴呈30°的Ⅰ型胶原纤维层紧密排列组成。内层纤维环包含更为丰富的纤维软骨成分和较少的胶原组织。内层纤维环胶原成分多为Ⅱ型胶原，且缺乏外层纤维环的层状结构。内层纤维环细胞具有成纤维细胞及软骨细胞的共同特性。纤维环和髓核组织被一薄层无细胞纤维层所分隔。髓核纤维组织由一种无定形基质组成，基质由松散的胶原纤维网以及其中充填的高度水化的蛋白多糖成分构成。

椎间盘生物力学

脊柱功能可分为三个方面，保护神经组织；支撑体重；以及保证头、躯干活动的同时传递负荷至骨盆。负荷由椎间盘（前柱）以及关节突关节（后柱）传递。腰椎在中立位时，压缩负荷主要经前柱传递，关节突关节传递负荷小于20%[2]，但负荷传递的比率并不恒定，随着脊柱位置以及椎间盘退变的程度而改变[3]。而且，负荷大小也取决于不同的节段以及脊柱的位置状态。尾侧节段通常承受更多的负荷，因此，从颈椎到腰椎，椎体的体积及骨量均明显增大。脊柱的位置状态也明显影响到节段负荷的大小[4]。

健康的脊柱椎间盘允许节段运动的同时承担负荷。在健康椎间盘内部，偏心负荷（屈-伸或是侧屈时）借助髓核的流体静力学特性而通过统一模式分布于椎间盘[5]。当负荷传递至椎间盘时，椎间盘的静水压力均匀增加，传递至终板，并引起纤维环的膨胀[6]。但当椎间盘退变后，髓核流体静力学特性丧失，从而导致纤维环[7,8]以及后柱结构的异常应力传导[9]。

除了影响椎间盘的负荷传递特性，退变还可影响到脊柱的运动力学。脊柱节段的运动是非线性的，依赖于关节突关节以及椎间盘的相互作用。退变早期，椎间活动度在各个平面都明显增大，但是随退变的进展，椎节间的活动度逐渐丧失[9]。

退变级联反应

椎间盘退变属于多因素过程，包括环境及遗传因素共同作用，而遗传因素显然在早期症状性椎间盘疾病的发展过程中起着更为重要的作用[10-13]。尽管越来越多的证据表明，某些基因突变会直接影响到椎间盘，导致早期退变和疼痛[14-19]，但大多数椎间盘退变是多因素的，由遗传和环境因素共同作用而致。

退变级联反应通常从髓核组织细胞减少以及基质退变开始。随着椎间盘疾病的进展，纤维环层状结构不断退变，椎间盘的生物力学结构也发生改变。椎间盘功能丧失后，纤维环从内层向外层出现裂隙。纤维环破坏后，髓核组织突出，从而出现坐骨神经疼痛。裂隙进一步破坏了椎间盘机械性能的完整。退变进程早期，椎间活动度增大以及椎间高度丧失，引起后柱关节突关节异常应力，从而发生退变。随关节突关节退变发生，前后侧骨赘形成，椎间高度降低，椎间活动度降低。关节突关节退变以及后部纤维环膨出，不论是否存在先天性椎管狭窄，均可导致椎管狭窄及随之而来的间歇性跛行症状。对于椎间盘及后部结构均有退变的患者，将会出现椎间不稳定，甚至退行性脊椎滑脱以及相应症状。

椎间盘突出、椎管狭窄以及退行性脊椎滑脱导致的疼痛均非常明显，一般容易治疗；但椎间盘早期退变导致的疼痛则很难诊治。尚无确切的方法区分无症状和有症状椎间盘退变患者。多种因素被认为可导致退变性椎间盘源性疼痛，包括脊柱结构改变、椎间盘可溶化学介质的释放[20]以及外层纤维环神经及血管的长入。单核细胞释放多种细胞因子以及炎性因子导致疼痛的产生[21-23]。

退变性椎间盘疾病的分类

在过去 20 年，产生了许多分类体系用于描述不同阶段的退变性椎间盘疾病。Kim[24]、Kramer[25] 以及 Milette 等应用磁共振（MRI）或 MRI 结合 CT 椎间盘造影术，对突出的椎间盘进行分类。尽管他们的分类系统用来描述突出形态比较理想，但对于指导治疗或评价疗效并不合适。Thompson 和 Boos 等人根据退变椎间盘的组织学独立建立了一套分类系统。Southern 等最早以 MRI 影像学为依据进行分类[27]。Pfirrmann 等进一步发展了 MRI 分类系统[28]。2001 年，Fardon 和 Milette 发表了广泛分类系统来描述退行性椎间盘疾病[29]。

尽管非常广泛，上述分类系统对于退变性椎间盘疾病患者的术前评价可能并不有效，这些分类系统可用于需要椎间融合患者的术前评价。但是，随器械的发展，保留运动系统将在症状性椎间盘退变疾病的治疗中起到更大的作用。与椎间融合术不同，成功应用保留运动系统（如人工椎间盘置换、髓核成形术、后路动态固定系统等）依赖于关节突关节的形态；椎间盘退变的程度；矢状及冠状面平衡；椎间倾斜角度以及运动节段软组织的稳定性。为了明确这些不同，Thalgott 等最近提出了一个广泛分类系统，这个分类系统分为两个部分（前柱和后柱），前柱部分描述椎间盘退变的严重性，矢状面移位的存在与否以及冠状面畸形；后柱部分描写关节突关节退变程度以及椎管狭窄的程度。在其被广泛应用之前，这个分类系统需要被证实是否有效，或许其仍然无法用来对人工髓核置换患者进行术前评价。

对于本文来说，还没有确实可信的分类系统用来选择由于腰痛而适合作人工髓核置换的患者。

人工髓核假体置换的生物力学

人工髓核假体的设计意图在于替换髓核组织；恢复椎间高度及恢复正常运动节段的生物力学；纠正局部运动节段的异常应力，从而缓解疼痛。除此之外，通过去除髓核组织，髓核产生的可溶性炎性分子被移除，可减轻局部炎症，缓解疼痛。假体只能在髓核以及椎体终板正常或很少损坏的情况下更好地发挥作用。

目前有4种不同的髓核假体，不同的假体通过不同的途径来恢复椎间盘功能：（1）充满液体、凝胶、液态油或柔软聚合物的无通透性球囊；（2）椎间隙内的固体结构[30]；（3）不同形态的亲水性聚合物；（4）可注射性生物材料注入椎间隙，在体内聚合形成髓核形状[31]。

所有的这些假体均需要纤维环结构的完整以保证髓核假体发挥作用，防止移位。除第二种之外，所有的假体都是可压缩、且具有弹性，在压力下容易变形。植入髓核腔隙后，起到接近正常髓核的功能，以传递终板应力，但需要纤维环来维持假体位于椎间盘中心位置，防止脱出。当然，每种假体都有其并发症，本文未提及。

人工髓核假体置换的适应证和禁忌证

目前人工髓核假体的作用尚未得到充分的肯定，可能取决于假体类型和植入的途径。一般来说，髓核置换应该在退变过程的早期阶段进行，此时，后柱结构以及纤维环都接近正常状态，它可用来治疗椎间盘源性腰痛，或在椎间盘突出而行间盘摘除术后进行。另外，必须进行术前椎间盘CT扫描来确定纤维环的完整性。

人工髓核假体置换术有许多禁忌证，包括纤维环不完整；椎间高度严重丢失；终板畸形；椎间失稳；关节突关节退变以及畸形等等。如前所述，人工髓核假体置换依赖于终板及纤维环结构的完整，如终板破坏，假体将沉入椎体内，导致运动节段级联退变进程的再进展。由于退变或过度的外科切除，纤维环破坏使得髓核假体移位或脱出至椎管内。椎间失稳（椎体滑脱）或潜在性失稳是人工髓核假体置换术的绝对禁忌证，可导致手术失败。最后，椎体畸形可导致假体承受非对称负荷而最终失效。

患者选择

对于任何外科手术来说，正确选择患者是取得良好效果的最重要因素，这对于保留运动装置尤其重要，因为它需要依赖于周围结构的完整而发挥作用。对于人工髓核假体置换术而言，患者必须首先经过严格的保守治疗，并证明其无效；MRI、CT以及站立动力屈伸X 线平片等影像学检查明确诊断后，方可进行手术。

总结

保留运动技术对于改善退变性腰痛疾病的疗效并防止融合导致的并发症等方面具有潜在的巨大优势。髓核假体用于恢复椎间隙高度；改善运动节段生物力学环境；去除椎间盘组织并防止炎性介质的释放。但髓核假体以及其他保留运动技术的长期疗效以及使用寿命尚不明确。选择合适的患者进行手术非常关键，这样可减少并发症的发生。

（张忠民译　金大地校）

参考文献

1. Bono CM, Lee CK. Critical analysis of trends in fusion for degenerative disc disease over the past 20 years: influence of technique on fusion rate and clinical outcome. Spine 2004;29(4):455-463; discussion Z5.
2. Nachemson A. Lumbar intradiscal pressure. Experimental studies on post-mortem material. Acta Orthop Scand Suppl 1960;43:1-104.
3. Yang KH, King AI. Mechanism of facet load transmission as a hypothesis for low-back pain. Spine 1984;9(6):557-565.

4. Nachemson A. The load on lumbar disks in different positions of the body. Clin Orthop Relat Res 1966;45:107-122.
5. Horst M, Brinckmann P. 1980 Volvo award in biomechanics. Measurement of the distribution of axial stress on the end-plate of the vertebral body. Spine 1981;6(3):217-232.
6. McNally DS, Adams MA. Internal intervertebral disc mechanics as revealed by stress profilometry. Spine 1992;17(1):66-73.
7. Adams MA, McNally DS, Dolan P. 'Stress' distributions inside intervertebral discs. The effects of age and degeneration. J Bone Joint Surg Br 1996;78(6):965-972.
8. Shirazi-Adl A. Finite-element simulation of changes in the fluid content of human lumbar discs. Mechanical and clinical implications. Spine 1992;17(2):206-212.
9. Mimura M, Panjabi MM, Oxland TR, et al. Disc degeneration affects the multidirectional flexibility of the lumbar spine. Spine 1994;19(12):1371-1380.
10. Bijkerk C, Houwing-Duistermaat JJ, Valkenburg HA, et al. Heritabilities of radiologic osteoarthritis in peripheral joints and of disc degeneration of the spine. Arthritis Rheum 1999;42(8):1729-1735.
11. Matsui H, Kanamori M, Ishihara H, et al. Familial predisposition for lumbar degenerative disc disease. A case-control study. Spine 1998;23(9):1029-1034.
12. Sambrook PN, MacGregor AJ, Spector TD. Genetic influences on cervical and lumbar disc degeneration: a magnetic resonance imaging study in twins. Arthritis Rheum 1999;42(2):366-372.
13. Scapinelli R. Lumbar disc herniation in eight siblings with a positive family history for disc disease. Acta Orthop Belg 1993;59(4):371-376.
14. Annunen S, Paassilta P, Lohiniva J, et al. An allele of COL9A2 associated with intervertebral disc disease. Science 1999;285(5426):409-412.
15. Kawaguchi Y, Osada R, Kanamori M, et al. Association between an aggrecan gene polymorphism and lumbar disc degeneration. Spine 1999;24(23):2456-2460.
16. Paassilta P, Lohiniva J, Goring HH, et al. Identification of a novel common genetic risk factor for lumbar disk disease. Jama 2001;285(14):1843-1849.
17. Solovieva S, Lohiniva J, Leino-Arjas P, et al. COL9A3 gene polymorphism and obesity in intervertebral disc degeneration of the lumbar spine: evidence of gene-environment interaction. Spine 2002;27(23):2691-2696.
18. Takahashi M, Haro H, Wakabayashi Y, et al. The association of degeneration of the intervertebral disc with 5a/6a polymorphism in the promoter of the human matrix metalloproteinase-3 gene. J Bone Joint Surg Br 2001;83(4):491-495.
19. Videman T, Leppavuori J, Kaprio J, et al. Intragenic polymorphisms of the vitamin D receptor gene associated with intervertebral disc degeneration. Spine 1998;23(23):2477-2485.
20. Krismer M, Haid C, Behensky H, et al. Motion in lumbar functional spine units during side bending and axial rotation moments depending on the degree of degeneration. Spine 2000;25(16):2020-2027.
21. Doita M, Kanatani T, Harada T, Mizuno K. Immunohistologic study of the ruptured intervertebral disc of the lumbar spine. Spine 1996;21(2):235-241.
22. Nygaard OP, Mellgren SI, Osterud B. The inflammatory properties of contained and noncontained lumbar disc herniation. Spine 1997;22(21):2484-2488.
23. Onda A, Yabuki S, Kikuchi S. Effects of neutralizing antibodies to tumor necrosis factor-alpha on nucleus pulposus-induced abnormal nociresponses in rat dorsal horn neurons. Spine 2003;28(10):967-972.
24. Kim KY, Kim YT, Lee CS, Shin MJ. MRI classification of lumbar herniated intervertebral disc. Orthopedics 1992;15(4):493-497.
25. Kramer J. A new classification of lumbar motion segments for microdiscotomy. Eur Spine J 1995;4(6):327-334.
26. Milette PC. Classification, diagnostic imaging, and imaging characterization of a lumbar herniated disk. Radiol Clin North Am 2000;38(6):1267-1292.
27. Southern EP, Fye MA, Panjabi MM, et al. Disc degeneration: a human cadaveric study correlating magnetic resonance imaging and quantitative discomanometry. Spine 2000;25(17):2171-2175.
28. Pfirrmann CW, Metzdorf A, Zanetti M, et al. Magnetic resonance classification of lumbar intervertebral disc degeneration. Spine 2001;26(17):1873-1878.
29. Fardon DF, Milette PC. Nomenclature and classification of lumbar disc pathology. Recommendations of the Combined Task Forces of the North American Spine Society, American Society of Spine Radiology, and American Society of Neuroradiology. Spine 2001;26(5):E93-E113.
30. Fernstrom U. Arthroplasty with intercorporal endoprothesis in herniated disc and in painful disc. Acta Chir Scand Suppl 1966;357:154-159.
31. Nachemson A. Some mechanical properties of the lumbar intervertebral discs. Bull Hosp Joint Dis 1962;23:130-143.

腰椎间盘髓核置换术

14

Mathew Gornet, MD St. Louis, Missouri

引言

脊柱融合术是目前腰椎间盘退变性疾病外科治疗的金标准，通过限制腰椎运动而达到稳定脊柱的目的。尽管随着材料和手术操作的不断改进，脊柱融合术已经达到很高的融合率，但越来越多的研究提示这一静态稳定手术可能导致相邻腰椎节段的退行性改变[1-3]。同时，临床结果发现，在部分患者行腰椎融合术后，椎间隙的负荷性疼痛仍然存在，这也使得脊柱融合术的临床效果受到质疑[4,5]。椎间盘切除术是治疗腰椎间盘退行性疾病的另一种方法，从数量上看，较脊柱融合术更受欢迎，但手术中髓核切除以及椎间盘内部负荷结构的改变存在着生物学和生物力学等方面的问题[6-10]。为避免脊柱融合术和椎间盘切除术所带来的弊端，近年来出现了一种通过置换髓核或置换椎间盘来达到动态性稳定的手术技术。这种方法可置换病变的髓核，并模拟健康髓核的生物学和生物力学特点，与脊柱融合术和椎间盘成形术相比，可能是一种风险更低、成本更低的外科治疗方法，同时术后还可在需要的情况下再行脊柱融合术和全椎间盘成形术[11-14]。

椎间盘退行性变的病理生理学

椎间盘内的髓核组织从出生到中年阶段都含有丰富的水分，与身体中其他组织不同，髓核主要由吸水性很强的糖（多糖）和氨基酸复合物（糖胺聚糖）以及少量短胶原纤维在最适条件下合成，而其核心的透明质酸是自然界中最强的吸水性材料。从胚胎期开始，正常的髓核便完全由纤维环（多层I型胶原带状结构）所包围，并与机体的其他体液系统完全隔离。由于髓核内无血液循环供应，长期处于缺氧状态，其代谢均为无氧代谢。渗透扩散和椎间盘的正常运动有助于通过软骨包被的终板结构泵入营养物质，泵出毒性副产物。在泵入营养物质时，终板能有效地滤除血液中的大分子成分，维持髓核的独立性。营养物质通过这种方式进入髓核，其后，部分代谢过程将形成，可能导致疼痛的神经毒性副产物，这种产物可通过终板进入终板外围的微循环，并被稀释入血。虽然这一微循环与椎体松质骨内的 quasi-venous 循环相邻，但互不相通。终板营养物质和代谢产物传输的改变是髓核营养不良；退变性脱水；毒素堆积以及椎间盘破裂的最常见原因。而这些病理性改变又使得髓核和内纤维环的合成再生停止，进而加速了退行性变的进程[15-17]。

终板的液体交换缓慢，以4～8小时为一循环周期，1天内凝胶水合和凝胶量的变化约为20%，即每节段椎间盘高度升高或降低达1～2mm（与脊柱负重有关）。当终板的过滤和泵作用出现异常时，椎间盘内无氧代谢产物增多，包括乳酸、磷脂酶A2、基质溶解素、金属蛋白酶和其他神经毒物。这些神经毒物一旦通过纤维环的缺损溢出，到达纤维环外层的游离神经末梢或邻近的神经节时，将导致严重的复发性疼痛，甚至损伤神经组织。此外，脊柱扭转时，纤维环在旋转方向上的退行性的分层还能引起游离末梢神经的牵拉痛。因此，椎间盘源性疼痛可由纤维环上的游离神经末梢所受的化学或物理性刺激所引起[17,18]。然而，如前所述，绝大多数椎间盘退行性变并不引起疼痛。

纤维环破裂可引起由椎体外环起始的纤维撕裂、扭转不稳定、牵拉痛以及纤维环分层。简而言之，如果将髓核看作椎间盘的引擎，那么，其燃料便由终板微循环提供。经典的椎间盘退行性级联过程包括椎间盘脱水、破裂、弹性消失和分层皱缩，在现有技术条件下，这种退变尚不能修复或逆转。通常在退行性变早期对患者进行有益的药物治疗、体育锻炼、脊柱牵引以及其他保守的非手术方法亦不能停止或逆转椎间盘退行性变的进行性发展。

全人工髓核置换术现状

现今，通过椎间融合或人工全椎间盘置换来消除由突出的髓核所引起的一系列症状是针对椎间盘髓核突出的外科手术所追求的最佳目标。寻找一种更符合脊柱生理和解剖上的要求，且又能避免由椎间盘置换或椎间融合所引起的椎间结构破坏的装置是发展髓核置换技术的原动力。对于纤维环及终板功能尚存的患者，与全椎间盘置换相比，髓核置换将无疑是一种更加稳妥和微创的手术方式[11-14]。

早在上世纪50年代，医师便尝试通过向椎间盘切除后的椎间隙中注射或植入材料。然而，由于缺乏相应的生物材料知识以及对腰椎生物力学性质理解的不足，这些努力以及更早期的尝试均未取好的效果[19]。20世纪60年代，Fernström报道了125例通过在椎间隙中植入金属滚珠来保留运动功能的病例，虽然其早期临床效果尚可，但最终仍由于植入物的下陷或脱出而无法在临床中应用[20]。

本章将介绍7种目前正处于发展、试验、临床前期以及商业成品化的髓核置换产品和手术方式。这些产品在设计上不尽相同，包括原位固化聚合物；预先设计的不同型号；不同形状的内植物以及复合植入物等。针对不同理念所设计的产品一般需达到以下标准：

- 符合FDA和ISO所规定的材料和组分的组织相容性、致癌性以及生物相容性的动物、细胞学以及毒理学测试。
- 在体外和体内进行广泛的生物力学测试，以确认其在生理和解剖学上与正常椎间盘相同。
- 通过压应力以及角度负荷评估来评价其疲劳特性及磨损率，包括移动、挤压以及排驱作用测试。

产品概述

PDN® 椎间盘髓核假体

Raymedica公司生产的PDN®（Raymedica, Minneapolis, Minnesota）髓核置换产品目前已在世界范围内进行了3500余例手术，成为目前在临床应用的髓核置换产品中的领头羊。PDN®（Raymedica, Minneapolis, Minnesota）髓核置换产品具有欧洲合格标准标志，拥有全欧洲市场，同时还进驻澳大利亚、中国、中国台湾、韩国、中东以及部分拉丁美洲国家市场。另外，PDN®还拥有美国FDA的器械临床研究豁免资格。

Raymedica公司当前的PDN-SOLO®产品（图14-1）由三个部分构成，包括内部的聚合物水凝胶；外部包被的高分子聚乙烯封套以及铂-铱丝显影标志。PDN-SOLO®内部的高强度亲水聚合物由具有生理惰性的聚丙烯腈和聚丙烯酰胺组成，经压模制成预先设计的型号及形状并经脱水处理。这一控制性的脱水过程使得其体积及容量均减少，同时还保留了植入物的形状记忆性，当植入后经再次水合便可很好的填充椎

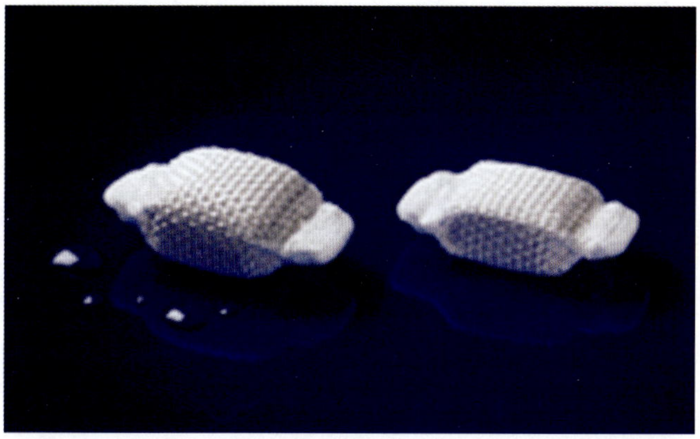

图 14-1 PDN-SOLO®（Raymedica, Minneapolis, Minnesota）由内部的水凝胶共聚物核心及外层高分子量聚乙烯纤维封套组成。左侧为其吸水后向水平及轴向膨胀的图像，这一特性可更好的充填椎间盘内髓核腔。

间隙内的空腔。其外包被的高强度聚乙烯封套又可安全地限制其膨胀以避免由于过度膨胀所引起的终板损伤；同时这一封套可使得手术植入时的操作更为容易。目前发展的聚合物允许PDN-SOLO®吸收超过其自身重量80%的水分，因此，提供了这一质地柔软、操作方便而又不失膨胀性和悬浮力的产品。这种水化-膨胀的过程发生在植入即刻，并在植入后10～14日内呈缓慢的指数性膨胀，保持或恢复椎间隙高度以及椎间盘的力学稳定性，同时还保留了合理的节段弯曲性。小而短的铂-铱丝显影标志位于内核或外部封套的末端，医师可通过C-臂或X线平片观察植入物的位置。PDN-SOLO®植入物在脱水状态下根据高度分为5mm、7mm、9mm三种规格，而长度均为29mm。

根据公认的实验方法以及FDA对植入材料的指导标准对内核聚合物成分及封套进行了广泛的实验室及动物实验，均未发现不良反应，而生物力学实验更证实了其所具有的强度和耐久性能。

1996年1月，PDN®在德国威斯巴登进行了首例临床应用10。在最初的10例患者中，7例植入时间达8年以上，所有患者的疼痛症状明显缓解，并保留了节段活动功能。在1996－2002年间，约600例患者接受双PDN®植入。

在临床上，PDN-SOLO®产品从2002年开始专门应用了，其早期临床效果显示：这一新的单一植入物手术与最初的双植入物方法效果相同，但操作更为简便，且能显著降低植入物脱出的发生率，而植入物的脱出正是限制了早期产品广泛应用的重要原因[21,22]。单一植入物的简便植入方法使得这一产品的使用量显著增加。在这一产品应用的第1年，约1500例患者接受了PDN-SOLO®手术。截至本章写作时，经Raymedica公司统计，共实施约3800例植入手术，其中早期双PDN®约600例，PDN-SOLO®约3200例（图14-2）[23]。

消除疼痛是临床治疗成功的标志。FDA规定产品被认为有效的标准为：能降低疼痛分数的25%。在PDN-SOLO®产品的一项前瞻性的多中心国际联合试验表明其ODI（Oswestry功能障碍指数）降低达74%。同时，其视觉模拟评分（VAS）手术前为7.5，手术后12个月降至2.7。最后，在对约300例世界各

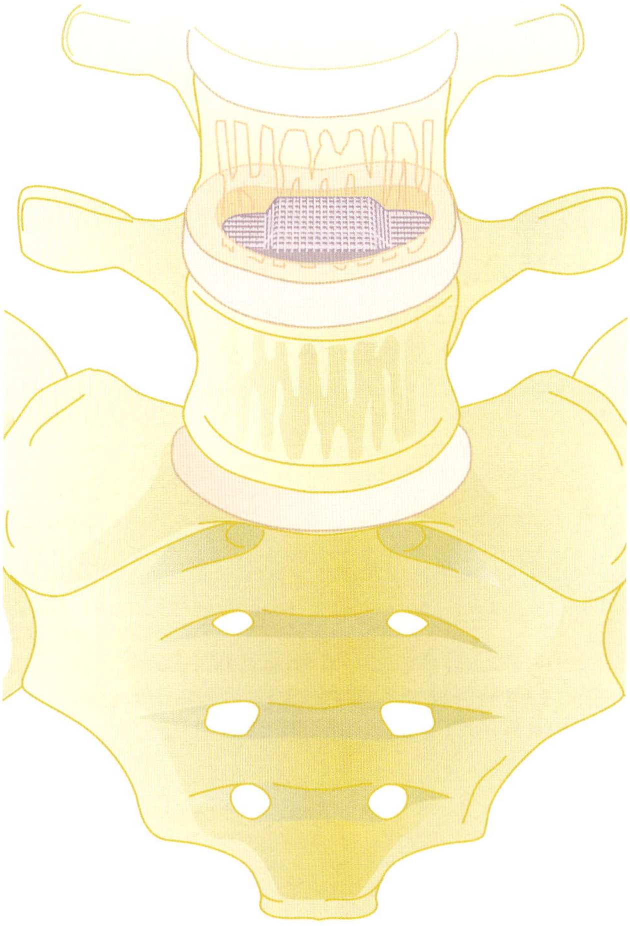

图 14-2 PDN-SOLO®（Raymedica, Minneapolis, Minnesota）置换后的示意图。

地的接受PDN-SOLO®患者进行的手术满意率调查中显示，满意和非常满意占87%，88%的患者明确表示他们还愿意再次接受这一手术[23]。

该公司报道的临床资料显示应用PDN®技术可保留脊柱节段的生理运动功能，与无法保留运动功能的椎间融合手术相比更有益于患者。PDN®仅进行髓核置换，保留了髓核外的椎间盘结构，可较好地保留椎间高度以及脊柱的运动功能（图 14-1)。这一置换手术可允许进行再次手术，即当手术效果不理想时，医师还可在髓核成形手术的基础上继续进行其他多种手术来减轻患者疼痛。可选择的方式有：（1）将PDN®取出后更换更加合适的PDN®或其他植入物；（2）单纯取出PDN®使椎间隙髓核部位空置；（3）应用棘突间固定物或动态稳定的固定装置来增加脊柱后路的稳定性；（4）进行全椎间盘置换术；（5）植入融合器。虽然目前已有翻修以及重置人工椎间盘的病例，但人工椎间盘置换术和椎间融合术仍不能认为可通过翻修来达到完全缓解疼痛症状的目的。同时，由于人工全椎间盘置换术采用的是直接前手术入路，手术区域分布有重要大血管，对于经验不足的手术医师来说，手术中并发症的发生率很高。

与人工全椎间盘置换术和椎间融合术相较，髓核置换术的手术方式有着操作更加直接，手术创伤更小的优点。常规的手术操作可在1小时内完成。其手术入路包括经前路腹膜后入路、经前外侧腰大肌间入路以及传统后侧入路。

在非融合领域中的各国领军外科医师们已经开始将非融合技术应用于外科手术当中。由Raymedica公司早期报道的在非融合领域中的联合以及补充技术如下：

- PDN-SOLO® 联合后路椎弓根螺钉固定系统
- PDN-SOLO® 联合椎间支撑器
- PDN-SOLO® 应用于已融合节段的上一节段
- PDN-SOLO® 与椎间融合技术分别应用于相邻节段
- PDN-SOLO® 与人工椎间盘分别应用于相邻节段
- 人工椎间盘置换联合后路椎弓根螺钉固定系统
- 人工椎间盘置换联合后路椎间支撑器

PDN® 与后路动态固定系统联合应用于同一节段是这联合技术的代表之一；而在PDN®置换节段的相邻节段进行TDR则是补充技术的代表。Raymedica公司认为，在未来的3～5年间，这种联合技术将更加有利于公司及患者在应对各种复杂的临床问题时获得最佳的临床效果。

BioDisc™ 脊柱椎间盘修复系统

BioDisc™ 系统是基于一种注入式蛋白水凝胶的技术，由 CryoLife 公司（Kennesaw, Georgia）研发。BioDisc™ 的预期效果是应用于后路椎间盘切除术，以保留其椎间盘高度，稳定和恢复腰椎活动度和稳定性，并预防椎间盘的再次突出。BioDisc™被置于腰椎间盘髓核切除术后所遗留的原髓核所在的空腔内，当髓核被切除后，BioDisc™通过髓核切除通道，直接在植入器械辅助下被置于椎间隙空腔内，并填充满整个空腔。该植入物由 45% 纯化牛血清蛋白和 10% 戊二醛溶液组成。该植入过程是在一可控性植入系统的控制下完成，该系统由一双腔储药器、注射通道以及混合涂布头组成。两种溶液在涂布头内混合发生交联翻译，其中戊二醛分子与牛血清蛋白分子发生共价结合，并可与髓核腔内的蛋白结合形成具有弹性和粘弹性的水凝胶状物质，这两种组分混合后20～30秒便开始发生聚合反应，并在2分钟内达到安全稳固的状态。BioDisc™ 产品由已预装的灭菌双腔储药器和特殊的涂布头组成，其植入材料通过全部GLP（药品安全性试验规范）所规定的测验，达到 ISO10993 生物相容性检测标准。另外，该系统的所有连接组分均通过了 USP（美国药典）的 VI 级测试。

BioDisc™ 是一个由蛋白凝胶组成的单一装置（即生物高分子聚合物）。通过轴向压缩和蠕变试验发现这一生物多聚物具有可复模量和屈服点，当去除负荷后材料，可完全恢复至原来的高度。通过对这一材料随机取样进行超过1000万次的周期性压缩试验（疲劳试验）所得到的应力-耐久力曲线也表明其良好的耐久力。

由于 BioDisc™ 将植入椎间盘内的去髓核空腔内（图 14-3），因此，将 BioDisc™ 生物材料、椎间盘纤维环以及相邻椎体作为一个整体结构进行测试，其在

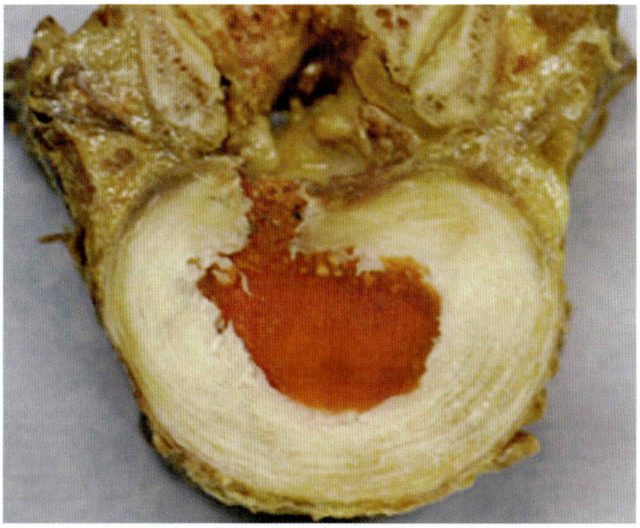

图14-3 BioDisc™（CryoLife, Kennesaw, Georgia）为一种生物多聚水凝胶，图为其植入切除髓核后的椎间盘髓核腔内。

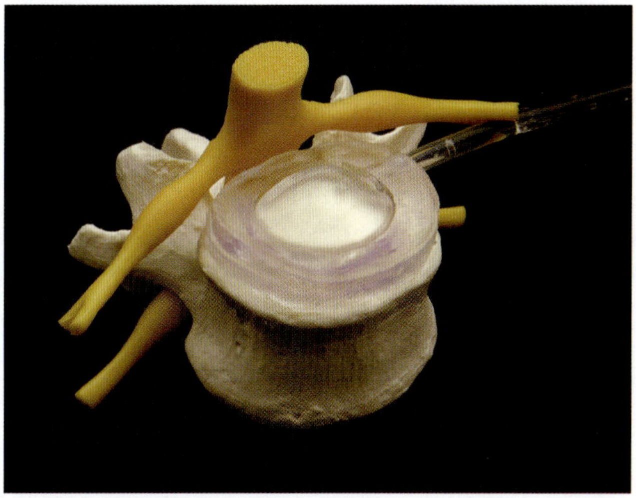

图14-4 Dascor™椎间盘成形装置（Disc Dynamics, Eden Prairie, Minnesota）。

体外的生物力学测试结果令人满意。

目前 CryoLife 公司在欧洲开展一项可行性临床试验。这一可行性研究将收集基本的安全及有效性的信息，患者人数控制在 10 例左右，并密切随访、评估2年。这一研究所得到的数据将有助于支持其在美国以及其他国家产品的调整和应用[24]。

Dascor™

Disc Dynamics 公司（Eden Prairie, Minnesota）为椎间盘髓核置换研发出了Dascor™椎间关节成形系统[25]（图14-4），在完成全髓核摘除后，该植入物便被植入到椎间盘髓核腔内。其手术方式为先将一可膨胀的聚亚胺酯球囊植入椎间盘空腔内，之后将液态的具有两部分的原位修复性聚亚胺酯多聚物在一定压力控制下通过导管注射到球囊内，以填充椎间盘髓核腔。这一聚合物在1分钟内由液态变为稳固而柔韧的固体状态。导管在 15 分钟后与植入物分离，并从椎间隙移出。

Dascor™ 装置可以通过如小切口或内镜等各种手术方式植入椎间盘。通过一种新的全髓核置换术入路，全髓核摘除可通过一 5.5mm 的纤维环切口来完成[26]。液态多聚物在压力控制下被注射入球囊中，并使球囊扩张，完全填充椎间空腔。这一方式通过与 TNR 手术相同的方式为患者植入具有与原髓核腔相同大小及形状的个性化内植物。该产品可通过一个小的纤维环切口来获得具有较大体积和容量的内植物，而这一特点使得其由切口膨出的几率降至很低。事实上，这一植入物通过与终板及纤维环内壁的充分接触，有助于平衡三者的力学负荷[27,28]。同时，由于其在压力控制下进行的注射填充，可有助于保留或恢复所丢失的椎间盘高度[27,28]。

在 Dascor™ 应用于临床之前已进行了大量的前期试验，包括：系统及组分鉴定；组分及系统生物相容性检测；由 ISO10993 标准所扩展的 12 项试验；机械耐力性能；磨损性能检测以及生物力学检测。

Dascor™的安全性及有效性由在欧洲开展的多中心前瞻性非随机化的临床试验检测[29,30]。对参加临床试验的患者（截止到2005年）进行为期2年的随访。纳入试验标准为：有中、重度单节段腰椎间盘退行性病变并经MRI证实者；非手术治疗6月无效者；正位X线平片显示椎间隙高度不小于5.5mm者；有严重的背痛症状者；无融合手术史。Dascor™ 器械系统在 2005 年 7 月获得欧盟 CE 认证标志。

DascorTM器械的植入可通过多种手术入路来完成，包括前路、侧前方入路、侧路、后路经椎板间入路、椎间孔外入路和后外侧入路。需要注意的是，植入前需完全去除髓核组织而不损伤纤维环及终板结构。为了获得令人满意的生物力学负荷，椎间盘髓核假体需具备体积较大且能与终板完好贴合的特性，而制造出这样的假体非常有益于临床应用。由此可知，对于椎间盘突出症，传统的椎间盘髓核切除术不能满足全部需要。从尸体试验得知：应用标准的椎间盘切除术器械，通过任何手术方式均无法通过仅为5.5mm的纤维环切口来完全摘除髓核组织。因此，针对各种不同手术入路和手术区域，具有特殊标准和传统髓核钳摘除髓核功能的模具被不断设计出来。之后又发展出了一种能够确定摘除髓核程度的技术，即通过植入带有显影剂的球囊，并从多种角度观察来评价需要去除髓核的多少，通过这一方法便可估计出髓核摘除的大小及部位。如果需要切除其他的髓核组织来进行TNR，只需重复TNR过程来切除多余的髓核，直到达到影像评估所显示的程度为止[26]。

在欧洲进行的临床试验为采用标准的经腹膜后正中入路或侧方入路来完成TNR以及植入DascorTM植入物。医师以5.5mm的环锯在纤维环上做一相应大小切口，仔细避免损伤内部纤维环及终板组织（图14-5A）。采用TNR的早期手术方式，将显影球囊植入椎间隙内，并注入显影剂。从多重角度获得透视影像来确定髓核切除的完全性。其他的部分髓核切除以及透视将根据手术的需要来实施，直至TNR完成。此时，植入物球囊将在造影剂及显影球囊移出后植入椎间隙空腔内（图14-5B）。两部分液态多聚物在压力控制下注入球囊，并填充椎间盘空腔（图14-5C），多聚物将在15分钟内达到稳定状态，之后传输导管将被移出（图14-5D）。

虽然迄今为止，DascorTM的临床资料及经验比较有限，而结果却显示出在临床上的各个方面均有着显著的改善[29,30]。其中包括17例患者（8女，9男），平均年龄38.1岁，L5-S1置换10例，L4-L5置换7例，11例获得12月随访。手术平均失血量为59.1ml，手术平均时间为78.1分钟。图14-6显示术后6周DascorTM的MRI影像，植入物位于椎间隙中央，同时显示了其在椎间隙的填充状态。手术后12月以及术前为其对照。

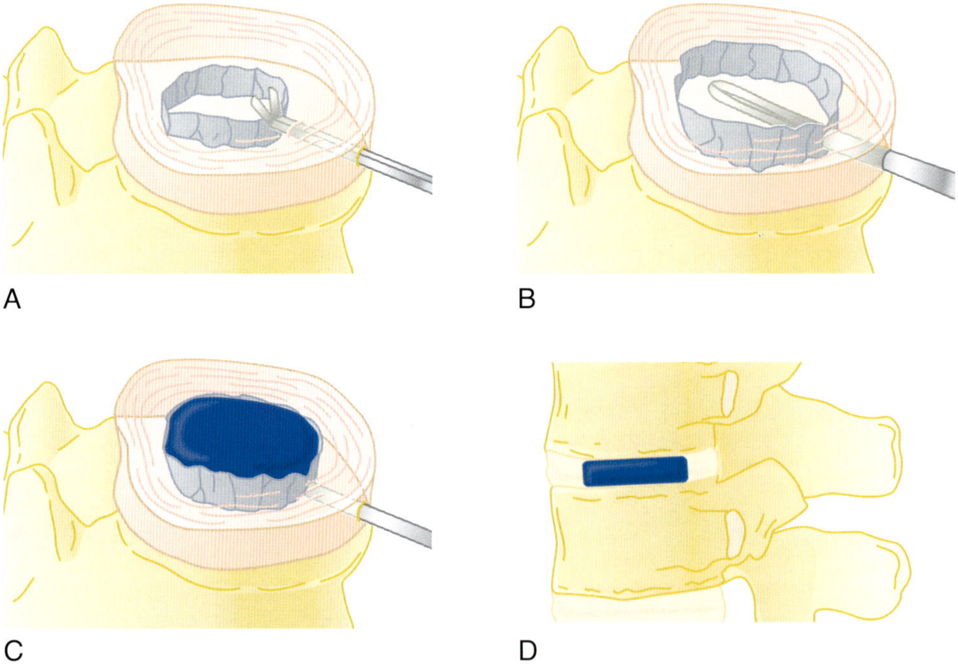

图14-5 A-D为DascorTM（Disc Dynamics, Eden Prairie, Minnesota）的手术置换及充填的手绘示意图。

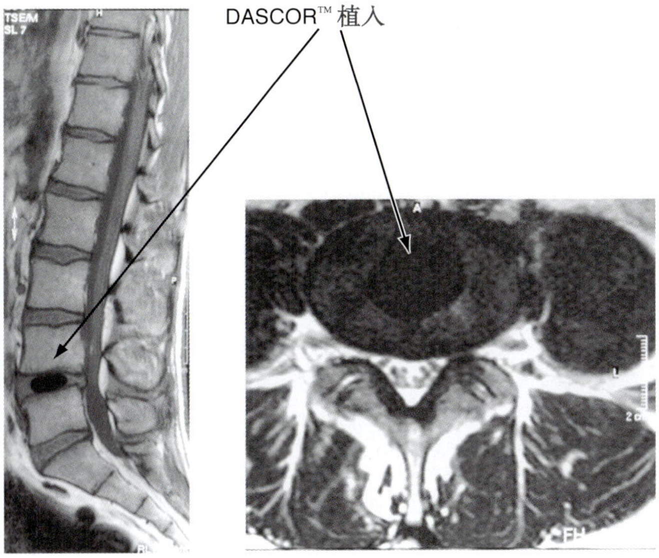

图14-6　术后6周Dascor™的MRI图像。

术前ODI分数平均为52.2，术后12月降至18.6，降幅达64%。术前背痛VAS分数平均为7.3，术后12月降至2.9，降幅达60%。应用三点式量表评价患者止痛药使用，由术前平均1.8降至0.2，降幅达89%。在术后第3～12月，所有患者均感觉疼痛症状消失或有所改善。同时，Dascor™植入物未出现移位、下沉、骨水肿以及其他MRI可观察到的微小病变。经前后位及侧位透视表明：其椎间隙高度及椎间活动度均得到保留[29,30]。术后疼痛症状的明显减轻以及运动功能的改善表明Dascor™的早期临床应用是成功的。远期疗效正在从产品上市后的100例欧洲患者中随访、评估。其产品有望于2006年末在欧洲上市。

为了使终板上的负荷均匀分布，植入物被设计成具有大的横断面积，有着能与终板完美对合的表面以及较好的弹性模量。同时，在压力控制下充填整个髓核纤维环空腔，可重建纤维环与核（植入物假体和终板）的均匀负荷分布。此外，仅通过一小的纤维环切口放置一较大的内植物，使得内植物移位的几率降低。相对于融合手术及TDR，由于早期的Dascor™手术与翻修手术一样操作简单，同时能够保留其主要的解剖结构，在实施Dascor™后还可在其基础上实施全椎间盘置换或融合手术。

NuCore™可注射式人工椎间盘髓核

应用可注射式人工椎间盘髓核材料进行髓核置换可允许进行局部髓核切除，如椎间盘突出治疗中的显微切除，其适应证与早期椎间盘退行性疾病等需要完全切除髓核并进行髓核置换的情况相同。

可注射的生物材料为补充椎间盘在术中切除损失的体积以及防止椎间盘高度丢失提供了一个潜在的途径。液态材料可通过小的切口，经微创途径注射到合适的椎间位置。液体可与手术所造成的大小不等的缺口较好的衔接，并有可能依靠这一材料的使用而与相邻的组织相接合。应用可注射材料可以达到完全充填椎间盘的效果，而这可能是成形的内植物所无法达到的。完全的充填更有利于纤维环压力的传递，同时使负荷共同分配于髓核及纤维环。可注射式生物材料允许细胞和（或）治疗介质充分混合，并均匀分布。

由重复的氨基酸序列组成的蛋白高分子材料的技术[31]，通过生物方法和化学方法的结合目前已设计合成，利用基因模板直接合成的方法制备嵌段聚合物。应用这一方法，在合成基因模板后便可形成所设计的新的多聚物。通过构建合成基因，有望确定长达几百个氨基酸的蛋白质组件序列（蛋白多聚物中重复单位），其长度是化学合成方法中序列长度限制的数倍。

NuCore™ IDN（Spine Wave, Shelton, Connecticut）中蛋白多聚物是由丝蛋白纤维和弹力蛋白组成，每个重复单元具有2个丝蛋白组件和8个弹力蛋白组件。其中通过修饰1个弹力蛋白组件来防止化学交联的发生。这一蛋白多聚物是应用重组DNA技术由大肠埃希菌K12合成。经过分批发酵，这些细胞被匀浆打碎，蛋白多聚物将通过沉降以及一系列过滤、吸附步骤纯化。多聚物的鉴定及纯度检测将通过氨基酸组成、氨基酸残基序列、质谱分析以及其他生化试验完成。

NuCore™材料包括蛋白多聚物溶液和一多功能交联介质，其特性与人类髓核组织极为相近（表14-1）。

表 14-1　性质比较

性质	可注射人工髓核 NuCore™	髓核
蛋白含量	19.4%	13.6% ~ 21.9%[1]
含水量	79.1%	74% ~ 81%
pH	7.1	6.7 ~ 7.1
复切变模量（G*）	26 kPa	7 ~ 21 kPa[2]

1. Kitano T, Zerwekh JE, Usui Y, et al. Biochemical changes associated with the symptomatic human intervertebral disk. Clin Orthop Relat Res 1993;(293):372-377.
2. Iatridis JC, Weidenbaum M, Setton LA, Mow VC. Spine 1996;21（10）:1174-1184.
NuCore™（Spine Wave, Shelton, Connecticut）.

这一材料具有与髓核组织相似的蛋白质含量、水含量、pH 以及复数模量。材料与一浓度非常低的基于二异氰酸酯的交联介质混合注射，约与交联基质反应 90 秒后变成黏稠的胶状物质。凝胶时间约为 5 分钟。在交联介质的作用下，材料达到最终机械强度约需 30 分钟（图 14-7A）。

针对 NuCore™ 材料开展的多种生物相容性及毒理学试验均未发现其具有细胞毒性、刺激性以及毒性。为评估其在体内的作用，在尸体上进行了试验，同时还使用了一个合成的椎间盘模型来模拟长时间的动态负荷试验。

为研究 NuCore™ 材料在恢复脊柱单元的稳定性及功能方面的作用，在尸体上的功能脊柱单元进行了试验[32]。对前柱单元进行加压试验，首先在完整状态下进行，继而分别在纤维环切除状态下、局部髓核切除以及最终注射 NuCore™ 材料等状态下进行。统计学分析显示：在试验中，纤维环切除引起显著的椎间隙高度降低（$P < 0.05$），而注射 NuCore™ 材料后，其椎间隙高度（1.22mm）与完整椎体椎间隙高度（1.28mm）无显著差异（$P > 0.05$）。标本同时还进行了屈伸、侧弯、左右轴向旋转试验。试验首先在完整状态下进行，继而在局部髓核切除以及最终注射NuCore™材料等状态下进行。分析显示NuCore™材料在可使脊柱失稳的椎间盘切除后恢复其功能和稳定性。

应用对尸体脊柱前柱单元测试来观察 NuCore™ 材料在力的作用下引起的积压变性的耐力。分别在中立状态及过屈状态下进行轴向压力测试。所有测试中，均未出现先于骨和（或）终板损坏的挤压变形。试验结果显示：NuCore™材料与周围椎间盘组织达到了紧密结合（图 14-7B）。而进一步的试验显示：NuCore™材料具有疲劳耐力，以及可持久的经受体内过度长时负荷。

这些特性表明 NuCore™ IDN 适合于椎间盘切除后的髓核置换。下一步的努力将试图参照该材料在关节软骨缺损修复中的作用，将其作为椎间盘修复和重

A 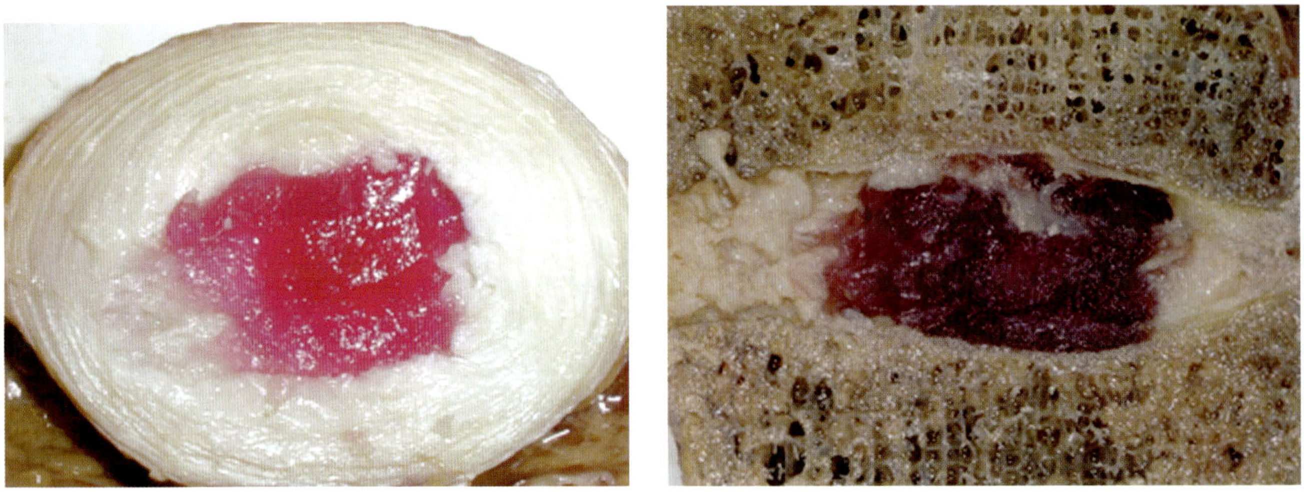 B

图14-7　A. NuCore™装置（Spine Wave, Shelton, Connecticut）轴位切面图；B. 矢状位切面图。图中髓核部位为添加染料以增加视觉对比度。

建细胞的运输载体。目前正在进行一项多中心临床研究来评估其临床效果，研究中应用这一材料作为椎间盘显微切除后的辅助治疗。同时，关于应用NuCore™ IDN作为治疗早期退行性椎间盘疾病的临床研究也将会很快开展。

NeuDisc™

NeuDisc™（Replication Medical, Cranbury, New Jersey）髓核置换产品是由Replication Medical公司生产的名为Aquacryl™的专利产品，由水凝胶（水解聚丙烯腈）与涤纶网组成。为设计成能够在高含水量时抵抗力学破坏，在没有力学限制的情况下水凝胶可吸收90%的水而形成液体状态。这种独特的髓核假体其膨胀方向各异（主要为轴向膨胀）[33]。手术植入需穿过一个小的纤维环切口，在脱水状态下的植入物远小于植入腔，然而，其在椎间盘空腔内吸水后，体积增大并超过切口，便无法从切口膨出。考虑到纤维环存在进一步损坏的可能，NeuDisc™ 也在如何阻止纤维环的膨出进行了设计。植入物由凝胶及其内复合的多层医用网状聚酯纤维组成（图 14-8），这一“叠加”的组合使其无法从切口处移出。

在对NeuDisc™的设计中，研发人员考虑了正常髓核的物理、力学和生理学特性，希望能复制正常髓核的这些特性，替换受损的髓核组织。该产品目前已进行了一些相关测试，包括在兔体内进行的生物相容性测试，在原位生物力学模型中检测耐久性的力学测试以及模拟植入体内 10 年模型的运动、疲劳和脱出试验。测试发现，NeuDisc™ 髓核植入体内后，无毒性，生物相容性好，力学和物理学特性与正常髓核非常相似。NeuDisc™ 的设计中还同时兼顾了简化外科植入方法，减少磨损碎片的产生以及避免了材料的疲劳和脱出等，因此，NeuDisc™ 可能是一种具有生物活性的受损髓核置换物[34]。

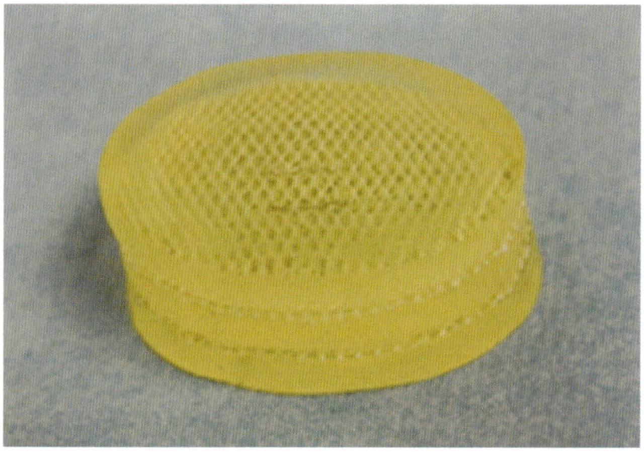

图 14-8 NeuDisc™（Replication Medical, Cranbury, New Jersey），图示为其为防止膨出而设计的多层叠加的结构。

NUBAC™ 人工髓核

先驱外科技术公司（Marquette, Michigan）对于NUBAC™ 人工髓核的设计主要基于对以前的可植入髓核产品的观察。从 Fernström 滚珠的临床经验中他们发现，无弹性的髓核装置成功减轻了椎间盘性背痛，并可维持椎间盘解剖结构和功能[20]。Fernström 滚珠与相邻的椎体形成了两个关节面，使得椎间盘可进行旋转运动，这一点对于任何椎间盘关节成形装置而言都是非常关键的。Fernström 髓核的主要不足在于初始接触区域很小，从而会导致明显的塌陷，频繁的松动和脱出。为了解决 Fernström 滚珠的塌陷问题，NUBAC™髓核植入后，将产生比Fernström 滚珠更大的初始接触区域。

NUBAC™ 是一个两件式的植入装置，包括顶部和底板，二者可形成杵臼状内关节，在生理范围内进行三维旋转运动，其中轴向的旋转运动不受限制，而在屈伸和侧弯方向可以进行略超出生理范围的半受限运动。不同于全椎间盘置换假体，NUBAC™ 装置的运动范围在很大程度上依赖于邻近组织的制约。该装置的设计旨在恢复或维持整体椎间盘的负重能力。通过选择适当的楔角，NUBAC™ 装置可以恢复脊柱正常的矢状位平衡。

NUBAC™ 装置有多个大小不同的规格，可以适合不同的个体。其顶部和底板都是椭圆形，类似于典型的髓核腔的形状，这是为了确保植入体和植入腔的一致，并且终板上能有足够的应力分布。为了靠紧平面或略凹的终板，植入体的外表面设计为平的或略凸的形状[35]。这一装置由一种非常坚固的工程热塑塑料聚醚醚酮（PEEK™, Victrex, Greenville, South Carolina）加工而成，其弹性模量与NUBAC™覆盖的骨组织接近，可透过射线，且不干扰X线图像。相较于全人工椎间盘而言，能透过射线对于髓核装置而言具有更重要的意义。因为不受干扰的磁共振图像更有利于评估病变椎间盘可能的病理状态。同时，该装置运用钽标记，在 X 线摄影中显示植入物的位置。PEEK™ 是最受关注的医疗热塑塑料之一，研究记录显示具有良好的生物相容性和生物稳定性，已被用于制作包括脊椎植入物在内的多种永久性的植入物[36]。

由于预期寿命长，负重椎间盘的关节成形装置的生物稳定性极为重要。一般来说，生物材料的生物稳定性依次为：金属＞塑料＞合成橡胶。生物材料的生物降解可能受到很多不同因素的影响，如应力、生物环境、氧化等，而采用体外研究难以准确评价。如具有正已烷聚烯烃合成橡胶核心的 Acroflex® 全椎间盘置换装置（DePuy Spine, Raynham, Massachusetts）已通过了在不同压缩和剪切条件下的体外疲劳试验[37]，但在初步临床研究中却发现，28 例患者中有 10 例在 2 年内出现了植入物合成橡胶核心的破裂[38]。这次失败可能是由于置换装置在患者体内发生了生物降解，这是体外疲劳试验所无法进行评估的。因此，对生物材料尤其是合成橡胶而言，除非其稳定性已通过临床试验，否则椎间盘关节成形材料的临床应用中都可能会出现不确定因素。PEEK™ 的化学结构决定其对水解的极高稳定性，即使在高温条件下也是如此。经过反复的蒸汽或 γ 射线消毒，PEEK™ 仍能保持其大部分力学特性。

在不同的弯曲运动中，NUBAC™ 的均衡负荷分配优于其他髓核装置的另一优点为，为均衡应力分配，大多数髓核装置被设计成具有与终板几何形状相配的终板接触面，即便如此，也只能在单纯压缩负荷状况下获得均衡的压力分配。众所周知，在日常活动中，脊柱会进行多种屈伸角＞10° 的弯曲运动[16]，由于大部分髓核装置无关节的特性，导致在多种弯曲状态下脊柱负荷的分布不均衡，这种不均衡的负荷分布不仅增大了前面提到的植入物被挤出的风险，还可能引起终板局部的高应力，导致终板水肿，甚至骨折。NUBAC™ 髓核装置的内关节特点使得植入板可以旋转，并维持与椎体终板的接触，因此，在不同的负重条件下都能维持均衡的应力分配。

目前 NUBAC™ 髓核装置已进行了广泛的前临床试验。在人类尸体腰椎模型上的生物力学研究表明，不同的生理负荷状态下，NUBAC™ 髓核装置和终板接触面具有一致的应力分布，NUBAC™ 髓核装置能恢复正常椎间盘高度和运动节段的范围。在人类尸体腰椎模型上的“挤出试验”也表明：NUBAC™ 髓核装置被挤出的风险很低。在磨损试验中发现，在高负荷条件下运动多达3000万转后，NUBAC™ 髓核装置关节面仅出现极少的磨损。静态和疲劳强度测试显示，该植入物的平均静态压缩强度为10427 N，疲劳强度为 8342 N。

Regain™ 人工椎间盘

Regain™ 人工椎间盘（EBI/Biomet, Parsippany, New Jersey）用于髓核置换，减轻背痛和保留正常脊柱运动节段的一件式热解炭装置（图14-9A）。热解炭是用于制造人工心脏瓣膜的材料，由烃类气体热解形成，沉积在高强度的衬底上。

研究表明，热解炭非常适合作为人工椎间盘的材料[39]。试验证实，其化学结构稳定，与骨和软骨具有良好的生物相容性，并且为非诱变源，无细胞毒性，且无热源。运用美国材料测试协会的技术和标准证实其弹性模量、硬度、抗压强度和抗疲劳性均达到标准。在动物研究中，Regain™ 作为髓核椎间盘置换物显示出与终板软骨良好的相容性。

假体设计领域的新进展中有利用一种使用动态弯曲周期的新型运动追踪系统来优化假体的几何特征的技术。在狒狒髓核椎间盘置换模型上（图14-9B），植入物中的电磁微型传感器可以检测该装置的位置、平移和旋转变化，同时分析其对相邻椎间盘的影响。研究者通过这种优化过程来确定 Regain™ 的几何特征，使得其接近正常椎间盘的位置、运动和稳定性。Regain™ 目前属于 FDA 试验性设备，正在进行临床评价阶段（图 14-9C）[40]。

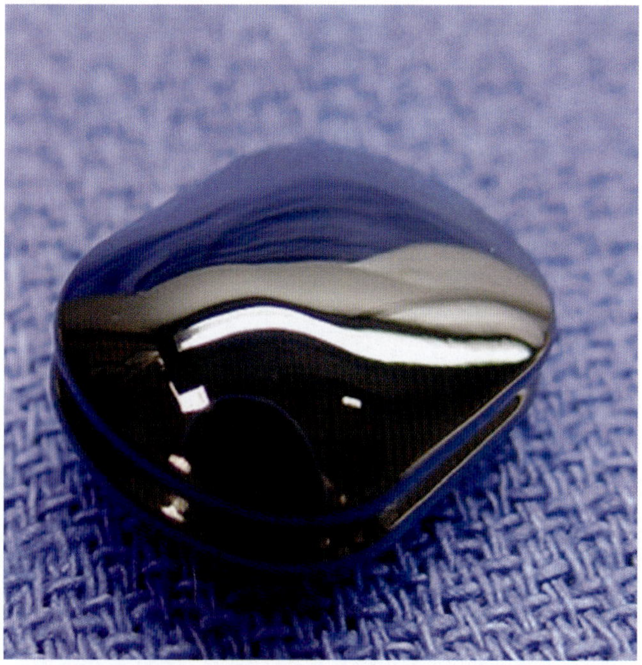
A

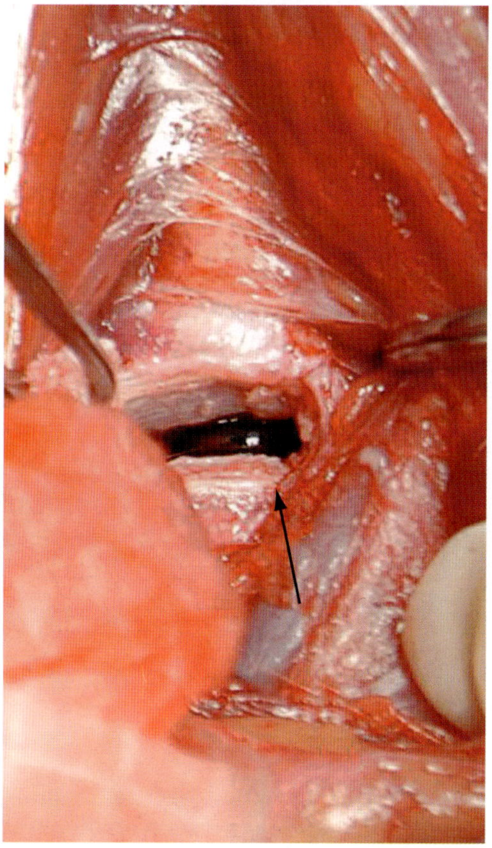
B

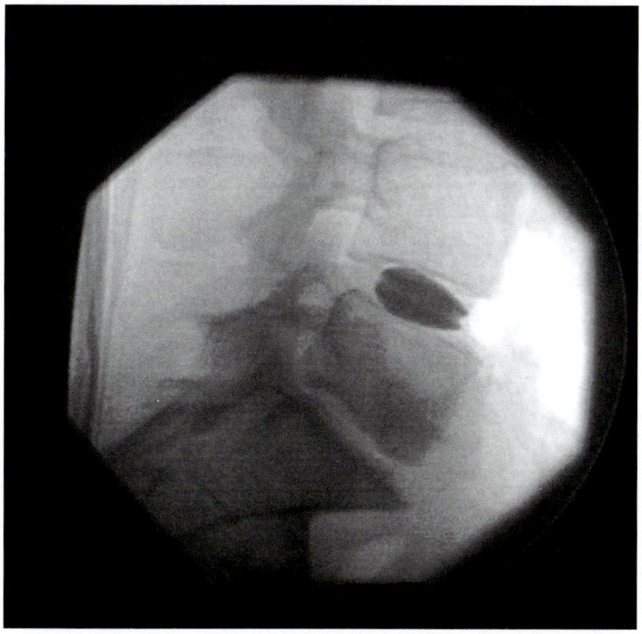
C

图 14-9 A. Regain™ 人工髓核（EBI/Biomet, Parsippany, New Jersey）；B. 经前路将Regain™人工髓核植入狒狒椎间隙；C. Regain™人工髓核第一例手术患者的术后透视图像。

结论

目前已有 20 余家公司致力于研发新的髓核置换物，其中很多尚处于理论研究阶段，只有少数产品应用于临床，而现在在美国还没有此类的商业产品。除了本章中提到的各种髓核假体之外，运用基因工程技术使病变髓核再生也引起了越来越多的关注。虽然理想的髓核置换装置的最终设计目前并不明朗，且还需要多年的测试和验证，但可以肯定的是，髓核置换术在腰椎间盘退行性疾病的治疗中将具有广泛的应用前景。

（栗景峰译　周跃校）

参考文献

1. Eck JC, Humphreys SC, Hodges SD. Adjacent-segment degeneration after lumbar fusion: A review of clinical, biomechanical, and radiologic studies. Am J Orthop 1999;28:36-40.
2. Lee CK. Accelerated degeneration of the segment adjacent to a lumbar fusion. Spine 1998;13:375-377.
3. Chou WY, Hsu CJ, Chang WN, Wong CY. Adjacent segment degeneration after lumbar spinal posterolateral fusion with instrumentation in elderly patients. Arch Orthop Trauma Surg 2002;122:39-43.
4. Mullholland RC, Sengupta DK. Rationale, principles and experimental evaluation of the concept of soft stabilization. Eur Spine J 2002;(suppl 2):S198-S205.
5. West III JL, Bradford DS, Ogilvie JW. Results of spinal arthrodesis with pedicle-screw fixation. J Bone Joint Surg 1991;73A:1179-1184.
6. Frei HP, Oxland TR, Rathonyi GC, et al. The effect of nucleotomy on lumbar spine mechanics in compression and shear loading. Spine 2001;26:2080-2089.
7. Brinkman P, Grootenboer H. Change of disc height, radial disc bulge, and intradiscal pressure from discectomy. An in vitro investigation on human lumbar discs. Spine 1991;16:641-645.
8. Meakin JR, Hukins DWL. Effect of partial removal of the nucleus pulposus from the intervertebral disc on the response of the human annulus fibrosus to compression. Clin Biomech 2000;33:575-580.
9. Meakin JR, Hukins DWL. The effect of removing the nucleus pulposus on the deformation of the annulus fibrosus during compression of the intervertebral disc. J Biomech 2001;16:121-128.
10. Ray CD. The PDN prosthetic disc-nucleus device. Eur Spine J 2002;Suppl 2:S137-S142.
11. Bao QB, McCullen GM, Higham PA, et al. The artificial disc: theory, design and materials. Biomaterials 1996;17(12):1157-1167.
12. Goins ML, Wimberly DW, Yuan PS, et al. Nucleus pulposus replacement: an emerging technology. Spine J 2005;317-324.
13. Di Martino A, Vaccaro AR, Lee JY, et al. Nucleus pulposus replacement: Basic science and indications for clinical use. Spine 2005;30(16 Suppl):S516-S522.
14. Bao QB, Yuan HA. New technologies in spine: nucleus replacement. Spine 2002;27:1245-1247.
15. Buckwalter JA, Mow VC, Boden SD, et al. Intervertebral disc aging, degeneration and herniation. In Buckwalter JA, Einhorn TA, Simon SR, eds. Orthopaedic Basic Science, 2nd ed. Rosemont, IL: American Academy of Orthopaedic Surgeons, 2000:557-566.
16. White AA, Panjabi MM. Clinical Biomechanics of the Spine. Philadelphia: Lippincott Williams & Wilkins, 1990.
17. Pope MH. Disc biomechanics and herniation. In Gunzburg R, Szapalski M, eds. Lumbar Disc Herniation. Philadelphia: Lippincott Williams & Wilkins, 2002:3-21.
18. Thompson JP, Pearce RH, Schechter MT, et al. Preliminary evaluation of a scheme for grading the gross morphology of the human intervertebral disc. Spine 1990;15:411-415.
19. Ray CD. The artificial disc: Introduction, history and socioeconomics. In Weinstein JN, ed. Clinical Efficacy and Outcome in the Diagnosis and Treatment of Low Back Pain. New York: Raven Press, 2002:205-255.
20. Fernstrom U. Arthroplasty with intercorporal endoprosthesis in herniated disc and in painful disc. Acta Chir Scand Suppl 1966;357:154-159.
21. Shim, CS, Lee SH, Park CW, et al. Partial disc replacement with the PDN prosthetic disc nucleus device. J Spinal Disord Tech 2003;16:324-330.
22. Jin D, Qu D, Zhao L, et al. Prosthetic Disc Nucleus (PDN) replacement for lumbar disc herniation. J Spinal Disord Techn 2003;16:331-337.
23. Raymedica, Inc., Minneapolis, Minnesota, unpublished, 2005.
24. CryoLife, Inc., Kennesaw, Georgia, unpublished, 2005.
25. Yuan HA, Hudgins G, Bao QB, Bowman B. Early experience with a new and novel approach to disc nucleus arthroplasty. Presented at the Third Annual Meeting of the Spine Arthroplasty Society, Phoenix, Arizona, May 1-4, 2003.
26. Ahrens M, Le Huec JC, Halm H, et al. A new procedure for total nucleus removal from the posterior approach. Eur Cells Mater 2005;10: 1473-2262.
27. Bowman B, Yuan H, Halm H, et al. Pre clinical testing of the DASCOR™ nucleus replacement device. Presented at the Eighteenth Annual International Intradiscal Therapy Society Meeting, San Diego, California, May 25-28, 2005.
28. Sherman J, Bowman B, Tsantrizos A, et al. Pre-clinical testing of the DASCOR™ nucleus replacement device. Presented at the Fifth Annual Meeting of the Spine Arthroplasty Society, New York, May 4-7, 2005.
29. Yuan H, Halm H, Le Huec JC, et al. Nucleus replacement using the DASCOR™ device: One-year follow up results of a prospective non-randomized multi-center clinical study. Presented at the Eighteenth Annual International Intradiscal Therapy Society Meeting, San Diego, California, May 25-28, 2005.
30. Halm H, Le Huec JC, Ahrens M, et al. Early clinical

experience with an *in situ* curable nucleus replacement implant one year follow-up of a prospective nonrandomized multicenter clinical study. Presented at the Twentieth Annual Meeting of the North American Spine Society, Philadelphia, September 27-October 1, 2005.
31. Cappello J, Ferrari F. Microbial product of structural protein polymers. In Mobley DP, ed. Plastics from Microbes. Munich: Carl Hanser Verlag, 1994:35-92.
32. Walkenhorst J, Kitchel S, Spenciner D. Effect of injectable disc nucleus on function of the human cadaver spine. 31st Annual Meeting of the International Society for the Study of the Lumbar Spine (ISSLS), Porto, Portugal, May 30-June 5, 2004.
33. Ledet EH, Carl AL, Tymeson MP, et al. Preliminary biomechanical evaluation of a synthetically engineered hydrogel for nucleus replacement. Proceedings of the 52nd Annual Meeting of the Congress of Neurologic Surgery, Scottsdale, Arizona, September 19-26, 2002:314.
34. Replication Medical, Inc., Cranbury, New Jersey, unpublished material, 2005.
35. Eijkelkamp MF, Hayen J, Veldhuizen AG, et al. Improving the fixation of an artificial intervertebral disc. Int J Artif Organs 2002;25:327-333.
36. Green S. Using implantable-grade PEEK for in vivo devices. Medical Device & Diagnostic Industry 2005;May:104.
37. Serhan H, Ross ER, Lowery GL, et al. Biomechanica characterization of a new lumbar disc prosthesis. Presented at the International Society for the Study of the Lumbar Spine. Edinburgh, June 19-23, 2001.
38. Fraser RD, Ross ER, Lowery FL, et al. AcroFlex design and results. Spine J 2004;4:245S-251S,
39. Wang J, Finkenberg J, Bailey K, et al. Suitability of pyrocarbon as an artificial disc replacement material. Presented at World Spine III: The Third Interdisciplinary Congress on Spine Care. Rio de Janeiro, Brazil, July 31-August 3, 2005.
40. Wang J, Cook S, Salkeld S, et al. Partial disc replacement in the lumbar spine. Presented at World Spine III: The Third Interdisciplinary Congress on Spine Care. Rio de Janeiro, Brazil, July 31-August 3, 2005.

腰椎椎间关节成形术：生物力学和设计理念

James P. Lawrence, MD New Haven, Connecticut
Andrew P. White, MD New Haven, Connecticut
Todd J. Albert, MD Philadelphia, Pennsylvania
Andrew K. Brown, MD Philadelphia, Pennsylvania
Gordon H. Stock, MD Philadelphia, Pennsylvania
Jonathan N. Grauer, MD New Haven, Connecticut

15A

引言

大多数患有椎间盘退变性疾病的患者都是先接受非手术治疗，当保守治疗无效时，才考虑手术治疗。关节融合术是一种目前已广泛接受的手术方式。成功的融合手术消除了潜在病变节段的疼痛，同时重建了椎间高度和序列，但它同时伴有显而易见的缺陷。椎间关节成形术作为一种可替代的外科手术正逐渐引起人们的注意。

椎间关节成形术的目标是消除潜在的致痛椎间盘，同时保留和（或）维持关节活动。椎间关节成形术的发展主要是基于对正常、天然脊柱功能单位的理解。相邻椎体间复杂的连接，包括椎间盘、成对的小关节以及相关的韧带连接都提示椎间盘置换的解剖学目标。它意味着人工椎间盘的生物力学特性必须很好地模仿正常的椎间盘。此外，用于制造这些装置的材料必须具备相应的生物力学特性，同时还要能维持较长时间的使用。

许多学者曾预言：使用一种假设的“理想”椎间关节成形装置重建正常椎间盘的功能，将会给椎间盘源性疼痛的治疗带来变革。与其他关节成形术的经验相比（如髋关节和膝关节置换），对于如何恢复退变脊柱节段的运动功能的研究还是一门很年轻的科学。如何使植入的关节假体更接近自然的关节以达到治疗目的，尤其是在其远期的应用中，仍是一个很重要的问题。当然，所有问题中的第一步是对正常椎间关节的生物力学有一个彻底的了解。

椎间盘的生物力学

腰椎间盘与后方的小关节构成三关节复合体。这些关节共同传导负荷。力和旋转可发生于轴面、矢状面和冠状面（图15A-1）。这些力通常都是在各个平面复合、耦合发生。如轴面的旋转通常耦合侧方的屈曲。脊柱传导的负荷可以是非常巨大的。如采取坐姿时，腰椎椎间盘的负荷可达到躯干重量的 3 倍[1]。

每一节段的脊柱都有其独有的运动特性。在腰椎，越靠尾端，其节段的运动性越好[2]。节段特异性运动性能也与形态学差异、生理性腰椎前凸相关的解剖位置、特有的肌肉韧带附着等相关。

旋转中心

一种用于描述脊椎运动的方法是明确且追踪其瞬

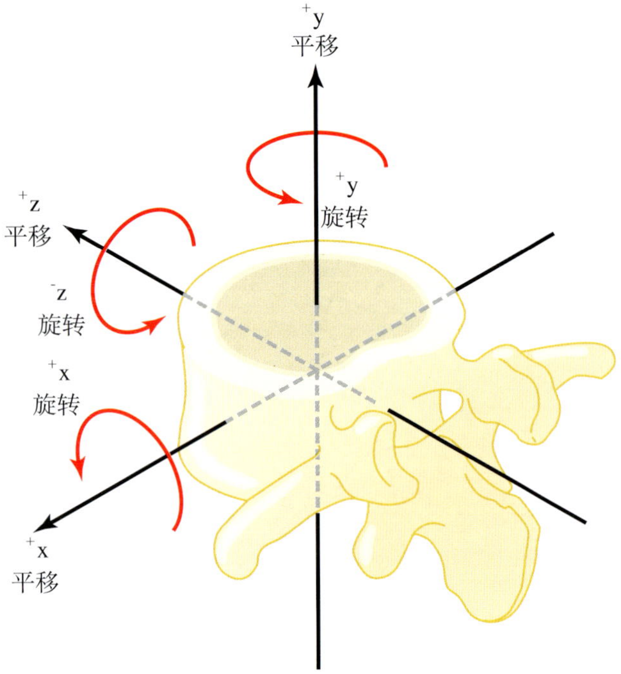

图 15A-1 腰椎运动的直角平面。

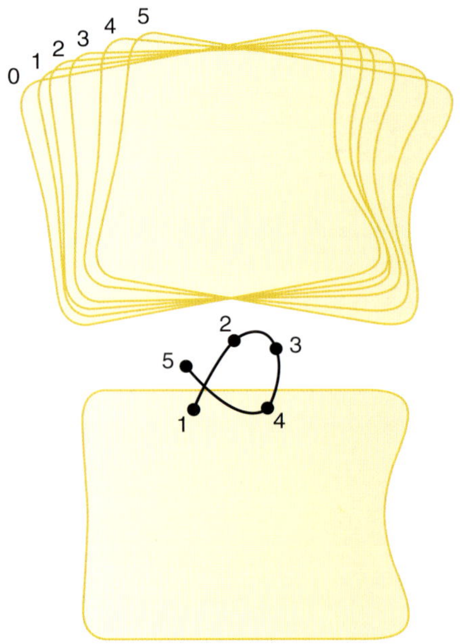

图 15A-2 腰椎在屈曲和伸展时的瞬时COR变化。在正常椎间盘，当有屈曲和伸展发生时，COR的变化沿着椭圆形轨迹。

时旋转中心（COR）。这一瞬时的COR指正在移动的僵硬节段（或延伸到体外）中的某一点，这一点在躯体的某一瞬时运动中是不移动的。各个瞬时COR的连线可用来描述椎间的运动，这样可以简化对复杂运动模式的理解，尤其是高度不规则的或多重耦合运动[3, 4]。例如，对于一个正常的屈曲 - 伸展运动弧，瞬时 COR 的路线为椭圆形（图 15A-2）[5]。

距文献报道，与正常对照相比，尸体标本内退变椎间盘的瞬时 COR 运动路径更加多变和靠近前方[6]。这一研究结果进一步说明：随着椎间盘的退变，其活动参数也会发生变化。事实上，有学者认为瞬时COR运动路径的改变可能预示着早期椎间盘退变。“理想”的人工椎间盘应该能够恢复瞬时 COR 的改变，并将为重建脊柱正常运动功能提供新方法。

正常椎间盘的负荷

人体椎间盘是由胶原、蛋白多糖和黏多糖组成的。椎间盘组织具有粘弹性，因此，其机械特性的改变由其所受负荷决定。当描述椎间盘的特性时，必须考虑所给予的负荷的强度和持久度[7]。

当椎间盘受压时，纤维环绷紧，髓核的流体静力压增加，以抵抗轴向的压力。目前采用弹性系数来描述椎间盘对变形的抵抗能力。弹性系数低的物质在较小的负荷下容易变形；高弹性系数的物质则不易变形。对椎间盘来说，所受负荷越大，弹性系数越大，变形也就越小。在正常椎间盘中，这种变化非常复杂。在生物力学已改变的脊柱中，纤维环可能会发生“预紧张”，从而使其对负荷的反应发生改变。

椎间盘与小关节之间传导负荷的比例是变化的。通过有限元模型分析表明椎间盘承受大约 75% ~ 97%的负荷，具体数值取决于屈曲和伸展的程度。当只发生单纯压缩时，椎间盘承受大约80%的负荷，而小关节承受约 20% 的载荷[8]。

退变椎间盘的负荷

椎间盘的退变以早期形成裂隙、结构改变和机械特性改变为特征。总的来说，椎间盘在退变过程中粘性降低，并发生纤维变性[9]。此外，研究显示：退变椎间盘的内部压力较小，并且相应地承受较小的运动节段负荷，这主要与负荷传导向后柱转移有关[10]。

Fujiwara 等对采用 MRI 分级的退变椎间盘在屈曲、伸展、侧曲和轴位旋转上的活动度进行了评估，结果显示：椎间盘中度退变可使该节段活动度上升，随着退变的进一步进展，则活动度下降[11]。这一结果与Kirkaldy-Willis定义的退变的三个阶段一致：随着退变的进展，节段的活动范围先是上升，当退变发展到很严重的阶段时则下降。

小结

正常的椎间盘组织有着高度复杂、精细的解剖及生物力学结构，能够承受动态负荷和运动。椎间盘的构成部分（髓核、纤维环和终板）与小关节协同运动，以进行生理性活动，在对抗变形负荷的同时，其旋转运动中心也动态变化。当椎间盘病变时，这些功能都出现退化。

融合的生物力学

对椎间盘退变所致的腰痛常行腰椎融合术。腰椎融合术的一个主要问题在于：成功的影像学结果并不能说明有好的临床效果[12]，异常的生物力学和磨损可能是其原因之一。适应证选择不当、不准确的诊断以及一些精神社会因素都可能导致这种结果。

腰椎融合术的优点之一在于可以控制脊柱的序列。一旦获得骨性融合，手术所决定的解剖关系就固定下来。因此，恰当重建椎间高度及维持腰椎的前凸非常重要。腰椎融合也减轻了三关节复合体的潜在平衡困境，因为融合消除了病变节段的运动，使得通过小关节的负荷化为乌有。

融合及其邻近节段的生物力学

脊柱融合对其邻近节段的影响目前还存在争议。与正常的自然病程相比，邻近节段发生退变的相对风险，目前仍有不同意见。

尸体标本的研究显示：腰骶椎的融合将增加邻近未融合节段的活动，这种增加在使用内固定物时尤为明显[13]。相似的研究结果显示：脊柱融合术增加了邻近节段椎间盘内的压力，并且这种压力的增加与融合节段的数量相关[14]。此外，在犬类标本的研究中发现，脊柱融合与邻近椎间盘中蛋白多糖合成的改变有关[15]。然而，在人类，融合与邻近节段的关系还不明了。很多研究人员采用队列研究来分析腰椎融合术和邻近节段退变的关系，结果互相矛盾。但是大多数结果都支持融合术能加快邻近节段的退变[16]；部分专家则持反对意见[17]。

从生物力学的角度来看，融合创造了一个长的力矩臂，可能是通过增加邻近节段的力矩来加快其退变。然而，也有部分研究结果说明：在腰椎[18]和颈椎[19]中，长的融合节段与邻近节段的退变之间并无关系。

虽然文献关于融合相邻节段的退变仍存在争议，人们设想，通过椎间关节成形术保留运动，就可以消除由于融合所产生的长力矩及潜在力，理论上说，这个设想很有吸引力。但是，需要长期的、几十年的临床随访来证实椎间关节成形术是否能带来这种效果。

椎间关节成形术的目标

根据定义，椎间关节成形术包括髓核和纤维环的置换。当椎间盘退变引起疼痛，并且保守治疗失败时，人们通常会考虑进行椎间关节成形术。在理想化的模式中，人工椎间盘可以复制自然椎间盘复杂的生物力学特性、抗磨损，并达到使症状长期缓解的目标。

在下面的部分我们会讨论很多生物力学以及设计上的理念。目前，对人工椎间盘的研究程度各不相同。有些人工椎间盘是通过计算机模型根据一些基本的原理进行设计，然而，更多的是来源于现有的装置和早期装置的改进。事实上，目前大约有超过100种的人工椎间盘装置，其中的一部分仍在设计之中。

骨－假体接触区域

接触区域对于维持骨和假体的接触面非常关键，这一点早被人工椎间盘的历史所证明，尤其是通过对Fernström 假体的观察。Fernström 假体是一种无弹性的不锈钢球，安装在上下两节椎体间。由于其表面呈球形，负荷只能集中在终板中央部位中很小的一个区域进行传导，即“点状负荷传导”。Fernström假体曾在 250 例患者体内安装，经过 4 ~ 7 年的随访发现，88%的病例其椎间高度丢失，主要原因是由于假体的设计缺陷，使其陷入终板中[20]（图 15A-3）。

后来的椎间盘假体设计使假体和终板有较大的接触区域，以减少假体沉降的风险。虽然早期的Charité™假体（Depuy Spine, Raynham, Massachusetts）提供了一个比Fernström假体大很多的接触面，但早期的临床试验仍发现有假体的沉降[21]。这一缺陷在第三代的 SB Charité III™ 假体（Waldemar Link GmbH&Co.）中得到解决，这一假体于1987年面世，带有较大的终板和更大的接触区域（图 15A-4）。Charité III™ 假体的临床使用证实：加大终板接触区域，尤其是其延伸到坚固的骨性终板，极大地降低了假体的沉降率，而早期的假体都置于骨质较松的松质骨上[22, 23]。

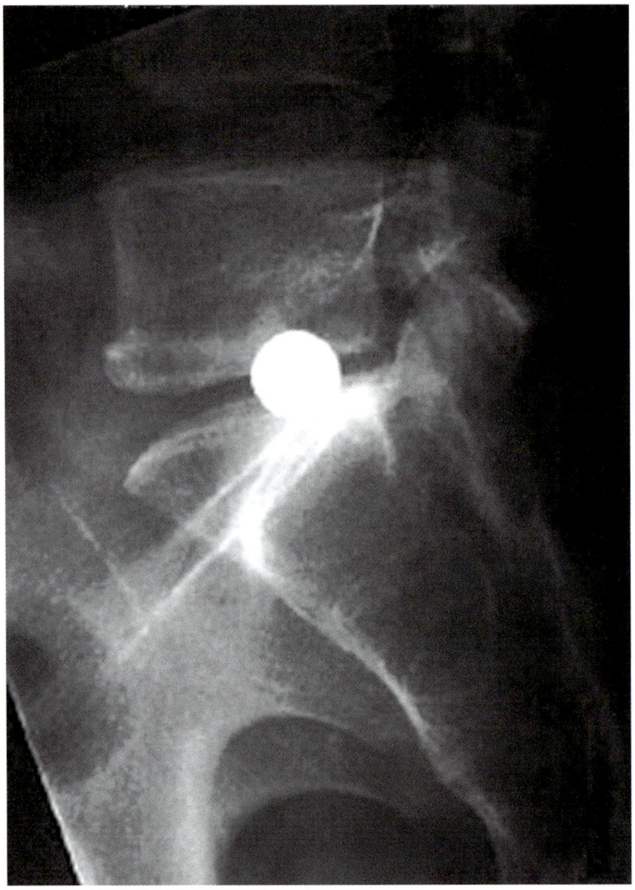

图15A-3　Fernström假体（安放于L5-S1节段）陷入终板。

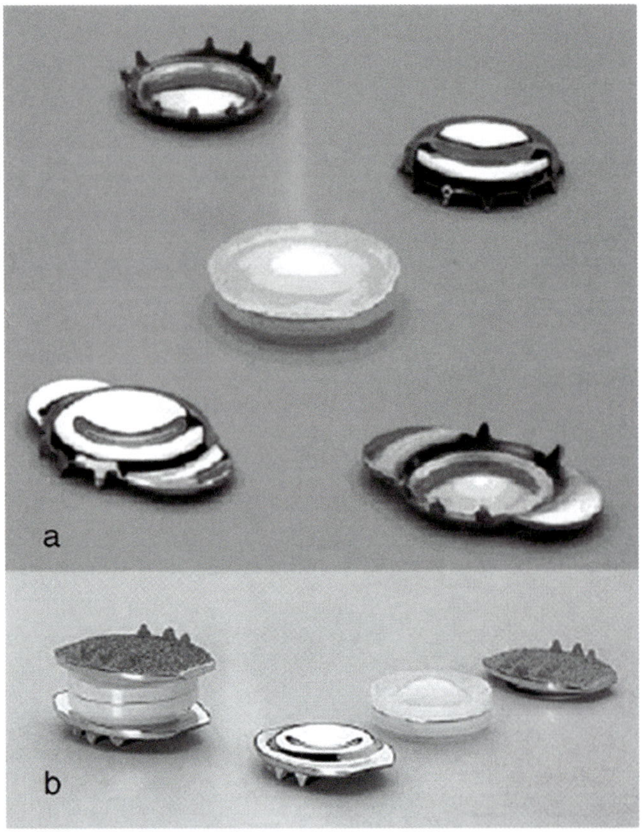

图15A-4　Charité™植入物的进展。第一代（a图上）配备了不锈钢终板，接触区域较小；第二代（a图下）加入了侧方的翅片以增加接触区域；第三代（b图）配备了钴-铬合金终板。

假体终板的材料

假体终板材料必须选择具有高度耐久性能的材料，能承受反复的生理性运动，还需进一步考虑其生物相容性、弹性模量、极限强度、延展性能、影像学特征、易于制造以及材料的成本[24,25]。目前用于假体终板制造的三种合金系统包括不锈钢、钴-铬合金以及钛合金。

不锈钢的成分包括铁、碳、铬、镍、钼。不锈钢制作的假体成本最低，磨损相对较小，弹性模量相对较高。Charité™假体的发展见证了不锈钢在假体终板中的应用。第一代的不锈钢人工终板其接触区域相对较小，大多都发生了假体沉降，部分原因是由于不锈钢与松质骨之间的弹性模量相差过大；第二代的Charité II™假体向终板延伸，虽然有很多假体的延伸部分发生断裂，但是降低了沉降率；目前第三代的Charité III™假体终板更宽大更平坦，由弹性模量较低的钴-铬-钼合金制成的，从临床试验的结果来看，可有效地解决了假体沉降的问题。钴-铬合金通常被用于制作全关节假体，此种材料在机械学特性和生物相容性之间获得较好的平衡，并且在强度和耐磨性方面优于不锈钢材料，但制作成本明显高于不锈钢材料[26]。根据材料合成比例的不同，合金可以被制作成不同硬度和柔软度的假体，使得植入物更具多样性。目前的Charité™、ProDisc（Synthes, Paoli, Pennsylvania）、Maverick™（Medtronic Sofamor Danek, Memphis, Tennessee）以及FlexiCore®（Stryker Howmedica Osteonics, Allendale, New Jersey）植入假体都配备了钴-铬合金制作的终板。

钛合金因为其良好的生物相容性，现越来越多地应用于医学。与不锈钢和钴-铬合金相比，钛合金的耐磨性能更好，钛合金材料在MRI上产生的伪影比其他金属内植物都要小。钛合金的弹性模量比不锈钢或钴-铬合金都低，但易产生凹迹和磨损碎屑。最原始的Acroflex®椎间盘假体使用了钛，并且在钛终板之间加入了聚烯烃橡胶层。因考虑到聚烯烃的可能毒性，停止了Acroflex®假体的使用。因此，坚固的钛质人工椎间盘假体的临床经验仍很有限。后来的Maverick™假体则在临床毒性未知的情况下使用了钛涂层。

骨－假体界面的宏观结构

人工椎间盘植入时假体与终板之间即刻固定的方法多种多样，如螺钉、锯齿状突起或鳍状突起。这些结构可以帮助假体的植入，防止假体的早期移位，并有助于达到远期的稳定（图15A-5）。如ProDisc®假体（图15A-5A）在其矢状位中部有一鳍状突起，在植入假体时，需根据解剖标志在椎体上开一槽与该突起相匹配，并在透视指导下操作。椎体上开的槽可以引导假体进入合适的安装位置，而且，相对于椎体终板，鳍状突起能稳定假体。Charité™假体（图15A-5B）则配有6个小齿，对终板的侵害更小，但这种设计不能如上述的鳍状突那样有助于假体的植入。其他获专利的设计包括长钉、翅片、斜坡、固定假体和骨的嵴或螺钉。如Maverick™假体在其上方和下方的终板上均配有翅片（图15A-5C）。Kostuik假体在其与骨交界面上配有长钉以防止假体的前、后及侧方半脱位，它也在上、下椎体采用双皮质螺钉来获得坚固的固定（图15A-6）[27]。

骨－假体界面的微观结构

人工椎间盘假体植入后的长期固定是通过骨-假体界面的微观结构来实现，即增加骨长入。这种技术在四肢关节应用多时，临床优势明显。制作假体时将其表面制作成多孔结构，有利于骨长入。还有研究人员考虑在假体表面应用生长因子或其他的骨诱导因子。钛涂层、网状硫酸钙以及羟基磷灰石都被应用于增加骨长入。钛涂层的假体需要大约6周的制动或微动才能使骨长入（这可以通过骨-假体之间的宏观连接来实现）。例如，ProDisc®假体在其钴-铬合金终板上进行了钛涂层。Charité™假体的表面有三层结构，首先两层为钛，第三层是硫酸钙。如此便创造了一种能促进骨长入的开放性多孔表面[25]。Charité™多孔表面假体目前已在欧洲应用，但美国还未被批准。

假体－假体界面

现代大多数的人工椎间盘假体都是由多个部件组成，因此存在多个交界面。部分假体（如Charité™假体）在其分离的两个支撑表面中间有一个可活动的核心。ProDisc®已开始制造一种假体-假体交界面的固定装置，其聚乙烯槽板扣在一侧的终板假体中，使得其在交界面处无活动，但聚乙烯槽板与另一面的终板之间仍存在可以活动的交界面。与其他任何材料-材料之间的交界面相同，"固定"交界面之间，由于微动，仍存在力、移动和磨损。虽然在固定的交界面之间活动明显减少，但由于材料之间弹性模量不同，微动仍然存在。部分的假体设计通过将核心固定到终板上，如使用橡胶硬化法或栓结术来达到减小应力集中区域的目的[28]。橡胶硬化法是一种通过分子化学交联使疏松的材料硬化，减小材料的可溶性，并使之更耐久。Steffee假体使用了橡胶硬化法来固定其终板和人造橡胶聚合物核心，主要是为了解决其在耐久性方面的缺陷[29]。在Bryan®的专利设计中采用环状钢丝缝扎，将坚硬的聚合物固定在椎体终板上[30]。仍有一些其他的假体设计完全避免了假体-假体之间固定的交

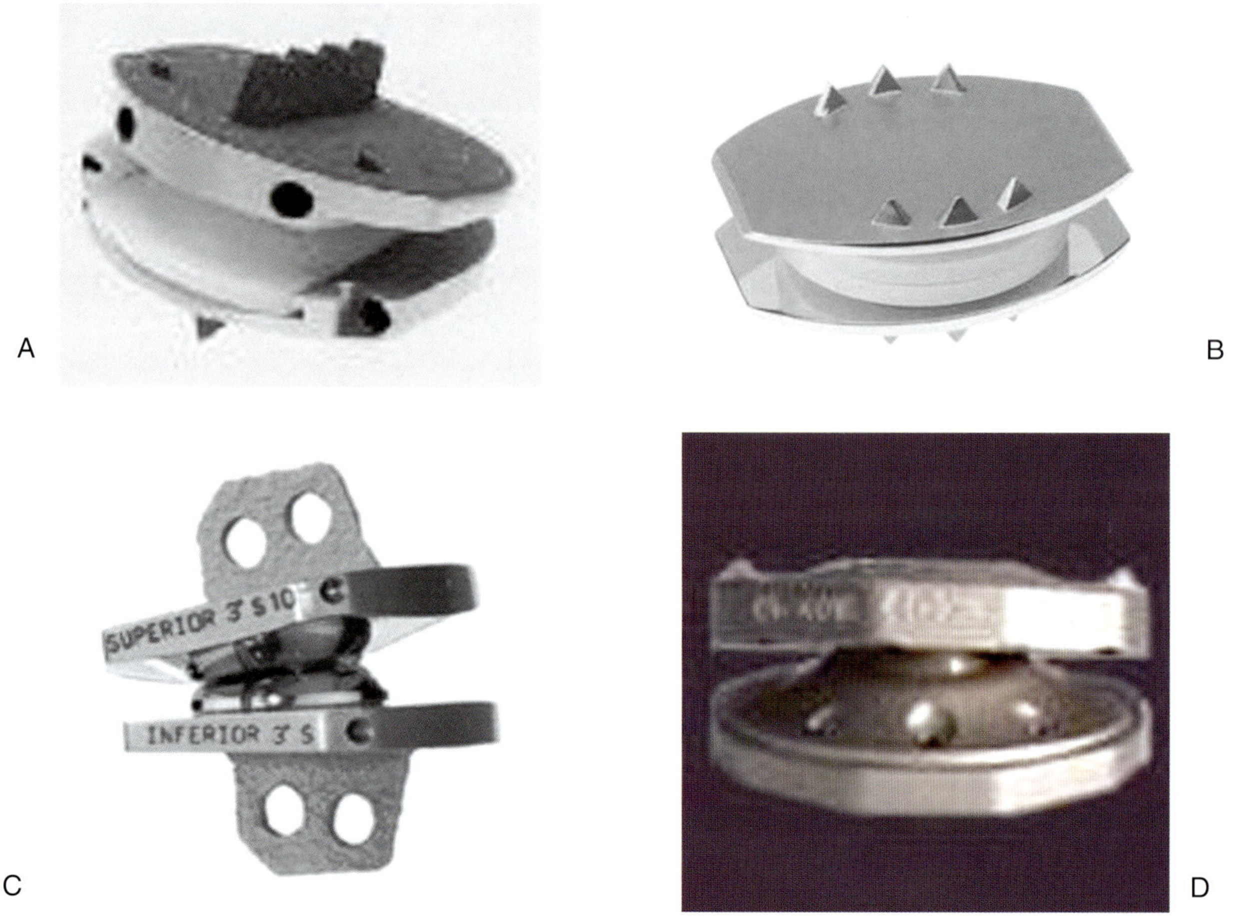

图 15A-5 目前正被使用或正处于研发中的四种椎间盘植入物。A.ProDisc® 人工椎间盘；B.Charité™ 人工椎间盘；C.Maverick™ 人工椎间盘；D.FlexiCore® 人工椎间盘。

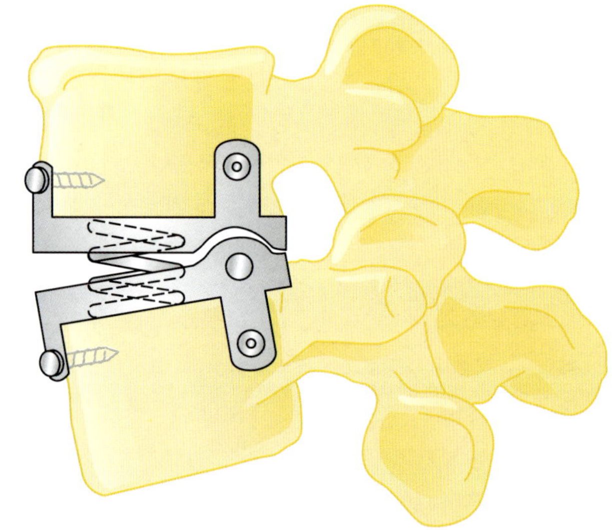

图15A-6 Kostuik植入物，这种植入物在交接面使用了齿状钉防止半脱位，并在上下椎体使用了双皮质螺钉以保证与骨质的牢固固定。

界面，如前文提到的 Charité™ 假体。

支撑面

植入物的寿命是需要考虑的一个重要方面。因此，对用于制作人工椎间盘支撑面的材料有特殊的要求。连接处必须允许有低摩擦的运动，抵抗永久的变形，同时磨损必需有限。假体的抗疲劳性、机体对假体微粒碎屑的反应（包括毒性及与假体相关的骨质溶解）这些方面在设计过程中都必须考虑。为了降低翻修手术的风险，建议人工椎间盘假体必需能够维持其功能达50年。考虑到正常成年人每年需进行125 000次腰部屈曲运动[31]，理想的假体应该能承受超过10亿次的循环使用，而无显著的退变。

很多人工椎间盘假体都采用超高分子聚乙烯作为支撑面材料。部分原因是由于超高分子聚乙烯材料具有显著的低蠕变特性，即在机械压力下渐进性变形。关于聚乙烯材料的磨损碎屑的不利方面在髋和膝关节成形术中已有明确的结论。对于金属-聚乙烯人工椎间盘假体在动物实验[32]和早期临床使用[33]中显示产生的磨损碎屑并不是主要问题。磨损相关的骨溶解和松动则很少有报道。与髋或膝关节成形术相比，由于椎间隙不被滑膜组织包裹，巨噬细胞对椎间盘假体仅产生相对免疫。此外，这种差异还可能是由于椎间关节成形术后的运动范围和负荷都比髋和膝关节成形术要低，其他可能原因包括颗粒产生有限、良性的颗粒大小和形状、安全的颗粒释放率以及临床随访时间的不足。

一般来说，金属-金属关节与金属-聚乙烯关节相比，其磨损率显著下降。全髋关节成形术中的模拟磨损测试证实：金属-金属关节的颗粒磨损比金属-聚乙烯关节显著的减少。群组研究在平均5年的随访中发现：金属-金属关节很少甚至不引起骨质溶解。也许椎间盘假体的应用最终能证明这一降低的磨损率，但迄今为止还没有相关文献报道。此外，金属-金属表面的负荷阻力很少，甚至没有。据报道，使用金属-金属假体的患者其血液和尿液中金属离子的水平升高。尸检结果也证实患者的肝脏、肾脏、脾脏、心脏和淋巴系统中金属离子的浓度都显著增高。虽然，这些报道引起了人们对于金属离子的毒性或对金属过敏的担忧，但对其临床应用不利作用的因果关系仍不清楚。

人工椎间盘假体的生物力学分类

如之前所讨论的，正常的椎间盘与小关节一起共同承担复杂的耦合运动。这些运动包括：屈曲、伸展、左右侧曲、左右轴向旋转、平移以及压缩和扩张。椎间的软组织包括椎间盘，给予了这些运动一定的动力，同时也给予一定程度的限制。

由Errico创建的人工椎间盘假体的分类，主要根据各种假体对上述运动方式的限制程度来定义的[34]。如果某种假体允许超过正常椎间盘范围的过度运动，则被分类为“非限制型”；如果假体允许接近正常椎间盘范围的运动，则被分类为“半限制型”；如果假体只允许小于正常椎间盘范围的运动，则被分类为“限制型”。这种分类系统的重要贡献在于：它认识到椎间盘假体必需高度模仿正常椎间联系的生物力学。每一种椎间盘假体在每一种运动方式中都有其独有的特性。对各种假体的长处和缺陷仍有争议，但是我们必须认识到，目前对于椎间盘假体的理想运动特性还无统一标准。换句话说，一个椎间盘假体要如何改进才能成功地模拟正常椎间盘，达到这一目标还是一个未知数。

ProDisc® 椎间盘假体配备了一个凹面的上终板，并与固定于下终板的凸面聚乙烯插入物核心组成关节（图 15A-5A）。由于这种关节不能抵抗旋转，因此，它对旋转是非限制型的，主要依靠小关节和剩余的软组织连接来抵抗旋转。ProDisc®假体允许正常范围的屈曲、伸展以及侧屈，然而，对于这些运动是半限制型的。相反，这种假体不允许压缩和平移运动，因此，对这类运动来讲是完全限制型的。从生物力学角度来讲，必须认识到ProDisc®假体下方固定的部分在屈曲-伸展弧中维持了一个固定的瞬时COR，与其他所有带有固定旋转中心（即我们所知的球－臼设计）的假体一样，ProDisc® 假体不可避免地在屈曲时产生向前的椎间平移；在伸展时产生向后的椎间平移（图 15A-7），这种平移能将非生理性的负荷传导给小关节。

Charité™假体包含一个双凸面、可滑动的聚乙烯内核，安放在两个金属终板间，每一金属终板都有一凹形的受力面（图15A-5B）。此种假体在核心和基板间无显著的旋转抑制，因此，对轴向旋转是非限制型的。Charité™假体允许正常范围的屈曲、伸展以及侧屈，因此，对于这些运动来讲是半限制型的。由于Charité™ 假体的可滑动核心与上下终板组成双关节，因此，对于平移运动来讲也是半限制型的。此外，滑动机制使得核心能在屈曲时向后方滑动，伸展时向前滑动（图15A-8），通过这种方式，这种假体很好的模仿了正常椎间盘在屈曲时伴随前方压缩以及伸展时伴随后方压缩，这种设计不允许任何单纯的压缩运动，因此，对这种运动是完全限制型的。在人类尸体标本中，Charité™假体在手术节段及邻近节段都很好的模

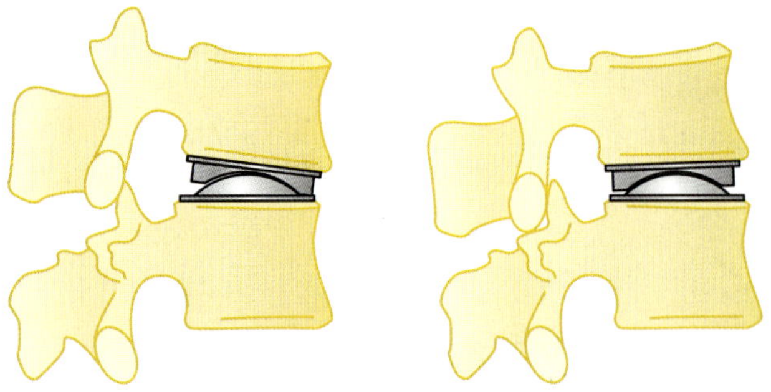

图 15A-7 固定受力核心。这是“球 - 臼”设计的典型例子，不可避免会导致屈曲时椎体向前平移和伸展时椎体向后平移。瞬时旋转中心在屈曲 - 伸展弧中保持固定。

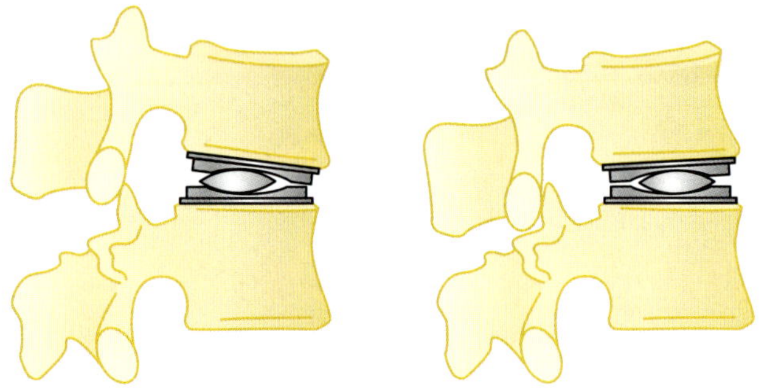

图 15A-8 非固定受力核心。滑动机制允许受力核心在屈曲时向后方移动，伸展时向前方移动。这种模型的瞬时旋转中心运动路径被认为较好地模仿了手术节段及相邻节段的瞬时旋转中心的椭圆形活动轨迹。

拟了旋转中心的椭圆形轨迹[35]。在对Charité™假体的生物力学评价方面，Lemaire 报道了在发生扭转时小关节承受了相当于正常节段 2.5 倍的负荷[36]。

Maverick™ 和 FlexiCore® 椎间盘假体在钴 - 铬合金的球和臼之间都采用了金属 - 金属关节（图 15A-5C，D）。与 ProDisc® 假体相似，Maverick™ 和 FlexiCore® 假体都对屈曲、伸展和侧屈是半限制的，对平移和轴向压缩是完全限制的。Maverick™假体与 ProDisc 假体一样，对轴向旋转是半限制型的。FlexiCore®假体在其球内安装了一条槽，用于阻断旋转，有效地使每侧旋转角度降低到5°，因此，对轴向旋转是半限制型的。Maverick™假体、ProDisc®假体以及FlexiCore®假体在各种运动中都维持了固定的瞬时 COR，因此都不可避免地会在屈曲时产生向前的椎间平移，在伸展时产生向后的椎间平移。这些使用球形关节的装置在屈曲和伸展时对小关节传导了平移负荷。

目前有很多椎间盘假体设计都对屈曲、伸展、侧屈甚至轴向旋转是半限制型的，但是还没有一种设计允许压缩和分离/膨胀运动。正常的腰椎椎间盘允许 0.5 ~ 1.5mm 的压缩，这种压缩对某种耦合运动是非常关键的。例如，为了达到伴随平移的屈曲，一定程度的压缩是必要的。此外，正常椎间盘内的压缩向量是可变的，单纯的压缩负荷可以被平衡地分散，大多数的耦合运动在椎间盘内都会传导前方或后方、左方或右方的压缩负荷。

Steffee 设计的 Acroflex® 假体包含一对与弹性盘相固定的金属假体（图15A-9）。第一代的弹性材料由于被认为有致癌可能而停止使用；第二代则由于其使用寿命在体内和体外实验结果不一致而停止使用。这种假体在生物力学方面的优点很明显：能维持椎间盘的高度；对各种类型的运动包括压缩均为半限制型的，此外还具有重建与小关节适当的功能关系的潜能优点；此外，还具有重建正常 COR 轨迹的耦合运动的可能。当然，这种植入物需要人们开发一种新的弹性生物材料，这种新的材料要能够在之后的几十年中都维持类似天然椎间盘的材料特性。

结论

目前众多正在研究中的椎间盘假体都能模仿椎间的自然连接，如维持椎间高度、恢复屈曲-伸展、旋转、侧屈等运动，但没有一种假体能满足压缩运动的基本参数，或是与小关节的复杂运动关系相匹配。有些假体设计已能高度模拟复杂的天然椎间盘，但在原材料开发上的困难却阻碍了假体使用寿命的延长。虽然对目前的假体设计在生物力学方面是否真正地“足够好”；并达到长期解决疼痛的目的；而无假体相关并发症还不得而知，但是设计完善的临床试验正在进行之中，历史将告诉我们，研究还将继续。

（陈志明译　李明校）

A

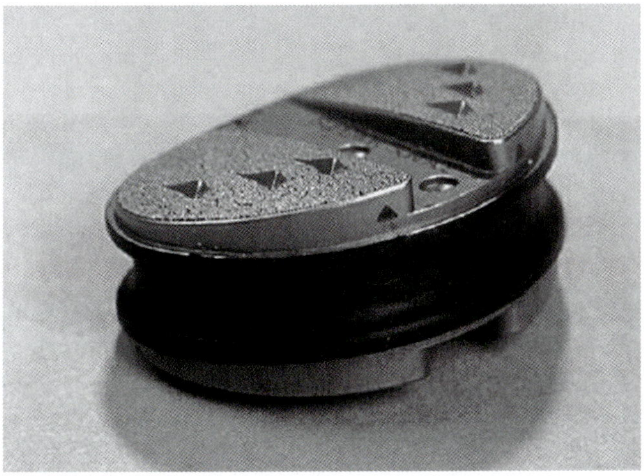

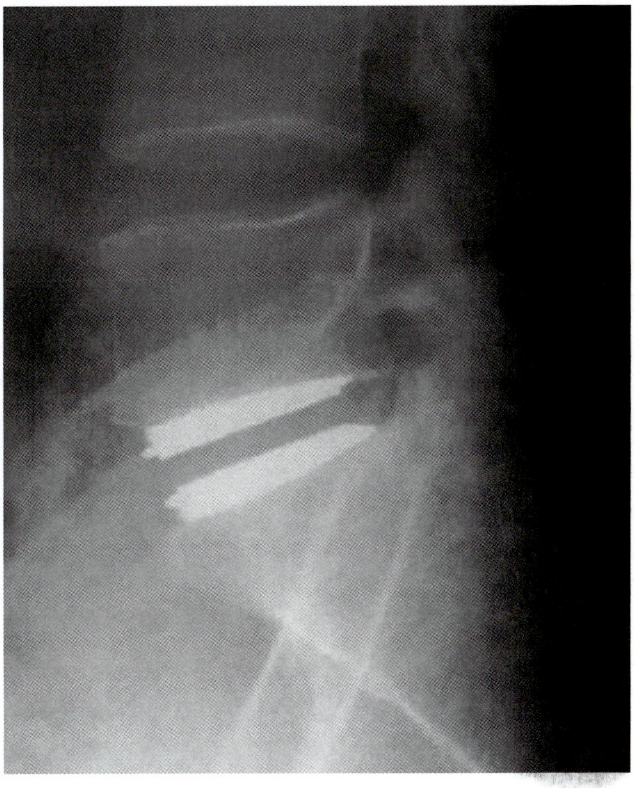

B

图 15A-9 Fraser/Steffee第二代Acroflex®植入物配备有两面钛合金终板，中间插入了聚烯烃橡胶核心。采用硫化方法使终板和核心扣紧。

参考文献

1. Ledet EH, Tymeson MP, DiRisio DJ, et al. Direct real-time measurement of in vivo forces in the lumbar spine. Spine J 2005;5(1):85-94.
2. White AA, Panjabi MM. The basic kinematics of the human spine. Spine 1978;3(1):12-20.
3. Pearcy MJ, Bogduk N. Instantaneous axes of rotation of the lumbar vertebral joints. Spine 1988;13(09):1033-1041.
4. Ogston NG, King GJ, Gertzbein SD, et al. Centrode patterns in the lumbar spine; baseline studies in normal subjects. Spine 1986;11:591-595.
5. Gertzbein SD, Seligman J, Holtby R, et al. Centrode characteristics of the lumber spine as a function of segmental instability. Clin Orthop Relat Res 1986;208:48-51.
6. Seligman JV, Gertzbein SD, Tile M, et al. Computer analysis of spinal segment motion in degenerative disc disease with and without axial loading. Spine 1984;9(6):566-573.
7. Race A, Broom ND, Robertson P. Effect of loading rate and hydration on the mechanical properties of the disc. Spine 2000;25(6):662-669.
8. Nachemson A. Lumbar intradiscal pressure. Acta Orthop Scand 1960;43(suppl):1-104.
9. Horst M, Brinckmann P. Measurement of the distribution of axial stress on the end-plate of the vertebral body. Spine 1981;6(3):217-232.
10. Yang KH, King AI. Mechanism of facet load transmission as a hypothesis for low-back pain. Spine 1984;9(6):557-565.
11. Fujiwara A, Lim TH, An HS, et al. The effect of disc degeneration and facet joint osteoarthritis on the segmental flexibility of the lumbar spine. Spine 2000;25(23):3036-3044.
12. West III JL, Bradford DS, Ogilvy JW. Results of spinal arthrodesis with pedicle screw-plate fixation. J Bone Joint Surg Am 1991;73:1179-1184.
13. Lee CK, Langrana NA. Lumbosacral spinal fusion: a biomechanical study. Spine 1984;9(6):574-581.
14. Weinhoffer SL, Guyer RD, Herbert M, Griffith SL. Intradiscal pressure measurements above an instrumented fusion. Spine 1995;20(5):526-531.
15. Bushell GR, Ghosh P, Taylor TF, et al. The effect of spinal fusion on the collagen and proteoglycans of the canine intervertebral disc. J Surg Res 1978;25:61-69.
16. Rahm MD, Hall BB. Adjacent-segment degeneration after lumbar fusion with instrumentation: a retrospective study. J Spinal Dis 1996;9(5):392-400.
17. Lehmann TR, Spratt KF, Tozzi JE, et al. Long-term follow-up of lower lumbar fusion patients. Spine 1987;12(2):97-104.

18. Penta M, Sandhu A, Fraser RD. Magnetic resonance imaging assessment of disc degeneration 10 years after anterior lumbar interbody fusion. Spine 1995;20(6):743-747.
19. Hilibrand AS, Carlson GD, Palumbo MA, et al. Radiculopathy and myelopathy at segments adjacent to the site of a previous anterior cervical arthrodesis. J Bone Joint Surg Am 1999;81(4):519-528.
20. Fernstrom U. Arthroplasty with intracorporal endoprothesis in herniated disk and in painful disc. Acta Chir Scand Suppl 1966;357:154-159.
21. Link H. History, design and biomechanics of the link SB Charite artificial disc. Eur Spine J 2002;11(S2):98-105.
22. Cinotti G, David T, Postacchini F. Results of disc prosthesis after a minimum follow-up period of 2 years. Spine 1996;15;21(8):995-1000.
23. Lemaire JP, Skalli W, Lavaste F, et al. Intervertebral disc prosthesis: results and prospects for the year 2000. Clin Orthop Relat Res 1997;337:64-76.
24. Bao QB, McCullen GM, Higham PA, et al. The artificial disk: theory, design, and materials. Biomaterials 1996;17(12):1157-1167.
25. Hallab N, Link HD, McAfee PC. Biomaterial optimization in total disc arthroplasty. Spine 2003;28(20 Suppl):139-152.
26. Taksali S, Grauer JN, Vaccaro AR. Material considerations for intervertebral disc replacement implants. Spine J 2004;4(6 Suppl):231-238.
27. Kostuik, JP. Intervertebral disc replacement: Experimental study. Clin Orthop Relat Res 1997;337:27-41.
28. Steffee AD. Artificial disc. US Patent 5071437. December 10, 1997; from Lee CK, Goel VK. Artificial disc prosthesis: design concepts and criteria. Spine J 2004;4(6 Suppl):209-218.
29. Steffee AD. The Steffee Artificial Disc. In Weinstein JN, ed. Clinical Efficacy and Outcome in the Diagnosis and Treatment of Low Back Pain. New York: Raven Press,1992:245-257; from Kostuik, JP. Intervertebral disc replacement: Experimental study. Clin Orthop Relat Res 1997;337:27-41.
30. Bryan V, Kunzler A, Allard R, et al. Implantable joint prosthesis and associated instrumentation. US Patent 20030135277. July 17, 2003; from Lee CK, Goel VK. Artificial disc prosthesis: design concepts and criteria. Spine J 2004;4(6 Suppl):209-218.
31. Kostuik JP. Intervertebral disc replacement. In Bridwell KH, DeWald RL, eds. The Textbook of Spinal Surgery, 2nd ed. Philadelphia: Lippincott-Raven, 1997:2257-2266.
32. Cunningham BW, Dmitriev AE, Hu N, McAfee PC. General principles of total disc replacement arthroplasty: seventeen cases in a nonhuman primate model. Spine 2003;28S:118-124.
33. Dooris AP. Experimental and theoretical investigations into the effects of artificial disc implantation on the lumbar spine. PhD Dissertation, Iowa University, 2001; from Lee CK, Goel VK. Artificial disc prosthesis: design concepts and criteria. Spine J 2004;4(6 Suppl):209-218.
34. Errico TJ. Lumbar disc arthroplasty. Clin Orthop Relat Res 2005;435:106-117.
35. Cunningham B, Gordon J, Dmitriev A, et al. Biomechanical evaluation of total disc replacement arthroplasty: an in vitro human cadaveric model. Spine 2003;28S:110-117.
36. Lemaire JP, Skalli W, Lavaste F, et al. Intervertebral disc prosthesis: Results and prospects for the year 2000. Clin Orthop Relat Res 1997;337:64-76.

Charité™ 人工椎间盘

15B

Fred H. Geisler, MD, PhD Aurora, Illinois

引言

引起下腰痛的病因很多且难以明确。椎间盘退行性疾病可导致椎间盘脱水、纤维环破裂和（或）椎间盘高度降低、椎间隙狭窄。该椎体节段运动异常和生物力学的不稳可引起疼痛[1]。椎间盘退行性疾病的诊断需将临床表现和影像诊断相结合，如磁共振成像结合患者的病史、症状、体征。对由椎间盘退行性疾病导致的顽固性下腰痛进行的保守治疗包括物理治疗、打封闭针、止痛治疗等，但其治疗效果都不明显，对这些患者来说，可考虑手术治疗。

在过去的50年里，腰椎融合的技术得到很好的发展，并且已经成为这类患者标准的治疗方法：坚强的椎弓根螺钉固定；钛网或多聚体椎间融合器（Cage）植入椎间；经过预处理的置于椎体间的同种异体骨块。除了固定和融合器械的发展，生物骨材料的发展减少甚至消除了对自体髂骨移植的需要，并同时获得较高的植骨融合率。这些措施包括脱钙骨基质；富含血小板的血浆；骨髓抽吸；干细胞培养技术；骨形态发生蛋白（BMP）以及许多具有骨诱导功能的植骨混合物等。

在引起症状的腰椎间盘退变节段进行腰椎融合技术以消除腰椎的异常运动和腰椎不稳，降低原有症状的水平，从而减少或消除椎间盘退行性疾病患者腰背痛，然而，临床报道其效果不尽相同。最近由Geisler等[2]进行的一项临床效果的Meta分析，最短2年随访，结果显示腰椎融合技术治疗椎间盘退行性疾病可消除腰椎的异常活动、消除疼痛、使腰椎整体功能有所加强。然而，Cunningham等[3]对尸体解剖的研究显示，腰椎融合后会增加融合椎体邻近节段的异常活动。

人工椎间盘的原理

融合术是为了消除一个或多个腰椎节段的正常运动。退变节段的不稳导致的疼痛中，运动本身就是疼痛的根源，所以在许多病例中，融合术成功，则退变节段可舒服的支撑起身体的重量，因为当节段被融合，它就不再运动，也不会导致疼痛，然而，融合后会导致相邻节段的压力和运动的增加[3,4]，可以加速相邻节段产生退行性疾病的过程。hilibrand等[5]在颈椎研究中证明了这一观点。对退变的腰椎进行椎间融合术的固有问题在于：依靠消除椎体间运动及其正常的生理功能，仅能掩盖疾病过程的本质，使用腰椎人工椎间盘技术，不是消除腰椎运动，而是恢复和维持正常的腰椎生理运功[6-9]。

人工腰椎椎间盘置换术应达到四种基本效果：(1) 纠正异常运动；(2) 恢复椎体间节段性腰椎间隙高度、前凸角、瞬时旋转轴；(3) 置换后的椎间盘随时间的推移能够保持正常椎体间运动；(4) 减少患者痛苦，并恢复正常的椎间盘功能。如果这些目标得以实现，则毗邻动态稳定的相邻椎间盘将不会受到异常的负重和运动，并可减少和消除发生椎间盘退行性病的几率。

历史

在过去35年里已有多种人工椎间盘被设计出来，但绝大多数没有生产[10]。有三种源自人工椎间盘技术类型的动态稳定系统：(1) 吸湿凝胶或含液体圆筒形囊的椎间盘髓核替换装置（进行标准椎间盘切除后，依靠纤维环维持正常的椎间隙高度）[11-13]；(2) 后方动态稳定系统（增加了后柱的稳定）[14-16]；(3) 全腰椎关节置换术（替换前、后方腰椎运动节段部分）。目前，这些整体椎体关节置换器件未通过美国食品和药物管理局（FDA）的审查，也没有在世界其他地方被应用，最终，全椎间盘置换术被用于置换整个椎间盘。由于这些设备的更换只有在椎间盘及部分关节置换，所以他们需要健康的小关节以及完整的后韧带和肌肉结构。一个人工椎间盘应该复制一个正常椎间盘的生物力学功能。此外，一个人工椎间盘要减少对邻近椎间盘的压力传送，放慢或阻止这些退行性改变。全椎间盘摘除术消除了椎间盘突出的机会，并且可以延缓动态稳定部分的强直、狭窄和不稳定。除恢复椎间隙空间高度外，一个人工椎间盘应该恢复正常的运动、高度、屈伸能力，降低对相邻椎间隙的压力，在稳定的水平防止现有神经根受压。

这些人工腰椎间盘的设计有着非常复杂、严格的要求。这些装置必须具有优良的机械强度和耐力。它们被设计出来并能使用几十年，因为很多年轻患者需要放入植入物。装置的材料必须符合生物相容性，不引起周围组织的炎症反应，也不能与材料本身或者任何磨损产生的碎片发生反应。这些装置的材料或者产生的碎片必须不能产生器官氧化反应或有致癌性。

对一个人工椎间盘来说，生物力学运动功能要求很严格，因为它必须要复制一个正常椎间盘的全部生物力学功能。一个正常的腰椎运功包括平移和三个方向的旋转（屈伸、侧方弯曲、轴转动）。正常运动常表现在两个方向上的耦联运动。与植入物相关的几何结构及材料将决定其静态结构、动态运动、运动曲线、运动的持续性。人工腰椎间盘在椎间盘的确切位置是由它的生物力学设计所决定。不同的设计，需要的放置精确程度不同。固定枢轴装置，相比起其他设备需要更高的放置精度，其中还包括一个滑动形核和弹性高聚物以降低接触面的受压力。

选择任何一种基础材料去做人工椎间盘都存在一些潜在问题。这些装置在临床使用过程中会出现承重面的磨损。一般来说，材料分成三种类型：金属-金属设计，金属-陶瓷材料设计和金属-塑料设计。全金属材料组成的人工椎间盘会产生金属碎片；金属陶瓷设计的陶瓷部分可能碎裂；金属塑料设计的塑料可能出现磨损或低温流动性。塑料组件（钴铬钼[cocrmo]和超高分子量聚乙烯[UHMWPE]）在目前的人工髋关节和膝关节中平均使用15～20年，之后需要重新更换[17-18]。如果人工腰椎间盘也使用相同的基础材料，那也可以推断，在植入15～20年后，其中的塑料组件也需更换。但在人工椎间盘植入和人工关节置换中有以下主要的区别。首先，每走一步，膝关节和髋关节需要移动大约50°左右，而腰椎只需要倾斜几度，对所有的基础材料来说，这大大降低了所谓的砂纸效果所起的摩擦作用。第二，在Charité™人工椎间盘（DePuy Spine, Raynham, Massachusetts）的设计中，高密度聚乙烯材料组成的两个相对的接触面共同移动可以尽可能的减小压力，对于髋关节来说，这些塑料被限制在高压力下，球面设计的关节连接处也会加速塑料的磨损。而在Charité™人工椎间盘中，无约束的滑动塑料核心无任何压力点。此外，在欧洲的文献报道中，有报道称人工椎间盘被植入10年且塑料部分未产生任何磨损[19]。

四种不同的人工椎间盘设计已通过美国食品药品管理局（FDA）设备豁免审查（IDE）试验（图15B-1）。值得注意的是，这些设计并不能修复，也不会增加后柱的退行性变。事实上，椎体滑脱和明显的椎间关节强硬伴随关节面过度增生和可能的神经

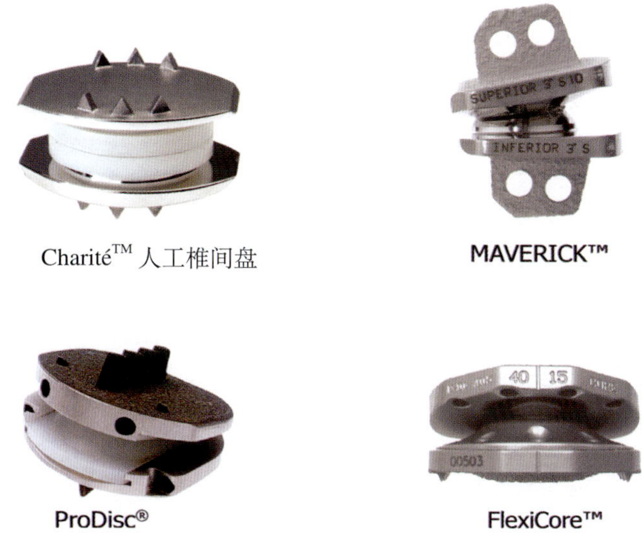

图 15B-1 四种已经通过美国食品药品管理局 IDE 临床审查或正在审核的人工腰椎间盘。（Reprinted with permission from DePuy Spine, Raynham, Massachusetts.）

根压迫是运用任何这些设备的一个禁忌证。这些设备都有一个完全活动或半活动的稳定的旋转中心样的设计。

最初的 ProDisc® 人工椎间盘（Spine Solutions, New York, New York）是 Thierry Marnay 于 20 世纪 80 年代发明。而最近的 ProDisc®（Synthes，Paoli, Pennsylvania）设计包含两个钴铬钼合金终板和一个超高分子量聚乙烯核组合而成的球形关节，该球形关节固定在下位终板上，产生一种半活动的系统。这种设计其安置位置的瞬时旋转轴与尾椎锥体一致，而不是与椎间隙一致。并用一种中央突起（齿）把ProDisc® 固定于椎体终板上。其中，中央突起（齿）被打入椎体的终板。ProDisc®注册试验性设备豁免研究已经有结果，预期在2006年底能被FDA正式批准。FlexiCore® 人工椎间盘（Stryker Howmedica Osteonics, Allendale, New Jersey）是一种金属 - 金属的带有一个钴铬钼合金承重表面和一个13mm球状关节的半活动装置。该装置放置在终板之间，并且在终板之间形成一个固定的旋转中心。该装置在植入终板的外环有齿突，齿突固定在锥体终板的周缘。2003 年 8 月，FDA 开始对 FlexiCore® 人工椎间盘的试验性设备豁免审查。Maverick™ 人工椎间盘（Medtronic Sofamor Danek, Memphis, Tennessee）有一个半活动的金属 - 金属设计。与 ProDisc®一样，Maverick™的植入物也有中央突起，中央突起打入脊椎终板，保持固定和稳定。FAD完成了对Maverick™的试验设备豁免审查注册。

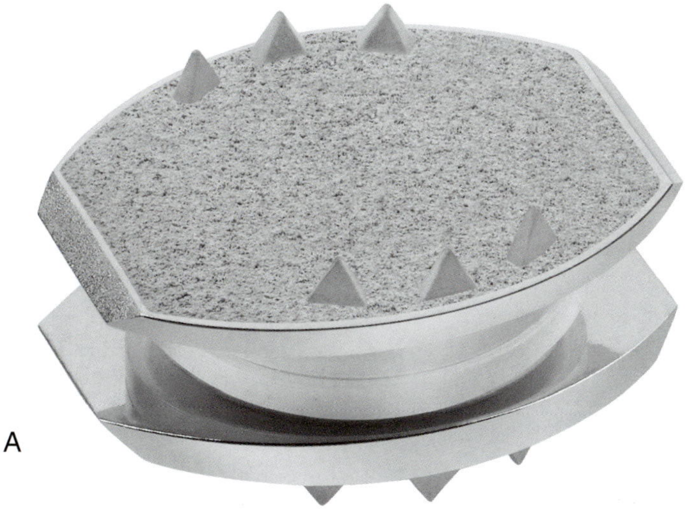

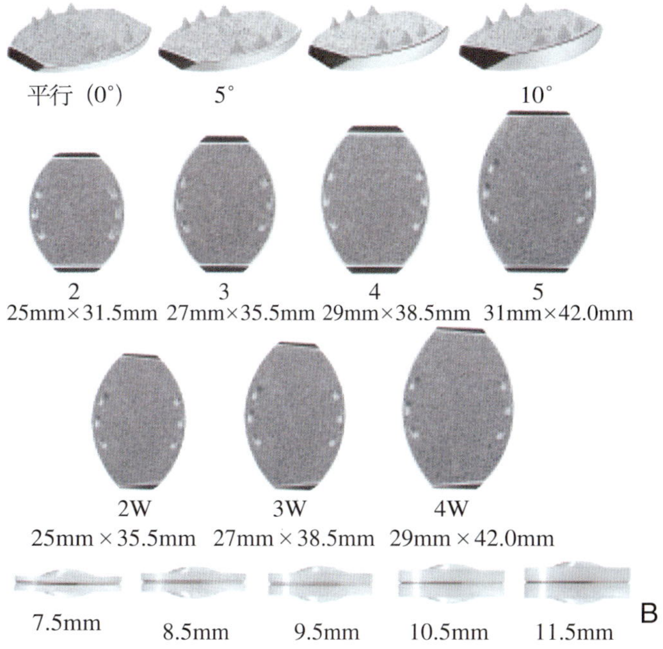

图15B-2 A. 已经装配好的Charité人工椎间盘；B. Charité 人工椎间盘有多种型号盖板和不同高度的滑动核，4 种盖板型号可以从 0° ~ 20° 恢复脊柱前凸角。(Reprinted with permission from DePuy Spine, Raynham, Massachusetts.)

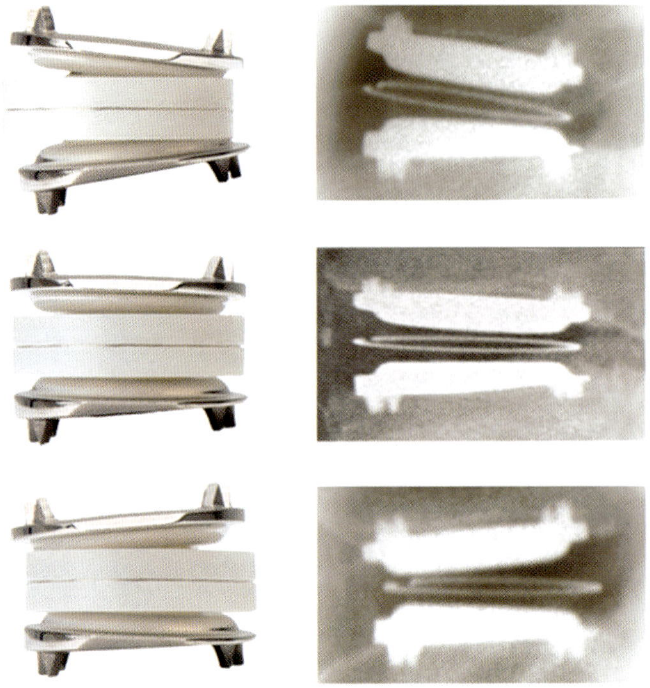

C

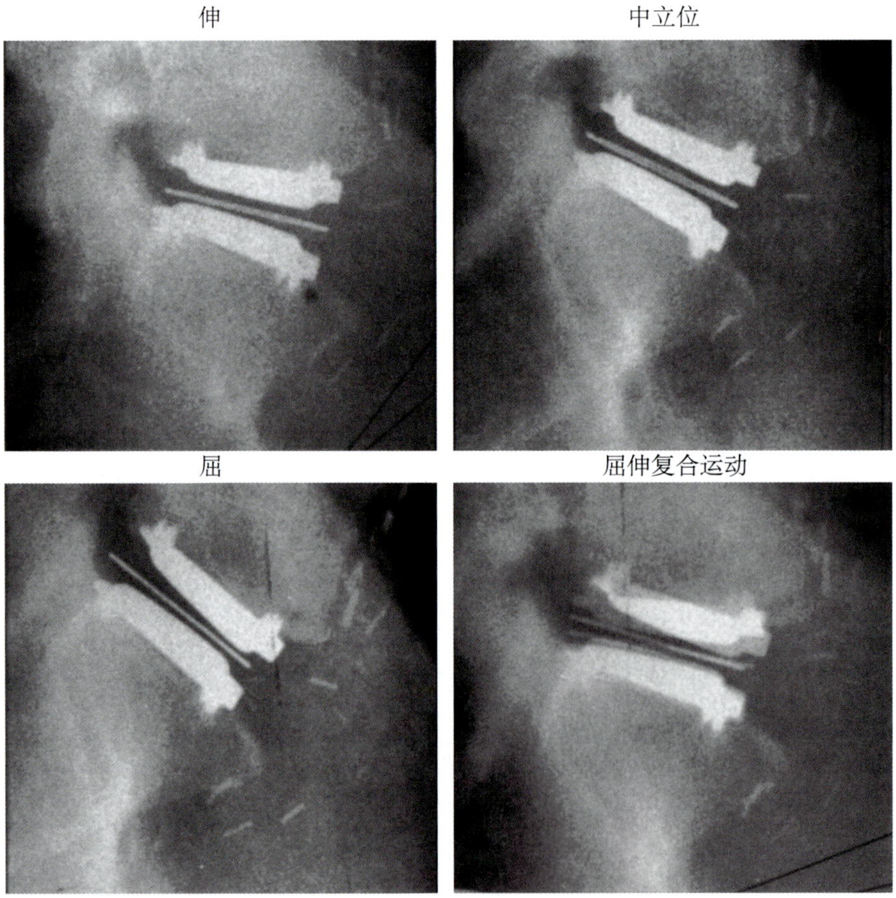

D

图 15B-2（续） C. Charité 人工椎间盘的移动由其滑动核来提供，并可由屈伸位 X 线片显示；D. Charité 人工椎间盘的移动由其滑动核来提供，并可由屈伸位X线片显示。(Reprinted with permission from DePuy Spine, Raynham, Massachusetts.)

Charité™ 人工椎间盘

Charité™ 人工椎间盘（图 15B-2A-D）用于恢复椎间隙高度和运动节段的灵活性[10, 20]，同时重建正常腰椎运动节段的运动学和动力学。Charité™人工椎间盘是由两个钴铬钼合金盖板和一个自由浮动的超高分子量聚乙烯的核心组成。这些椎间盘初始的稳定性是通过 6 枚前后方的“牙”植入头侧和尾侧椎体终板。1998 年，添加有等离子喷涂多孔钛及磷酸钙涂层的 Charité™椎间盘开始出现在美国以外的地区，到2006 年，这种产品已经遍布包括美国在内的世界各地。这种涂层提供了潜在的骨诱导作用和植入后椎间盘的长期稳定性。其产品目前有 7 种几何规格（包括 3 种特大型号）以适应不同大小的椎体终板，每组具有4个可用角度（0°、5°、7.5°、10°），并可以重建0°～20°的前凸角。金属盖板最佳的安放位置是：皮质骨周缘，椎体的矢状面中线上，在冠状面为中线偏背侧 2mm（图 15B-3A，B）。

无约束设计允许脊柱正常运动时，滑动内核在椎间隙内部能产生动态平移，腰部屈曲时向后，伸直时向前（图15B-2C, D）。Charité™椎间盘产品滑移核类似于现在许多膝关节植入物，多使用移动轴承设计。实质上，这可以被看作是一个第二代的或改进型设计的枢纽，就像人工膝关节的移动核心被认为是一种先进设计的轴承。Charité™设计不仅在保留正常运动的同时，减轻了脊椎后柱小关节的负荷，同时允许植入物稍微偏离移植的中心位置。

Cunningham 等[3] 在尸体模型上的实验表明，Charité™人工椎间盘的旋转中心与植入的节段及邻近的上一节段的旋转中心大体一致。然而，椎体融合后融合节段及以上邻近的节段旋转中心被极大地破坏。此外，与正常且完整的椎间盘相比，Charité™人工椎间盘未对毗邻的椎体节段的运动范围造成负面影响，但椎体融合术会造成邻近节段运动范围的显著增加。研究证实，正常脊柱中带角度的耦合平移在Charité™

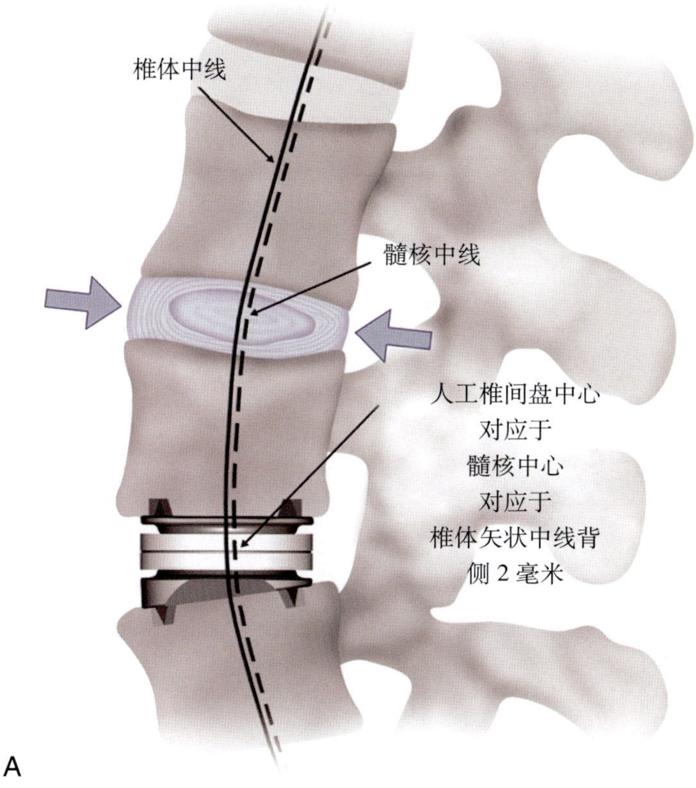

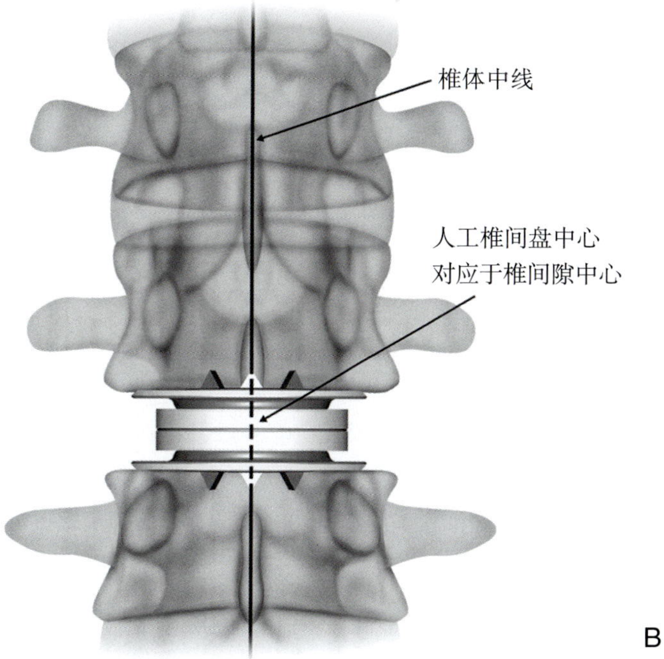

图15B-3　匹配的位置位于正常腰椎间盘动态旋转中心，从前后方向来看，Charité人工椎间盘应该位于中线；从侧面观，应位于矢状中线背侧 2mm。(Reprinted with permission from DePuy Spine, Raynham, Massachusetts.)

人工椎间盘中得到重现（图15B-4A, B）。他进一步指出，与安置Charité™人工椎间盘的手术节段和相邻节段相比，融合椎间隙的邻近节段运动范围明显增加（图 15B-4C）。而运动范围的增加以及邻近节段应力和压力的相应增强，被认为是加速相邻节段退行性变化的一个主要因素。由于椎体的周围皮质骨机械性能强于中央松质部分，为减少椎间盘沉入骨性终板致椎体压缩的机会，应当尽可能使用最大的Charité™金属盖板（图 15B-5A-C）。

有限元分析支持此项观点。Moumene和geisler[22]从两面、三维、非线性、有限元模型上比较了融合术与Charité™椎间盘置换术对相邻节段负荷的影响：在轴转动时，融合术增加未行手术节段96%的负荷，而Charité™ 人工椎间盘减少了相邻正常关节 50% 的负荷（图 15B-6A, B）。

Charité™ 人工椎间盘的临床经验

Charité™ 人工椎间盘在美国的应用始于 2000 年，而其他国家早在 1987 年就开始了应用。迄今为止，全球范围内使用这种无限制的解剖型椎间盘置换病例数超过 15 000 例。Cinotti 及其同事报道了在 46 例意大利患者中，优良率达到70%[23]。1997年，Lemaire 及其同事报道对105例接受Charité™椎间盘治疗的患者进行为期 5 年的追踪评估，结果显示，84.8% 的患者获得良好的临床疗效[24]。David 对 92 例患者进行了 5年的随访，发现75%取得了良好的疗效[27]。1999年，Zeegers 等对 52 例荷兰患者进行为期 2 年的随访，发现 70% 获得良好的疗效[28]。

最近，Lemaire 报道了对 Charité™ 人工椎间盘治疗患者进行 10 年以上的长期随访的临床疗效及影像学结果[25, 26]。107 例接受 Charité™ 人工椎间盘治疗患者中，100 例随访时间至少 10 年（10 ~ 13.4 年）。总计 147 个假体被植入，其中 54 例为单节段植入；45 例为双节段的植入；1例为三节段的植入。其中62% 取得了极优的临床疗效，28% 取得了良的临床疗效，10% 疗效差。95 例患者能够重返工作岗位，88 例（91.5%）回到手术前原工作岗位或其他工作岗位。各水平的屈伸运动度平均为10.3°（L3-L4为12.0°，L4-L5 为 9.6°，L5-S1 为 9.2°）。2 例患者观察到植入

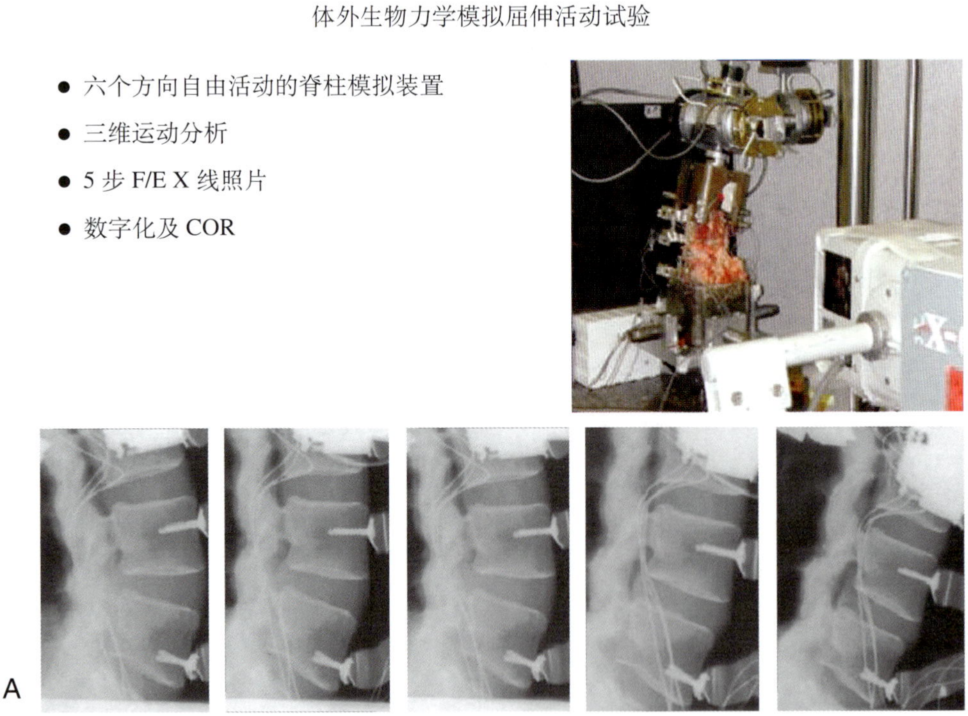

图 15B-4　术后侧位 X 线片显示脊柱前凸角得到保留，滑动核随着屈伸运动而滑动。（Reprinted with permission from DePuy Spine, Raynham, Massachusetts.）

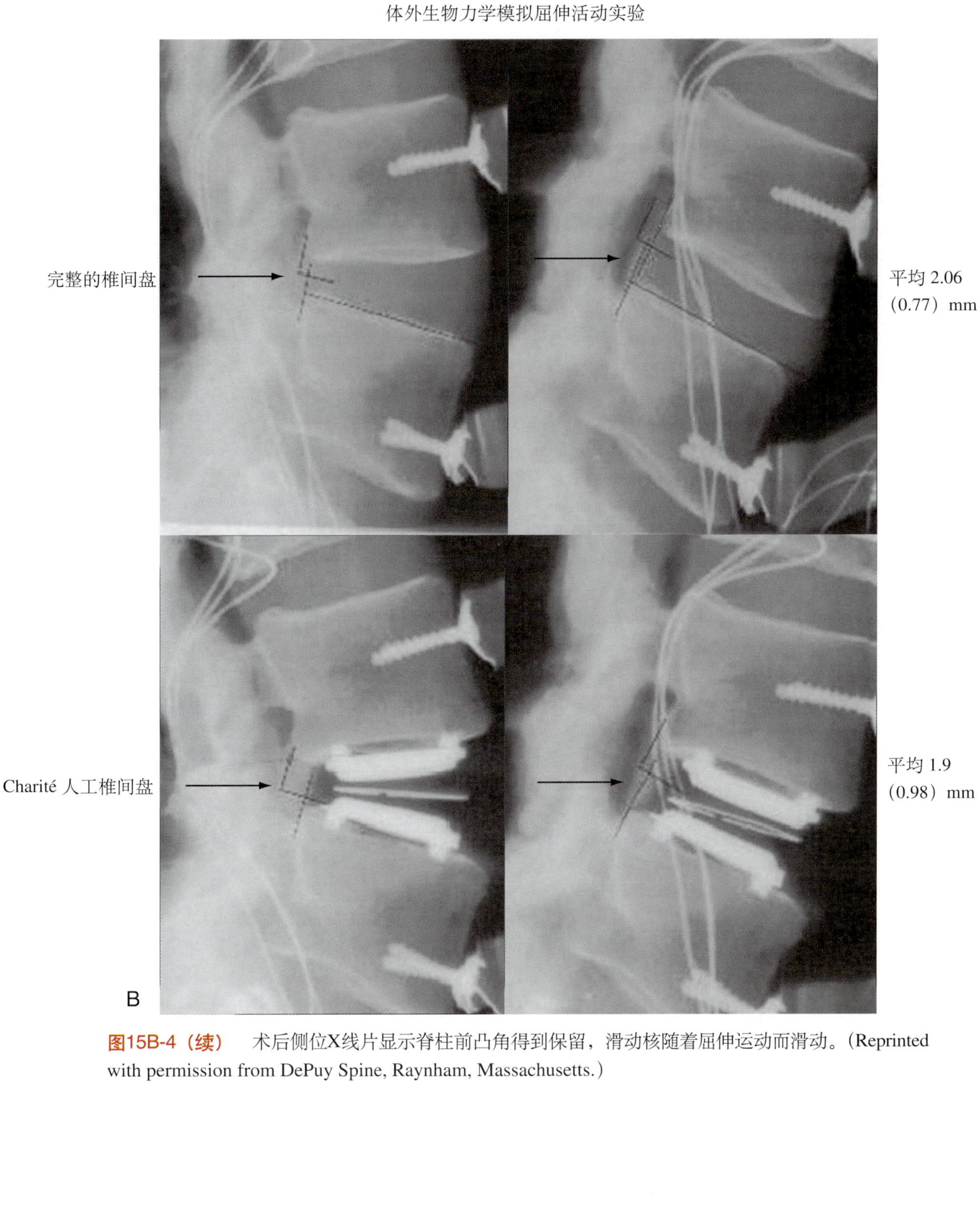

图15B-4（续） 术后侧位X线片显示脊柱前凸角得到保留，滑动核随着屈伸运动而滑动。(Reprinted with permission from DePuy Spine, Raynham, Massachusetts.)

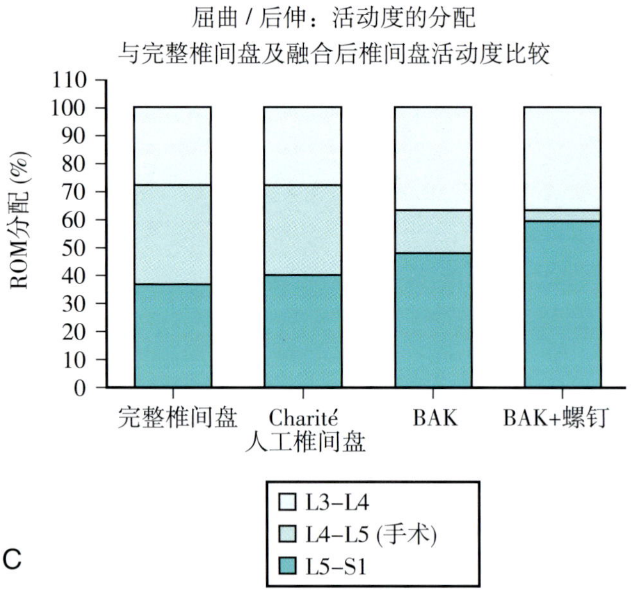

C

图 15B-4（续） 术后侧位 X 线片显示脊柱前凸角得到保留，滑动核随着屈伸运动而滑动。(Reprinted with permission from DePuy Spine, Raynham, Massachusetts.)

物有轻微的下陷,但是不需要进一步手术治疗。没有发现假体半脱位和自发关节融合病例。但有1例患者椎间盘高度下降1mm，5例患者需要行二次后路融合术。由此可见，90%获得优良的临床疗效，91.5%重返工作岗位，与文献报道的腰椎椎间盘退行性病变的椎间盘融合术疗效相仿。Lemaire由长达10年以上的随访结果推论，Charité™人工椎间盘显现出优良的屈伸活动度和侧向活动度（ROM），而没有出现明显的并发症。

外科治疗

选择前方经腹膜外入路暴露至椎体前方，这一显露过程通常由普外科或血管外科医师实施（图15B-7A,B）。当完成由正中切口到达椎间隙后（L4-5或 L5-S1），根据植入假体的宽度切开前纵韧带（图15B-7C, D）。之后广泛或完全切除椎间盘后，清除软骨终板，但需保留上下的骨性终板。扩大椎间盘切除范围，使之能暴露至椎体的骨皮质周缘。用0.25英尺的骨凿或 Kerrison 钳清除椎体后缘的骨赘（图 15B-8A）。后纤维环通常需完全清除干净，但需保留后纵韧带的完整性。用终板测量器在侧位X线透视下，确定合适型号的人工椎间盘（图15B-8B）。将Charité™人工椎间盘金属盖板安置于椎间隙内，这个过程中避免破坏骨性终板，以免以后发生椎体塌陷。咬除后缘骨赘，锉平终板后，放入较大号的Charité™金属盖板（图15B-9）。此外，退变后的前纵韧带明显增厚（有时＞ 1cm），尤其在 L5-S1 更为明显。清除前纵韧带使之清楚的暴露椎体骨质前缘，这有利于人工椎间盘植入后，在X线透视或直视下，确定金属盖板前夹板能牢固的固定在椎体前缘骨皮质下。

清除椎间盘组织和软骨终板后，在 X 线透视下，使用终板测量器测量椎间隙大小以选择合适型号的金属盖板，然后将撑开器置入椎间隙中，用平行的撑开力均匀撑开，这一过程在间隔器的协助下完成；拉伸或切断后纵韧带以增加椎间隙后缘的高度（图 15B-10A-C）。撑开后缘椎间隙，使狭窄的椎间隙恢复至正常的高度。一旦椎间隙被撑开，夹在韧带里的压迫神经根管的椎间盘组织便回退到椎间隙中，然后，用枪钳或活检钳清除多余的椎间盘组织。然后将试模插入椎间隙中，估计终板大小，脊柱前突角角度，终板覆盖范围及影像学中线位置（图 15B-11A-D），并在试模插入器相对应的皮肤体表位置做标记，能够帮助透视下确定中线并调整试模插入器与皮肤标记和椎体中线定位螺钉在同一线上（图15B-11E），然后用开口器在与盖板齿突对应位置的终板上转孔，并确定待植入的 Charité™ 人工椎间盘的大小（图 15B-12A，B）。

接下来，将Charité™人工椎间盘的金属盖板放入椎间隙。影像学确定中线位置后，用电刀烧灼记号或用4.5mm自攻螺钉固定在相邻椎体上作标记。螺钉的顶部光滑，可以避免损伤大血管，同时可以作为直视下和透视下明确的标记物。将假体盖板放入椎间隙，撑开器用平行的撑开力使盖板与椎体骨质紧密接触（图15B-13A-D）。在撑开过程中，植入物的所有边缘都要与撑开钳接触，以避免金属盖板内部受到刮擦，否则金属盖板会受到明显磨损。在金属盖板放入椎间隙后，用滑动核试模确定撑开间隙大小，将最终的滑动核放入椎间隙中（图15B-14A-D）。滑动核放至正确位置后，取出撑开器。轻轻敲击撑开钳上的锤子，可以取出植入装置，在关闭切口前取出定位螺钉。

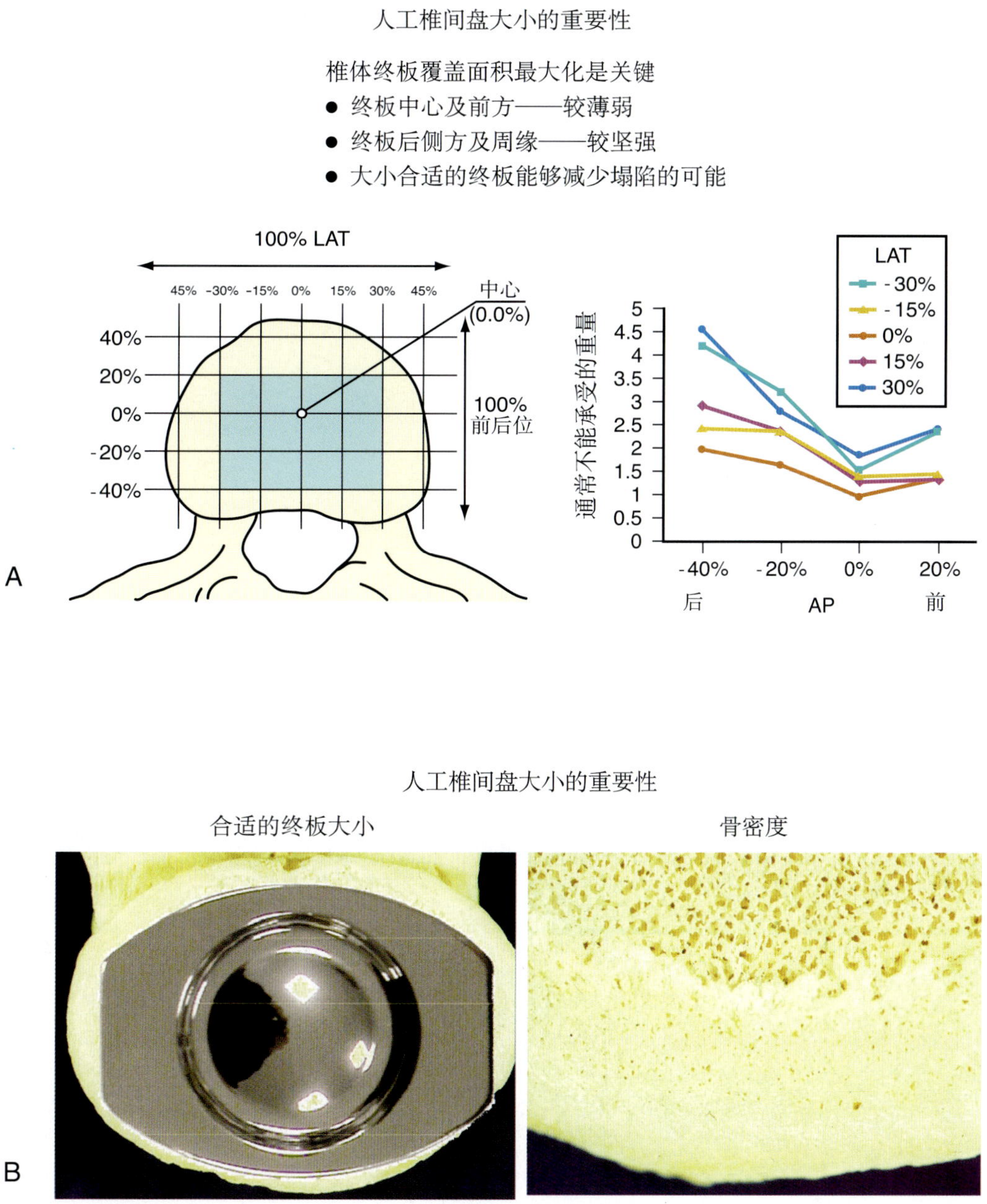

图15B-5 A. 选择合适的盖板型号使盖板能够紧密接触椎体骨皮质周缘从而使其能够具有最大的承重能力；B. 前后及侧位方向显示盖板承重能力加强。(Reprinted with permission from DePuy Spine, Raynham, Massachusetts.)

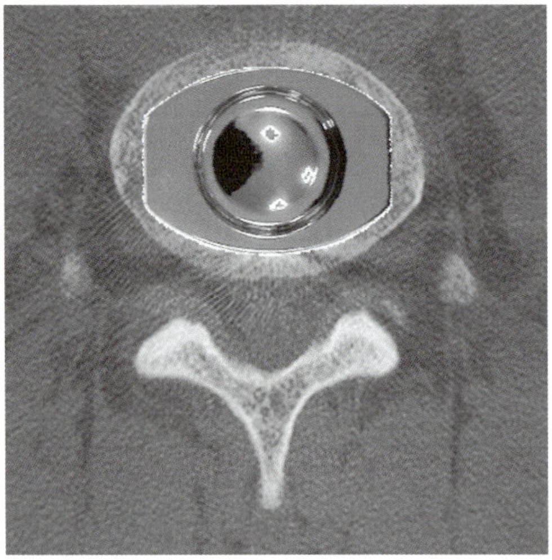

C (1)

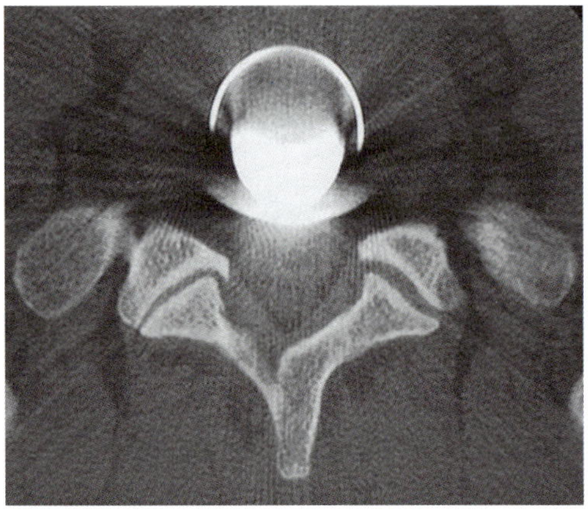

C (2)

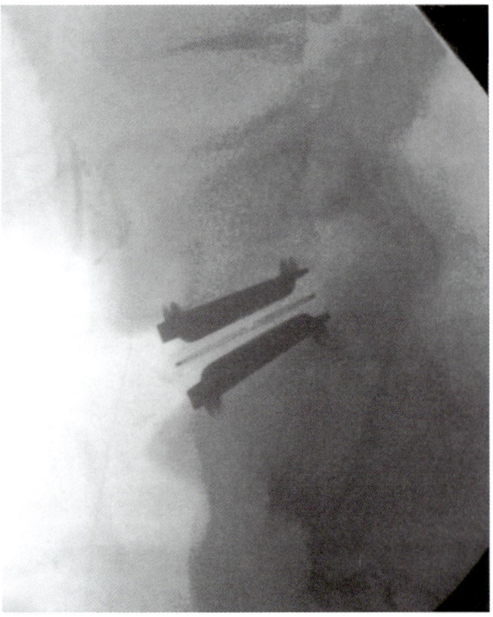

C (3)

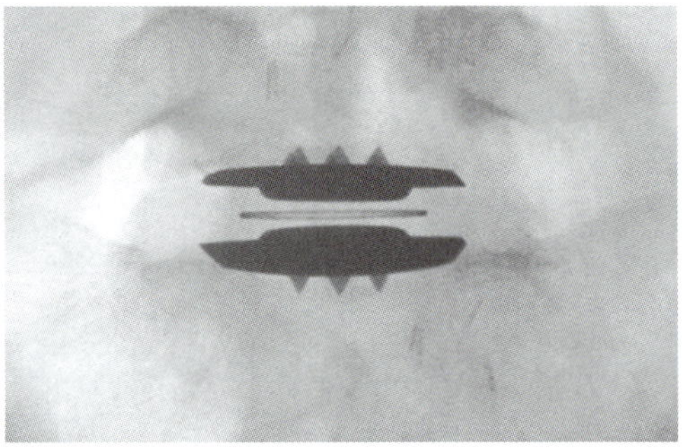

C (4)

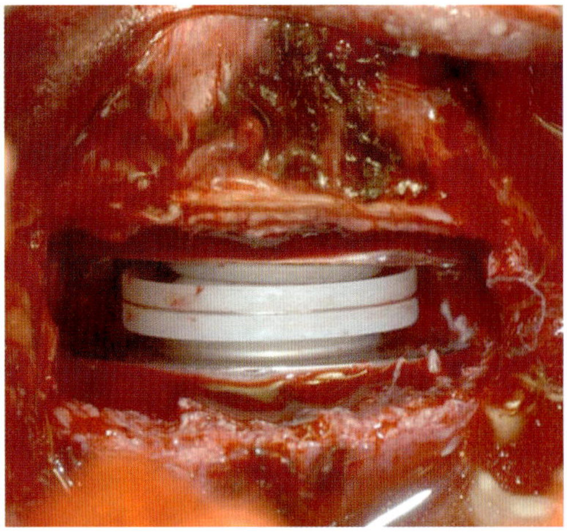

C (5)

图 15B-5（续） C. 术中所见及术后 X 线、CT 显示椎体骨性边缘与盖板型号的关系。(Reprinted with permission from DePuy Spine, Raynham, Massachusetts.)

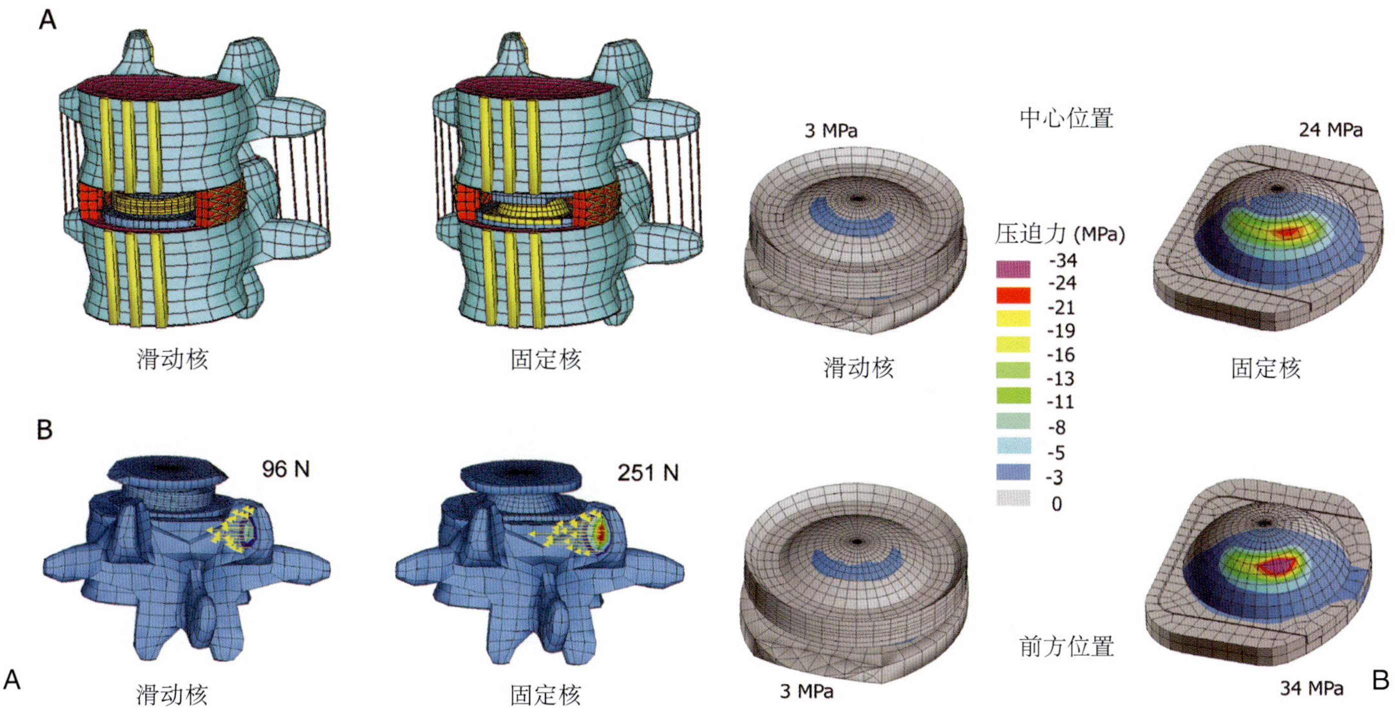

图 15B-6 腰椎节段的 FEA 模型显示与 Charité™ 人工椎间盘的滑动核相比，固定的木桩样设计会增大小关节的承受力；B. 两种机制不同装置行中心及前方置换后其核心压力情况。(Reprinted with permission from DePuy Spine, Raynham, Massachusetts.)

大约2/3的病例在椎间隙撑开后会出现硬脊膜出血或明显的骨组织出血。最简单的处理方法是：可用Avitene® (Davol, Cranston, Rhode Island) 止血纱条填塞椎间隙止血，或用明胶海绵压迫后纵韧带止血，在填塞压迫止血2～3分钟后取出明胶海绵只留下一层薄的Avitene®。这个止血过程在开始的椎间盘切除术时就可以很容易的完成，也可在金属盖板植入后到达止血效果，而在滑动核植入后就不易操作。正位及侧位X线透视有助于确定人工椎间盘的位置，并确定其最终位置。同样需直视下明确植入物位于椎体皮质骨前缘内。在两个金属盖板端填入骨质，并做细小的调整，同时可以调整盖板前面齿突进入椎体骨质的情况。

FDA IDE 对 Charité™ 人工椎间盘进行的多中心实验

据文献报道，Charité™人工椎间盘的短期、长期效果良好[3,23,29,30]。然而，直到2000年5月，才有由FDA批准的前瞻性、随机化的非盲研究来比较全椎间盘置换与腰椎融合术间的临床效果。从2000年5月至2002年4月，304例接受Charité™人工椎间盘手术的患者与采用自体骨和行前路Cage椎体间融合术的患者在治疗L4-L5或L5-S1单节段椎间盘退行性疾病的安全性及有效性进行比较。按器械公司的操作指南，在病变椎间隙植入一对填充了自体髂骨的BAK Cage (Sulzer Spine-Tech, Minneapolis, Minnesota)。类似的研究是FDA rhBMP-2在一项研究中采用自体髂骨前路Cage植入椎体间融合术作为对照[31]。采用BAK Cage 植入的患者术后需带3个月硬质支具；而Charité™ 人工椎间盘组则不需要。两组患者术后逐渐恢复活动，如负重等。迄今为止，研究结果显示全椎间盘置换术患者的临床效果不差于椎间融合术对照组。

FDA IDE 在全美国14个中心进行了Charité™ 人

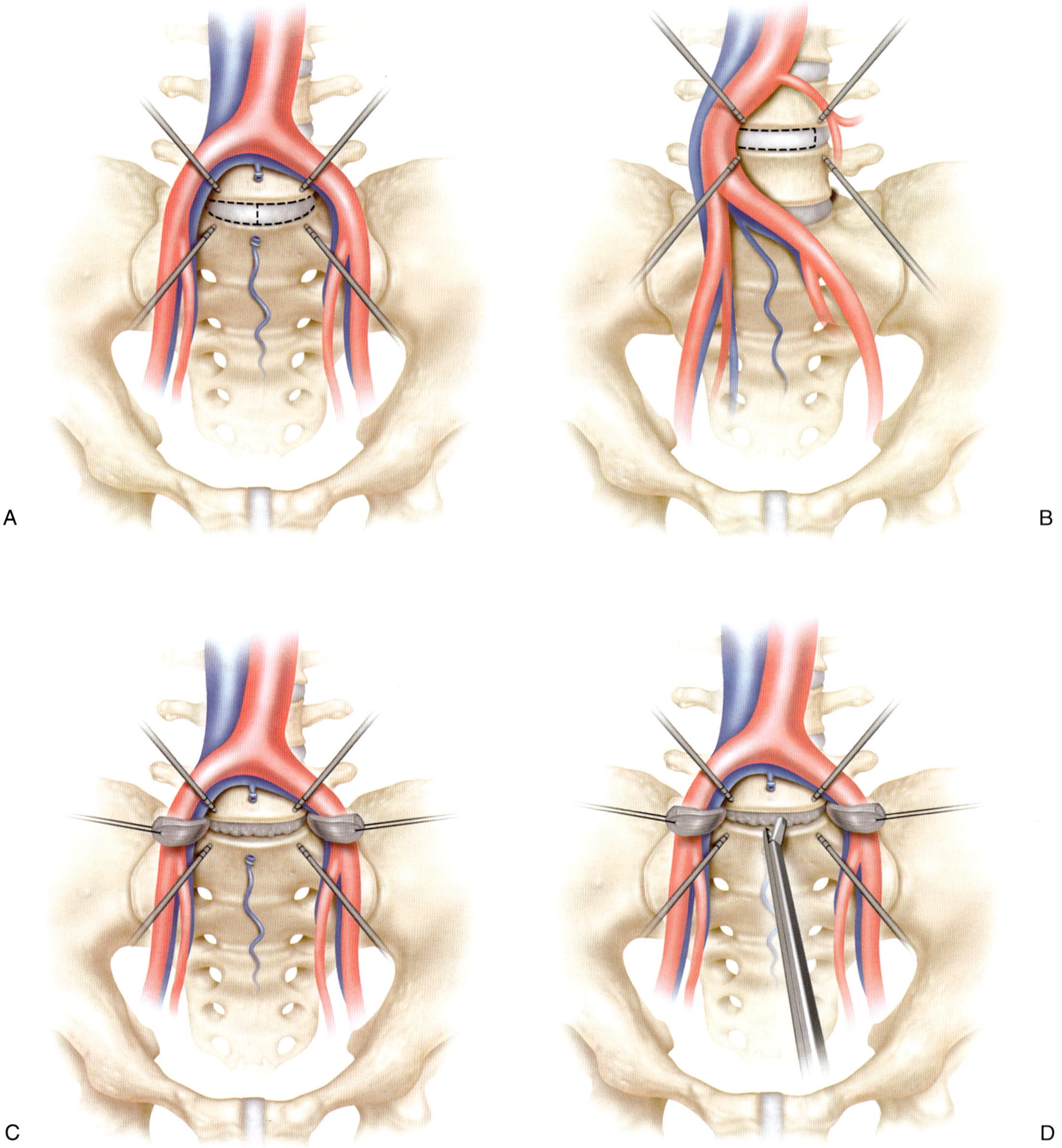

图 15B-7　A. 暴露腹膜后，在相邻椎体插入 4 枚克氏针或采用合适的软组织牵开系统。侧位 X 线透视确定椎体节段。正中切开前纤维环，采用舌瓣样切开可以避免损伤奇静脉；B. 显露到L4-L5, 向右边牵开髂静脉、髂动脉、下腔静脉、腹主动脉，相邻椎体插入 4 枚克氏针或采用合适的软组织牵开系统。侧位 X 线透视确定椎体节段。左侧方切开前纤维环；采用舌瓣样切开可以避免损伤奇静脉；C.必要时用缝线或蚊氏钳固定纤维环；D. 用咬骨钳、刮匙、髓核钳完成椎间盘切除术。（Reprinted with permission from DePuy Spine, Raynham, Massachusetts.）

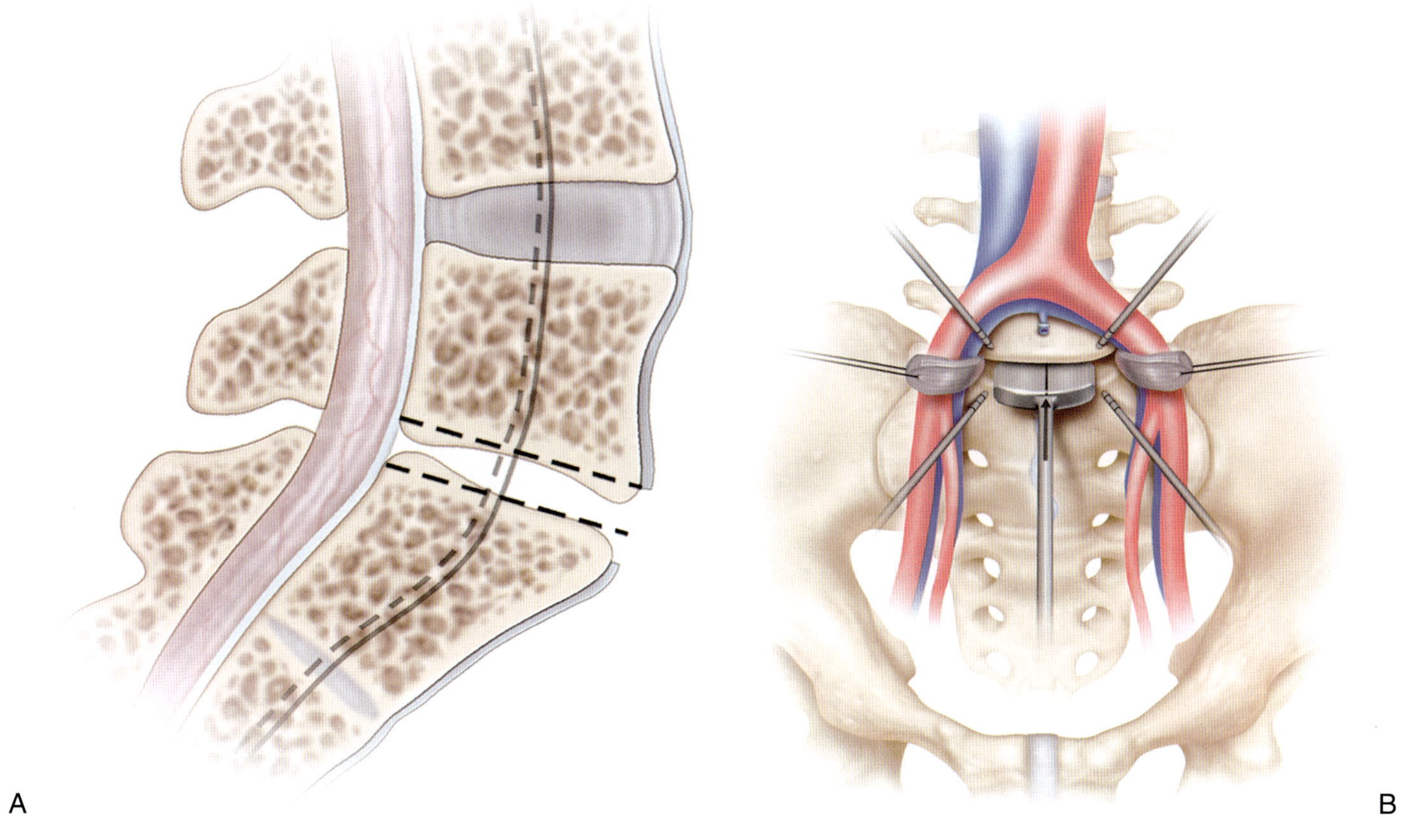

图 15B-8　A. 准备终板以便放入 Charité™ 人工椎间盘，用刮匙清除软骨终板。小心操作不要损伤骨性终板。必要时，用刮匙、咬骨钳一类的器械清除椎体腹侧和背侧的骨赘，以形成弧形表面；B. 插入终板测量器，通过侧位X线透视，确定最合适的尺寸。（Reprinted with permission from DePuy Spine, Raynham, Massachusetts.）

清除后缘骨赘后盖板型号由 3 号增大为 4 号。

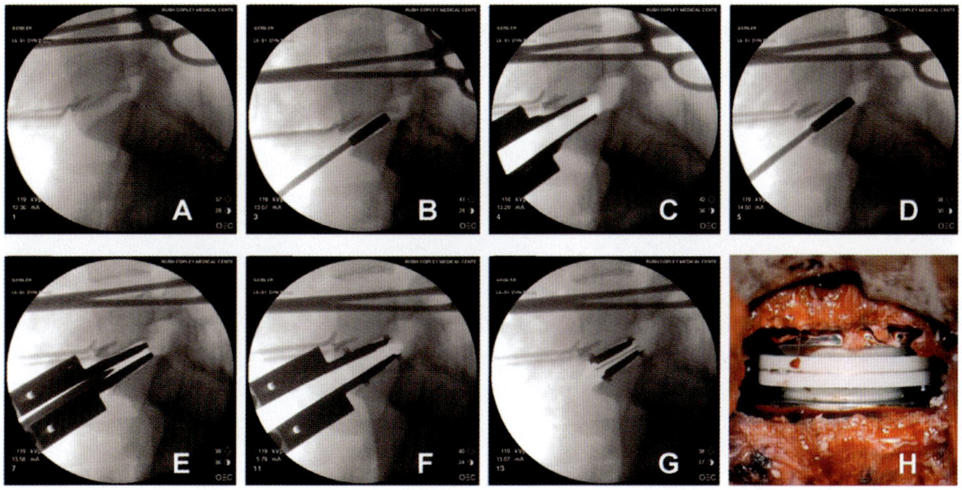

图 15B-9　清除后缘骨赘后放入更大型号 Charité™ 人工椎间盘示例。A.开始时的侧位 X 线透视图；B.置入 3 号撑开钳；C. 撑开椎间隙；D. 清除L5椎体后缘骨赘后置入4号撑开钳；E, F. 植入Charité™ 人工椎间盘盖板并撑开；G, H. 直视下及侧位 X 线透视下最终安放好 Charité™ 人工椎间盘。（Charité™ 人工椎间盘, DePuy Spine, Raynham, Massachusetts.）

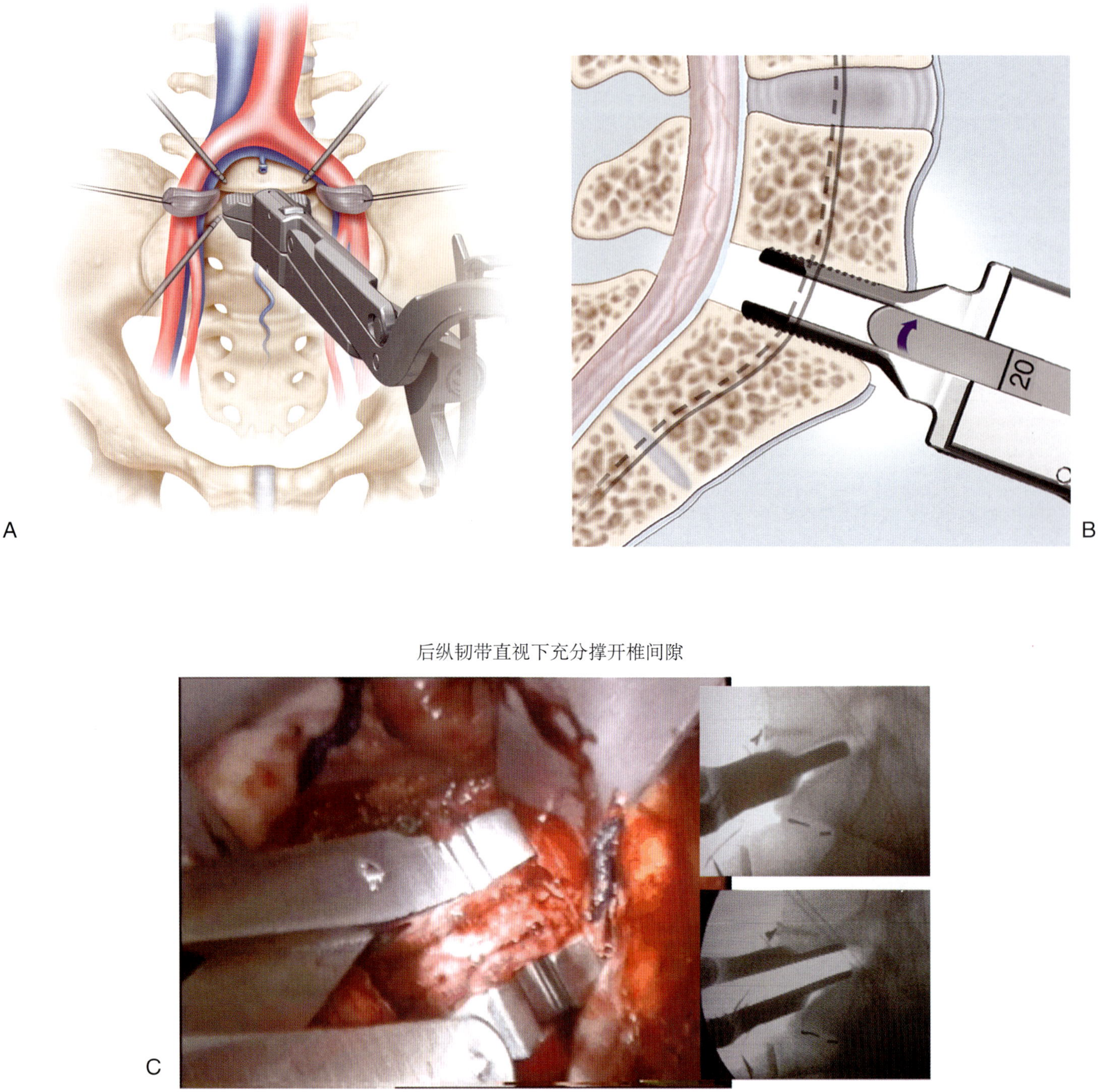

图 15B-10　A. 插入撑开器进行撑开，观察椎间隙，清除残留的椎间盘组织，仅留下两侧纤维环；B. 用撑开器和 T 型手柄通过撑开头持续撑开椎间隙。平行撑开椎间隙对于重建椎间隙高度，充分扩大神经根管来说至关重要。（Reprinted with permission from DePuy Spine, Raynham, Massachusetts.）；C. 手术视频中撑开步骤的截图及撑开后侧位 X 线透视图。

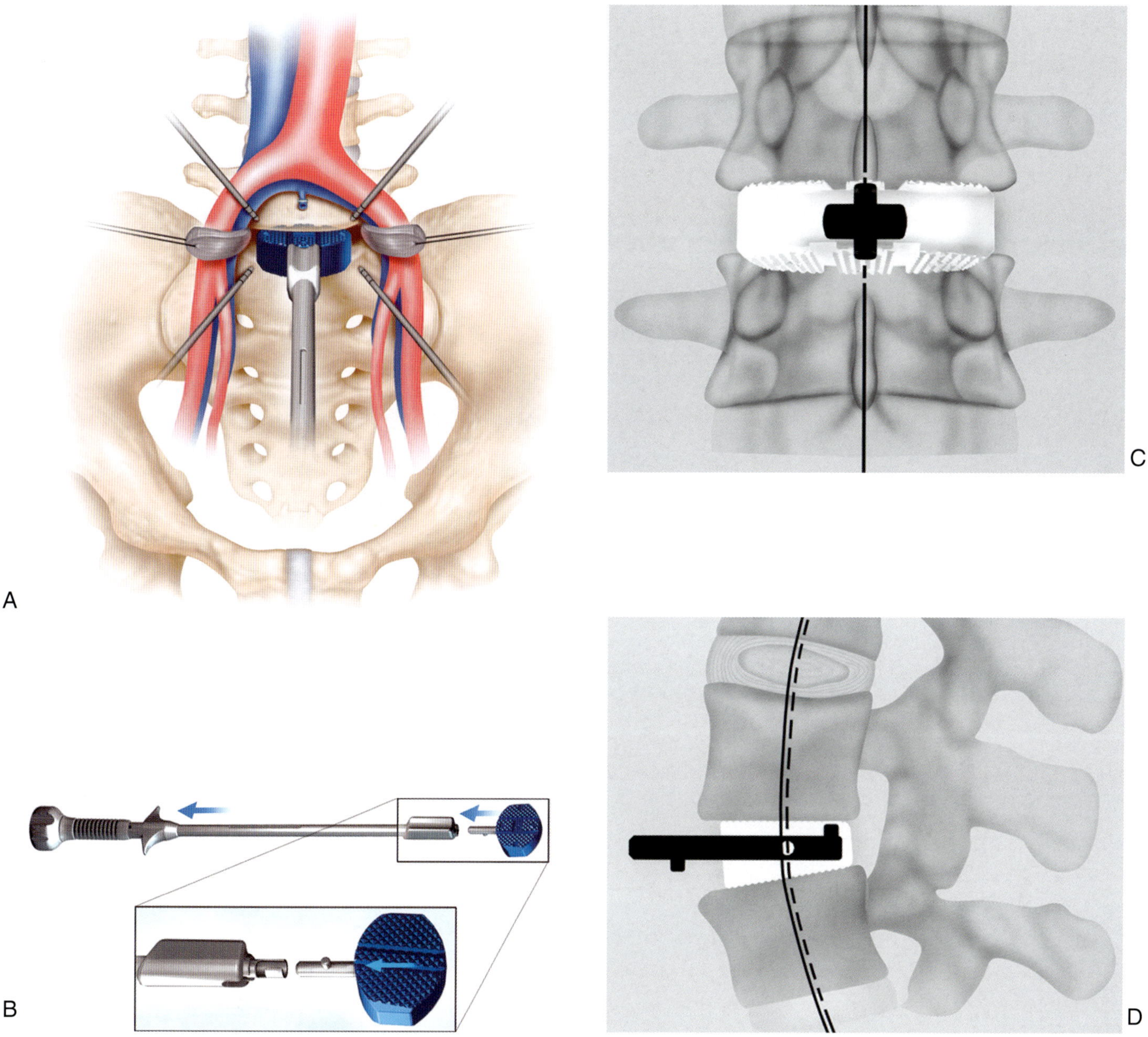

图 15B-11　A. 将相应尺寸的终板试模引导器打入椎间隙；(Reprinted with DePuy Spine, Raynham, Massachusetts.) B. 将安装好试模的终板引导器放入椎间隙中，并将试模安装好；(Reprinted with DePuy Spine, Raynham, Massachusetts.) C. 前后位及侧位X线透视确定好安置位置，范围，前凸角. 移除试模引导器。对椎间隙中的试模照前后位X线片。试模位于前后位片的中间位置并对准脊柱棘突； D. 照侧位 X 线片，试模中的孔代表旋转中心（COR）。确定 COR 在最佳位置：COR 必须位于矢状面中线背侧 2 mm。(Reprinted with permission from DePuy Spine, Raynham, Massachusetts.)

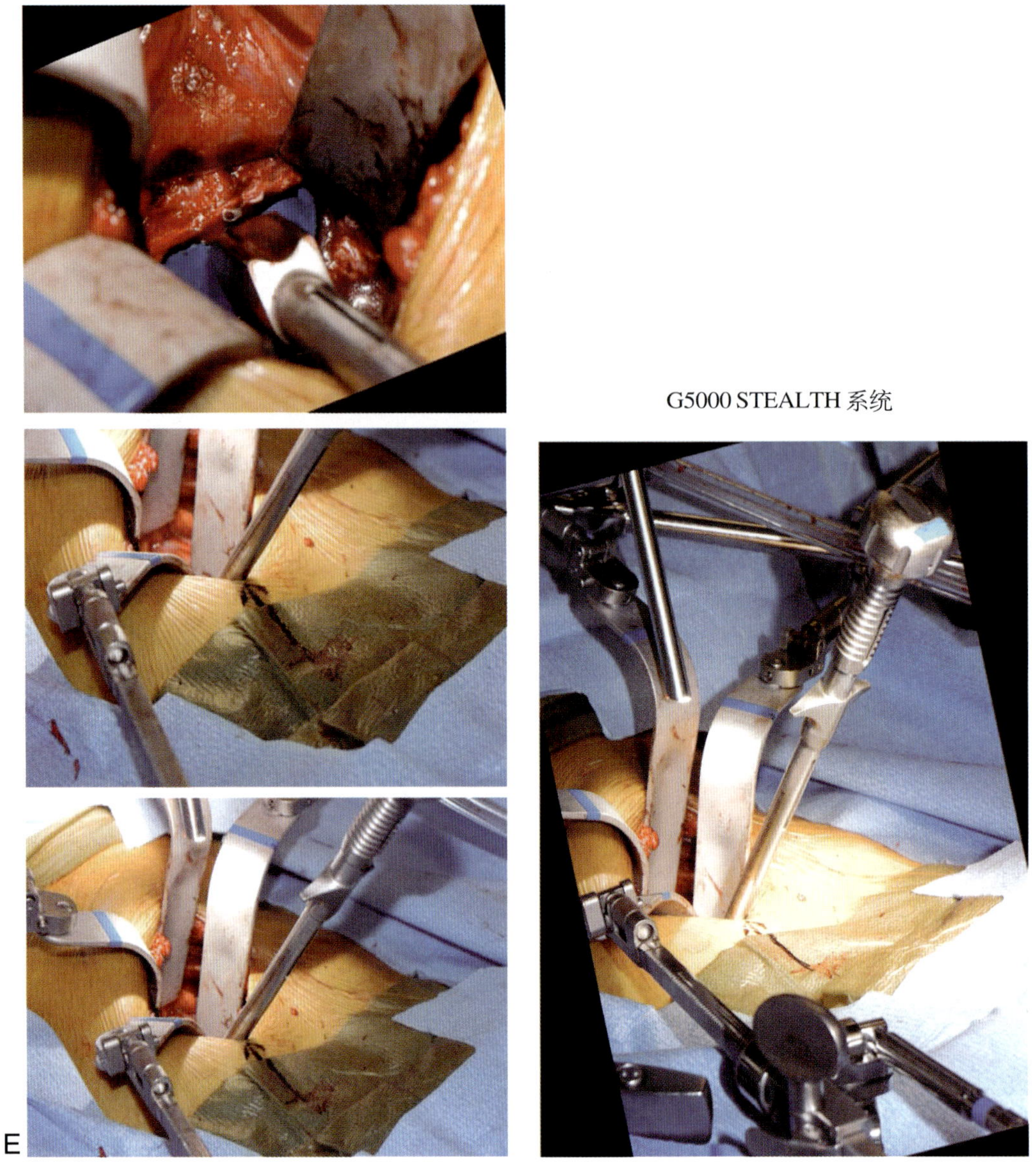

图 15B-11（续） E. 试模手柄在皮肤或手术单上的位置标记，用椎体上的定位螺钉在人工椎间盘植入过程中协助安置。（Reprinted with permission from DePuy Spine, Raynham, Massachusetts.）

工椎间盘的多中心试验。基本的纳入标准为：经MRI或椎间盘造影确诊的L4-L5或L5-S1单节段椎间盘退行性疾病患者，年龄在18～60岁，Oswestry功能障碍指数（Oswestry Disability Index score）≥30，背痛视觉模拟评分法（visual analogue scale, VAS）评分≥40，至少6个月的保守治疗无效。基本的排除标准包括：曾经接受过胸椎或腰椎的融合术；多节段的椎间盘退行性疾病；小关节病变；髓核脱出；骨质疏松症；椎体滑脱大于3mm；侧凸大于11°；中央椎管狭窄小于8mm。

每个参与试验的中心都获得当地伦理委员会的批准。每个研究中心按照提供的研究协议在随机组中选取5例非随机患者进行人工椎间盘置换术；非随机选取71例患者进行Charité™人工椎间盘假体植入。然后将患者随机分为Charité™人工椎间盘组（图15B-

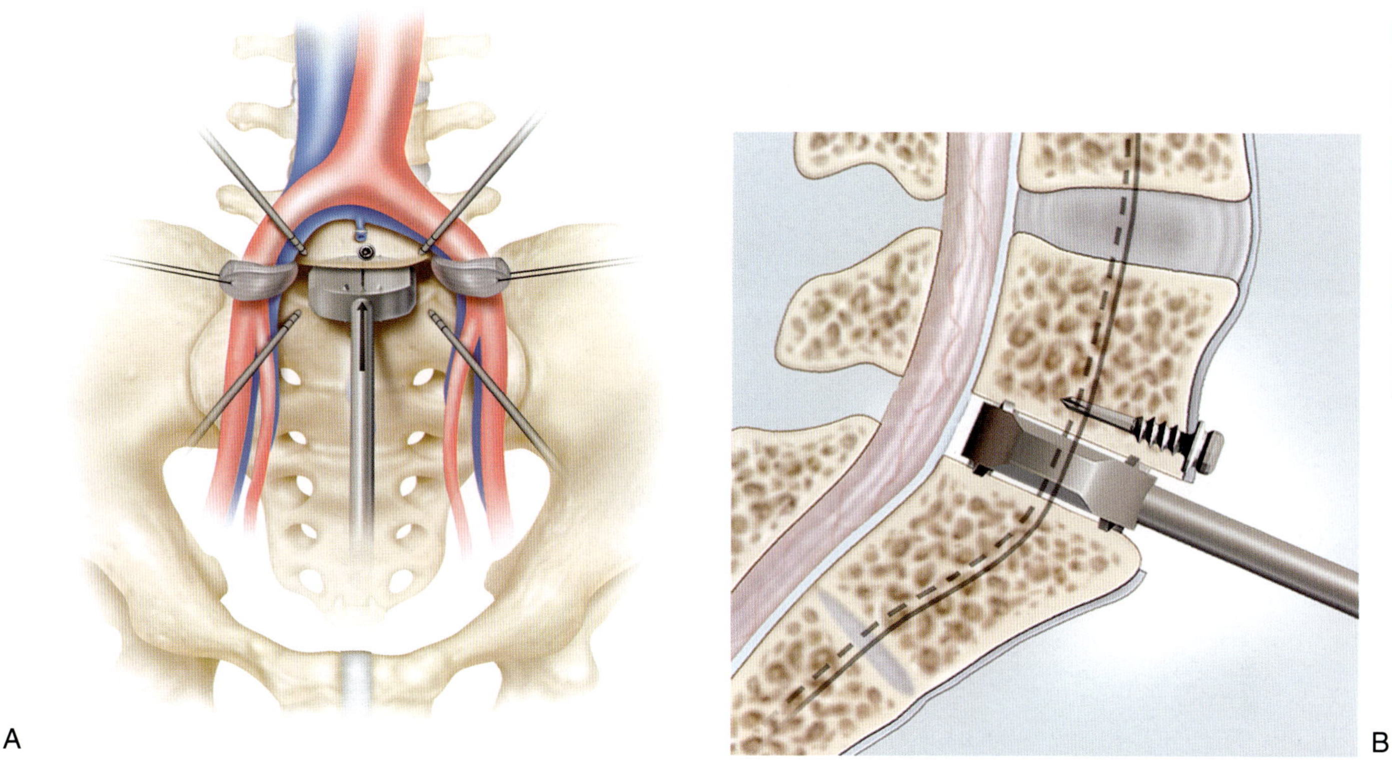

图 15B-12 A. 在导航装置嵌入椎间隙过程前，清除椎体表面突起骨赘，在导航装置插入椎间隙能减少椎体或终板发生骨折的可能性；B. 精确调整导航器与中线标记物在同一线上. 按照选好的能准确安装盖板的导航器插入到椎间隙合适位置。导航器应该位于矢状面中线背侧 2mm。(Reprinted with permission from DePuy Spine, Raynham, Massachusetts)。

15A）和 BAK cage 组（取自体髂骨前路椎间植骨融合）（图 15B-15B）。205例患者接受Charité™假体植入；99例接受BAK cage假体植入（两者比例2：1）。两组患者在年龄性别等人口统计学特征上无显著差异，在治疗病变节段上两者分组亦无显著差异：L4-L5, Charité™ 组有61例患者（29.7%），BAK 组有32例患者（32.3%）；L5-S1, Charité™ 组有 144 例患者（70.3%），BAK 组有67 例患者（67.7%）。

患者术前及术后6周、3、6、12、24个月进行随访，并采用重要的临床评价指标，如 VAS 评估下腰痛，Oswestry 调查问卷，SF-36 健康调查量表。

在随机分组研究之后，FDA IDE批准多研究中心在一定范围内进一步开展 Charité™ 人工椎间盘的研究。2004年10月26日， Charité™人工椎间盘经FDA批准进入美国市场。FDA指出：骨骼已经发育成熟的椎间盘退行性疾病患者，其病变位于L4-S1中的单个节段时，可采用Charité™人工椎间盘进行脊柱关节成形术。椎间盘退行性疾病定义为伴随椎间盘退变的椎间盘源性下腰痛，并可通过病史及医学影像学方法确诊。椎间盘退行性疾病患者的病变相应节段椎体前移不能超过3mm；至少6个月保守治疗无效的情况下才能接受 Charité™ 人工椎间盘治疗的患者[2,32-34]。

修复技术

如果Charité™人工椎间盘需要加以修复，有两种途径。一是再次行前路手术，与首次进行治疗的患者相比，为便于摘除Charité™人工椎间盘，还要涉及到腹膜后区域的松解，术后瘢痕的处理及增加大血管损伤风险。移除Charité™人工椎间盘，先要切除塑胶核心,然后用凿子从骨板分离金属板，使之撬开后从骨板进入椎间盘间隙。这样可以从原椎间盘间隙中植入

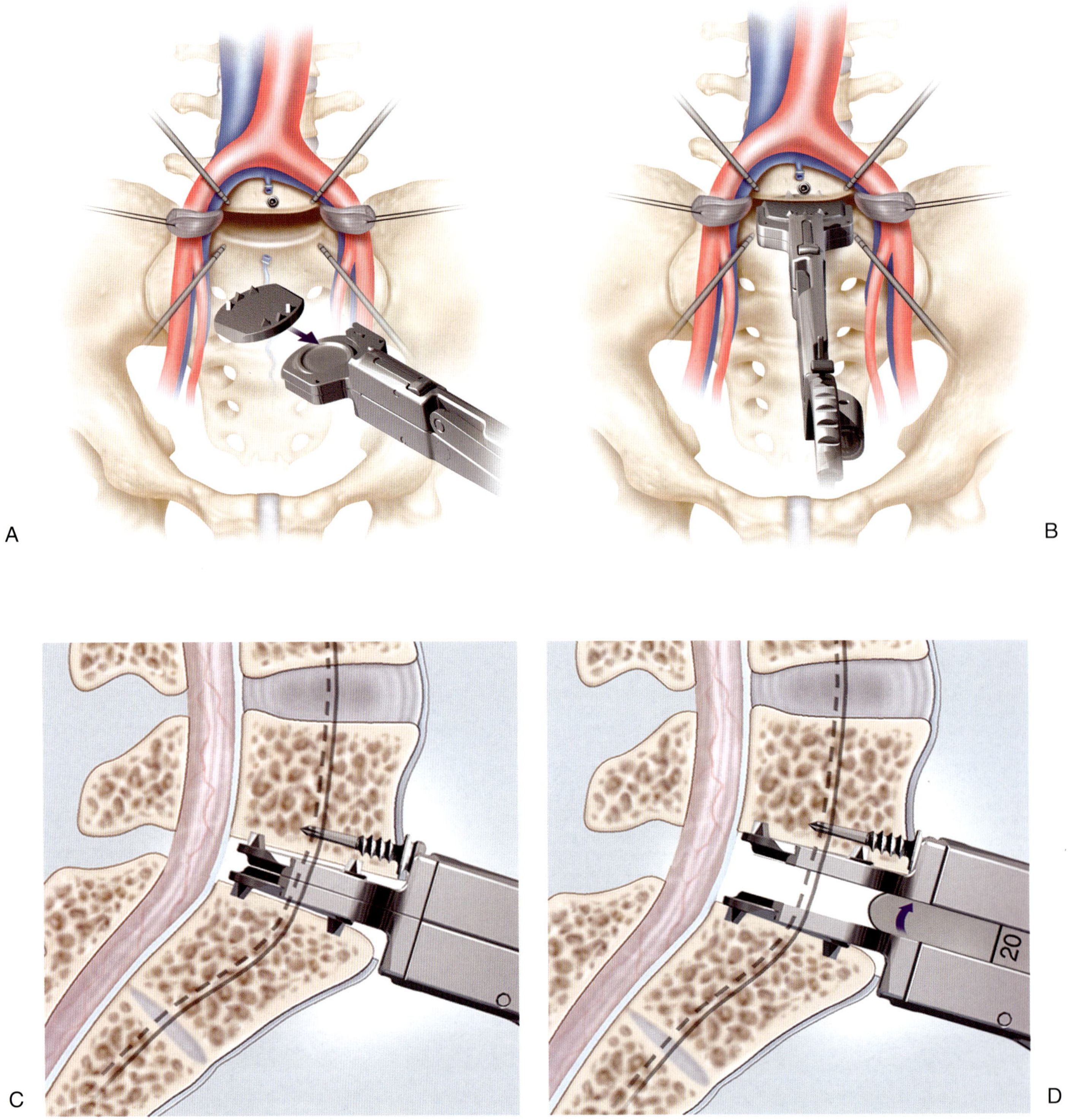

图 15B-13　A, B. 选择相应尺寸的终板装配至撑开钳片头，将终板植入椎间隙；C, D．在盖板引导钳的协助下仔细将盖板植入椎间隙内，植入过程需在X线透视监测下完成，以便精确的控制盖板插入深度及确定合适的椎体前倾角，必要时，在开始插入时增大前倾角以方便盖板的植入，在盖板一半进入椎间隙时，调整手术台至脊柱中立位。盖板的最终位置为：盖板中心位于椎体矢状面背侧 2mm，冠状面上，盖板中心与中线重叠。(Reprinted with permission from DePuy Spine, Raynham, Massachusetts)。

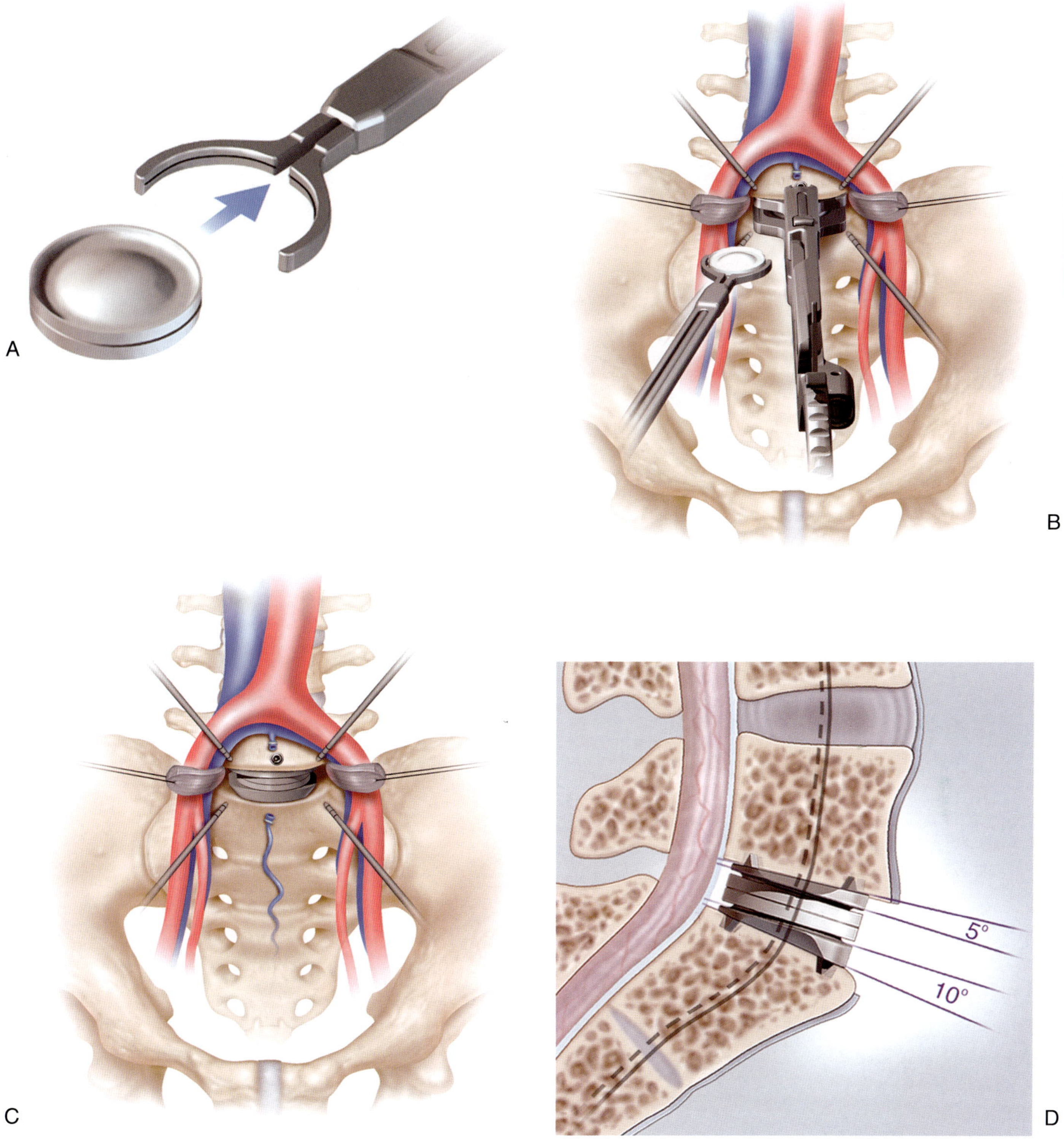

图 15B-14　A, B. 选择合适尺寸的髓核，装配至髓核插入器头部；将滑动核插入到两片盖板之间，如果插入过程受阻，可增大椎间隙的撑开力，松开撑开钳，将髓核插入终板，松开滑动核插入钳，使滑动核紧贴盖板；移除撑开钳，必要时可使用打击器帮助移除。X线透视确认植入物的最终位置。植入假体在冠状面和矢状面的正确位置十分重要。(Reprinted with permission from DePuy Spine, Raynham, Massachusetts.)

Charité™ 人工椎间盘

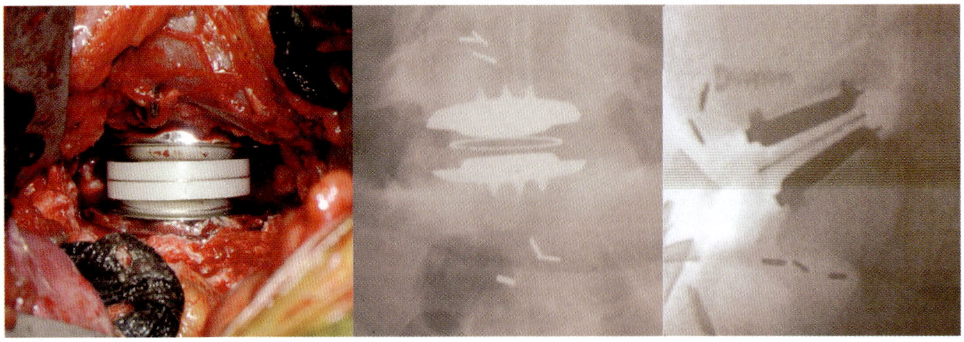

A

BAK 前路椎体间融合术作为对照组

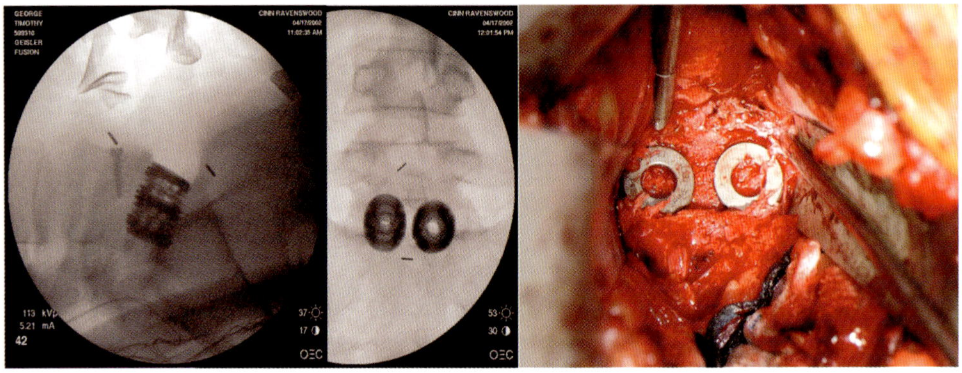

B

图 15B-15　A. 在FDA IDE 实验中的Charité™人工椎间盘； B.采用BAK cege（Sulzer Spine-Tech, Minneapolis, Minnesota）前路椎体间融合病例作为研究对照。

另一个人工椎间盘，因为骨板没有遭到明显的破坏。另一种方法是用后路钉棒内固定及行后外侧融合腰椎节段，并用 Charité™ 人工椎间盘作为前负荷分担装置。如果患者复发或持续性疼痛，疼痛发生的临床特征比精确的手术技术更重要。这将需要做的放射学检查和激发性实验，如相邻节段的椎间盘X片；硬膜囊及小关节注射对诊断治疗有帮助，甚至相邻节段的麻醉显影可确定是否能够消除主要的疼痛。

图 15B-15C 是一个典型患者的 L5-S1X 线表现。对应的 MRI 显示了下陷 L5-S1 终板的 Modic 变化，同时这个患者 L4-L5 间也有髓核脱水变（图 15B-15D）。该椎间盘 X 片排除了 L4-L5 作为产生明显疼痛的部位。图 15B-15E 显示了另一个患者，其L4-L5是主要的疼痛产生部位，而L5-S1间髓核脱水退变较轻，因此，这个患者通过椎间盘造影可排除其L5-S1椎间隙是主要的疼痛产生部位。

严重的 L5/S1 椎间盘退行性变

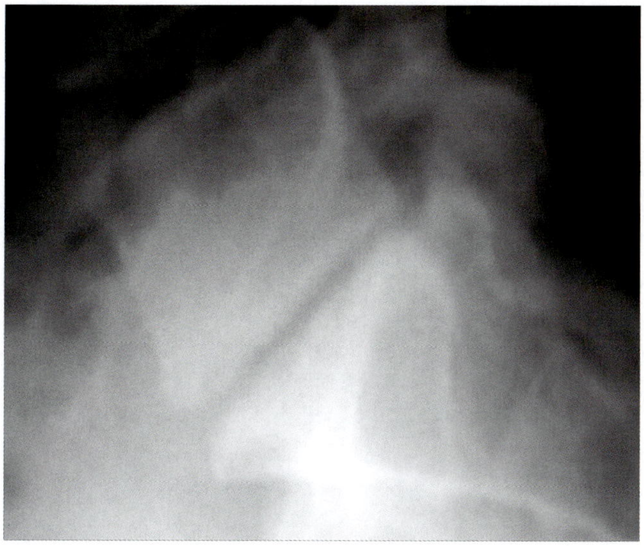

C

严重的 L4/L5 椎间盘退行性变伴随 MODIC 炎性改变

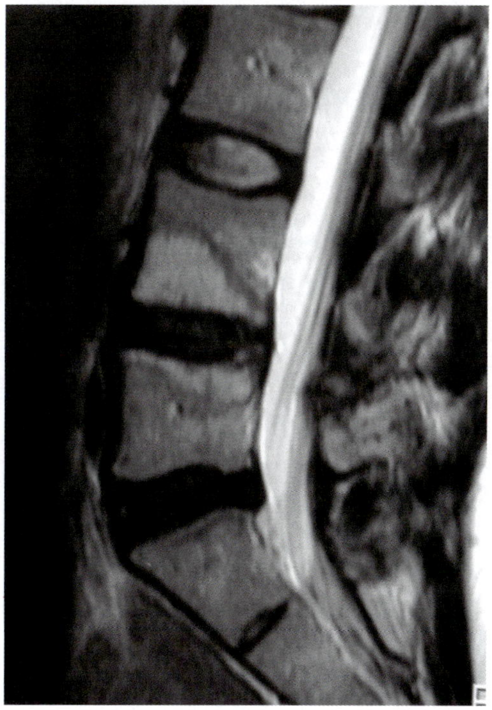

E

严重的 L5/S1 椎间盘退行性变伴随 MODIC 炎性改变

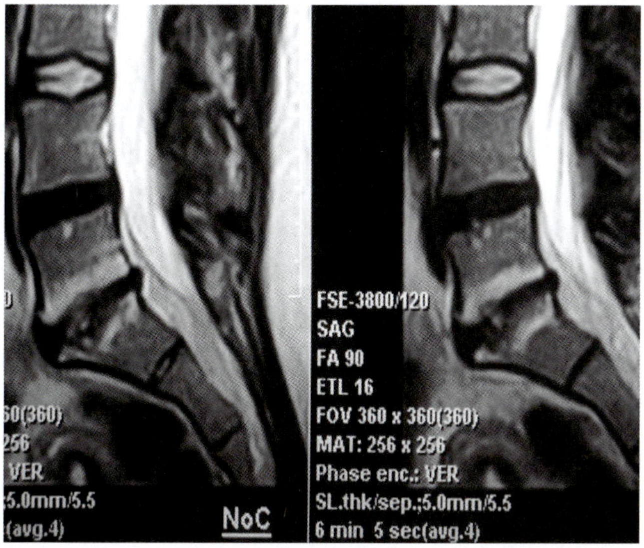

D

图 15B-15（续） C.研究中包含严重的L5/S1椎间盘退行性变患者；D. MRI T2 相结合椎间盘造影显示疼痛由 L5/S1 椎间隙产生，注意毗邻L5/S1椎间隙出现了Modic改变；E. MRI T2 相结合椎间盘造影显示疼痛由 L4/L5 椎间隙产生。

结果

2组患者术后均有显著改善。Charité™人工椎间盘组患者比对照组恢复得更快，Charité™人工椎间盘组在 6 周到 24 个月间的任何间隔时间内功能受限程度比对照组要轻。在 24 个月随访中，Charité™ 疼痛程度与功能受限分值均低于对照组，且具有统计学意义（$P < 0.05$）。在 24 个月的随访期间，Charité™ 人工椎间盘组对治疗满意的患者所占的比率显著高于对照组，并愿意再次选择相同的治疗（$P < 0.05$）。Charité™人工椎间盘组患者住院时间显著缩短，并具有统计学意义（$P<0.05$），两组患者并发症发生率相似。将研究中的所有患者进行组合（培训和随机）并使用Wilcoxon-Kruskal-Wallis 秩和非参数检验，发现Charité™人工椎间盘组患者的Oswestry 和 VAS 结果在所有时间点（包括 24 个月随访时间点）均有显著提高（图 15B-16A, B）。

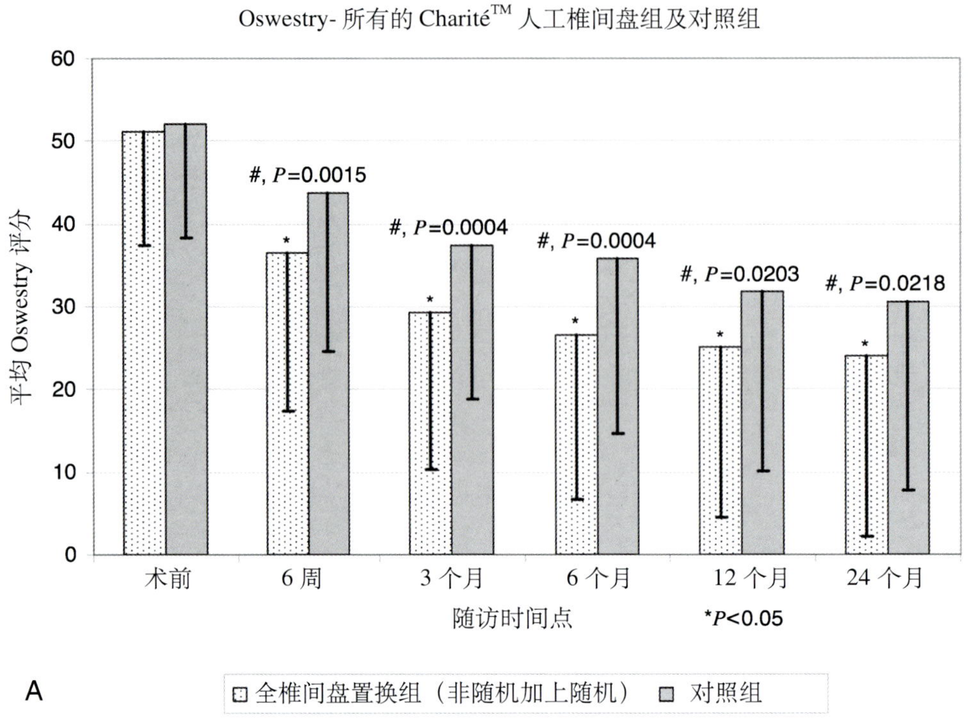

A

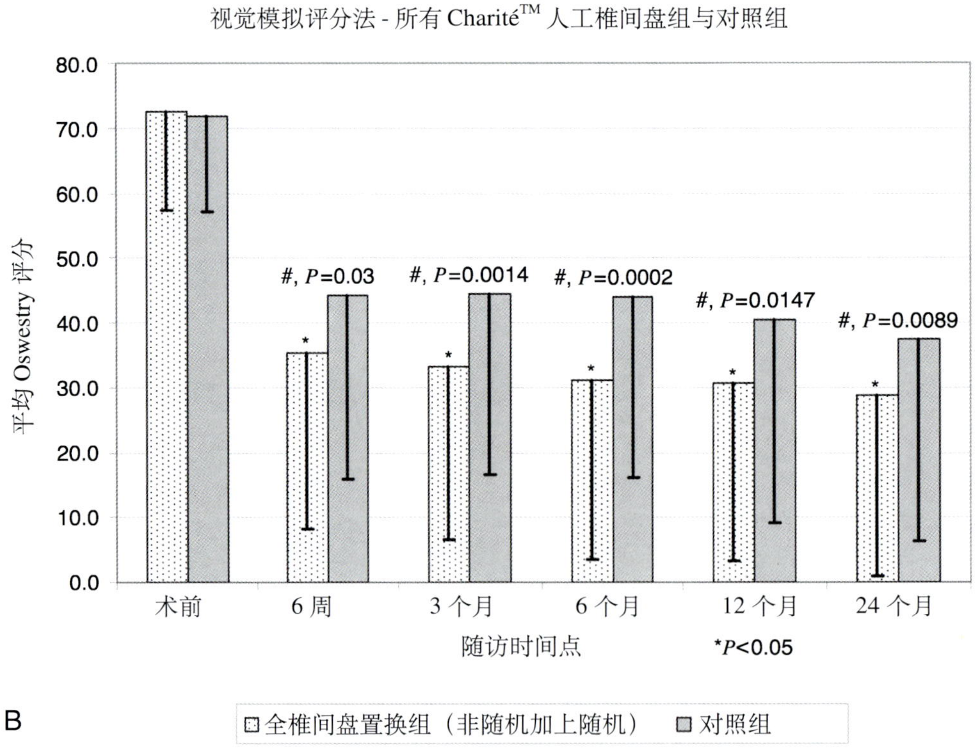

B

图 15B-16 对所有患者（随机或非随机）的Oswestry功能障碍指数和视觉模拟评分法进行Wilcoxon-Kruskal-Wallis非参数检验，结果显示包括24个月后随访在内的所有随访时间点上均有统计学差异。注意，所有分组的基线均得到平衡，不需要纠正基线。

这项前瞻性随机多中心研究通过对使用Charité™人工椎间盘置换整个腰椎间盘的临床疗效进行定量评估，结果表明其效果至少与前路腰椎椎体间融合术相当。这些研究结果支持早期文献关于有合适手术治疗指征且有症状的椎间盘退行性病变患者使用Charité™人工椎间盘置换整个椎间盘是一种安全而有效的手术治疗方式的报道。Charité™人工椎间盘组在2个主要的经济方面显现出明显的优势，并有统计学意义，住院时间减少1天；再次手术率更低（5.4%vs9.1%）。在24个月中，实验组73.7%的满意率较对照组53.1%的满意率更高（$P = 0.0011$），这项研究还表明实验组的再就业率增高9.1%，较对照组7.2%高。

患者的X线片追踪结果显示：屈伸运动和侧弯运动在动力学水平上是稳定的（图15B-2C）。X线片清晰地显示了屈伸运动所伴随的核心平移。作者的初步印象是，其临床疗效与文献报道的传统的融合术的疗效相近或更优。

结论

对其他种人工椎间盘类器械什么时候可在美国市场获得批准的时间将会各不相同。作者在写这一章时，Charité™人工椎间盘是惟一获得FDA（食品及药物管理局）批准的人工椎间盘。此外，FDA的审定是目前可获得比较人工椎间盘技术与脊柱融合术疗效惟一的I级医学证据。可以预计，在未来几年里，ProDisc®、FlexiCore®及Maverick™将完成IDE审核，并将数据提交给FDA批准。

总之，Charité™人工椎间盘的腰部动态稳定对缓解轴向腰椎疼痛，保留关节活动方面是一种很有前途的治疗方法。对单节段椎间盘退行性病变2年的随访发现，其临床疗效优于传统融合术。来年将进一步研究是否去取代腰椎融合将有助于预防相邻水平发生疾病、该器械是否可用于有退行性病变的脊柱侧弯患者以及在多节段病变患者使用的临床疗效是否和单节段病变临床研究中的疗效相一致。

（盛斌译　张宏其校）

参考文献

1. Hochschuler SH, Ohnmeiss DD, Guyer RD, Blumenthal SL. Artificial disc: preliminary results of a prospective study in the United States. Eur Spine J 2002;11 Suppl 2:S106-110.
2. Geisler FH, Blumenthal SL, Guyer RD, et al. Neurological complications of lumbar artificial disc replacement and comparison of clinical results with those related to lumbar arthrodesis in the literature: results of a multicenter, prospective, randomized investigational device exemption study of Charite intervertebral disc. Invited submission from the Joint Section Meeting on Disorders of the Spine and Peripheral Nerves, March 2004. J Neurosurg Spine 2004;1(2):143-154.
3. Cunningham BW, Gordon JD, Dmitriev AE, et al. Biomechanical evaluation of total disc replacement arthroplasty: an in vitro human cadaveric model. Spine 15 2003;28(20):S110-S117.
4. Huang RC, Girardi FP, Cammisa FP Jr, Wright TM. The implications of constraint in lumbar total disc replacement. J Spinal Disord Tech 2003;16(4): 412-417.
5. Hilibrand AS, Carlson GD, Palumbo MA, et al. Radiculopathy and myelopathy at segments adjacent to the site of a previous anterior cervical arthrodesis. J Bone Joint Surg Am 1999;81(4):519-528.
6. Bao QB, McCullen GM, Higham PA, et al. The artificial disc: theory, design and materials. Biomaterials 1996;17(12):1157-1167.
7. Dooris AP, Goel VK, Grosland NM, et al. Load-sharing between anterior and posterior elements in a lumbar motion segment implanted with an artificial disc. Spine 2001;26(6):E122-E129.
8. Eijkelkamp MF, van Donkelaar CC, Veldhuizen AG, et al. Requirements for an artificial intervertebral disc. Int J Artif Organs 2001;24(5):311-321.
9. Hedman TP, Kostuik JP, Fernie GR, Hellier WG. Design of an intervertebral disc prosthesis. Spine 1991;16(6 Suppl):S256-260.
10. Link H, Buttner-Janz K. Link SB Charité artificial disc: history, design, and biomechanics. In Kaech D,

Jinkins J, eds. Spinal Restabilization Procedures: Diagnostic and Therapeutic Aspects of Intervertebral Fusion Cages, Artificial Discs, and Mobile Implants. Amsterdam: Elsevier Science, 2002:293-316.

11. Klara PM, Ray CD. Artificial nucleus replacement: clinical experience. Spine 2002;27(12):1374-1377.
12. Wilke HJ, Kavanagh S, Neller S, Claes L. [Effect of artificial disk nucleus implant on mobility and intervertebral disk high of an L4/5 segment after nucleotomy]. Orthopade 2002;31(5):434-440.
13. Wilke HJ, Kavanagh S, Neller S, et al. Effect of a prosthetic disc nucleus on the mobility and disc height of the L4-5 intervertebral disc postnucleotomy. J Neurosurg 2001;95(2 Suppl):208-214.
14. Freudiger S, Dubois G, Lorrain M. Dynamic neutralisation of the lumbar spine confirmed on a new lumbar spine simulator in vitro. Arch Orthop Trauma Surg 1999;119(3-4):127-132.
15. Senegas J. Mechanical supplementation by non-rigid fixation in degenerative intervertebral lumbar segments: the Wallis system. Eur Spine J 2002;11 Suppl 2:S164-S169.
16. Stoll TM, Dubois G, Schwarzenbach O. The dynamic neutralization system for the spine: a multi-center study of a novel non-fusion system. Eur Spine J 2002;11 Suppl 2:S170-178.
17. Alsema R, Deutman R, Mulder TJ. Stanmore total hip replacement. A 15- to 16-year clinical and radiographic follow-up. J Bone Joint Surg Br 1994;76(2):240-244.
18. Worland RL, Johnson GV, Alemparte J, et al. Ten to fourteen year survival and functional analysis of the AGC total knee replacement system. Knee 2002;9(2):133-137.
19. Kuslich SD, Ulstrom CL, Griffith SL, et al. The Bagby and Kuslich method of lumbar interbody fusion. History, techniques, and 2-year follow-up results of a United States prospective, multicenter trial. Spine 1998;23(11):1267-1278; discussion 1279.
20. McAfee P. Artificial disc prosthesis: The Link SB Charite III. In Kaech D, Jinkins J, eds. Spinal Restabilization Procedures: Diagnostic and Therapeutic Aspects of Intervertebral Fusion Cages. Amsterdam: Elsevier Science, 2002:299-310.
21. McAfee PC, Cunningham BW, Orbegoso CM, et al. Analysis of porous ingrowth in intervertebral disc prostheses: a nonhuman primate model. Spine 2003;28(4):332-340.
22. Moumene M, Geisler FH. Effect of fusion vs. total disc replacement on the facet loading of adjacent segment: A finite element analysis. Journal of Neurosurgical Spine 1 2004;(September):146.
23. Cinotti G, David T, Postacchini F. Results of disc prosthesis after a minimum follow-up period of 2 years. Spine 1996;21(8):995-1000.
24. Lemaire JP, Skalli W, Lavaste F, et al. Intervertebral disc prosthesis. Results and prospects for the year 2000. Clin Orthop Relat Res 1997(337):64-76.
25. Lemaire J. SB Charité III intervertebral disc prosthesis: biomechanical, clinical, and radiological correlations with a series of 100 cases over a follow-up of more than 10 years. Rachis [Fr] 2002;14:271-285.
26. Lemaire JP, Carrier H, Ali el HS, et al. Clinical and radiological outcomes with the Charite artificial disc: a 10-year minimum follow-up. J Spinal Disord Tech 2005;18(4):353-359.
27. David T. Lumbar disc prosthesis: Five years follow-up study on 96 patients. Paper presented at the 15th Annual Meeting of the North American Spine Society (NASS), 2000, New Orleans, LA.
28. Zeegers WS, Bohnen LM, Laaper M, Verhaegen MJ. Artificial disc replacement with the modular type SB Charite III: 2-year results in 50 prospectively studied patients. Eur Spine J 1999;8(3):210-217.
29. Burkus JK, Heim SE, Gornet MF, Zdeblick TA. Is INFUSE bone graft superior to autograft bone? An integrated analysis of clinical trials using the LT-CAGE lumbar tapered fusion device. J Spinal Disord Tech 2003;16(2):113-122.
30. Burkus JK, Transfeldt EE, Kitchel SH, et al. Clinical and radiographic outcomes of anterior lumbar interbody fusion using recombinant human bone morphogenetic protein-2. Spine 2002;27(21): 2396-2408.
31. Burkus JK, Gornet MF, Dickman CA, Zdeblick TA. Anterior lumbar interbody fusion using rhBMP-2 with tapered interbody cages. J Spinal Disord Tech 2002;15(5):337-349.
32. Blumenthal S, McAfee P, Guyer R, et al. A prospective, randomized, multicenter Food and Drug Administration investigational device exemptions study of lumbar total disc replacement with the CHARITE artificial disc versus lumbar fusion: part I: evaluation of clinical outcomes. Spine 2005;30(14):1565-1575, discussion E1387-E1591.
33. Geisler FH. Surgical technique of lumbar artificial disc replacement with the Charite Artificial Disc. Neurosurgery 2005;56(1 Suppl):46-57; discussion 46-57.
34. McAfee PC, Cunningham B, Holsapple G, et al. A prospective, randomized, multicenter Food and Drug Administration investigational device exemption study of lumbar total disc replacement with the CHARITE artificial disc versus lumbar fusion: part II: evaluation of radiographic outcomes and correlation of surgical technique accuracy with clinical outcomes. Spine 2005;30(14):1576-1583; discussion E1388-E1590.

ProDisc-L® 全人工椎间盘置换

Constantine K. Demetropoulos, PhD Royal Oak, Michigan
Dilip K. Sengupta, MD, PhD Lebanon, New Hampshire
Harry N. Herkowitz, MD Royal Oak, Michigan

15C

背景

通过大众报刊中一系列文章的报道，人工椎间盘置换已经被公众所认识。其中的某些文章产生了轰动效应，如 *Popular Science* 的“What's New”专栏中一篇文章命题为《仿生学回归》Bionic Back[1]，而*Wall Street Journal* 则有一篇命题为《回火》Back Fire[2]。关于人工椎间盘，这两个标题给人一种情感上的冲击。Popular Science的文章对于运动功能的保留持十分乐观的态度，文中主要描述了保留生理性运动的重要性，同时认为与人工膝关节置换术的发展相似，人工椎间盘置换也可作为一种取代椎间融合的方法。该文章提出：保留椎间盘的运动，就好比保留膝关节的运动一样。而 *Wall Street Journal* 的文章则持不同观点，文中着重强调了一些问题，如前路手术的风险，长期的磨损消耗以及经济利益的冲突等。

就像Szpalski及其同事[3]在一篇综述中所描述的：任何机械设计只要有概念的表达就很可能已经具有了专利权。作者对大量的人工椎间盘设计（无论是公开发表的，还是已获得专利的，抑或是在某些情况下，仅被认为有脊柱关节置换可能的）进行了全面而详尽的回顾，其中最早的设计之一称为 Fernström 球。这是一个比较简单的装置，它是由SKF公司（球状轴承制造商）生产的一个不锈钢球体。20世纪50年代末，Fernström 博士将它们植入患者体内，作为保留椎间运动的装置。但由于终板直接与钢球连接，使得这个装置容易沉陷。

从 Fernström 的工作开始，新一代的腰椎间盘置换术逐步兴起。目前，经过精心设计和制造的人工椎间盘假体已开始使用。其中的一种主流器械称为 ProDisc-L®（Synthes，Paoli，Pennsylvania），由Thierry Marnay设计，并在欧洲成功地应用多年。在美国，该器械正处在美国食品与药物管理局（FDA）的IDE审查的最后几个阶段；而在欧洲，该器械已经获得 CE（Conformité Européen）认证。

设计与机械原理

目前，我们所介绍的ProDisc-L®（又名ProDisc® II）全人工腰椎间盘假体是该系列内植物的第二代产品。最初的 ProDisc® I（Aesculap，Tuttlingen，Germany）同样是一个由三部分组成的人工椎间盘，与目前的设计很相似。而两者最大的区别在于脊棱的设计上。ProDisc® I是通过两个横向间隔的脊棱来进行嵌入、调整和固定的（图 15C-1）。同时，为了生物相容性，其终板是由钛合金制造的，该器械于1989年由 Marnay 设计，并于 1990 — 1993 年首先应用于 64 例患者。

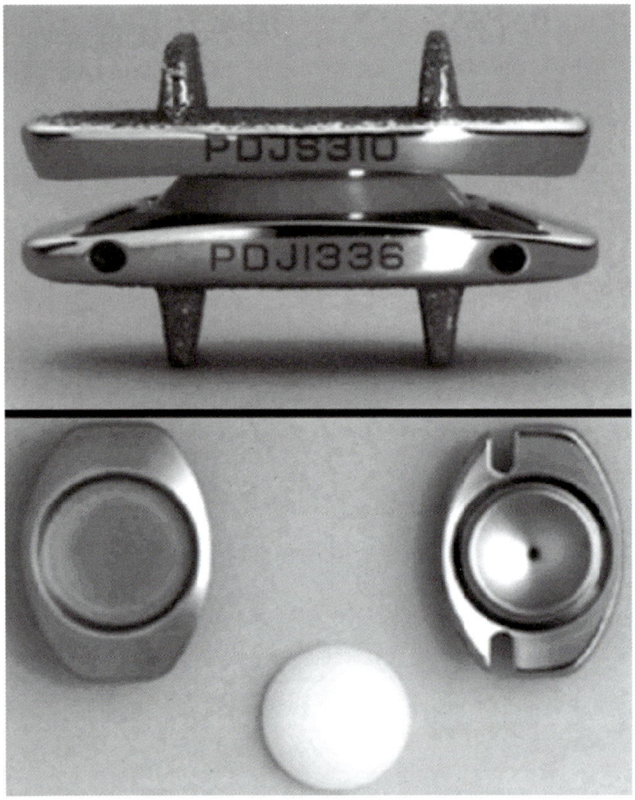

图 15C-1　ProDisc® I（Aesculap, Tuttlingen, Germany），第一代全人工腰椎间盘假体。

目前这一代—— ProDisc-L® 与第一代产品一样，也是由三个部分组成（图 15c-2）。1999 年，这一设计在欧洲获得商业许可。其终板由钴铬钼合金（Co-Cr-Mo）组成，上下终板各有一个锯齿状的中心脊棱以及两个位于部件前缘后方的刺突，用来防止人工椎间盘植入后再发生移动。所有的骨接触面均涂有钛颗粒涂层以促进骨融合。ProDisc-L® 的穹顶形球面内核（由超高分子量聚乙烯制成）与上终板磨光的下表面相接合。而下终板上则有插槽与内核相嵌合。下终板是平的，而上终板有 6° 和 11° 两种角度。这是为适应椎体终板间不同的前凸角度而设计。通过运用不同大小的聚乙烯内核，植入物高度可调节为 10、12 或 14mm，而上下两个部件也可最大限度地覆盖终板，从而尽可能地降低植入物沉陷的风险。

每一种应用于制造ProDisc-L®的材料，其选择都要考虑它的机械性能以及生物相容性。选用聚乙烯作为矫形的支撑面是由于其具有低摩擦系数。在髋关节和膝关节植入中，将聚乙烯作为支撑面已被证明是安全且有效的。用聚乙烯制成的ProDisc-L®植入物使用氮气填充，并且在氮气中经 γ 射线照射消毒，以避免聚乙烯在空气中经 γ 射线照射杀菌时被氧化而加速其损耗。乙烯灭菌和真空包装已被证明可以避免或减少与损耗有关的问题[4]。聚乙烯内核与钴铬钼终板的连

			中号	大号
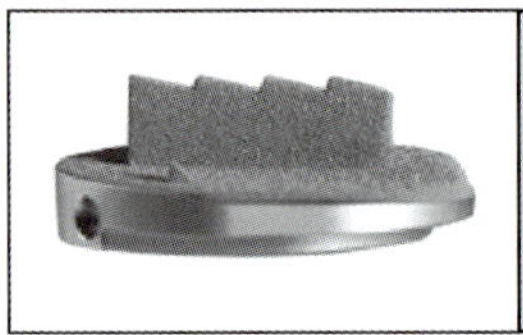	角度	6° 11°	34.5mm(左右) × 27mm(前后)	39mm(左右) × 30mm(前后)
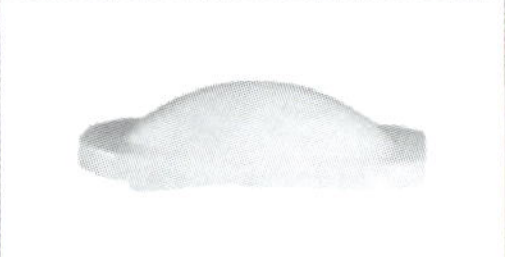	高度	10mm 12mm 14mm		
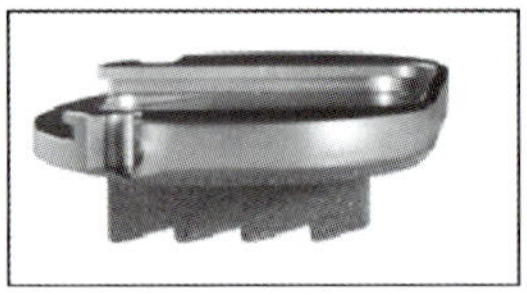			34.5mm(左右) × 27mm(前后)	39mm(左右) × 30mm(前后)

图 15C-2　ProDisc-L®（Synthes，Paoli, Pennsylvania），第二代全人工腰椎间盘假体。

接形成了一个金属-聚合物的结构。在这种类型的连接中，柔软的聚乙烯材料将承受大部分的磨损[4]。因此，可将金属终板的磨损降至最低。

ProDisc-L®采用球-窝关节的设计，因此，它可在3个轴上转动（图15C-3），该椎间盘的活动范围是前屈13°，后伸7°，侧屈±10°。并且沿中轴可以不受限制的转动。但是不能进行剪切或平移运动（无论是前后方向还是横向方向）。ProDisc-L®是一种半限制型的球窝关节，由于聚乙烯内核的一端固定于植入物上，在压缩的情况下，椎间盘的运动可以忽略；而在拉伸情况下，椎间盘可以自由运动。

Prodisc-L®的旋转中心位于下终板脊棱的中心。因为ProDisc-L®使用了球-窝关节的设计，所以在所有运动方向上它都有一个固定的旋转中心。腰椎在各个方向上的正常运动都涉及旋转运动和平移运动的结合，因此脊柱运动的时候，其旋转中心也在移动。这种现象称为瞬时旋转轴（简称瞬轴，IAR）。实验室通过对正常的尸体腰椎进行研究[5]，并连续追踪瞬轴位置的变化，发现前屈和后伸的时候，瞬轴移动的方向分别是向前和向后的，但均未超过前后纤维环的界限。在侧屈时，瞬轴也向相同的方向移动（如向左侧弯时，瞬轴也偏向左侧）；在中轴旋转时，瞬轴移动的轨道呈一个与旋转方向相反的半圆形（如沿中轴向左旋转时，瞬轴移动的轨道向右）。尽管实验结果显示瞬轴移动的轨迹遵循上述规律，但在大多数运动

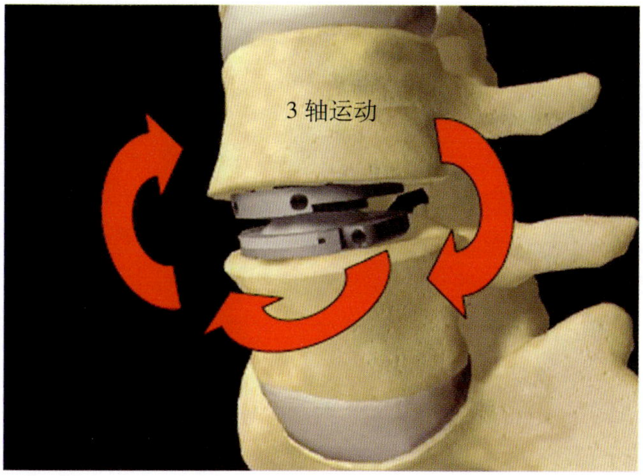

图15C-3　ProDisc-L®（Synthes，Paoli, Pennsylvania）的旋转轴。

中，瞬轴仍然保持与运动节段下终板的前后1/3交界处相接近。当Prodisc-L®假体被置于两块聚乙烯材料的中间时，无论何种方向的运动，其固有的瞬轴都固定于下方的脊棱上。然而，在尸体脊柱上进行的研究显示，当Prodisc-L®被置于两个椎体之间时，其运动将受到其他与椎体节段相关的解剖结构的影响，尤其是侧面和后面的纤维环以及小关节。在我们的实验研究中还发现，尽管ProDisc-L®有一个固定的旋转中心，但在植入尸体脊柱后，仍然可观察到明显的瞬轴移动，并且这种瞬轴移动的范围和方向与正常的脊柱几乎完全相符（图15C-4）[6]。

一旦被植入体内，ProDisc-L®就会表现出与离体ProDisc-L®完全不同的运动。这种差异是由于ProDisc-L®和周围脊柱解剖结构结合而产生的力学作用所导致的，包括侧方和后方的纤维环、小关节以及腰椎后方的其他结构。

对于ProDisc-L®的力学研究并不局限于单个关节。ProDisc-L®拥有强大的运动能力，几乎可以等同于正常人体椎间盘，但这种聚乙烯和Co-Cr-Mo合金组合的人工椎间盘是否能吸收机械冲击呢？LeHuec及其同事尝试从事一项研究，以分析Maverick™（Medtronic Sofamor Danek, Memphis, Tennessee）这类金属-金属构成的球窝连接人工椎间盘和ProDisc-L®这类金属-聚乙烯材料构成的球窝连接人工椎间盘之间的差别[8]。机械冲击力的吸收特性通过以下装置来检测，压力负荷输入后，通过一个测压传感器，再作用于人工椎间盘，随后通过另一端的另一个测压传感器记录下输出的减震程度，共进行两组实验，一组给予恒定的350N的前负荷合并100N的震荡力（0～100Hz）；另一组则是每间隔0.1秒给予250N的瞬时冲击力。之所以选择这样的负荷进行实验是因为上述负荷覆盖了正常情况下一个脊柱功能单位可能承受负荷的强度和频率范围。人工椎间盘对震荡和冲击力的传递性由输出信号和输入信号的比率来决定。计算不同频率以及不同压力负荷下的传动比和相位偏差。两种椎间盘的相位角移动度都是10°。类似的，在震荡力及冲击力下的传动比分别为99.8%和98%。在0～100Hz震荡力组，传动比的改变不足0.3%；而在冲击力组，两种人工椎间盘的差异亦小于0.8%。这些结果提示在吸收机械冲击方面，金属-金属人工椎间盘和

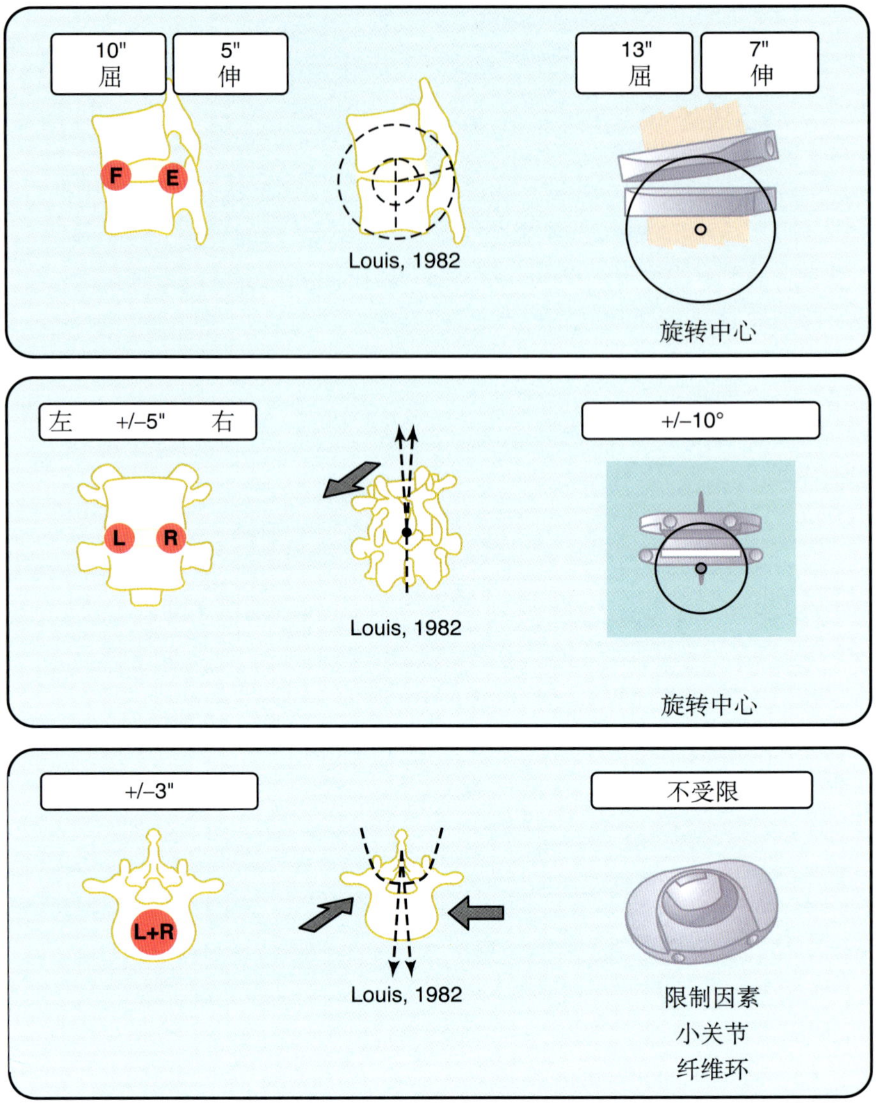

图15C-4 ProDisc-L®（Synthes，Paoli, Pennsylvania）旋转中心。（Redrawn from White A,Panjabi MM[7].）

金属-聚乙烯人工椎间盘几乎是没有差别。因此，选择另外一种更具能量吸收特性的材料，就是自然而然的事情了。运用更软、更能吸收能量的材料与金属终板连接，将使人工椎间盘的耐磨性得以提高[4]。

在全椎间盘置换术中最关键的参数也许就是它的约束性了。ProDisc-L® 被认为是一种半限制型设计，其球-窝结构的圆顶固定于下终板。除此之外，还有一种球-窝设计，称为Charité™ 人工椎间盘（DePuy Spine, Raynham, Massachusetts）。这种装置拥有双凹面的金属终板，并在其中插入了双凸面的聚合物内核。旋转发生在插入物的上下旋转中心附近。这些转动实现了终板之间前后方向以及侧方方向的剪切运动。Huang及其同事[4a]描述了非限制型设计优于半限制型设计的地方。非限制型设计的优点包括:活体内的瞬间旋转轴是可变动的；不受限制的平动可以防止小关节或关节囊韧带在过屈过伸运动中过度负荷；可移动的旋转轴受植入物位置的影响不大。而限制型设计的优点则包括：能够承受正常运动中重要的剪切负荷以及能够将剪切负荷传递到植入物-骨骼接触面。值得注意的是：目前的研究表明，人工椎间盘旋转中心的定位不能仅依靠半限制型人工椎间盘假体的球-窝结构[6]。

目前，最需要关注的是如何减轻椎间盘置换术后的下腰部疼痛，该疼痛系负荷传递到终板及小关节等脊柱原有结构上所致[9]。手术节段的生理性负荷分布可导致负荷无改变地传递到邻近椎体。最值得注意的是小关节的负荷。有两个研究通过ProDisc-L® 和Charité™人工椎间盘的对比试验评估了小关节负荷的情况。Patel及其同事通过在尸体模型上应用一种压力敏感的薄膜来评估小关节上的负荷,证明了小关节上压力的不同[10]。这个研究结果表明，使用ProDisc-L®的腰椎，其小关节负荷较低。而Moumene和Geisler正在进行预试验，以期通过一个精心设计的有限元脊柱模型来探讨这一问题[11]。在该研究中一个ProDisc-L®样假体和一个Charité™样假体被制成模型，并按正常的操作步骤植入。然后，假体在前后方向以及侧方方向上进行偏移安置，合成的载荷参数证明：生理负荷下，Charité™样假体能屏蔽小关节上的负荷，而ProDisc-L®样假体则能增加小关节的负荷。在偏移安置试验中，使用ProDisc-L®样假体的小关节负荷将进一步增加，而使用Charité™样假体的小关节负荷则未受明显影响。关于这两种设计（ProDisc-L®和Charité™人工椎间盘）的争论仍将继续，或许随着对所有数据更加深入的分析，将使两组研究中两种设计的差别逐渐得以阐明。

在一篇关于人工椎间盘的综述中，Lee和Goel（2004）指出，人工椎间盘假体的生物力学和临床学标准应当统一起来[12]。生物力学的标准包括：屈曲压缩以及旋转压缩时，运动的保存、震荡的吸收、本节段或邻近节段异常应力的缓解、稳定性以及对线对位等方面。目前尚不存在一种人工椎间盘能与天然椎间盘在生物学上一样，完美地达到上述所有标准。因为它得平衡地考虑所有的这些标准，同时能够适应运动节段有可能经历的各种变化，而这些就决定了人工椎间盘假体长期实现其功能的能力。临床标准包括：疼痛的减轻；功能的恢复；比脊柱融合术更低的并发症发生率；更短的复原时间以及易于植入和翻修。这些内容将在下文中予以论述。

手术方法

ProDisc-L® 可从前路经腹膜或腹膜后入路植入。腹膜后入路因其较少的死亡率和并发症发生率而被优先考虑。在许多医院，这一手术入路常被普通外科和血管外科医师使用。

患者摆成da Vinci体位，而术者立于患者两腿之间（欧洲首选）；患者亦可在Jackson或类似的手术台上取仰卧位，而术者立于患者左侧（北美首选）。da Vinci体位为全椎间盘置换术中假体的调整提供了有利位置，增加了便利性。同时，手术组其他成员可以评估术中假体的对线情况。作为对线工具的插入器，应通过目测，定位于患者的正中矢状面。

切口要么沿着前正中线走行，或者更经典的在正中线的左侧，从中间向外上斜行延伸。切口的位置必须覆盖需要手术的节段，并向上方和下方各延伸一个椎体。大多数患者将采用左侧经腹膜外入路，除了那些因为先前的手术或其他疾病不能使用此入路的患者。而在这些不能行左侧经腹膜外入路的病例中，应当优先考虑右侧经腹膜外入路或经腹膜入路。手术计划必须由脊柱外科医师和入路外科医师共同商定。

ProDisc-L® 的植入

当暴露至脊柱前柱时，使用X线透视进行定位和确认椎间隙。在前路纤维环切除术中切除前纵韧带，然后按常规方法切除椎间盘，请注意切除范围，要尽可能地接近后纵韧带。在大多数病例中，后纵韧带应当被保留，除了像Bertagnoli和Kumar所报道的椎间盘严重退变的患者[13]。对于那些已发生严重退变的病例，后纵韧带的切除将有利于节段运动的恢复。特别要注意的是，将终板的软骨切除并去除后方的骨赘，因为这些可能会阻碍假体的植入。

仔细切除椎间盘后，将一系列的试模（图15C-5）放入椎间隙以估计ProDisc-L®的大小。术前，通过侧位片进行仔细的术前计划将有利于选择大小合适的试模。将第一块试模插入椎间隙，然后用锤子向后敲入。敲入的试模越贴近后壁越好，但不要超出椎体后缘突入椎管。在早期的试模中，挡块（其作用是以椎体前缘为根据，调整试模的前后位置）的深度是固定的，而在随后的器械中就出现了深度可以调节的挡块。再次行X线透视以评估试模的大小和位置。

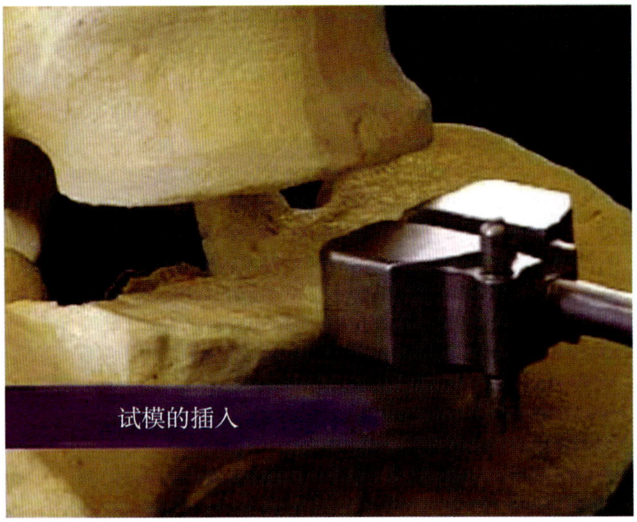

图 15C-5　试模用于测量椎间隙的大小。

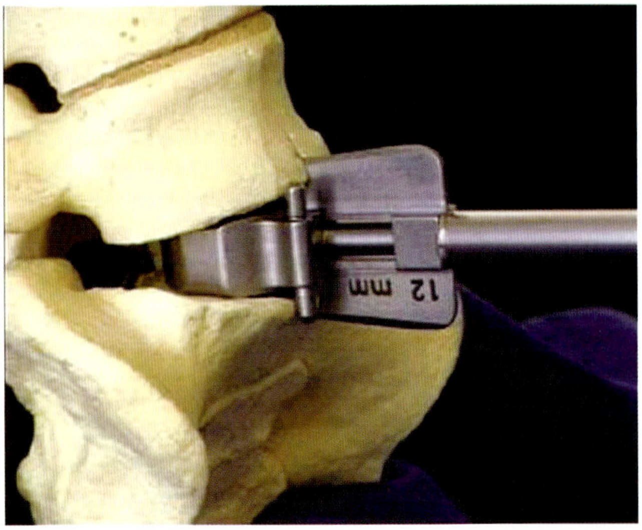

图 15C-6　脊棱切割器用于为 ProDisc-L® 的植入准备椎间隙。

当合适的试模被放置好后，使用特制的脊棱切割器制备人工椎间盘的植入路径，并对植入物进行最后的校准。必须注意的是，试模的柄一定要与患者的中轴线对齐。然后，将脊棱切割器放于试模柄上方，利用试模柄引导其切割相邻椎体的路径。试模的对线对位将直接影响到脊棱切割器的路径以及植入物的最终位置。用锤子将脊棱切割器敲入椎骨的尽头，而试模则用来确保脊棱切割器在到达椎骨尽头时不再前进，接着用打锤将切割器拔出，并将试模取走（图15C-6）。

将椎间隙和脊棱沟槽制备好后，就可以植入人工椎间盘了。首先，将钴铬钼合金终板装在插入工具上，这个工具类似一个闭合的三脚架（图15C-7）。三脚架两个下脚的前端插入 ProDisc-L® 下终板的一

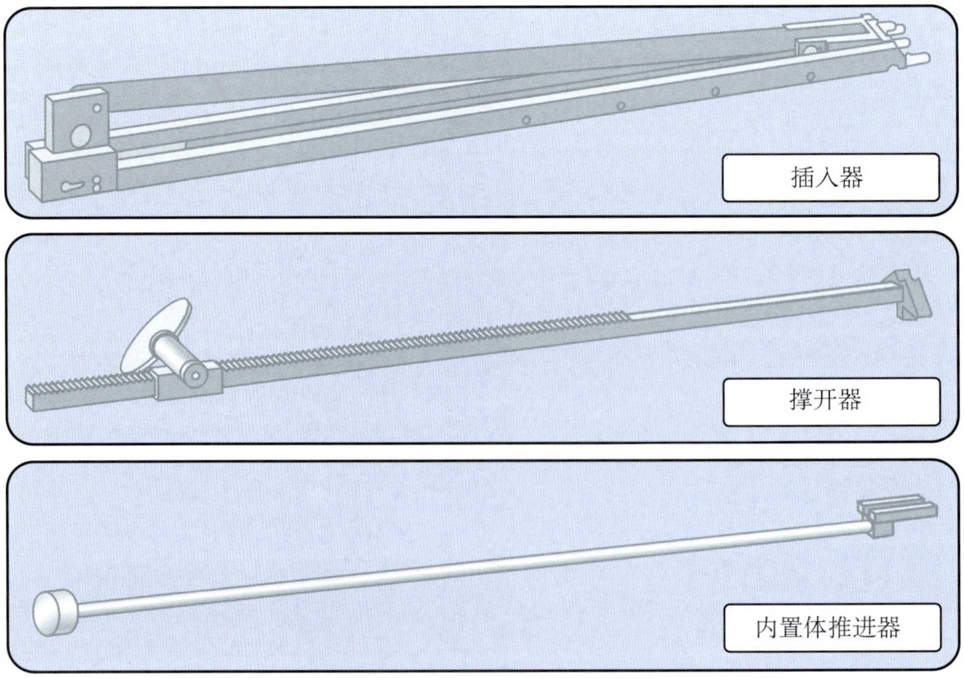

图 15C-7　ProDisc-L®（Synthes,Paoli,Pennsylvania）的插入工具。

端，然后两个下脚旋转，从而锁定下终板。插入工具上有一个锁定按钮，以防止假体不小心被松开（图15C-8）。接着，ProDisc-L® 的上终板被放置在插入工具上脚的两个钉上。在椎间隙塌陷的位置，将ProDisc-L® 的两个终板耦合起来当成一个整体进行插入。

通过插入工具的装载，ProDisc-L®的终板将沿着事先调整好的脊棱沟槽，插入椎体之间。用锤子敲击插入工具的末端，以便使假体贴近椎体的后壁。再次X线透射以检验假体位置。将终板放置好后，使用撑开器将终板撑开使聚乙烯假体得以插入，并直至其与下终板咬合在一起。

撑开器是一个三角形的楔形物，它可依据植入物的高度，通过固定距离使插入工具的两脚分开（如图15C-7所示）。该过程由朝向椎间隙的齿条和小齿轮驱动。撑开器的另外一个作用是将聚乙烯假体推入指定位置。首先，将合适高度的聚乙烯假体放在插入工具的两下脚之间，后者就如轨道般引导聚乙烯假体插入下终板组件中（图15C-9）。接下来，将撑开器锁定于插入工具上，并通过齿条和小齿轮将插入工具缓慢撑开，同时将植入物移向其最终的位置。当撑开器到达尽头的位置，便可开始将聚乙烯内核插入ProDisc-L®的下终板。必须将撑开器放置于其最终的位置，以确保完全的撑开，从而防止聚乙烯内核的圆顶与上终板发生刮擦。将内嵌体推进器放置在聚乙烯内核所经过的相同轨道上。这个工具的作用是让聚乙烯内核与终板组件完全咬合。一旦聚乙烯内核到达指定位置，就能听到“啪”的一声，表明聚乙烯内核已经与终板组件完全咬合。聚乙烯内核是否已经咬合成功，还需要通过探查下终板的前壁来进一步证实（图15C-10）。如果咬合成功，这个前壁将是充盈的；否则，聚乙烯假体将会凸出于终板，无法完全咬合进入锁定位置。

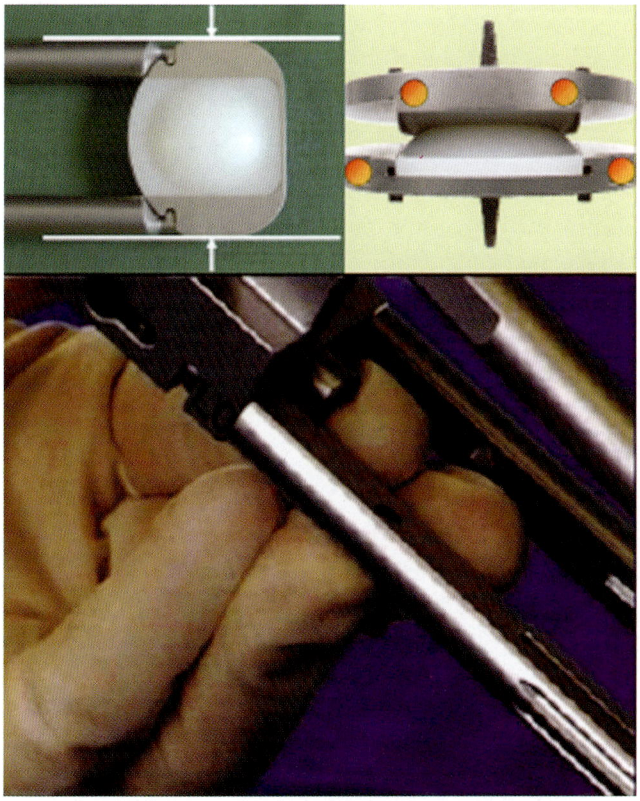

图 15C-8 将 ProDisc-L®（Synthes,Paoli,Pennsylvania）装在插入工具上。左上：将 ProDisc-L® 锁定于插入工具上；右上：插入工具的附着点；下方：插入工具上的锁定按钮。

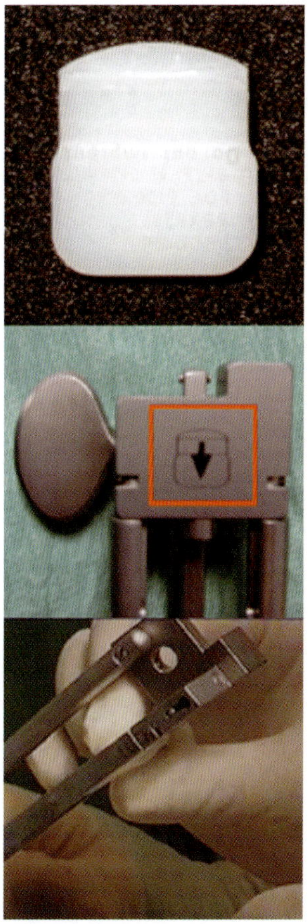

图 15C-9 聚乙烯假体的插入工具。上方：聚乙烯假体；中间：插入工具上的插入方向标志；底端：聚乙烯假体的插入方向。

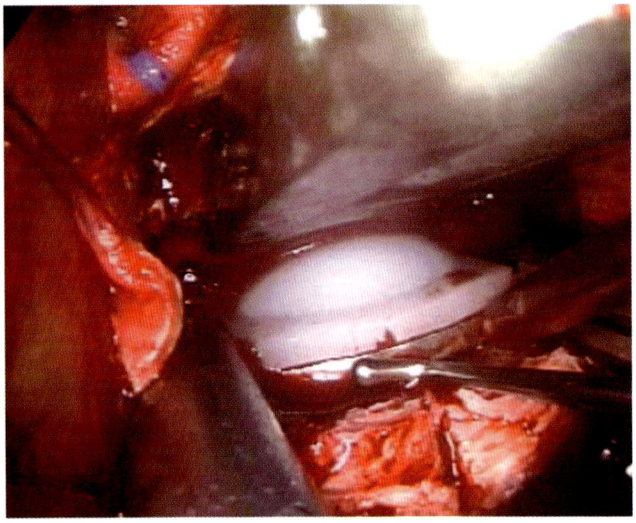

图 15C-10　在内核插入后探查植入物的前缘。

通过插入工具将聚乙烯假体完全装好后，应使用X线透视再次确认ProDisc-L®的位置。一旦将插入工具与ProDisc-L®假体分离，植入物位置的调整将变得很困难。接着，压下撑开器上的锁定按钮，以便反向旋出两个下脚，使下终板组件解锁。然后轻轻一拉，就可将插入工具从ProDisc-L®假体上取下。然后，使用打锤将撑开器取下。最后，使用 X 线透视记录下ProDisc-L®假体的位置，写入病历，并关闭手术切口。

欧洲人的经验：ProDisc-L®的初步研究（背痛）

ProDisc® I全人工腰椎间盘于1989年由法国蒙特利尔的 Thierry Marnay 发明[14]。在 1990-1993 年入院的患者当中，他选择了 64 例患者进行了单个，双个或三个节段的植入。所有入选的患者都表现出剧烈的腰部疼痛，有椎间盘退行性变的影像学证据，且经过6 个月以上的保守治疗后未见好转。排除标准包括：小关节炎；中央隐窝或侧隐窝狭窄；骨质疏松；矢状位或冠状位畸形；手术导致的后柱结构缺失以及髓核脱出[15]。当植入完成后，Marnay随访至临床观察足够评价远期预后时才停止试验[14]。

从 1999 年开始，寻找这些患者进行术后 7 ~ 11 年的随访观察。在这64例患者中，3例死于其他原因；2例下落不明；2例没填完调查表；2例不愿意重返评估。在剩下的55例全椎间盘置换患者中，30例男性，25 例位女性，年龄在 25 ~ 65 岁之间（平均 46 岁），共植入78个人工椎间盘，平均随访8.7年。 如表15C-1 所示，人工椎间盘被植入 1 个，2 个或 3 个椎间隙，从L3-L4至L5-S1。在这些患者中27例无手术史；10例有一次手术史，18 例有多次手术史。

临床结果按照 4 种评分系统进行评价。3 分评价系统用于评价腰部疼痛（3=严重，至0=不存在），下肢疼痛（神经根性）（3=严重，至 0=不存在），和功能障碍（完成日常工作和生活活动的能力）（3=失能至 0=正常）。20 分的改良 Stauffer-Coventry 评价系统（20=最好，至 0=最糟）用于评价神经功能的缺损，药物的依赖程度，残疾情况和精神状态。相对改善定义为可以观察得到的改善，并由最大可能改善程度进行划分。 Wilcoxon检验被用于比较术前和术后的差异（平均 8.7 年）。患者被询问对于手术效果是否非常满意，基本满意还是不满意。同时，运用亚群体分析以确定性别、年龄（<45岁）、既往手术以及多节段手术对疗效的影响。最后，应用影像学检查分析假体周围的射线透过率；植入物的移位；机械破坏以及聚乙烯材料的磨损程度。

统计学分析证明下列指标得到了明显改善：腰痛，下肢疼痛，功能障碍以及改良的Stauffer-Coventry指数。33例（60%）患者表现出优良的预后（相对改善程度>70%）；8例（15%）患者表现出良好的预后（相对改善程度在 60% ~ 70% 之间）；14 例（25%）患者表现出较差的预后（相对改善程度< 60%）。未

表 15C-1　欧洲最初的实验中假体植入的节段

椎体节段	病例数（n）
L3-L4	2
L4-L5	17
L4-L5 伴 L5-S1 融合	6
L5-S1	10
L3-L4/L4-L5	1
L4-L5/L5-S1	15
L3-L4/L4-L5 伴 L5-S1 融合	1
L3-L4/L4-L5/L5-S1	3

Adapted from Tropiano P, Huang RC, Girardi FP, et al.15

发现性别和多节段手术对结果产生影响。年龄（<45岁）和既往手术史对结果的影响微小但具有统计学意义。影像学检查未发现人工椎间盘有松动、移位或机械故障。另外，在所有患者中均未发现聚乙烯插入物的高度发生实质性改变。5例患者出现了相关的并发症，系神经根牵拉所致的神经根痛，而这一并发症均在术后3个月内得到了解决。35例患者自觉非常满意；15例患者感到满意；而5例患者感到并不满意。这表明超过90%的患者对治疗效果是满意的。

该研究是所有全椎间盘置换研究中随访时间最长的。其结果证明：全椎间盘置换对于椎间盘退行性病变来说是一种安全有效的治疗方法，特别是在非手术治疗无效的情况下。这些长期随访结果证明ProDisc-L®能够承受正常的生理性负荷。同时，影像学检查也证实：ProDisc-L®能维持其结构和功能的稳定，且无明显的磨损迹象。虽然年龄大于45岁以及既往的手术史对结果产生了影响，但其影响是很微小的。关于该临床研究的进一步随访已经筹划完毕，而FDA的IDE研究也正在进行。通过这些研究，我们将得到长期随机前瞻性试验结果。

1999年，ProDisc-L®通过CE注册并投放欧洲市场[16]。最初，使用的人群仅限于Marnay以及他培训的另外两名外科医师。而到了2001年，ProDisc-L®在欧洲得到了更为广泛的使用。迄今为止，就作者所知，尚未有人报道与器械相关的失败病例。众多研究表明这项新技术具有良好的反响[17]。2003年，Tropiano及其同事发表了关于第一批ProDisc® II 全人工椎间盘置换术（1999年12月至2001年12月，平均随访1.4年）的前瞻性分析[18]。

目前的 IDE 研究

2001年10月，美国FDA开始进行IDE临床研究。ProDisc-L®被选择用于治疗L3-S1椎间盘退行性变所致的椎间盘性疼痛。这是一个多中心前瞻性随机对照研究，用以证明ProDisc-L®全人工椎间盘置换并不逊于椎间融合。该临床研究属于“two-armed”研究，研究中进行一个节段和两个节段的椎间盘置换。目前已有19个医疗机构加入了该研究。

该研究中共有510例患者，按2：1的比率随机分配到ProDisc-L®组（340例）和融合组（170例）。并于术后6周，3、6、12、18和24个月对患者进行随访。随后每年随访一次，直到最后一个入选的患者完成24个月随访时截止。试验中随机分组部分的登记于2003年完结，而非随机的椎间盘患者目前仍在增加。截止本文发表时，大部分随机患者的2年随访已经完成，并交于FDA审批。

该试验的选入标准在表15C-2中已列出，入选的患者均需符合该标准。患者若出现了表15C-3中所列出禁忌证中的任何一项，都将被剔除出试验。

试验结果是通过一系列的评估来衡量的。使用Oswestry腰部疼痛功能障碍调查表对患者进行自我评估，该表已简化成36个健康调查题。患者的疼痛指数和满意指数转化为10cm的直观模拟标度尺（VAS）。体格检查和神经系统检查包括前屈和侧屈的活动度；骨移植的供骨部位；神经根牵拉症状；反射；

表 15C-2　ProDisc-L® 的手术适应证

参与试验的患者必须有以下情况并符合以下标准：

1. 在L3-S1节段中，有一个节段或两个相邻节段椎间盘退行性病变（DDD）
2. 椎间盘退行性病变（DDD）的诊断必须符合以下标准：
   ① 腰痛和/或腿痛（放射性）
   ② 影像学（CT,MRI,椎间盘造影术,普通平片,脊髓造影术和/或屈伸动力位片）提示下列任何之一：
      不稳定（移位≥3mm或成角≤5°）
      椎间盘高度减少>2mm
3. 纤维环瘢痕化或增厚：
   髓核脱出
   真空现象
4. 年龄在18～60岁之间
5. 保守治疗半年以上无效
6. Oswestry腰部疼痛及功能障碍评分≥20/50（40%）（中至重度功能障碍）
7. 患者在精神，智力和身体上对实验有良好的依从性，包括能坚持完成随访并填写表格
8. 签字同意

ProDisc-L®, Synthes, Paoli, Pennsylvania.

表 15C-3　ProDisc-L® 的手术禁忌证

有以下任何情况或符合以下任何标准的患者需要排除：
1．不超过两个节段的椎间盘退行性变，且所有病变节段均需处理
2．病变节段的终板左右两侧间距小于 34.5mm，前后间距小于 27mm
3．对钛、聚乙烯、钴、铬、钼等物质过敏
4．既往曾行脊柱融合术
4．由于新旧外伤，受累节段的椎体已经发生塌陷
5．影像学证实小关节退变，腰椎滑脱，或椎管狭窄
6．腰椎滑脱大于 1°
7．不明原因的腰腿痛
8．骨质疏松症：使用骨质疏松症筛选调查表SCORE（Simple Calculated Osteoporosis Risk Estimation）进行评分，DexA 骨密度测量 T-score ≤ −2.5 的患者（世界卫生组织对于骨质疏松症的定义）
9．Paget 病、骨软化病和代谢性骨病（骨质疏松症以外的）
10．病态肥胖症：体重指数大于 40，或体重超过标准体重 100 磅以上
11．妊娠或准备 3 年内怀孕
12．活动性感染（全身性 / 局限性）
13．正在服用有可能干扰骨组织或软组织愈合的药物（如糖皮质激素）
14．类风湿性关节炎或者其他自身免疫性疾病
15．全身性疾病，如 HIV、AIDS 和肝炎
16．活动的恶性肿瘤：有侵袭性肿瘤病史（非黑素瘤皮肤癌除外）且未治愈或者近 5 年仍有症状者

ProDisc-L®, Synthes, Paoli, Pennsylvania.

肌力和感觉障碍。影像学评估包括站立正侧位片；屈伸动力位片和侧屈位片；同时要测量屈伸活动度和侧屈活动度。

当前 FDA 关于 ProDisc-L® 的调查研究

目前，共有 19 个机构参与 FDA 关于 ProDisc-L® IDE临床试验的 2 年随访数据的采集。在试验中期阶段，这些机构已经开始根据各自的病例样本公布中期研究结果。而最早公布的数据来自得克萨斯 Back 研究所的 Zigler[16]。首先，回顾了第一批 39 例随访 6 个月以上的患者的数据。随后，又公布了 54 例随访 1 年的患者的数据，然后扩展至78例随访半年的患者。这些随访 6 个月的患者中有 25 例进行了两个节段的手术。结果显示：ProDisc-L®术中出血量（103ml）明显少于融合术（213ml）（$P<0.01$）；手术时间（90min）明显小于融合术（232min）（$P<0.01$）；住院天数（2.24天）也明显小于融合术（3.26天）（$P<0.01$）。3个月后，ProDisc®组患者的Oswestry评分有明显改善。然而，两组患者（ProDisc-L®术和融合术）术后 Oswestry 评分均较术前有明显改善（$P=0.02$），3个月后两组之间仍无显著差异。同样，两组患者术后 VAS 评分都较术前有明显改善，两组之间亦无显著差异。但ProDisc-L®手术组患者的活动度要明显优于融合手术组的患者（$P=0.02$）。在实验中观察到ProDisc-L®组患者体力和精神状态的恢复速度，比融合组更快。该项试验还调查了患者的满意度，术后6个月随访时的数据显示患者倾向于 ProDisc-L® 手术，尽管无统计学意义（$P=0.8$）。随访 1 年后，这种倾向更加明显，但仍然无统计学意义。当患者被问到1年后是否愿意再次接受手术时，98%的ProDisc®手术患者答是；20% 的融合术患者答否。虽然没有一例 ProDisc® 手术患者断然反对再次手术，但仍有 2% 的患者表示不确定。ProDisc-L® 手术组患者平均 8 周后开始工作（1 ~ 26 周），而融合手术组患者平均 16 周后才开始工作（6 ~ 42 周），该术式未发现与器械相

关的并发症，除了1例因为技术原因导致聚乙烯假体位置不正。这例错误已发现并纠正，且没有导致更进一步的问题出现。

Delamarter 及其同事们也做了一些初步的研究，这些研究是以某个参与试验的医疗机构的两篇论文为依据的。第一篇论文介绍的是随访少于6个月的53例随机分组患者（35 例 ProDisc-L® 术，18 例融合术）的早期结果[19]；而第二篇论文介绍的是将近 2 年随访（18～24个月）的78例随机分组患者（56例ProDisc-L®术，22例融合术）的结果[14]。如第二篇论文中所述：78 例随机患者中，26 例进行了单节段的治疗（21 例 ProDisc-L® 术，5 例融合术）；52 例进行了双节段的治疗（35例ProDisc-L®术，17例融合术）。在这一系列的病例中，未出现植入物移位，破损，或器械故障。并且，没有要求翻修手术的病例。术后第 6 周时，ProDisc-L®组患者的VAS评分明显优于融合组；术后6个月时，ProDisc-L®组患者的VAS评分和Oswestry评分均显著优于融合术。但随访至6个月之后，差异无统计学意义。从术后 6 个月到术后 2 年，ProDisc-L®组仍然表现出更好的效果，但并不显著。我们不能确定混合了其他中心的研究数据后，将对这些结果的显著性产生什么影响。术后 6 周的 VAS 评分显示，患者疼痛比术前明显减轻（$P<0.05$）。从术后3个月到术后2年，VAS 评分减少约50%（$P<0.05$）并维持。随访3个月，Oswestry 评分显示ProDisc-L®组患者康复速度比较快。但是，随访至 6 个月时，两组 Oswestry 评分的差别并不显著。从6个月到2年，两组患者的 VAS 和 Oswestry 评分均较术前有明显改善，两组之间差异无统计学意义。我们对L4-5和 L5-S1 节段行椎间盘置换术或椎间融合术后进行了分析，在L4-L5 节段中使用 ProDisc-L® 的患者术后6个月的活动度要比术前改善，而且改善的程度明显大于融合组。L5/S1节段也有类似的发现，只是两组之间的差异不显著。作者认为，L5-S1节段的活动度降低，将导致旋转范围减小，这是个比较棘手的问题。由于要在侧位片上看见 S1 节段比较困难，使得 L5-S1 节段的活动度很难判断。

从目前所公布的数据看来：ProDisc-L®全人工椎间盘置换能够保留椎体的活动，减少疼痛和功能障碍，而且可以让患者更快地恢复正常的生活和工作。考虑到融合术的弊端，包括假关节的形成等。而这些弊端在全人工椎间盘置换术中是不存在的。所以，不能不说这项研究的结果是令人鼓舞的。

展望

随着 FDA IDE 研究的完成以及 FDA 随后的评审，ProDisc-L®将获得批准，用于治疗椎间盘退行性疾病。然而，理想患者群体的许多细节仍需不断地完善以获得理想的结果。再者，仍需继续追踪长期结果，从而验证ProDisc-L®的长期耐磨性以及性能的稳定性。关于这些方面的研究已经开始，包括最初 ProDisc® I 植入物的数据，美国的试验数据以及欧洲的试验数据。

在一项以 Marnay 的 ProDisc® I 患者的影像学结果为依据的研究中，Huang 及其同事经过平均 8.6 年的随访后，对 ProDisc® I 患者的腰椎活动度进行了回顾性分析[20,21]。对 58 例 ProDisc® I 患者中的 42 例的术前及术后X片进行了分析。这篇文章中所用到的测量方法作者在前文描述过[22]。通过测量手术节段的屈伸活动度，可以评价椎间盘功能；测量相邻节段的屈伸活动度，可以估计相邻节段的退变程度。对脊柱整体性或节段性前凸程度的测量，可用来评价矢状面的对位情况。同样可以通过预测运动幅度<2°，来评估预后因素。66% 的 ProDisc® I假体的椎间盘运动幅度≥2°，平均为 3.8°(L3-L4 为 7.5°，L4-L5为6.2°，L5-S1为4.1°)。影像学观察到相邻节段退变的发病率为24%，但均不需手术治疗。当邻近椎间盘发生退变，ProDisc® I 假体的平均运动度为 1.6°；而当邻近椎间盘正常时，其平均运动度为4.6°。而女性患者运动度<2° 的可能性是男性患者的3.5倍。这项研究表明：长期随访发现大多数患者的脊柱运动度得以保留；脊柱整体的和节段的矢状面对位，在ProDisc® I假体植入后得到改善；椎间盘假体的运动度与相邻节段的退变程度相关连。

在Huang等人的第二步研究中，Huang及其同事运用表格及影像学数据，检验 ProDisc® I 全人工椎间盘置换术后运动度与临床结果之间的关系。就作者所知，这是对这二者关系的首次研究。51例 ProDisc® I

手术患者中，38例患者接受了单个或双节段的椎间盘置换。运用改良的 Stauffer-Coventry 评分、Oswestry 调查表以及患者对腰腿痛、活动障碍的主观感受等级评定，来评价临床结果。同时也运用 Spearman 队列研究将运动度数据与临床结果相关联。所有患者被分为 2 组（运动度 =5° 组和＞ 5° 组）。研究中发现：运动度与术后结果有相关性，如腰背痛（P=0.034），Oswestry 评分（P=0.046），改良的 Stauffer-Coventry 评分（P=0.0095）。运动度＞5° 的患者的Oswestry评分（P=0.0095） 和Stauffer-Coventry评分（P=0.015）更加优良。为了进一步明确它们之间的相互关系，还需要更长期的随访观察。

关节成形术的手术指征是个关键问题。在2000年公布的一项研究中，Bertagnoli 和 Kumar 报道了 108 例椎间盘退行性病变患者共植入 134 个 ProDisc-L® 全人工椎间盘[13]。手术节段及各组患者总数见表 15C-4。在随访评价中运用了 X 线平片、体格检查、Oswestry 评分、VAS 评分及 SF-36v2 评分等方法。在临床结果中，90.8% 为优秀；7.4% 为良好；1.8% 为一般，无结果变差的报道。这些研究结果说明在严重退变前，进行椎间盘假体植入术的重要性。同时，要考虑的相关因素有小关节的完整性、后纵韧带及其他剩余结构。这些与有利结果相关的指征在表15C-5中已说明。

表 15C-4　ProDisc-L® 手术节段

ProDisc-L® 节段	病例数
L5-S1	61
L5-L6	3
L4-L5	31
L3-L4	7
L2-L3	3
L4-L5/L5-S1	11
L2-L3/L3-L4/L4-L5	1
L3-L4/L4-L5/L5-S1	2

ProDisc-L®, Synthes, Paoli, Pennsylvania.From Bertagnoli R, Kumar S.[13]

表 15C-5　ProDisc-L® 全人工椎间盘置换术的适应证标准

适应证	椎间盘节段	伴随特征
最佳	1 个	椎间盘剩余高度大于 4mm 小关节无骨性关节炎改变 邻近节段无退变 后柱结构完整
良好	1 个 /2 个	椎间盘剩余高度大于 4mm 小关节无原发性骨关节炎改变 邻近节段轻微退变 后柱轻微不稳定（如后路显微椎间盘切除术）
临界	1 个 /2 个 /3 个	椎间盘剩余高度小于 4mm 小关节有原发性骨关节炎改变 邻近节段轻微退变 后柱轻微不稳定 邻近节段融合
弱	1 个 /2 个 /3 个	脊柱严重退变 小关节有继发性骨关节炎改变 邻近节段椎间盘剩余高度小于 4mm 后柱不稳定

ProDisc-L®, Synthes, Paoli, Pennsylvania. From Bertagnoli R, Kumar S[13]

关于椎间盘关节成形术将替代关节融合术的设想已被广泛提出。但事实可能并非如此。在一项同一医师连续治疗的100例患者的回顾性研究中，Huang及其同事发现，在这些患者中存在椎间盘置换术的禁忌证[23]，这是对这些禁忌证流行病学情况的首次记录和研究。在这一研究中发现的全椎间盘置换术的禁忌证有：中央隐窝或侧隐窝狭窄；小关节病变；脊椎前移或椎体滑脱；髓核脱出伴神经受压；脊柱侧凸；骨质疏松症；术后假关节形成或后柱结构元件缺损（如椎板切除术/椎间小关节切除术）。在这100例患者中，56例行融合手术，44例行非融合手术。所有56例行融合术的患者均有全椎间盘置换术的禁忌证。而44例行非融合术的患者中有5例（11%）适合全椎间盘置换术。所有患者中，仅5%的患者适合行全椎间盘置换术而无禁忌证。作者指出，无论是新的适应证出现还是现有禁忌证消除，患者都将从椎间盘置换术中受益。

当前的理论指出，全人工椎间盘置换术应在椎体三柱结构发生明显退变之前实施。有鉴于此，一些考虑融合术但相对年轻的患者可选择全人工椎间盘置换术。IDE研究中表明，这些患者年龄可在18～60岁之间。目前，人工椎间盘置换术作为替代椎间融合术的手段已经备受关注。对于这项新技术应用的后续研究将最大限度地发掘其潜在的优势。

致谢

在此，感谢Synthes公司（Paoli, Pennsylvania）为本章提供图片，特别感谢Celeste Abjornson博士在本章Synthes材料的整理和评审中所提供的帮助。

（赵迪译　张宏其校）

参考文献

1. Ivry B. Bionic back: Got a bum disc? Now you can buy a better one. Popular Science 2004(December): What's New.
2. Rundle RL, Hensley S. Back Fire: J&J's new device for spine surgery raises questions. Wall Street Journal June 7, 2005:1A.
3. Szpalski M, Gunzburg R, Mayer M. Spine arthroplasty: a historical review. Eur Spine J 2002;11 Suppl 2:S65-S84.
4. Taksali S, Grauer JN, Vaccaro AR. Material considerations for intervertebral disc replacement implants. Spine J 2004;4(6 Suppl):231S-238S.

4a. Huang RC, Girardi FP, Cammisa FP Jr., Wright TM. The implications of constraint in lumbar total disc replacement. J Spinal Disord Tech 2003;16(4):412-417.

5. Sengupta D, Demetropoulos CK, Herkowitz HN, Serhan HA. Instantaneous axis of rotation and its clinical importance in a healthy lumbar functional spinal unit. In Goel V, Panjabi MM, eds. Roundtables in Spine Surgery-Spine Biomechanics: Evaluation of Motion Preservation Devices and Relevant Terminology, Vol. 1. St. Louis: Quality Medical Publishing, 2005.
6. Sengupta D, Demetropoulos CK, Wiater BP, et al. Does the lumbar disc prosthesis with a fixed axis of rotation affect the instant axis of rotation (IAR) of the lumbar spine?-A biomechanical study in cadaver spine. In World Spine III Congress, July 31-August 3, 2005, Rio de Janeiro.
7. White A, Panjabi MM. Clinical Biomechanics of the Spine, 2nd ed. Philadelphia: Lippincott Williams & Wilkins, 1990.
8. LeHuec JC, Kiaer T, Friesem T, et al., Shock absorption in lumbar disc prosthesis: a preliminary mechanical study. J Spinal Disord Tech 2003;16(4):346-351.
9. Mulholland RC, Sengupta DK. Rationale, principles and experimental evaluation of the concept of soft stabilization. Eur Spine J 2002;11 Suppl 2:S198-S205.
10. Patel V, Hsu S, Bae H, et al. Biomechanical evaluation of floating and fixed center of rotation total disc replacements. In World Spine III Congress, July 31-August 3, 2005, Rio de Janeiro.
11. Moumene M, Geisler F. Effect of artificial disc placement on facet loading: Mobile core vs fixed core. In World Spine III Congress, July 31-August 3, 2005, Rio de Janeiro.
12. Lee CK, Goel VK. Artificial disc prosthesis: design concepts and criteria. Spine J 2004;4(6 Suppl): 209S-218S.
13. Bertagnoli R, Kumar S. Indications for full prosthetic disc arthroplasty: a correlation of clinical outcome against a variety of indications. Eur Spine J 2002;11 Suppl 2:S131-S136.
14. Delamarter RB, Bae HW, Pradhan BB. Clinical results of ProDisc-II lumbar total disc replacement: report from the United States clinical trial. Orthop Clin North Am 2005;36(3):301-313.

15. Tropiano P, Huang RC, Girardi FP, et al. Lumbar total disc replacement. Seven to eleven-year follow-up. J Bone Joint Surg Am 2005;87(3): 490-496.
16. Zigler JE. Clinical results with ProDisc: European experience and U.S. investigation device exemption study. Spine 2003;28(20):S163-S166.
17. Mayer HM, Wiechert K, Korge A, Qose I. Minimally invasive total disc replacement: surgical technique and preliminary clinical results. Eur Spine J 2002;11 Suppl 2:S124-S130.
18. Tropiano P, Huang RC, Girardi FP, Marnay T. Lumbar disc replacement: preliminary results with ProDisc II after a minimum follow-up period of 1 year. J Spinal Disord Tech 2003;16(4):362-368.
19. Delamarter RB, Fribourg DM, Kanim LE, Bae H. ProDisc artificial total lumbar disc replacement: introduction and early results from the United States clinical trial. Spine 2003;28(20): S167-S175.
20. Huang RC, Girardi FP, Cammisa FP Jr, et al. Correlation between range of motion and outcome after lumbar total disc replacement: 8.6-year follow-up. Spine 2005;30(12):1407-1411.
21. Huang RC, Girardi FP, Cammisa FP Jr, et al. Long-term flexion-extension range of motion of the prodisc total disc replacement. J Spinal Disord Tech 2003;16(5):435-440.
22. Lim MR, Girardi FP, Zhang K, et al. Measurement of total disc replacement radiographic range of motion: a comparison of two techniques. J Spinal Disord Tech 2005;18(3):252-256.
23. Huang RC, Lim MR, Girardi FP, et al. The prevalence of contraindications to total disc replacement in a cohort of lumbar surgical patients. Spine 2004;29(22):2538-2541.

Maverick™ 人工椎间盘

15D

Hal Mathews, MD Richmond, Virginia

引言

在许多国家，人们对全椎间盘成形术能使退变的运动节段得到动态稳定这方面逐渐产生兴趣。随年龄增加，运动节段退变引起的疼痛会因椎间盘和纤维环的病理性改变而加重。在疾病的早期，症状最初是由前柱产生，并且当保守治疗失败时，全椎间盘置换成为一种可行的治疗手段。前路椎间稳定装置的使用，能使脊柱节段得到稳定，并有助于将负载转向后柱。Maverick™全椎间盘置换（Medtronic Sofamor Danek, Memphis, Tennessee）从2002年1月开始进入临床，目前在美国食品和药品管理局（FDA）以及器械免检机构（IDE）监督下进行临床试验。Maverick™全椎间盘成形装置是那些为重建退变性前路运动节段的稳定而设计的系列产品代表。腰椎Maverick™装置A-MAV的棘较短，并从2004年起开始应用（图15D-1，15D-2）。最初的Maverick™设计是2片状的球-窝结构，其棘的高度为11mm，而新型的A-MAV设计使假体上的每片棘都缩短至7mm。在每片后方旋转中心、球-窝结构表面都有羟基磷灰石涂层以及粗糙表面刻蚀，使得在短时期内就有骨生长。羟基磷灰石涂层和小棘的设计组合在早期固定和长期稳定性方面有很好的生物力学特性。各种大、中、小不同型号的假体能恰当的与终板的几何形状相吻合。使用3°和6°的前凸设置来调整上下组件，能达到不同的腰椎前凸角度。医师可以在术前用模板进行终板的模迹以及最合适前凸角度的测量。当然，A-MAV器械也可以进行术中测量以及前凸测定。这种半限制型的全椎间盘成形系统可达到9、10、11、12mm的椎间盘高度，以满足病变运动节段的屈曲活动以及适当的平衡。

选用后方旋转中心最能模拟出一个完整运动节段正常的旋转中心。球-窝设计对平移运动的限制使得在前后方向运动中对抗剪切力，同时也兼顾到扭转运动和半限制型屈伸运动可增加退变间盘节段的稳定性（图15D-3）。两片状假体的整体插入使得插入过程方便顺畅，并减少许多三片状设计的早期灾难性失败（图15D-4, 15D-5）。选用钴-铬-钼的金属-金属的生物材料，增强了其耐久性、寿命和良好的耐磨性，这对患者来说可提供终生的运动稳定性。金属-金属的全髋关节置换装置的磨损率约是A-MAV假体预期磨损率的11倍[1]。经过数十年的临床使用，没有报道表明钴-铬-钼离子与疾病过程有相关性。Hedman等报道[2]了一个典型的腰椎每年要经历大约12.5万次显著的弯曲运动和20万次非显著性运动。当这些参数用于Maverick™工作台进行参数测试时，我们发现，Maverick™在经过100万次显著的弯曲后，其形态学结构基本没有改变，

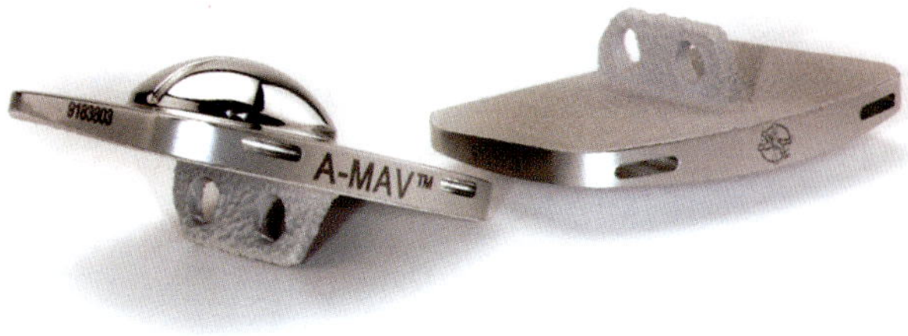

图 15D-1　含羟基磷灰石的 A-MAV 和棘。

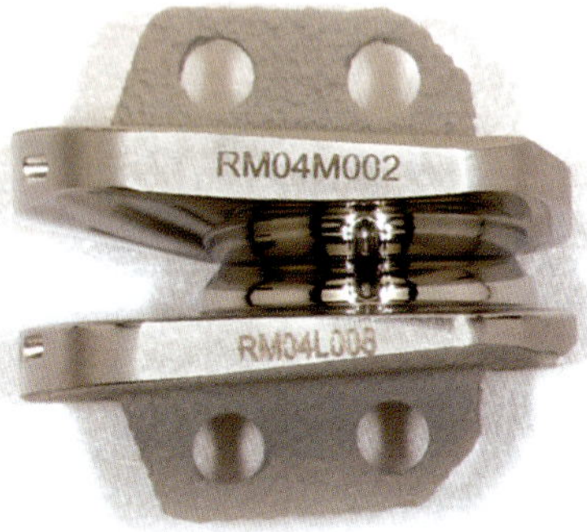

图 15D-2　A-MAV 的侧面观。

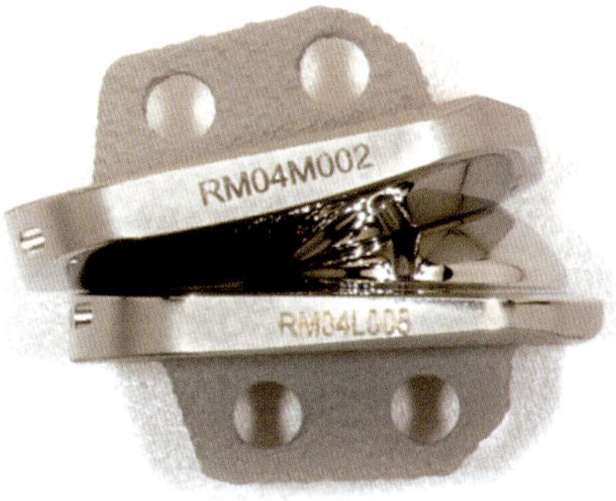

图 15D-3　A-MAV 的屈曲运动观。

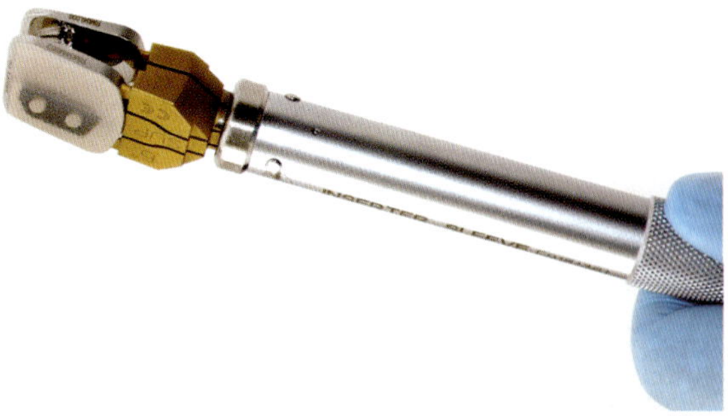

图 15D-4　单片插入装置。

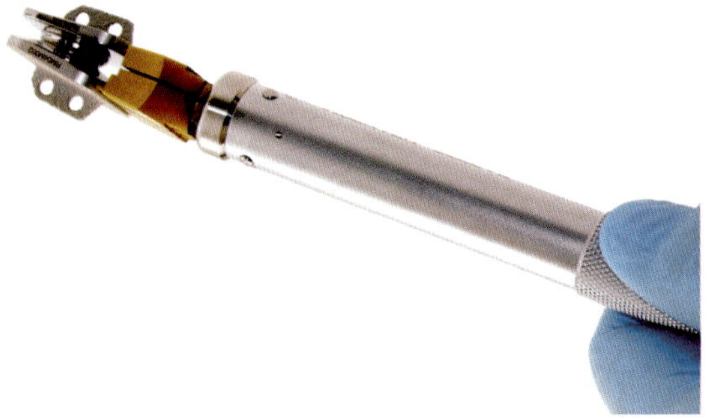

图 15D-5　单片插入装置的侧面观。

这相当于在临床使用 31.5 年。

A-MAV 在生物材料性能、寿命、耐久性和增强运动学方面表现出良好的协同作用，从而能重塑退变运动节段的稳定性。在生物力学方面的进一步探讨将有助于提高 A-MAV 运动节段置换的原有技术水平。

我们知道些什么？

我们从 Hedman、White、 Punjabi 和 Dooris 等人的生物力学研究中了解了有关人腰椎的功能性表现[2-4]。运动学知识对理解功能性的观点：如何应用于腰椎假体非常重要。在一个完整的非病变的运动节段，一个含水量很好的髓核，其液压效应靠外周完整的纤维环使负载力传向周围的骨骺结构，从而有效的通过前柱来传递负载。大约 80% 的垂直负载通过前柱来传递。角运动必须有一个旋转，这个旋转有助于确定整个脊柱节段旋转中心，明白一点很重要。一个完整的运动节段的旋转中心位于下位椎体上终板的后 1/3 处。旋转中心会随着病变而改变，因为当前柱负载能力不足时，更多的力会从后方进行传递。有关进行性退变性疾病后方负载传递的病因学仍有争论[4]。许多人相信，纤维环本身通过交叉胶原纤维的撕裂而变得薄弱，从而触发这个过程。这引起髓核脱水，液压效应和负载传递减弱，形成了一个显著的进行性退化的模式。其他人认为，单纯髓核脱水的发生是由于终板弥散不足和纤维环营养不良所致，导致了纤维环的断裂以及节段的进行性退化。不管确切的病因如何，关节面负载加重以及黄韧带肥厚确实发生，关节面下疾病也在进展，且关节面病变表现的尤为明显。后方负载传递意味着运动节段完全退变状态进一步加重。如前所述，退变早期进行椎间盘置换成形术比晚期更有指征。

Dooris等描述了一种模拟球-窝结构的全椎间盘成形术的非线性有限元模型，它对椎间盘置换的前后位置非常敏感[4]。在这个有限元分析中，当假体的旋转中心放在整个运动节段旋转中心的偏前方时，其关节面的负载是预期负载的2.5倍；当旋转中心放在偏后方时，关节面的负载却不增加[5]。

不仅要明白假体放置位置的重要性，而且还须明白宿主骨负载失败的重要性。White和Punjabi认为，松质骨不能承受的负载量将至1.55～4.6mPa，同时他们提出当腰椎前屈20°时，其负载量为1200牛顿[3]。除了知道造成宿主骨失败的负载量外，也必须明白造成任何生物材料失败的负载量，这些对于进行前路单纯腰椎间盘置换手术之前，选择恰当的材料至关重要。如果在插入全椎间盘成形装置之前没有选择恰当的患者，那么骨量减少和骨质疏松将会给任何假体带来迅速的灾难性的失败。

我们需要什么？

大多数的骨科假体都被设计成具有稳定病变节段和增强其功能。任何重建运动节段的手术目标均是恢复运动范围，以维持适当的解剖学功能和运动负载支承范围。随着腰椎退行性疾病的进展，当出现临床表现时，很难全面评估患者所有的病理学现象。这种表现出现的非常早，它以不伴髓核和后方结构异常的纤维环撕裂的形式出现。然而，随着前柱出现进行性退变性塌陷且伴随后方椎管病变（包括关节下结构和黄韧带的增厚）以及小关节病变时，患者的症状会出现稍晚。在疾病发程的晚期，由于运动节段的持续性退化，可能发生显著的椎管狭窄和滑脱性病变，并常伴随多源性的神经卡压性疾病和机械性不稳定。最后，临床治疗的目标是为了防止进行性腰椎病变，为阻止这个过程的进展，需治疗现存疾病或置换病变的节段。进行全椎间盘置换术的目的是为了置换病变节段，提供椎间盘节段的解剖性稳定，并且保留其运动功能。

在基于临床需求上为前柱设计这样一个装置时必须考虑些什么？

椎间盘置换术要求稳定进行性退变节段的前柱。许多人已经讨论过在水平不稳定之前的退变是一种椎间盘塌陷的垂直不稳定，其结果为将应力传递到后方的椎间关节和韧带结构上。如果患者的进展性病变症状无法通过保守治疗（如稳定性锻炼、注射治疗或者药物）得已纠正，那么，椎间盘置换术就成为一种可供临床缓解前柱症状的方法。从根本上说，临床医师正在探索如何缓解病变节段的疼痛；如何适当的分配前柱和后柱的负载来防止小关节的退变、稳定运动节段的进行性垂直塌陷以及晚期邻近节段的退行性病变。这种装置应当能让患者受益终生，且避免出现椎间盘假体晚期翻修的潜在风险。这些装置最终应能对抗剪切力和过度旋转的不稳。在伴随有后方退变性病变和狭窄的水平不稳定的情况下，防止前路置换装置出现过度磨损，这在工程学上来说，是一挑战。半限制型假体对于早期水平性病变的情况可能或不能提供必需的帮助。然而，椎体滑脱和高度的旋转不稳定，如多平面畸形和椎体峡部裂伴滑脱就没有必要用第一代前路装置提供稳定性。

A-MAV全椎间盘成形装置的设计参数

Maverick™家族产品的设计都是从良好的生物材料性能、寿命、安全性、耐久性、可靠性以及插入的便捷性等来考虑的。考虑到前路翻修手术的需要，假体的棘也应考虑翻修。A-MAV假体的棘现在固定为7mm高度，这样在制订翻修方案时，就不会成为真正的障碍（图15D-1，15D-2）。棘小的好处和其即时稳定性以及防止早期灾难性失败等特点相对于无棘的装置来说具有巨大的优势。

关于A-MAV的入路在先前的出版物中已详细描述，通常选择从腹膜后入路到达病变节段。经腹腔入路常用于翻修手术，但使用这些器械的医师并不将此作为常规标准。标准的前路腹膜后入路适合A-MAV全椎间盘成形术。了解前柱的位置很重要，在L5-S1，经前路腹膜后入路从右侧很容易进入，将来L4-L5水平也要求前路入路。在左侧开始L5-S1椎间盘置换手术时，左侧的L4-L5入路会更困难，那在将来也要求能做到。

假体的器械设计应提供使用时的合理性及可重复性。这些器械被设计成可供整块椎间盘切除，并且保留适当的侧方纤维环结构（图15D-6）。同时，适当的可预计的椎间隙撑开对彻底清除椎间盘和后方纤维环结构来说很重要。后方纤维环和后纵韧带清除不充分以及松解不够，会影响塌陷的退变节段的再平衡，导致任何假体插入的“蛤壳活动”（图 15D-7）。韧带和纤维环结构的后方松解常被低估，这会导致假体设计的早期失败。后方结构不松解就无法活动。整个韧带和纤维环结构不必从上方和下方的附着处进行切除或松解。但是要完全松动，至少需要将其中一个附着点松解（图15D-8，图15D-9）。设计的器械可供手术中评估恰当的椎间盘高度和前凸角度。撑开器可以直视到后方纤维环结构，以确定松解是否完全和适当。松解过程中硬膜外有少量出血，可用止血剂或其他可用的商业产品止血。手术中使用的套装器械可达到撑开和计算前凸曲度以及与终板是否吻合的目的（图15D-10），反过来可以证实术前模板测量的数据，最终在手术松解以后确定适当的假体尺寸和参数。这套器械使A-MAV插入过程简便且可重复。设计的目的是提供精确的放置假体，并且避免任何潜在的灾难性失败。两片状的设计消除了任何潜在的假体脱出的可能，因为上下终板的小棘和羟基磷灰石涂层能防止任何早期失败。假体长期使用后显示，其不会像以前设计的装置那样容易移位。棘维持了假体从原始插入时的适当位置，所以在手术操作时，将A-MAV放置在合适的位置显得尤为重要，这样失败会非常少见，截止到2005年中期，在全世界超过6000例使用该假体的患者中仅发现2例有移位。

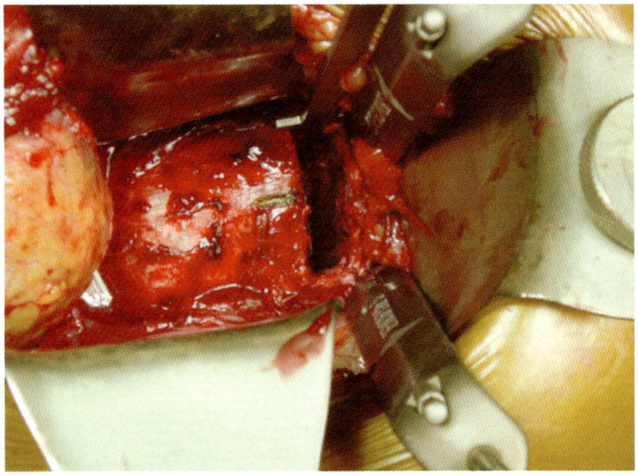

图 15D-6　整块的椎间盘切除合并有限的纤维环切除。

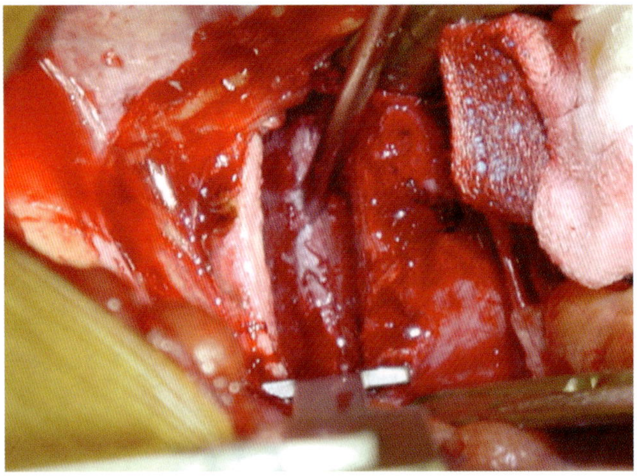

图 15D-7　后路纤维环和后纵韧带的松解。

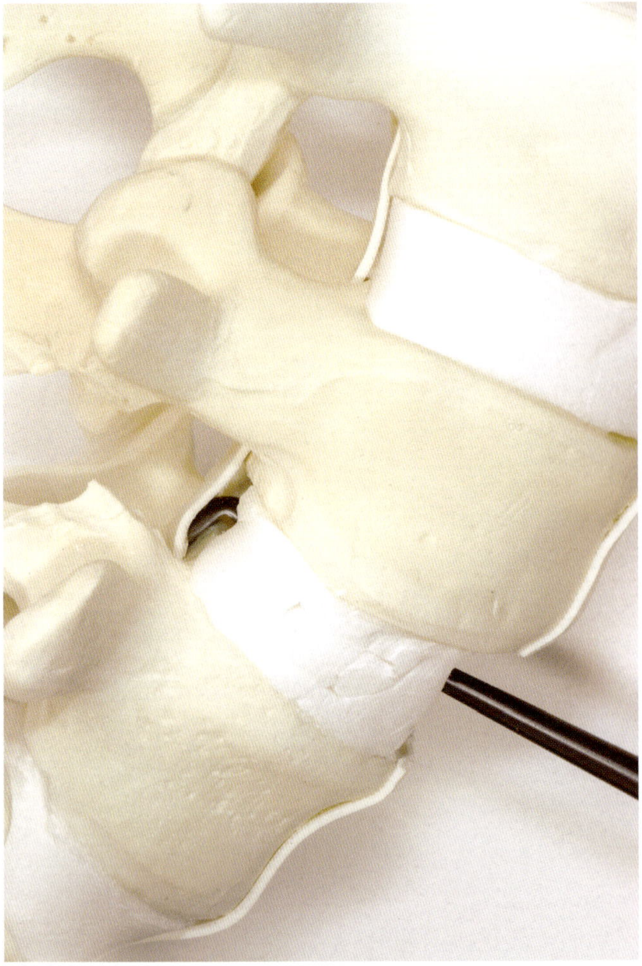

图 15D-8　后路松解。

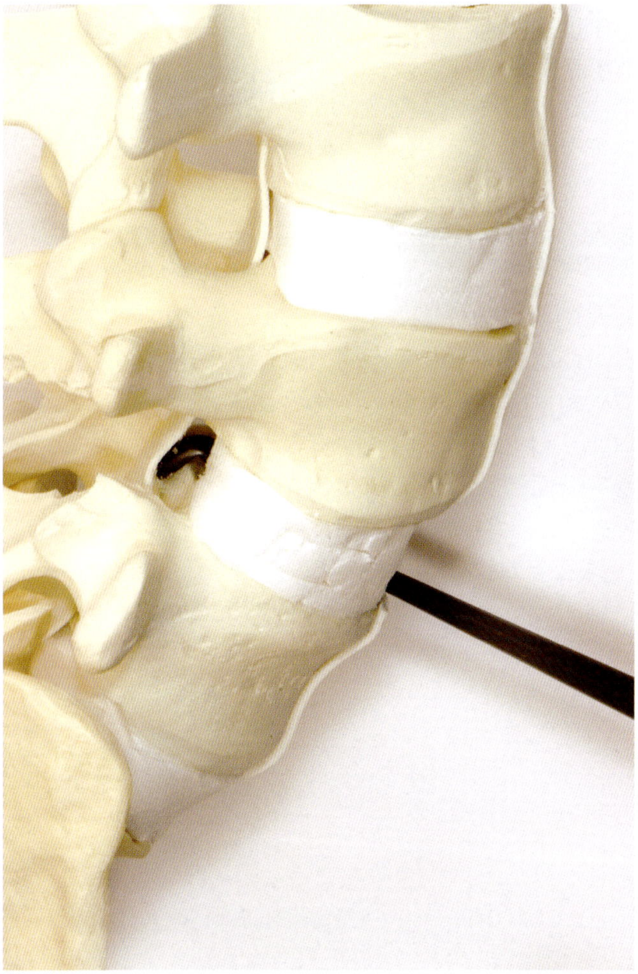

图 15D-9　后路松解。

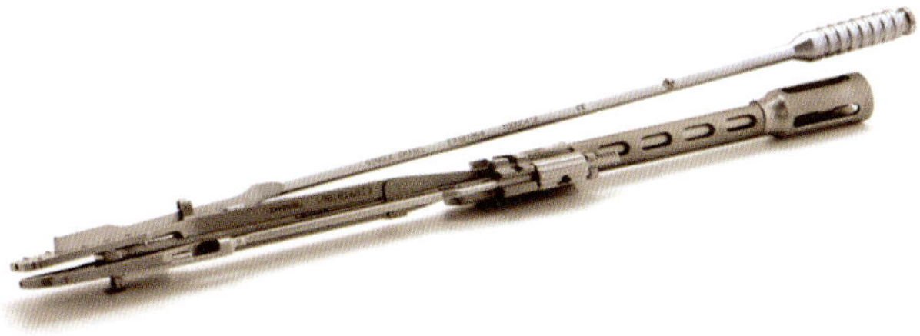

图 15D-10　带有棘切除的多合一器械。

临床个例

Maverick™家族的产品在2001下半年得到CE标志认可，从而进入临床使用。从 2002 年 1 月开始 Maverick™在临床上开始使用，并且美国和欧洲同时进行。患者的选择仍然是基于保留运动功能的考虑，从而可以选择正确的患者对其病变的腰椎运动节段进行运动功能的重建。了解运动节段的病变分期非常重要，这可以让我们知道引起患者前柱疼痛的原因。椎间盘造影在前柱病变分期上颇有争论，但它仍是能将临床症状和影像病理联系起来的少数激发试验中的一种。前柱负载状态下的屈伸位摄片有助于判断水平不稳定和垂直负载异常，有助于临床医师选择合适的患者。既往的前路手术史、既往的伴发疾病如那些使手术过程复杂化的疾病，都必须在术前计划保留运动的情况下加以考虑。一般来说，前路椎间盘置换手术最适用于单节段、单纯前路以及垂直不稳定，这种垂直不稳定不伴有平移性病变，神经孔和后方结构完整，且无明显退化。当病变到达一个比较晚期的阶段时，会使前路椎间盘置换手术的治疗结果变得复杂化，因为关节面的病变和其他椎管性病变会减弱椎间盘置换术后的效果。所以，如果早期的退化性病变如纤维环撕裂；单节段椎间盘退化；前方的垂直不稳定（如塌陷）且与患者的临床症状相关联，那么这就是最佳的手术适应证。禁忌证包括最常见的多节段病变；疼痛来源不明确；旋转或水平不稳定；既往感染；肿瘤或表现为后方椎管病变；进展迅速的晚期的多柱退行性病变。既往手术操作史，包括蛛网膜炎和硬膜外纤维化，将会使椎间盘置换的结果复杂化。

除了手术患者指征把握不严格，A-MAV潜在的并发症包括以下几点：（1）在骨量减少、骨质疏松症等严重骨质丢失的患者中错误地使用此项技术；（2）在手术进程中不适当地放置假体，假体位置放置不当是A-MAV相关技术最常见的问题，如果手术中没有认清假体中线位置，或因为疏忽而使假体的一个角向后外侧突出而处于椎间孔的位置，就有可能造成术后早期的神经压迫症状，可能需要早期翻修。目前世界范围内仅出现 2 例Maverick™手术因证实在椎间孔部位发生神经压迫症状而拔出。这种两片式的装置具有良好的初始稳定性，由于假体无内核装置，也就不存在第三个部件脱出的可能，目前还没有早期灾难性失败案例发生。

相关的早期前瞻性研究是由波尔多的 Jean Charles LeHuec教授领导进行的。该项研究对64例患者进行至少2年的随访，研究指明了使用Maverick™假体手术的学习曲线和远期临床成效[5]。患者使用与FDA、IDE相同的方法来评估疼痛，包括直观模拟标度尺、神经机能、ODI和NSF-36参数。以FDA标准，患者ODI有大于25%的改善，有效率为75%，有统计学意义（$P < 0.05$）。

在2003年4月开始了一项通过FDA认证的美国器械免检机构的研究，此项研究由Medtronic Sofamor Danek公司赞助。此研究的目的是评估Maverick™全椎间盘置换成形术的有效性和安全性，研究中对照组使用的是已通过FDA认证的产品。对照组选择的是InFUSE® Bone Graft/LT-CAGE®腰椎锥形融合装置（Medtronic Sofamor Danek），以往的FDA-IDE临床研究证明它是最好的前柱静态稳定装置。这项研究在美国30个临床中心入选577例患者，并采用2∶1随机对照研究，在2004年夏季完成这项研究，遵照FDA对于产品的II期临床试验要求，继续进行为期2年的随访研究。最终研究数据与2002年在波尔多进行的研究相似，证明I期试验结果能够代表II期临床试验结果。试验设计中2∶1的对照组是通过椎间盘替换获得椎体间融合，从而证明实验组装置与对照组融合装置在临床疗效上具有等效性。如果在前瞻性随机研究具有临床统计学优越性，那么入选患者的数量就能增强其潜在的优越性。根据II期临床试验要求，需进行至少2年的随访，这些患者的随访将持续到2006年夏季。虽然1年期的随访数据不能导出相关的统计学有效性，但其结果也非常鼓舞人心。

在2005年IMAST上Gornet等人发表了一项多中心研究报告，该研究为期12月的试验，从5个FAD IDE中心挑选151例患者。结果显示，在12月的随访期中，患者疼痛自我评估和功能障碍测定都有明显改善，有显著的统计学意义。

展望未来

病变节段活动度重建后，其活动度保存的稳定性仍是不可预计的因素。将重力负荷从前柱有效转移至后柱，增强前柱关节的受力稳定性，这是生物力学方面要考虑的一个重要因素。然而实际应用在进行性退变性疾病时，其难点在于把握它的绝对指征。由于只有少部分患者在早期退变性椎间盘疾病中表现为单纯的前柱病变，而大多数患者则表现为较复杂的退行性改变，可能同时具有前柱和后柱的病变。目前我们只能假设单纯的前柱椎间盘的置换，只占退行性疾病病变节段置换手术的一小部分。无论是后路或是前后路联合，能同时进行后路减压和前柱活动度重建，都将极大地帮助手术医师在消除神经压迫的同时保存病变节段的活动度。最终通过使用不同的椎间装置的技术，使我们在后路手术的同时达到减压和保留前柱活动度的目的。今后外科医师将能够治疗绝大多数脊柱病变，无论是单节段还是多节段的病变，包括平移性或多平面的畸形，其前景是光明的。在研究保存病变脊柱节段活动度的领域中，我们处在起步阶段。对于各类复杂的脊柱疾病的治疗，A-MAV之类的单纯前路椎间盘置换只是其中的一种特定手段。

（朱晓东译　刘祖德校）

参考文献

1. Doorn P, Campbell PA, Worrall J, et al. Metal wear particle characterization from metal on metal total hip replacements: transmission electron microscopy study of periprosthetic tissues and isolated particles. J Biomed Mater Res 1998;42(1):103-111.
2. Hedman T, Kostuik JP, Fernie GR, Hellier WG. Design of an intervertebral disc prosthesis. Spine 1991;16(6 Suppl):S256-S260.
3. White AA, Panjabi MM. Clinical Biomechanics of the Spine, 2nd ed. Philadelphia: Lippincott Williams & Wilkins, 1990:461.
4. Dooris AP, Goel VK, Grosland NM, et al. Load-sharing between anterior and posterior elements in a lumbar motion segment implanted with an artificial disc. Spine 2001;26(6):E122-E129.
5. LeHuec J, et al. Maverick Total Lumbar Disc Replacement. Prospective study. Preliminary report of 30 cases at 1 year follow-up. European Spine Journal 2001:12 (Suppl 1):S20.
6. Gornet, Mathews, Burkus, et al. Maverick Total Disc Replacement: A review of 12 month data from five investigational centers. Presented at the 12th International Meeting on Advanced Spine Techniques (IMAST), July 7-9, 2005, Banff, Canada.

全椎间盘置换：FlexiCore®人工椎间盘

15E

Jonathan R. Stieber, MD New York, New York
Thomas J. Errico, MD New York, New York

引言

下腰痛是患者最常见的主诉之一，高达85%的人一生之中出现至少一次腰痛[1-3]。由于腰椎解剖复杂，脊椎轴向疼痛的病因可因疼痛源的不同而不同：包括椎旁肌肉损伤；椎管狭窄；腰椎小关节病；退变性椎间盘病。通常，对非特异性下腰痛患者，经3个月保守治疗，背痛缓解率为90%，但是，对已诊断有明确病变的患者缓解率则较低（60% ~ 65%）[4]。当经严格保守治疗仍无明显效果时，可考虑手术干预。

在各种手术方法之中，选择性的腰椎融合术仍然是治疗经保守治疗失败的有症状的椎间盘退变性疾病及椎间盘源性疼痛的“金标准”。虽然当前外科手术的融合率超过94%，但其临床效果却一般[5,6]。关节融合术虽行之有效，却并非总是成功，已有一些研究报道其并发症[7,8]。腰椎关节融合术的潜在问题包括术后疼痛缓解不完全；节段运动功能丢失；矢状面平衡丧失；假关节形成；邻近节段退变及自体移植骨供区的相关并发症[9]。腰椎融合的原理在于通过切除或阻止致痛性节段运动，消除脊柱退行性疾病中具体疼痛源。但是，腰椎运动节段的融合会增加邻近节段的活动度，并因此导致一系列的脊柱退行性变。

全椎间盘置换术作为除腰椎融合术外治疗退变性椎间盘病的另一手术选择，较脊柱融合术有显著优势。手术需要切除全椎间盘并替换植入椎体，终板间形成关节的植入体。椎间关节成形术旨在恢复椎间高度及手术节段的正常运动，以期分散邻近运动节段的应力，从而缓解背部疼痛。

FlexiCore®人工椎间盘系统（Stryker Howmedica Osteonics, Allendale, New Jersey）是全金属椎间盘置换装置，由上下基板组成围绕终板中部、固定旋转，形成关节连接（图15E-1）。该系统提供 7 个椎间盘高度（12 ~ 18mm，间隔 1mm）和 2 个基板尺寸（28 mm × 35mm 和 30 mm x 40mm）选择。该基板的形态特征为中央穹隆形，近似圆锥体，椎体终板陷窝，可最大限度地增加接触面积，减少下沉。此种设计还能促进骨性固定和优化装置旋转中心。圆顶表面喷以等离子钛金属涂层，促进长期固定，两侧的短齿提供初始固定。两个基板通过中央球-窝关节连接并建立轴向旋转中心及生理性运动功能，同时防止基板类似病理半脱位。该关节允许 15° 的屈伸和侧向弯曲运动，超出了腰椎运动节段正常生理运动范围。内部限制旋转的装置旨在通过限制超生理性轴向运动转动超过 5°，尽量减少小关节面的病理负荷。

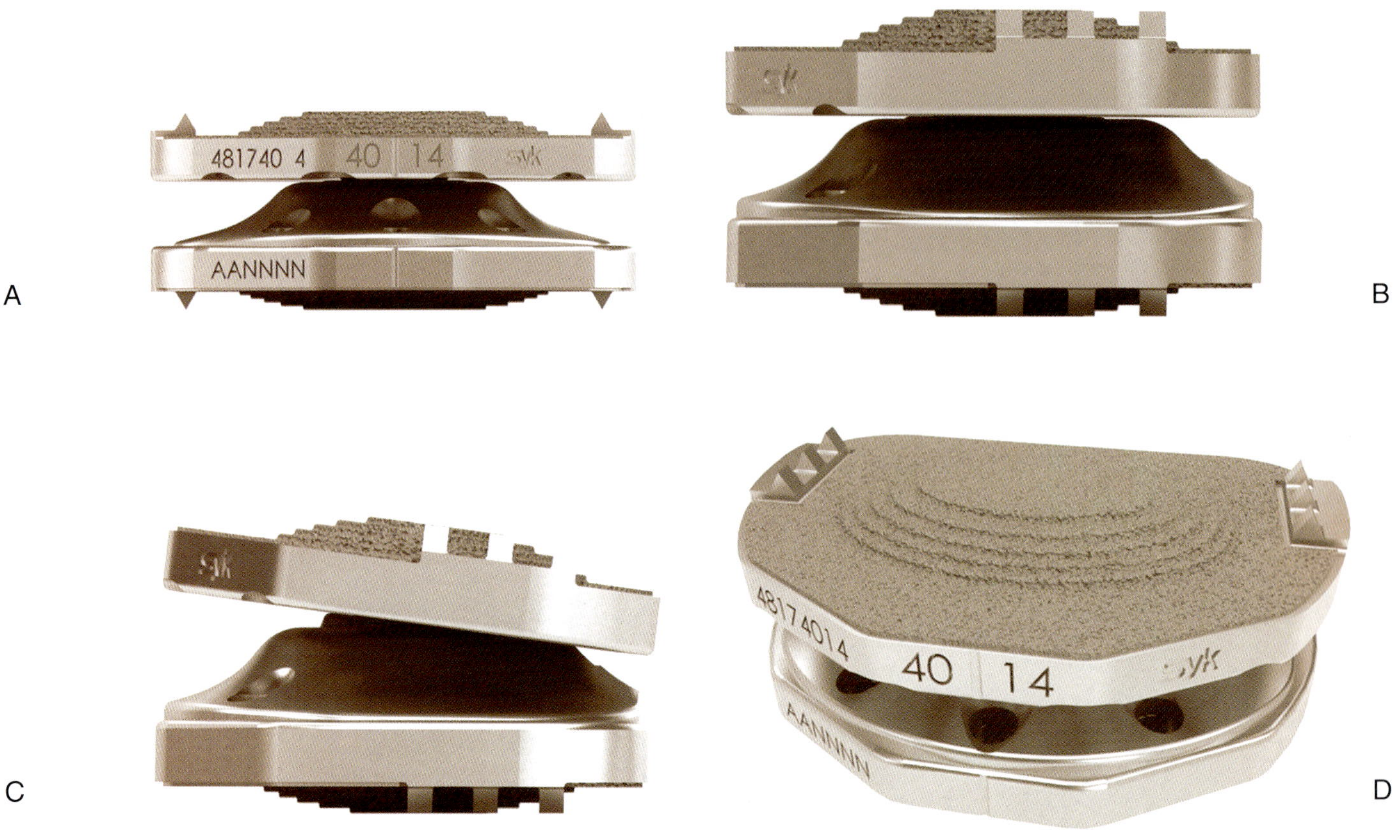

图 15E-1　FlexiCore 椎间盘®（Stryker Howmedia Osteonics，Allendale，New Jersey）。（注：研究性设备，美国法律规定仅限于研究使用）

该椎间关节组件高度光滑的钴铬承重表面与其他承重表面（包括聚乙烯）相比，摩擦系数更低，抗磨损性能更强[10,11]。此外，与金属-聚乙烯界面不同，金属 - 金属轴承表面不受金属 - 聚乙烯界面“蠕变”现象影响。在制造过程中，关节球始终位于球窝内，构成整体性关节装置。这样可以防止张力负荷下装置分离，在手术医师嵌持、操作、植入椎间隙过程中始终保持单一关节。专用的插入器械使得装置的植入更加便利，不但可以从前方行多个角度的插入，还可以将植入误差及与组件装配、植入相关的技术差错降至最低。使用专门的器械，椎间盘植入椎间隙后还能进行有限的再植操作。

适应证与禁忌证

对于FlexiCore®人工椎间盘的研究目前正在进行中。该新器械应用于年龄18～60岁、骨骼发育成熟、患退变性椎间盘疾病且经保守治疗＞6个月无效的患者。FlexiCore®人工椎间盘的适应证包括单一节段腰椎间盘病变（L1-L5）引起椎间盘源性轴向痛，其腰痛重于腿痛或神经根性疼痛者。放射学标准证实椎间高度较邻近上位椎间盘降低2mm，位移性不稳（位移＞3mm），或成角不稳（＞5°）。纳入该研究的功能评判标准包括术前视觉模拟评分表（VAS）评分及术前 oswestry 评分，且评分至少达 40/100。

Flexicore® 人工椎间盘禁忌证包括超过一个节段的退变性椎间盘病，或既往已行腰椎融合或双侧开放减压手术者。排除标准包括骨质量差，椎体结构破坏和小关节病者。腰椎滑脱伴或不伴退变性，或向后滑脱＞25%者均为禁忌证。脊柱侧弯角度＞15° 的腰椎畸形患者同样被排除在外。明确有感染、肝炎、类风湿性关节炎、自身免疫性疾病或恶性肿瘤及服用影响骨与组织愈合药物的患者均不适合该手术。病理性肥胖，怀孕或对植入材料过敏者也不能使用该椎间盘。

手术技术

术前准备与手术入路

FlexiCore®人工椎间盘植入术患者在全身麻醉下取仰卧 Trendelenburg 位，经前路或前外侧路达到腰椎。使用“凸形”垫或充气垫轻度抬高腰椎以建立合适的腰椎前凸，并张开椎间隙。Pfannenstiel认为，开腹小切口术横行切口对于L3-S1单节段的椎间盘置换已足够。如果既往手术有中线切口瘢痕存在，也可使用前正中纵形切口。主动脉在L4-L5节段分叉形成髂总血管，利于前路暴露L5-S1 椎间隙。到达椎间隙入路通常需要准确的识别脉管结构，并行适当的结扎和牵拉。暴露L5-S1椎间隙常需要辨明并结扎骶正中动静脉。而 L4-L5 椎间隙入路需要暴露并结扎髂腰静脉，以便将骶动静脉牵向内侧。椎间隙必须完全暴露至两侧缘，以允许假体正中央植入。术中应当确定椎间隙的中线并在行椎间盘切除前标明。在椎体放置金属标志物，在AP位透视下根据棘突和椎弓根位置确定其位置。就L5-S1椎间隙而言，亦可采取Ferguson位透视以改善视角。

椎间盘切除与终板准备

局部摄片确定手术椎间隙无误，行中央纤维环切除，大小约为人工椎间盘宽度，刮除椎间盘和终板软骨显露软骨下骨直至点状出血为止。位于椎间隙后方的骨赘和软组织必须清除，因为其会影响椎间隙的充分撑开。只要获得椎间隙足够撑开，可不切除后纵韧带和后方的纤维环。

椎间撑开（恢复椎间高度）

暴露终板后，下一步椎间隙准备为椎间高度重建。以大而薄的骨膜剥离器做轻柔扭转作为序列撑开的开始。椎间撑开器为圆柱形，其高度为8～18mm，间隔 1mm（图 15E-2）。配套器械包括用于嵌持的静态撑开器持柄（图 15E-3）。轻柔地将 8mm 撑开器置入椎间隙，摇晃以松弛周围韧带，而后取出。序列置入并取出椎间撑开器，每次增加1mm，直至13mm撑开器可轻松插入，行序贯撑开。序列取出撑开器后，可切除残余侧方纤维环，利于恢复椎间隙高度。

内植物尺寸选择

用静态撑开器进一步撑开椎间隙以确定选用合适的内植物尺寸。静态撑开器形态为“D”形，设计有5°前凸角。其基板有 2 个规格（28 mm × 35mm 和

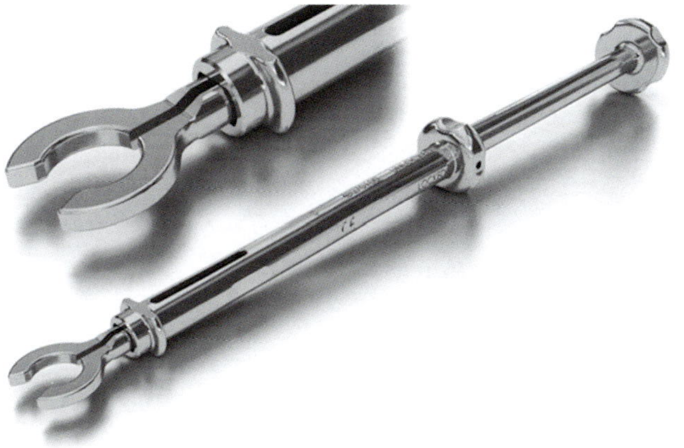

图 15E-3　撑开器手柄。

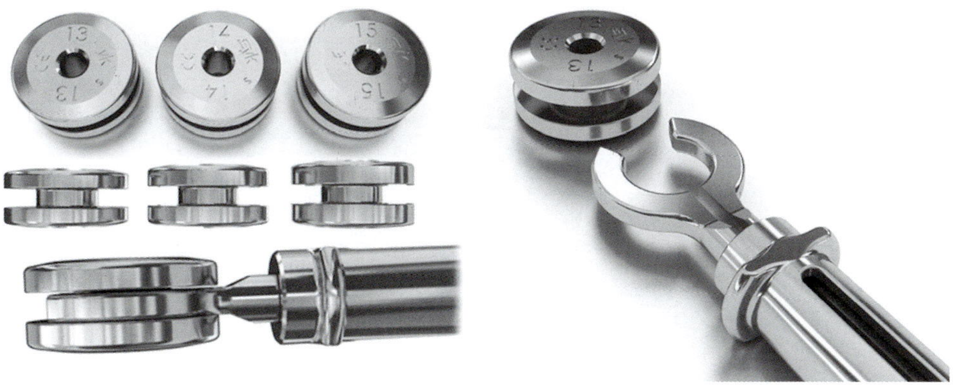

图 15E-2　撑开器。

30mm × 40mm）和 7 个高度（12 ～ 18mm，间隔 1mm）。静态撑开器后缘为斜面，便于在椎体终板间置入。静态手柄亦设计为结合撑开器。初始静态牵开器应选用较最大撑开器小 1mm 的。静态撑开器置入时应位置居中，距椎体前缘2～3mm，后缘1～2mm。基板穹窿应当位于椎体终板的陷窝内，静态撑开器间隔 1mm 序贯置入，至后方软组织结构松解又不至于过度松弛。

随后，应用动态撑开器（图15E-4）明确最终内植物尺寸，确保椎间隙足够宽度适应基板齿。椎间插入动态撑开器后通过张开撑开器中央突缘，必要时可用中央柄，撑开椎间高度。动态撑开器可反映韧带松弛度，确定最佳的内植物高度。一旦确定最佳的高度，随后进一步撑开椎间隙2mm，利于内植物基板齿置入，也可保持椎体终板原状以接受FlexiCore®穹窿状基板的植入。

FlexiCore® 人工椎间盘植入

一旦选择好合适尺寸内植物后，将FlexiCore®椎间盘连接插入器/打入器（图15E-5）。插入器“J”形钩，以嵌合内植物终板上三个孔之一。用这一特殊孔可调整插入的理想角度。

中央孔用于直接前方外科入路，而侧方孔用于前侧入路。松开时，弹性“J”形钩将回缩嵌持基板的角状边缘，连接插入器/打压器头部的固定口，防止植入时轴向旋转。

插入器/打压器头部楔状结构置于终板间，维持5° 前凸角利于椎间植入。插入器/打压器可单独用于植入内植物至椎间隙，类似于前路腰椎融合术中股骨环的置入。基板后缘位于椎体终板间，并插入椎间隙。侧位片上内植物位于椎间隙中部，距终板前缘2～3mm，后缘 1 ～ 2mm。松开锁定螺帽，脱离“J”形钩。随后给予适度力，利用插入器/打入器手柄将人工椎间盘植入合适深度。插入器/打入器头部有3mm限深结构防止后方植入过深。基板穹窿应位于椎体终板的凹陷内。随后摄X线片证实FlexiCore® 人工椎间盘的最终位置。

有两种插入器械供手术医师选择。第一种是楔状撑开器（图15E-6），用于内植物植入时撑开椎间隙。它包括一对斜坡，在近端通过“C”形夹双铰链式相互连接。两斜坡可汇聚，便于近端嵌持内植物（之前置于插入器/打压器间）。撑开器远端互相内聚，插入椎体终板之间。内植物放于钳夹间向前推，进入椎间隙。随着内植物向前，其高度使得斜坡的远端分离，从而撑开椎间隙达到植入内植物的必需高度。植入后，随即移出斜坡结构。

第二种器械为平行插入撑开器（图15E-7），内植物植入时用以维持椎间隙。它具有剪刀状手柄，夹闭时，分离器械前部上下钳端。夹闭状态下将钳端插入椎体终板间。随后张开，撑开椎间隙植入内植物。钳端设计有保持撑开状态的锁定装置。持于插入器/打压器的内植物随后插入钳端再植入椎间隙。植入椎间隙后，松开剪状持柄，移出钳端。

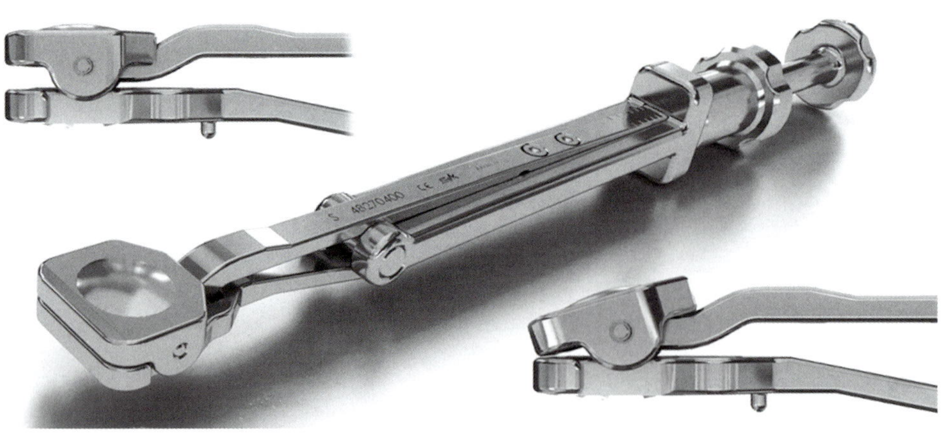

图 15E-4　动态撑开器。

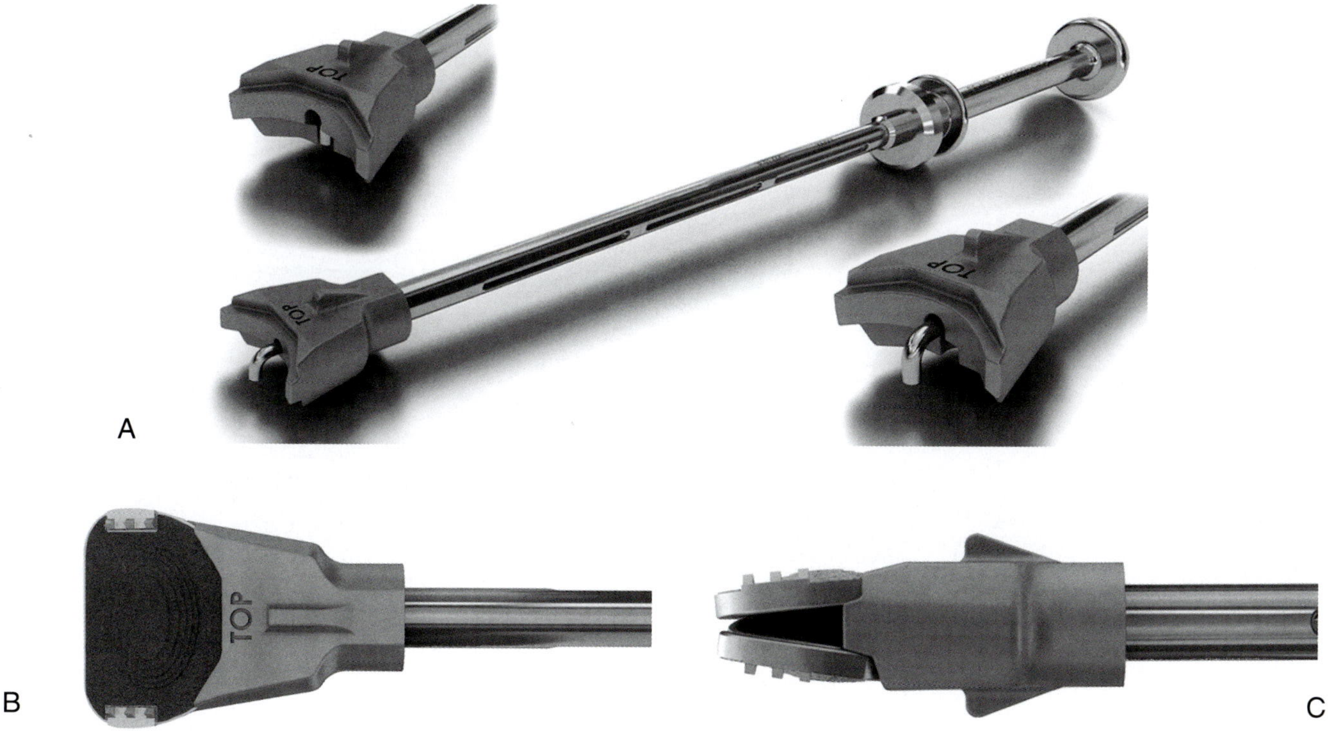

图 15E-5　A. 插入器 / 打压器；B. 插入器 / 打压器接合内植物（上面观）；C. 插入器 / 打压器接合内植物（侧面观）(注意：研究型装置。美国法律规定限于研究使用)。

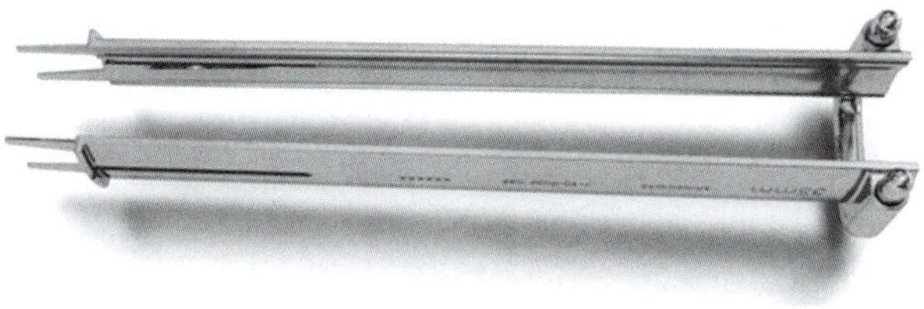

图 15E-6　楔形撑开器。

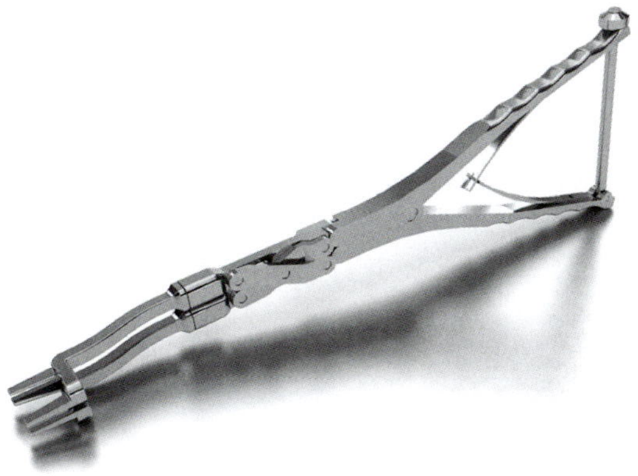

图 15E-7　并行插入撑开器。

FlexiCore® 人工椎间盘再植（或牵出）

如果侧位或前后位片提示内植物位置欠佳，可使用再植 / 牵出器械调整其位置（图 15E-8)。有前方、左 / 右侧器械可供选择。每一器械远端设有一对针，可与上下基板对称孔相咬合，满足多个手术入路的角度。针套入后即可在侧位、前后位以及轴向位调整人工椎间盘的位置。基板可行单独或同时调整（使用两套器械，各终板各一套)。再植/牵出器通过接合内植物基板和取出手柄亦可用于取出内植物。

FlexiCore® 人工椎间盘位置

一旦内植物在椎间隙位置良好，即用可透射线调平工具将基板齿植入椎体终板之间（图15E-9)，加强早期和长期固定。调平工具的远侧插入基板间，骑跨于球-窝关节上，直至上下基板调平行。术中摄片可明确内植物的最终位置。人工椎间盘理想位置为紧邻

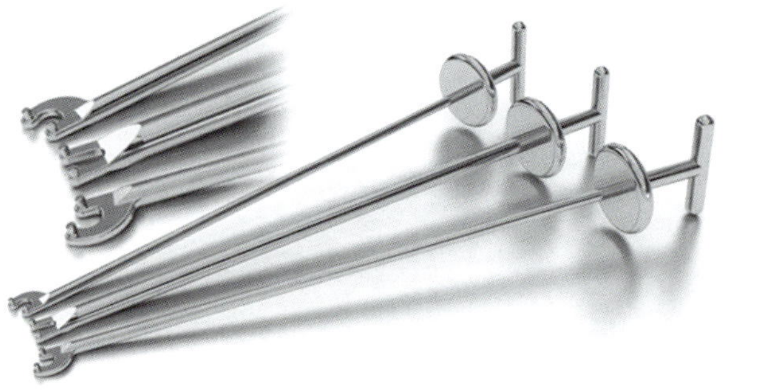

图15E-8 A. 再植/牵开器（前方和左右侧）；B.前方再植/牵开器。

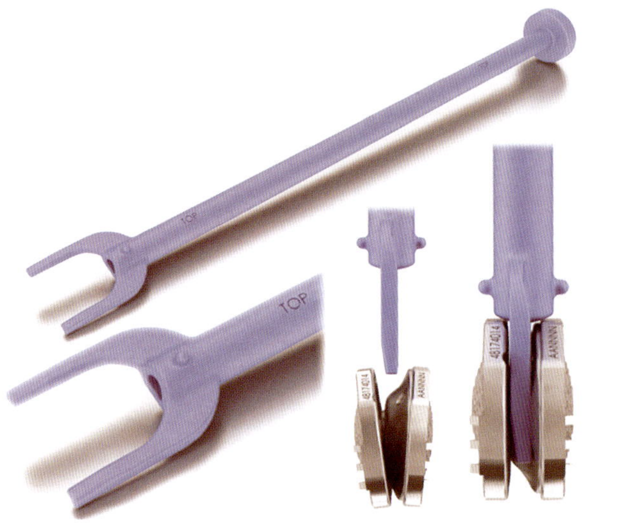

图15E-9 A. 调平工具；B. 调平工具接合内植物。（注意：研究型装置，美国法律规定限于研究使用。）

后方纤维环，上下终板平行于椎体终板，相对椎体处于中心位。

关闭切口

按前路或前外侧路腰椎手术常规关闭切口。术后拔管立即送复苏室。

术后护理

嘱患者术后禁食，直到有肠活动体征。术后第 1 天，鼓励患者在物理治疗师的协助下下地行走。术后第 2 或第 3 天，患者可恢复普通饮食，物理治疗师的协助下在走廊行走。术后第 2 ～ 4 天患者可以出院。恢复工作具体时间依职业不同而异。在完全康复前（通常需要8 ～ 12个星期）患者应限制搬重物。

并发症及其预防

并发症可以源于对手术患者的不恰当选择。非真性椎间盘源性腰痛，未确诊脊柱不稳及有症状的多节段椎间盘退变患者是很不适合做椎间盘置换手术的。如所有的大手术一样，即使手术患者选择恰当，椎间盘置换术依旧有其风险和问题。其潜在并发症包括所有传统前路腰椎融合术相关并发症。术中并发症可有不慎的腹膜干扰及血管损伤。手术暴露、牵拉、松结时均有髂总血管、腹主动脉、髂静脉及下腔静脉损伤可能。最近一份大宗病例报道腰椎前路手术大血管损伤的较低，为1.9%[12]。深静脉栓塞可发生于大血管的处理过程中，需要给予抗凝治疗。对于男性患者，手术入路过程中使用电切剥离时损伤腹下神经上丛可导致逆行性射精，其几率为 0.4% ～ 17.5%[13-15]。对处于生殖年龄男性而言，这是一个严重的并发症，因而医师往往建议其术前行精子捐赠。经腹膜或经腹膜后入路可引起长期的术后肠梗阻，而不得不插入鼻胃管。正如多数腹部手术一样，该手术入路存在腹壁去神经损伤的风险，引起腹壁肌张力下降以及切口疝。与所有手术，特别是那些需要器械植入的手术一样，均有感染可能，但围手术期抗生素的使用和谨慎的无菌技术可以使感染发生的可能降至最低。

此外，椎间盘置换手术也可发生器械相关并发症。前后位、侧位摄片明确内植物最终位置的重要性不能忽视。内植物的位置不良会影响完全复制正常脊柱的运动功能。不能完全复制腰椎的生理性运动可能造成患者早期出现小关节退变。前方位置不良可能源于后部纤维环或骨赘切除不完全。相反，后方位置不良由后纵韧带切除或破裂引起。假体过大或过小会引起该节段活动受限或过度。不能保留真正运动功能无论由于异位骨化或其他原因，人工椎间盘将仅仅充当椎间填充器的作用而最终导致自发融合。由于终板刮除过多或未发现的不稳，内植物也可出现下沉或移位。假体的移位或突出可导致内植物的失败和严重的血管并发症。

讨论

Flexicore® 全椎间盘置换系统包含了一些特异、新颖的设计。该系统的单关节设计具有多项优点。因其设计有张力承重结构，可防止承重表面分离以及轴承表面元件的脱位或突出。不同于使用可能出现界面分离的模块组件等其他设计，整个装置必先在出现松动后才脱出。植入体作为一个单一关节，有利于正确地对线，并减少植入时的技术性错误。整块式结构也可以简化设备清单。

基板穹隆状及中央球-窝关节设计成可构建一个固定的旋转中心。该中心位于终板间中线稍后，与生理的原椎间盘旋转中心非常接近。内部应用限制超过生理幅度轴向旋转的装置可防止过度旋转及小关节非正常负重。金属-金属承重表面为高度光滑的钴铬合金，预期在整个设备寿命中均可保持圆球状，并可将最大限度地减少磨损。等离子喷涂促骨生长的钛质穹窿结构设计，使基板与椎体终板充分接合，可促进早期和晚期的骨性固定作用。内植物的初始固定则通过基板中央两侧的低齿状钉完成。这一特点既保留了终板和椎体完整性，又有利于防止假体沉降并易于翻修。

FlexiCore® 人工椎间盘的新器械研究项目尚未见该内植物相关并发症的报道。对适应证合适的患者，全椎间盘置换术较脊柱融合术有若干潜在优势。两种术式均能缓解或消除轴性腰痛。特别是椎间关节成形术设计为恢复脊柱的生物力学并保留其运动功能。保留或重建脊柱运动单位，可达到事半功倍的效果：保留或改善脊柱的前屈后伸功能，并减缓或防止邻近节段的退变。植入人工椎间盘后，即刻形成关节功能，需要恢复的是腹部切口和软组织的愈合。恢复时间显著短于腰椎融合手术。此外，椎间盘置换术可作为独立的前路手术，不同于多数脊柱融合术，需要后路辅助。因此，患者无需行后路手术的康复，也无需术后佩戴支具。全椎间盘置换术是治疗退变性椎间盘疾患所致腰痛最有前景的方法。FlexiCore® 人工椎间盘具有保存运动功能的多项优势。

（谢登辉译　陈柏龄　郑召民校）

参考文献

1. Frymoyer JW, Cats-Baril WL. An overview of the incidences and costs of low back pain. Orthop Clin North Am 1991;22:263-271.
2. Kelsey J, Mundt D, Golden A. Epidemiology of low back pain. In Jayson MIV, ed. The Lumbar Spine and Back Pain, 4th ed. Edinburgh; New York: Churchill Livingstone, 1992:537-550.
3. Hart LG, Deyo RA, Cherkin DC. Physician office visits for low back pain. Frequency, clinical evaluation, and treatment patterns from a U.S. national survey. Spine 1995;20:11-19.
4. Nordin M, Lis A, Weiser S, et al. Nonspecific low back pain: Current issues in treatment. In Wiesel SW, ed. The Adult and Pediatric Spine, 3rd ed. Philadelphia: Lippincott Williams & Wilkins, 2004.
5. Burkus JK, Heim SE, Gornet MF, et al. Is INFUSE bone graft superior to autograft bone? An integrated analysis of clinical trials using the LT-CAGE lumbar tapered fusion device. J Spinal Disord Tech 2003;16:113-122.
6. Burkus JK, Sandhu HS, Gornet MF, et al. Use of rhBMP-2 in combination with structural cortical allografts: clinical and radiographic outcomes in anterior lumbar spinal surgery. J Bone Joint Surg Am 2005;87:1205-1212.
7. Turner JA, Ersek M, Herron L, et al. Patient outcomes after lumbar spinal fusions. JAMA 1992;268:907-911.
8. Diwan AD, Parvartaneni H, Cammisa F. Failed degenerative lumbar spine surgery. Orthop Clin North Am 2003;34:309-324.
9. Boden SD, Balderston RA, Heller JG, et al. An AOA critical issue. Disc replacements: this time will we really cure low-back and neck pain? J Bone Joint Surg Am 2004;86-A:411-422.
10. Chan FW, Bobyn JD, Medley JB, et al. The Otto Aufranc Award. Wear and lubrication of metal-on-metal hip implants. Clin Orthop Relat Res 1999:10-24.
11. Dorr LD, Wan Z, Longjohn DB, et al. Total hip arthroplasty with use of the Metasul metal-on-metal articulation. Four to seven-year results. J Bone Joint Surg Am 2000;82:789-798.
12. Brau SA, Delamarter RB, Schiffman ML, et al. Vascular injury during anterior lumbar surgery. Spine J 2004;4:409-412.
13. Flynn JC, Price CT. Sexual complications of anterior fusion of the lumbar spine. Spine 1984;9:489-492.
14. Tiusanen H, Seitsalo S, Osterman K, et al. Retrograde ejaculation after anterior interbody lumbar fusion. Eur Spine J 1995;4:339-342.
15. Mayer HM. A new microsurgical technique for minimally invasive anterior lumbar interbody fusion. Spine 1997;22:691-699; discussion 700.

腰椎间盘置换术：Mobidisc® 假体

Andrew K. Brown, MD Philadelphia, Pennsylvania
Alexander R. Vaccaro, MD Philadelphia, Pennsylvania
Gordon H. Stock, MD Philadelphia, Pennsylvania
Chukwuka Okafor, MD Philadelphia, Pennsylvania
D. Greg Anderson, MD Philadelphia, Pennsylvania

15F

引言

科技发展的日新月异，椎间盘置换术将革新我们对于症状显著而保守治疗无效的椎间盘退行性变患者的治疗策略。与其他四肢人工关节相比，由于脊柱独特的解剖和生物力学特征，因而研制合适的假体是摆在我们面前的难题。在过去的 50 年里，已有多种不同设计的假体应用于临床，并取得了一定的疗效。这些假体在设计理念上都有一个共同点：缓解患者疼痛的同时尽可能的模拟椎间盘的正常生理功能。

椎间盘置换术出现之前，治疗椎间盘退行性变的主要术式是椎间融合术，该术式以牺牲椎间活动度为代价。尽管椎间融合术可以有效地缓解患者症状，但丧失了脊柱正常的生理功能，还可引起邻近节段椎间盘的加速退变。基于以上原因，促使保留脊柱节段运动功能的技术应运而生。

每一个脊柱节段具有不同的活动度，其解剖特点使脊柱形成特有的矢状序列。例如越向尾侧，腰椎活动度越大[1]。事实证明，很难设计出适合每个脊柱节段活动度的假体，更何况人工关节的设计还存在一系列尚待攻克的难题。每一组椎间关节由三个关节（一前两后）组成，具有三个维度的活动平面。在不影响其他两个关节活动度或应力状况下，即使重建一个关节的特性也非易事。每一个椎间关节具有屈伸、侧弯和轴向旋转三个维度的运动功能。据估计，一个腰椎椎间关节每年需承载125 000次屈曲运动[2]。因此，一个合适的假体不仅要克服所置换关节需承载的复杂应力，还要求达到 40 年以上的使用期限。

Mobidisc® 假体的设计

Mobidisc® 假体由美国（Texas Austin）和法国（Troyes）的LDR脊柱医学研究机构设计，已在欧洲上市使用。Mobidisc®假体是LDR脊柱研究机构研制的第二代产品，该假体由上下两个钴-铬合金终板和一个可移动的超高分子量聚乙烯核组成（图 15F-1，15F-2）。终板表面覆有多孔钛涂层结构，有利于骨的长入。两个终板上的鳍结构有利于假体机械性固定于宿主上下椎体的骨性终板上。此外，假体的下方终板设计有三种型号，可提供不同的脊柱前凸角度（0°、5° 和10°）。聚乙烯核的下部为平面结构，嵌合于下方终板上部相应的凹槽中，具有水平各向约1.5mm的平移活动度（图15F-3）。下方终板角部的突起可有效地防止聚乙烯核脱位。聚乙烯核的上部为球面形状，与上方终板下部的凹面匹配。这种结构设计使假体具

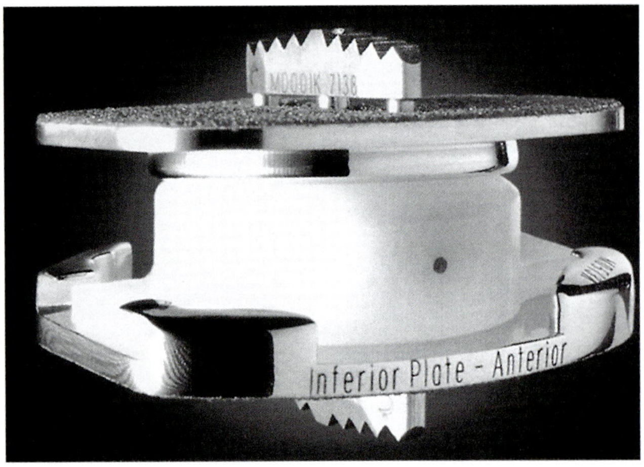

图 15F-1 Mobidisc® 假体由法国 Troyes LDR 医学研究机构研制。

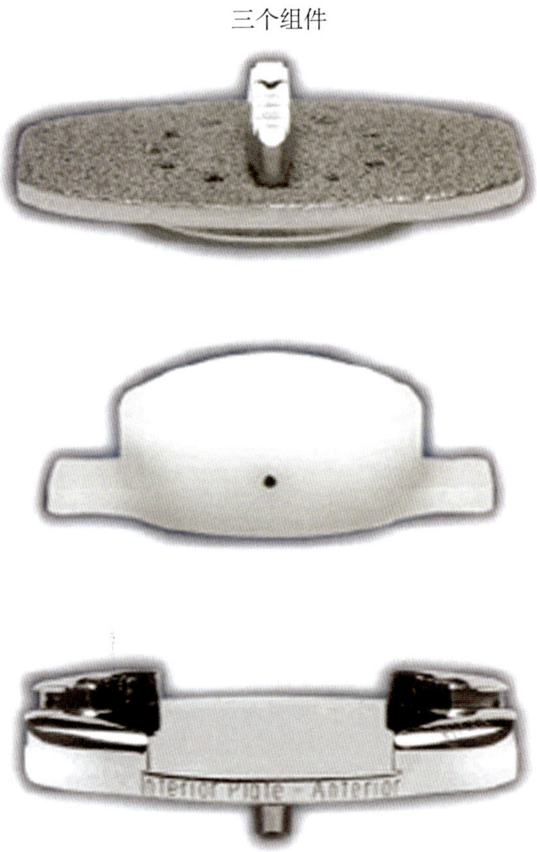

图15F-2 Mobidisc®假体的三个组件。可移动的超高分子量聚乙烯核，上下终板是由表面覆有多孔钛涂层结构的钴 - 铬合金制成。(Mobidisc® 假体由美国 Texas 州 Austin 的 LDR 脊柱研究机构和法国 Troyes 的 LDR 医学研究机构设计。)

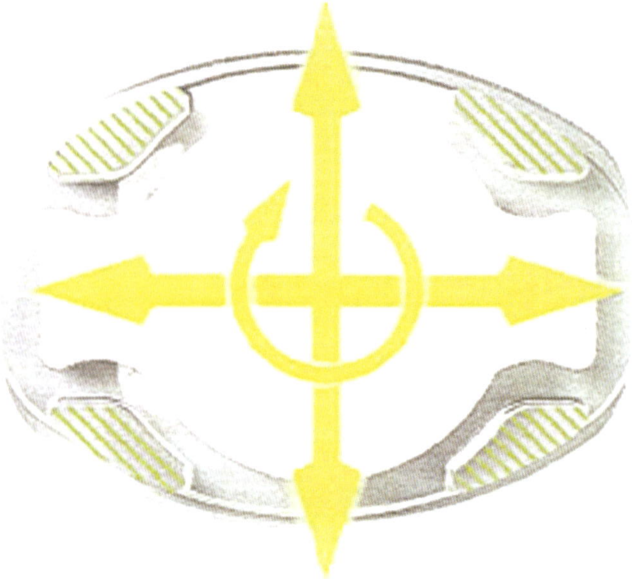

图 15F-3 Mobidisc® 假体的聚乙烯核具有水平各向约 1.5mm 的平移活动度。

有一定范围的活动度，以适应脊柱节段间正常的生理活动。

Mobidisc® 假体的生物力学机制

腰椎椎间关节承受复杂的负荷和旋转力，这些力作用于三个维度。脊柱主要是依靠椎间盘的形态改变来承载不同维度的力，以维持脊柱的稳定。当椎间盘发生退变，其承载所有维度累积应力的能力显著降低，同时伴有椎间隙高度的丢失。结果导致后方关节面应力增加，相应脊柱节段呈半强迫体位。随着椎间盘的进一步破坏，髓核的体积和压力呈进行性下降，纤维环和后方关节面的压应力逐渐增加。椎间隙高度的丢失还引起椎间盘和周围韧带的胶原纤维松弛，导致其抗屈曲应力下降[3]。

应用旋转中心（center of rotation, COR）来评估椎体活动度是目前的标准方法，既可以用瞬时 COR，也可以用平均瞬时 COR 来表示。应用专门的软件和有限元分析法对健康人群的腰椎屈伸位 X 线片进行分析，以确定腰椎屈 - 伸活动时旋转中心的平均值[4]。研究表明，该旋转中心位于椎间隙的后 1/3、尾端椎体上终板的正下方[4]。与正常椎间盘比较，退变椎间盘的瞬时 COR 多靠前，且变化多样[5]。

尽可能地保留正常椎间盘的生物力学功能是应用任何一种椎间盘假体的共同目标。Mobidisc®假体允许的屈伸、侧弯和轴向旋转活动范围分别为：12°、10° 和6°(图15F-4)，该活动范围非常接近于Van Herp等报道的健康人群的腰椎活动范围[6]。他们的研究结果显示，健康成人（20 ~ 60 岁以上）的腰椎平均活动范围为：前屈55.4°(SD 9.1)；后伸23.1°(SD 10.3)；向左侧弯 21.7°(SD 6.4)；向右侧弯 22.8°(SD 6.6)；向左轴向旋转 14.1°(SD 5.5）和向右轴向旋转 13.1°(SD 5.5)。以上数据是测量整个腰椎活动度后得出的，而 Mobidisc®假体所提供的单个节段的活动范围与之极为接近。

除了简单的保留病变节段椎间关节的正常活动范围之外，如何限制邻近节段椎间关节旋转中心的活动范围是我们必须重视的问题。与椎间融合术相比，避免邻近节段椎间盘退变的发生是椎间盘置换术的重要目的之一。椎间融合术导致邻近节段椎间盘加速退变已经得到广泛的证实。故有理由相信，通过椎间盘置换术保留椎间关节的生理活动度，只要能够维持邻近节段椎间旋转中心的位置不变，就可以降低邻近节段椎间盘退变的发病率。Mobidisc® 假体的设计理念就是在不干扰邻近节段的 COR 情况下，恢复手术节段椎体间正常的 COR，达到保留脊柱生理状态下的生物力学机制。

Mobidisc® 假体不仅能恢复脊柱正常的活动范围，还可以重建椎间盘的其他特性。假体聚乙烯核的可移动性能达到以下目的：首先，可以适应特定脊柱节段不断变化的瞬时旋转中心，获得良好的屈伸运动；其次，可以实现某种意义上的“个体化”植入，由于聚乙烯核的可移动性能使之自动定位于旋转中心，假体的上终板通过相应的调整以维持脊柱的正常生理弧度；最后，Mobidisc® 假体能减轻退变椎间盘患者后关节突的应力。

为了评估 Mobidisc® 假体的耐用性能，对聚乙烯核和整个Mobidisc®假体分别进行了多个独立的耐用性

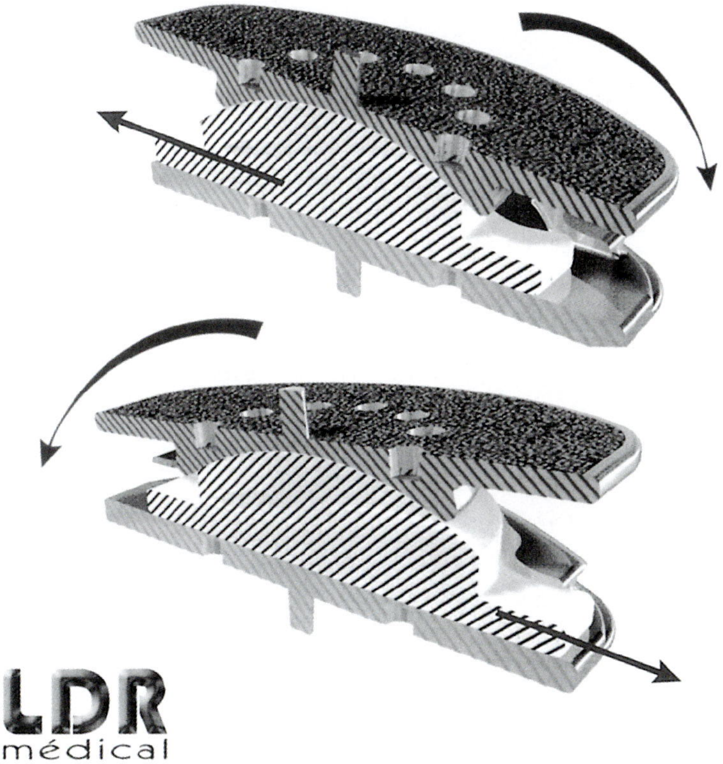

图 15F-4 Mobidisc® 假体的结构设计使假体具有一定范围的活动度，以适应脊柱节段间正常的生理活动。

能测试实验。在25～240daN的负荷下，单独对假体的聚乙烯核施以5 000 000周期载荷后，聚乙烯核的翼部未出现裂痕或磨损（图15F-5）。而整个Mobidisc®假体在30～200daN的负荷下施以15 000 000周期的三个维度运动（屈伸、侧弯和旋转）的周期负荷后，假体几乎未出现磨损[7]。

腰椎间盘置换术的手术指征

腰椎间盘置换术可以保留椎间节段的基本活动功能，同时能避免邻近节段椎间盘承受非生理性的负荷。尽管腰椎间盘置换术是除腰椎融合术之外治疗下腰痛的另一个可供选择的术式，但一般认为，该术式仅适用于单个或两个节段的、不伴根性疼痛的慢性椎间盘源性下腰痛患者。

Mobidisc®假体的适用指征与美国食品与药物管理局（FDA）器械临床研究豁免属（IDE）进行的一项前瞻性、随机研究中指定的4个用于腰椎间盘置换术的假体所列的适用指征基本一致，这4种人工腰椎间盘假体分别为：Charité™人工椎间盘（Depuy Spine, Rayhnam, Massachusetts）[8]、ProDisc-L®（Symhes, Paoli, Pennsylvania）、Maverick™人工椎间盘（Medtronic Sofamor Danek, Memphis, Tennessee）和FlexiCore®椎间盘置换系统（Stryker Howmedica Osteonics, Allendale, New Jersey）。患者纳入标准包括：年龄在18～60岁（最佳年龄为50岁以下）；有症状，且CT或MRI证实单个或两个节段腰椎间盘退行性变；伴有非神经根性的下肢疼痛；无神经根压迫症状；椎板切除术后综合征、持续下腰痛、腰椎间盘切除术后涉及的下肢痛；腰椎间盘病变经保守治疗6个月无效者[9]。

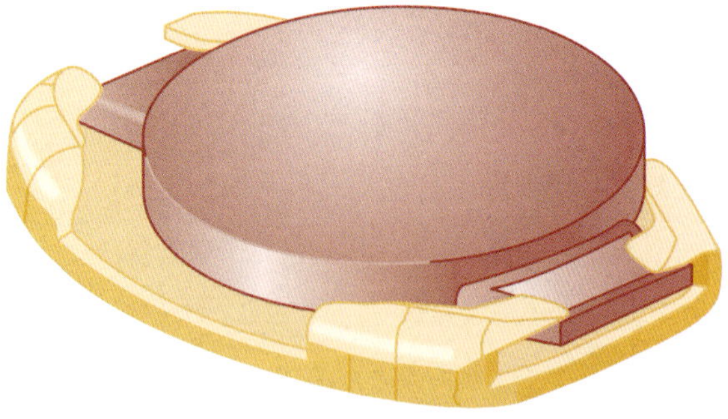

图15F-5　生物力学实验。在25～240 daN的负荷下，单独对假体聚乙烯核施以5 000 000次周期载荷后，聚乙烯核的翼部未出现裂痕或磨损。

排除标准包括：骨质疏松症；腰椎骨折；腰椎滑脱；腰椎侧弯；腰椎肿瘤以及某些腰椎小关节病变者；明显的神经根受压者；直腿抬高试验致膝关节以下部位疼痛者；体重超过标准体重1个标准差以上者[9,10]。

手术操作技术

详见图15F-6所示的步骤说明。

术前计划

术前CT扫描，测量下方椎体终板表面的大小以选择尺寸合适的假体。术中可以使用“测深计”直接测量椎体终板的前后径。在暴露椎间隙时应将椎体前方存在的骨赘切除，以免在测深时将其计入。术中没有必要完全切除侧方的纤维环组织，根据假体植入的位置切除相应的组织以获得有效的假体植入空间即可。保留侧方纤维环板层，可以改善术后对旋转活动的控制。横断面上，手术开始时在透视下放置基准螺钉，并在其引导下确定植入假体的中心位点。置入的基准螺钉应与下方椎体的终板平行，这对于正确引导定位极为重要。如果与下方椎体的终板成角，将在后继步骤中穿破椎体终板。术中必须在直视下方椎体终板的情况下插入工具。如果下方椎体终板不规则或存在畸形，必须将其修整成一平面。厂商提供了所有假体型号的图解，描述了凿子和打入器调整间距的要点，以保证前后位上假体后缘距离椎体后缘1mm[11]。

临床试验

2003年11月，Mobidisc®假体首次在法国应用于临床，第1年植入了近150个Mobidisc®假体（图15F-7）。5位外科医师选择了基本特征相似的40例患者（男9例，女31例）进行了一个多中心的临床试验。所有患者均为有症状的椎间盘退行性病变，有明显的背痛和神经根性痛，经6个月以上的药物保守

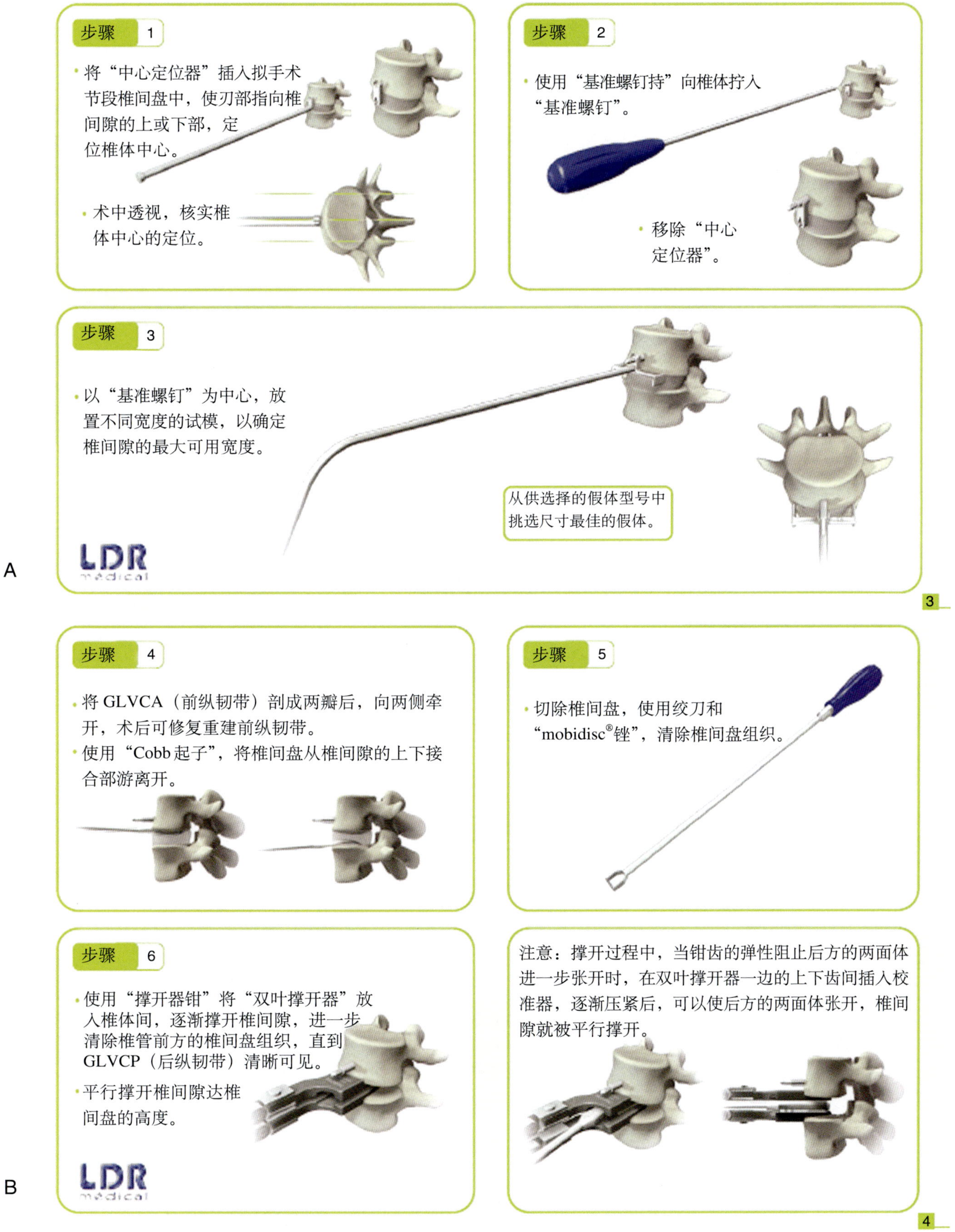

图 15F-6　手术操作步骤说明。

步骤 7

- 分别在椎间隙左、右侧使用单叶撑开器，清除侧方的椎间盘组织，以获得良好的侧方视野和假体植入空间。
- 如果侧方没有骨赘，不必切除所有的椎间盘组织。保留椎间盘的侧壁可以避免假体周围骨化的发生。
- 进一步张开后方的两面体，直到GLVCP（后纵韧带）清晰可见。如果椎体终板的后缘突起过多（解剖性或病理性骨赘形成），必须切除。

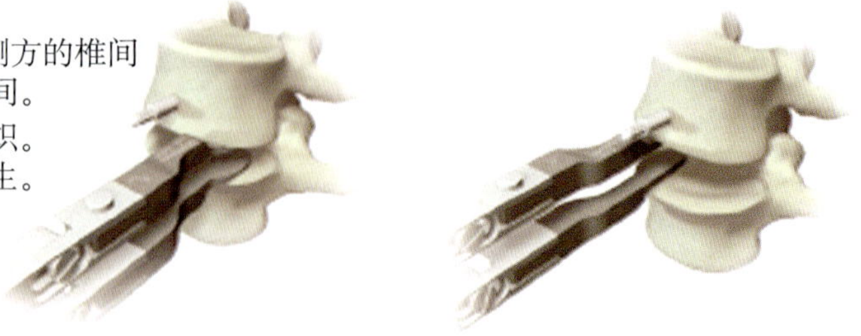

步骤 8

- 将测深计的钩置于椎管正前方的椎间盘后缘，测量下方椎体终板的前后径。
- 测量前应彻底清除椎体终板前缘的骨赘和纤维组织，以免导致测量差错。

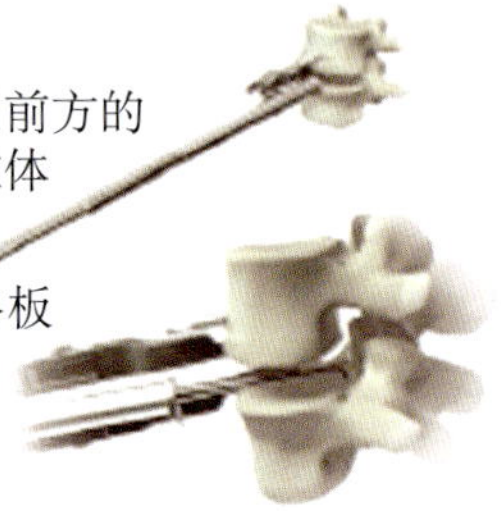

根据操作手册中“器械调整”章节所描述的方法调整“外龙骨”和“打入器”。

C

步骤 9

- 在组件中心放置不同型号的“校准器”。

- 根据椎间的稳定性，确定合适的假体总高度。
- 根据“可移动性聚乙烯核假体的选择”章节说明以及所选择的假体下方终板的类型（0°、6°或10°），确定相应的可移动性聚乙烯核的高度。

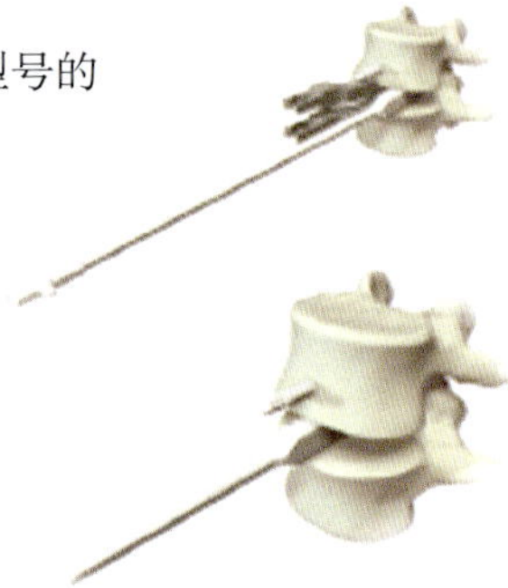

5

步骤 10

至此，假体上下终板和可移动性聚乙烯核的尺寸均已确定。

- 根据所选假体的总高度，使用“导向装置夹持器”安放“导向装置”。以“基准螺钉”为导向，在“校准器”周围，向上紧贴椎体。
- 移除“校准器”。
- 术中使用影像增强器透视，核对“导向装置”安放的位置是否在中心，此步骤极为重要。

重要：必须绝对保证椎间盘的平面与下方椎体终板相平行，才能使“导向装置”在矢状面和横断面均位于正中央。

如果手术准确实施，那么“导向装置”在矢状面和横断面将均位于正中央。

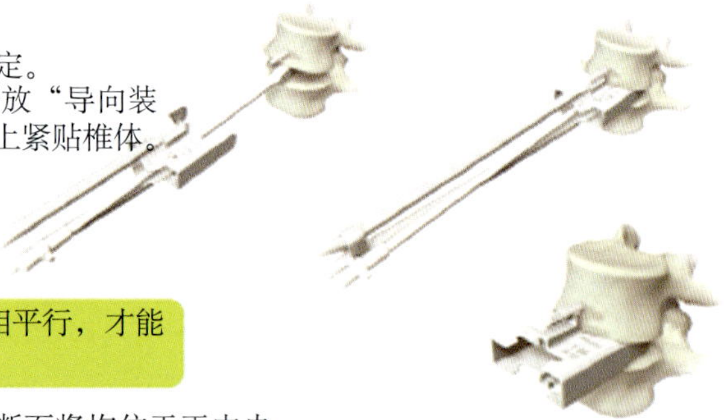

步骤 11

- 根据所选假体的总高度和大小，相应选择和调整“外龙骨”（参照“器械调整”章节）。
  注意：根据推荐的调整方法，可以使假体的后缘距离椎体终板后缘1mm。
- 顺着“导向装置”的导向槽，安放“外龙骨”。
- 在椎体上下终板骨质中开槽，直到“外龙骨”与“导向装置”接触，形成锚定带沟槽。
- 移除“外龙骨”。

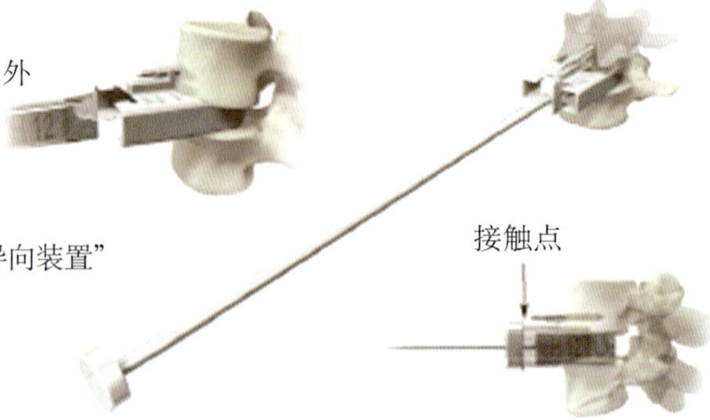

D

6

图 15F-6（续） 手术操作步骤说明。

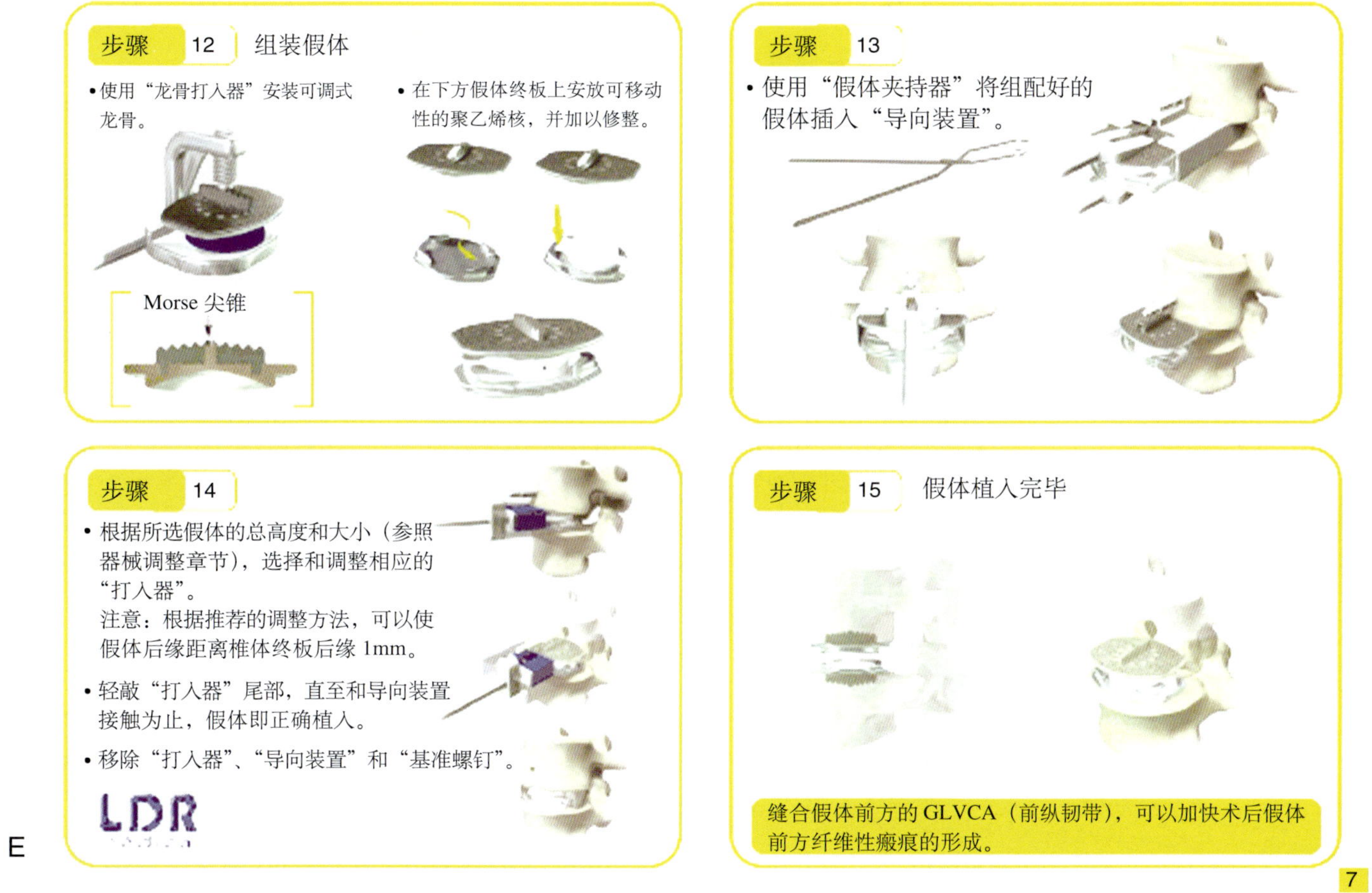

图 15F-6（续） 手术操作步骤说明。

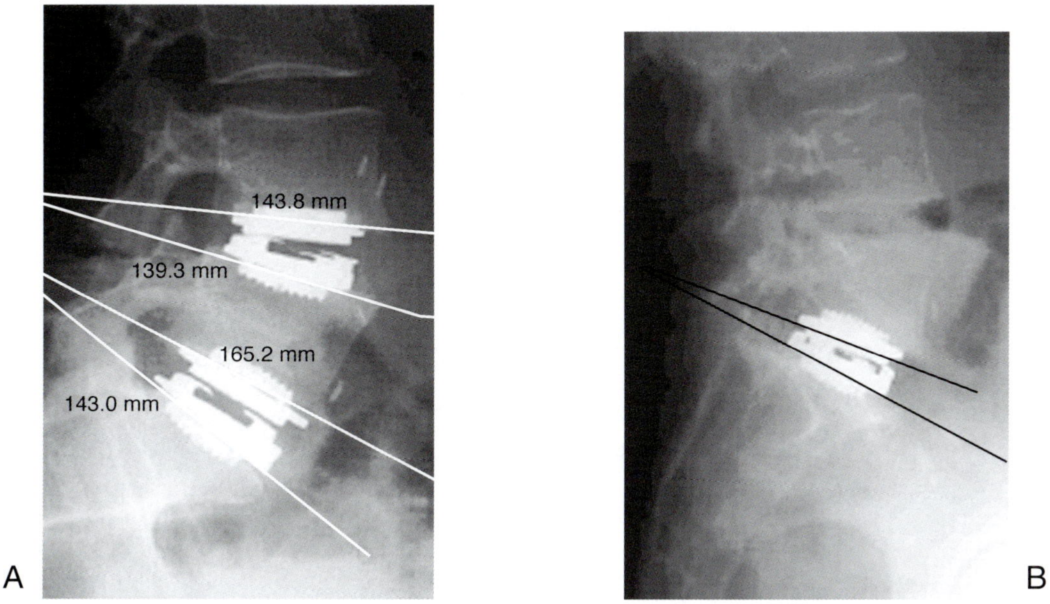

图 15F-7 Mobidisc® 假体椎间盘置换术的适应证包括：年龄在 18 ~ 60 岁（最佳年龄为 50 岁以下）；有症状，且 CT 或 MRI证实单个或两个节段腰椎间盘退行性变；伴有非神经根性的下肢疼痛；无神经根压迫症状；椎板切除术后综合征、持续下腰痛、腰椎间盘切除术后涉及的下肢痛；腰椎间盘病变经保守治疗6个月无效者。（Mobidisc®, LDR Spine, Austin, Texas; LDR Medical, Troyes, France.）

治疗无效。27% 的患者在之前进行过 1 次或 1 次以上的手术干预。本组患者平均年龄为41岁（19～54岁），平均随访 9 个月[12]。

术后放射影像评估显示，无假体移位、骨溶解、椎间盘高度丢失或异位骨化等情况发生。术后腰椎侧位屈曲 - 背伸位平片显示：L4-L5 椎间隙的活动度为 8°；L5-S1椎间隙的活动度为7°（图15F-8）。此外，术前、术后腰椎前凸的弧度无显著改变。术后通过调查问卷来评估疗效，结果获得相似的满意度。对背痛和腿痛进行视觉模拟评分（Visual Analogue Scale），分别下降70分和72分。Oswestry 评分平均下降 66 分（图 15F-9）。满意指数表明：89% 的患者非常满意或满意。并发症包括：假体下沉1例；血管损伤1例；阴道干燥 1 例；因首次假体植入位置不良所致翻修 1 例[12]。

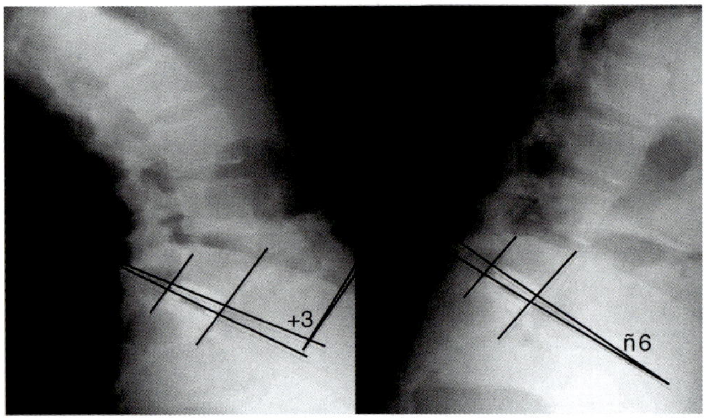

图 15F-8 术后腰椎侧位屈曲 - 背伸位平片显示，L4-L5 椎间隙的活动度为 8°，L5-S1 椎间隙的活动度为 7°。

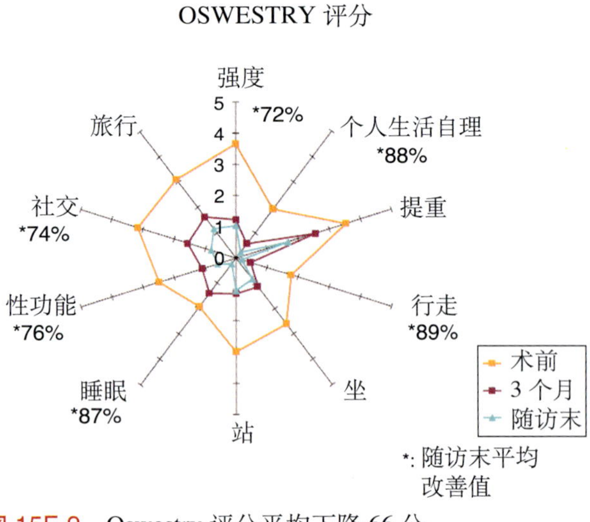

图 15F-9 Oswestry 评分平均下降 66 分。

结论

随着脊柱关节成形技术的不断发展，涌现出越来越多的产品，力图复制正常椎间盘的生理功能。由于退变的椎间关节的生物力学特点极为复杂，存在个体性差异，而且还必须考虑到邻近节段的正常功能，因此，设计出理想的假体任重道远。Mobidisc® 假体设计了一个位于假体中心、具有移动性的聚乙烯核结构，使整个假体在植入椎间隙后能很好地模拟脊柱节段的正常生理活动。该假体不仅保留了椎间盘的高度，恢复椎体节段间的正常活动范围，还可减轻后方小关节面由于椎间盘退变所致的异常压应力。经随访观察，植入 Mobidisc® 假体后，均未发现邻近节段椎间盘受累现象。

目前，法国、德国、卢森堡、英国、意大利、韩国、澳大利亚和南非等多个研究中心正在使用 Mobidisc® 假体。至今，在全世界范围内，实施了约 400 余例 Mobidisc® 假体手术。来自世界范围内的多中心临床试验的初步结果是鼓舞人心，但仍需大宗病例、长期随访的结果来评估植入 Mobidisc® 假体的安全性和有效性。Mobidisc® 假体已获得美国 FDA 批准，计划于今年底在美国进行 IDE 研究。

（廖晖译 李锋校）

参考文献

1. White AA, Panjabi MM. The basic kinematics of the human spine. Spine 1978;3(1):12-20.
2. Kostuik JP. Intervertebral disc replacement. In Bridwell KH, DeWald RL, eds. The Textbook of Spinal Surgery, 2nd ed. Philadelphia: Lippincott-Raven, 1997:2257-2266.
3. Dolan P, Adams, MA. Recent advances in lumbar spinal mechanics and their significance for modelling. Clin Biomech (Bristol, Avon) 2001;16 Suppl 1:S8-S16.
4. Templier A, Skalli W, Lemaire J-Ph. Three dimensional finite-element modeling and

improvement of a bispherical disk prosthesis. Eur J Orthop 1999;9:51-58.
5. Seligman JV, Gertzbein SD, Tile M, et al. Computer analysis of spinal segment motion in degenerative disc disease with and without axial loading. Spine 1984;9(6):566-573.
6. Van Herp G, Rowe P, Salter P, Paul JP. Three-dimensional lumbar spinal kinematics: a study of range of movement in 100 healthy subjects aged 20 to 60+ years. Rheumatology 2000;39(12):1337-1340.
7. LDR Medical. Mobidisc: Biomechanical and kinematical tests. Mobidisc Brochure. Troyes, France: LDR Medical, 2004.
8. McAfee PC, Fedder IL, Saiedy S, et al. Experimental design of total disk replacement experience with a prospective randomized study of the SB Charité. Spine 2003;28:S153-S162.
9. Robbins MM, Hilibrand AS. Post-arthrodesis adjacent segment degeneration. In Vaccaro A, Anderson DG, Crawford A, et al., eds. Complications of Pediatric and Adult Spinal Surgery. Philadelphia: Lippincott Williams & Wilkins, 2003.
10. McAfee PC. The indications for lumbar and cervical disc replacement. Spine 2004;4(6 Suppl):177S-181S.
11. LDR Medical. Surgical technique guide. Troyes, France: LDR Medical, 2004.
12. Beurain J, Chataignier H, Delecrin J, et al. New lumbar disc prosthesis with mobile nucleus: Rationale and multicenter preliminary results. SAS Conference, May 7, 2005, New York.

小关节成形术

Scott H. Kitchel, MD Eugene, Oregon

16

引言

腰椎的小关节是典型的动关节[1]，它们的解剖与外周关节相似，同样具有滑液来浸润软骨下的透明软骨。因此，随着年龄增大，它们与其他关节一样，也会经历退行性变。作为相邻两段腰椎之间的三关节复合体的一部分，小关节的功能是和相对应的椎间盘联系在一起的。Kirkaldy-Willis 曾对这一功能性脊柱单位的退变方式进行过详细的阐述[2]。

小关节特有的退变是以上关节表面的增厚以及关节细胞肥大开始的。这一过程继发于透明软骨的垂直纤维震颤和软骨下骨硬化[3]。软骨随着进行性的纤维颤动平行于软骨和骨交接面撕裂，最终使关节面完全裸露[3]。到退变的后期则发生滑液炎症。这一过程中，关节边缘有骨赘形成。这些退变的形式与关节在各平面上的运动减少有关，也与压缩性负荷的减少有关。

小关节退变与背痛发病之间的关系还存在争议。很多学者都支持脊椎小关节综合征和皮肤硬化疼痛综合征的描述[4-8]。很多大样本病例队列分析都未获得一致的结果[9]。局部麻醉药注射后疼痛缓解与手术融合后疼痛不能缓解又使得研究变得更为复杂[10]。

针对这一有争议的疼痛综合征，出现了腰椎小关节成形术。本章所阐述的关节成形装置的最终作用仍有待于进一步阐明：它们能够独立治疗小关节综合征吗？它们的真正作用是不是仅作为腰椎全椎间关节成形术或髓核置换术的联合产品？我们如何选择合适的患者？所有这些问题都需要我们开展更好的前瞻性随机临床试验来解答。

诊断

对小关节疼痛产生的准确诊断对于成功进行小平面关节成形术是非常关键的。正确的诊断来自于详细的病史采集和体格检查、诊断性的影像学检查以及选择性注射。

详细了解腰椎小关节的功能和神经分布对正确诊断非常关键。小关节两个主要的功能是吸收脊柱传导的负荷以及限制脊柱功能单位的运动。其神经分布主要是通过关节囊和关节面（图16-1）。由于后部关节面有着丰富的神经分布，并且与神经根和神经节关系密切，各个节段之间都有重叠结构，这种重叠结构解释了文献报道中去神经支配的模糊性[9]。

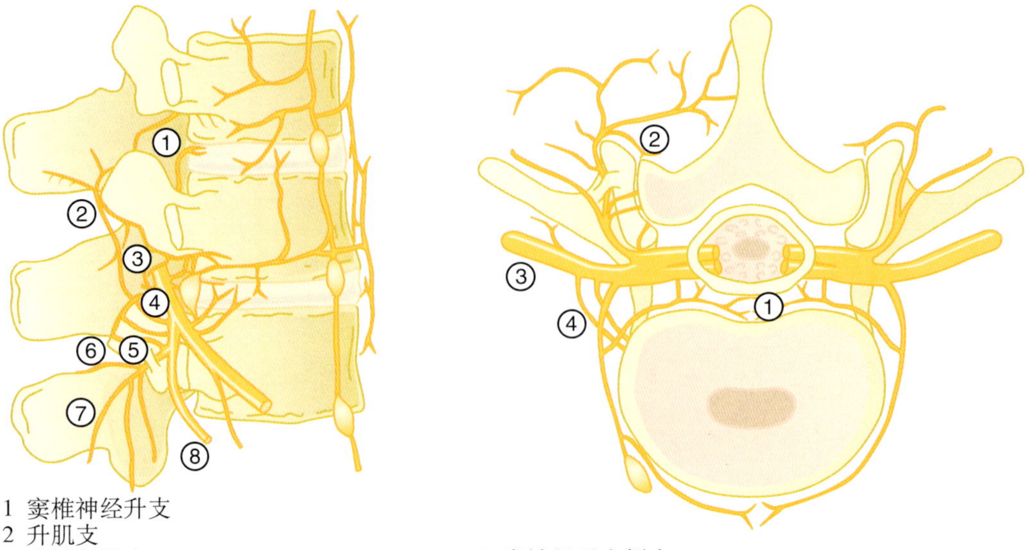

A

1 窦椎神经升支
2 升肌支
3 窦神经降支
4 肌支
5 脊神经后内侧支
6 棘间支
7 降肌支
8 脊神经后外侧支

B

1 脊神经后内侧支
2 棘间支
3 脊神经腹侧支
4 脊神经腹侧支发往椎间盘的分支

图 16-1　腰椎关节的神经分布。主要分支分布在后侧正中部位，局部有分支。

很多病例中腰痛病史是非特异性的。详细询问是否有髋部和臀部疼痛、膝上部痉挛性腿痛、下腰部僵硬等问题对于判断小关节的疼痛来源是有帮助的，尽管这些症状都不是特异的。有研究者认为，有扭转和弯曲致疼痛的病史，一般会有小关节的病变[11]。背部活动受限制也有可能。夜间痛[12]和休息时痛[13]同样可能提示有小关节症候群的存在。这与小平面关节源性疼痛病史缺乏特异性一致。

体格检查所获得的结果同样也是非特异性的。腰椎旁局部触痛、脊柱牵拉痛、直腿抬高实验阳性、神经根性或其他神经性体征都是有意义的检查结果[3]。但这些检查都不能很可靠地区分肌筋膜疼痛和椎间盘性疼痛以及小关节源性疼痛。体格检查和病史采集一起，对小关节源性疼痛的临床诊断有加强或减弱作用。尽管如此，体格检查对于小关节源性疼痛没有确诊作用。

对小关节的影像学评价通常是从单纯 X 线检查开始。侧位片和斜位片通常最有帮助，它可以显示减小的关节间隙和边缘的骨赘。从轴位片和CT扫描中可获得更多的具体信息（图 16-2），如关节内部的影像对关节间隙及骨赘形成的真实评估。最后，从MRI检查中可获得对关节内部液体含量变化及关节软骨情况最精确的评估，此外还可直接观察关节囊（图16-3）。不幸的是，这些影像学检查结果都有可能出现在无症状小关节疾病中。仅用X线检查是不能确诊的，这点值得注意。

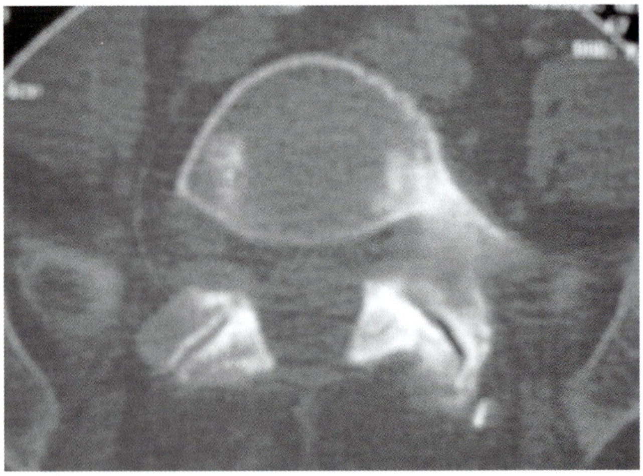

图 16-2　轴位 CT 扫描退变的关节面，请注意关节面狭窄和骨赘形成

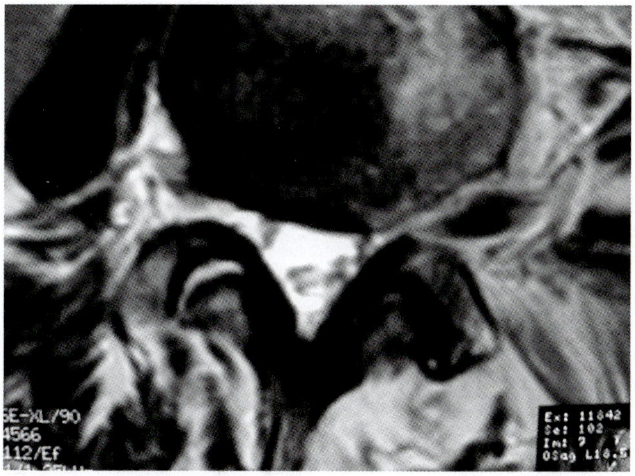

图 16-3　MRI 扫描关节面，请注意关节软骨和滑液的减少，周围骨赘形成

当获得阳性的病史采集、体格检查和影像学检查结果后，选择性注射可用来确定小关节源性疼痛[3]。此种注射可以用高渗盐水进行疼痛激发试验，也可以用麻醉剂缓解疼痛。文献报道对于这种选择性注射既有支持也有反对[1]。在该项技术中，采用荧光透视法和关节造影术确定注射针头的安放位置非常关键[3]。

Mooney[3]和McCall1[4]等认为小关节内反复注射高渗盐水激发相似的疼痛提示这些关节在患者体内可能是疾病来源，但疼痛的形式并不能说明疾病的定位。通过麻醉阻滞缓解关节疼痛同样说明特异病征性关节疼痛[15]。相邻节段间重叠交错的神经分布说明了该检查的难度[16]。

很显然迄今为止，无论是病史采集、体格检查、影像学检查还是选择性注射，都不能独立作为小关节源性疼痛的诊断依据，必须把这些检查的结果综合起来考虑。激发性或麻醉性注射必需作为诊断的中心内容，因为只有该项检查才能排除诸如椎间盘源性、骨源性及神经压迫性等其他的疼痛。

适应证和禁忌证

腰椎小关节成形术的适应证将借鉴四肢骨骼中有症状的退变性滑液关节疾病，即疼痛性的退变对保守治疗无效，并且已经对患者的生活造成了一定影响，需要外科手术进行治疗。关于对这类疾病诊断的难度已在前一部分进行了说明，但是精确的诊断对于适应证的把握也很关键。目前还没有有效的小关节成形术适应证的前期评估手段。依据作者的观点，有两种类型的患者适合此类手术。一类是孤立的关节综合征患者；一类是脊柱功能单位的整个三关节复合体有疼痛性退变。

对小关节综合征患者使用关节成形术目前还存在争议，而且使用也很少。主要是因为对诊断和对三关节复合体退变级联的理解还存在争议[2]。似乎不伴随有症状的椎间盘退变的小关节疼痛性退变较少见。过去使用去神经支配法、神经根切除术或融合术来治疗小关节疾病的回报率太低[9]。而对退变过程的病理解剖学进一步进行了解，证明了这种机械性治疗的效果不会再有提高。关节损伤后的再损伤可能是一个例外，尤其是减压手术中的医源性损伤。就目前而言，还没有文献报道有前期的临床信息用于评估。

小关节成形术合并治疗腰椎前柱的疼痛性椎间盘退变将为治疗整个脊柱功能单位的三关节复合体提供方法，作者认为这些能决定手术的适应证范围。今后的研究将告诉我们究竟是可以一步手术完成所有内容，还是需要分两步进行，以完成前柱的全椎间盘置换术或髓核置换术以及后柱的小关节成形术。

根据以上的考虑，椎间盘置换术后的疼痛缓解不完全能作为关节成形术的一个适应证。但是在椎间盘置换术后行小关节成形术的效果还存在争议。Moumene[17]已验证了在限制型和半限制型腰椎全椎间关节成形术后小关节传导负荷的生物力学改变。Phillips[18]等的研究说明了在Charité™腰椎间盘置换术（DePuy Spine, Raynham, Massachusetts）后小关节的退变加重。我们可以很容易地知道为何全椎间关节成形术后并不能很好的缓解疼痛，当它和小关节成形术同时进行后。严重的小关节疾病可以认为是成形术的禁忌证，今后的研究可以证明是否同时行三关节成形术能克服这一点。相似的是，疼痛性小关节炎治疗失败的全椎间关节成形术可以通过小关节成形术进行补救。精确的诊断和结果是判断适应证的关键。当然，还有很多东西值得我们去进一步研究。

小关节成形术的禁忌证同样需要更深入地进行临床研究。目前，我们可以很有把握地说，主要的禁忌证是不能精确地指出疼痛的起源。这看上去很直观，但是完成得很好的小平面关节成形术并不能缓解由椎间盘、骨和神经受压引起的疼痛。

脊柱后柱手术的禁忌证也同样适用。包括全身性疾病、感染以及过去有多种手术失败。任何一种手术装置和技术根据其自身的生物力学特点、负荷传导性能和骨性锚定都会有其特有的禁忌证。假体下方用于支持的骨的条件必须重点考虑，尤其是在骨质疏松症高发的退变人群中。此外，当疾病的发展超过了手术装置使用范围时（比如自融合），也需要对其重点评估。

术前评估

小关节成形术的术前评估是准确的诊断方法。根据之前所叙述的内容，诊断主要是基于对疼痛来源的准确判断和决定三关节复合体中的哪一部分需要治疗。能在脊柱后柱独立进行小关节成形术吗？需要同时进行前柱手术如椎间盘置换术和髓核置换术以治疗整个脊柱功能单位吗？手术的主要目标是什么：缓解背痛？缓解腿痛？还是两者皆而有之？

一旦决定行小关节成形术，那么手术的目的可以帮助确定使用何种手术装置比较合适。此外，还要决定是否需要直接的神经减压，如果需要的话，小关节的哪一部分需要被移除或保留下来与成形关节锚定。如果不需要进行减压术，并且手术的目的是治疗与小关节炎相关的轴向疼痛，不管是否同时进行前柱的关节成形术，那么植入关节成形术或半关节成形术可能是最合适的。如果计划进行小关节切除术，那么就需要进行传统的小关节置换术。为了补救失败的前方全椎间关节成形术，就需要设计另外的手术方法。

下一部分内容将从技术角度分别阐述各种手术装置的作用功能。可以根据其他滑液关节成形装置的分类将它们分类。如植入关节成形术、半关节成形术和全关节成形术装置。我们必须从四肢关节手术方面吸取成功经验和失败的教训。

技术原理

每一种手术装置都有其特有的技术工艺，这将在下文分别阐述。所有的这些手术装置都需从后路进入关节囊和关节。同时，所有手术过程中软组织的切开都必须尽量减少肌肉创伤。在一些不需要直接减压的手术当中也可采用旁正中切口。

由于很多手术装置的技术很新奇，所以作者对各种装置的介绍只是入门级的。在撰写本章内容时，市场上有4种占主导地位的手术技术，分别是Zyre™小关节成形系统（Quantum Orthopedics, Carlsbad, Californial），TOPS™系统（Impliant Ltd., Ramat Poleg, Israel），全小关节成形系统™（TFAS™）（Archus Orthopedics, Redmond, Washington）以及Facet Solutions（Logan, Utah）的一些未命名的产品。目前仅有Quantum Orthopedics提供其产品的技术原理和植入物的具体信息，我们将在此进行讨论。本章所提供的其他产品的信息都是来自于专利局和会议发言中的公开信息。

Zyre™小关节成形系统是一种植入式的关节成形设计，与四肢骨骼的植入关节成形术相似，如髋关节成形术。其设计是一种凹形钛质薄片，以适应典型腰椎小关节的关节面，共有三种尺寸的设计。此种装置将用系链固定，防止移位。

Zyre™小关节成形系统可以通过一种极少引起肌肉损伤的低侵入性的技术植入。当撰写本章内容时，这种技术和装置还在进一步完善中。下面讨论的部分提供的是当前的一些信息。

为了使肌肉损伤降至最低程度，对每一病变的节段小关节都要进行单独的切开和暴露。因此，手术的第一步是在手术关节上方行一25mm长的切口，之后牵开软组织以暴露关节囊。

此时，可以对压迫神经血管的骨赘和骨刺进行处理。注意必需尽可能多的保留关节囊。目前Zyre™的装置还在进一步的研究中，就目前而言，保留关节囊是否有必要还不得而知，因此，我们目前倾向于保留更多的自然组织结构。

当确定无论是术前还是创伤后关节囊的状态均可以被接受后，可在关节囊的关节线部位作一切口，切口必需足够大，以适应植入物的关节内部分。植入物的尺寸从 12 ~ 20mm 不等。

下一步可以通过试安放来确定所需植入物的大小。通常推荐从小尺寸的假体试起，通过X线透视检查来确定假体是否合适以及其位置和硬膜孔的关系。合适的植入物尺寸为刚好覆盖关节面而不影响周围的结构。

在试装假体尺寸的基础上，可以选择合适的假体大小。与试装方法相似，假体被安装到关节间隙。对假体进行适当的弯曲或成形，有利于其更好地适应关节内的几何形状。可有专门的弯曲工具对假体进行成形。此外，在试装阶段和假体安装阶段，可能需要进行一些撑开牵引，以便显露关节间隙。

当植入式假体在位后，通过假体中心和关节钻一个直径 2.5mm 的孔，将一聚合物锁链穿过该孔后，缝合。

之后，固位体可被安装在关节外侧的任一面。固位体包含螺钉以固定聚合物锁链，螺钉固定在推荐的力矩位置。

对侧关节采用相似方法处理。侧位荧光透视用以确定合适的安装部位，然后通过直视估测假体安放的合适解剖部位（图16-4）。患者出院前可通过三维CT扫描评价假体的安放。

根据图16-5和16-6显示，TOPS™装置和TFAS™系统都是基于椎弓根螺钉移植，并且需要更对关节进行更大的切开和切除。因为，目前缺少更多的技术原理细节，因此，无法对此类产品进行评价。但是根据直觉，其适用范围与Zyre™产品应有所不同，可能包含神经根管和椎管的减压。Zyre™产品主要是针对单纯小关节源性疼痛的一种低侵入性装置，并可与一些前柱技术联合使用。

术后护理和治疗

作为一种活动保留手术，小关节成形术允许患者术后早期活动。其术后处理与传统脊柱后路假体植入手术相似，必须以最小侵害方式进行。包括预防性抗生素使用；局部伤口护理；物理治疗以及渐进性的活动。当然，不同种类的手术装置依据其植入技术和合并其他手术的不同，其术后处理也有所不同。

谈到低侵入性的Zyre™技术，研究人员希望其作为一种独立的植入方法，能够在门诊患者中得以开展，并且患者在术后能立刻活动。适当的局部伤口护理是必要的，但仍应鼓励患者术后立即活动，并参加一些日常的事务。总的指导原则是减轻疼痛；避免重复的屈曲和扭曲以及搬重物。术后2周开始在监护下进行物理治疗，增加活动度，强化腹肌，伸展下肢等。理想的目标是当软组织修复时，大约术后第6周，所有限制都能撤消，患者可以参加正常的活动。

在这一期间，外科医师的责任主要是观察伤口的愈合，确认未发生神经损伤，放射学检查假体的植入情况以及维持假体的位置。这些都是通过平面放射学检查来实现。如果怀疑有假体移位，需进行三维 CT 检查来确定。

远期的处理方法主要是患者疗效的评估和假体的放射学检查。当然这些都因假体种类的不同而异，作者在这里只具体讨论Zyre™的植入术。Zyre™的装置在植入后的远期处理主要依靠临床疗效的评估，如疼痛的缓解和放射学检查时候有假体移位。

并发症

与其他的外科操作一样，小关节成形术的并发症也可被分为装置相关性和非装置相关性。非装置相关性并发症与其他腰椎后路手术相似，包括与麻醉相关

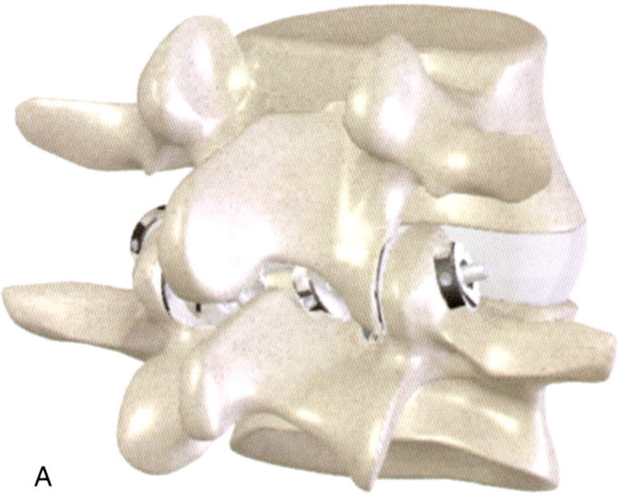

图 16-4　Zyre 关节成形系统。

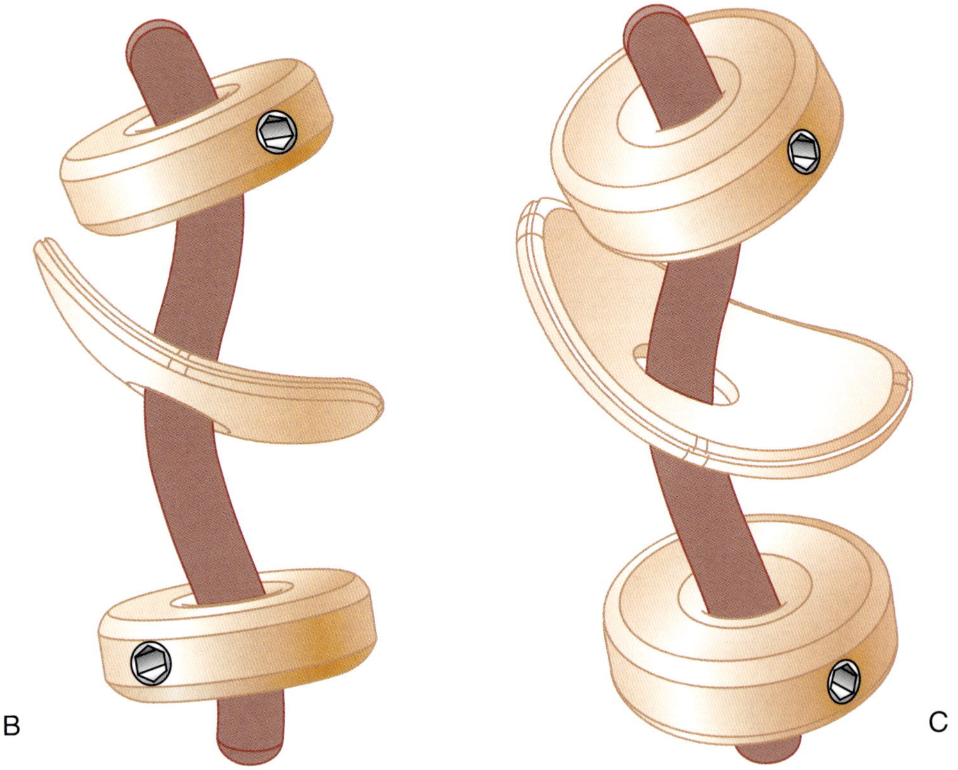

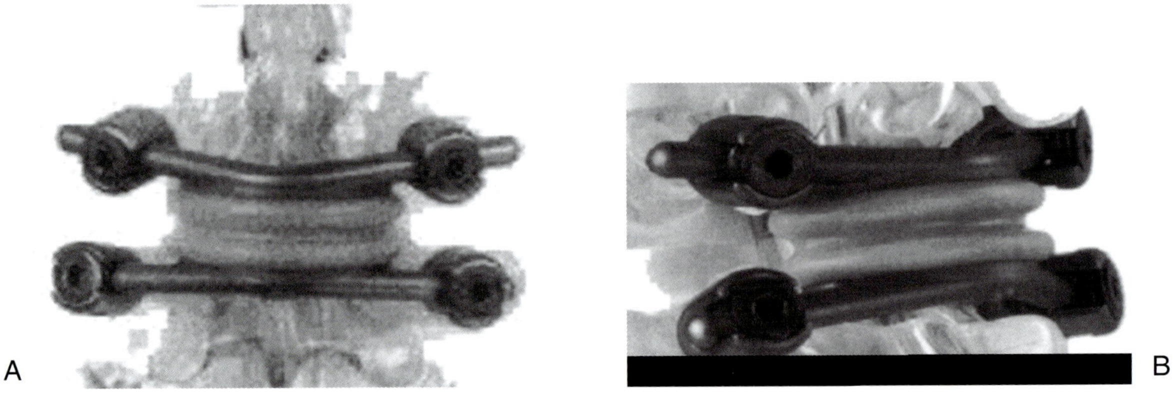

图 16-5　TOPS^{TM} 关节成形系统。

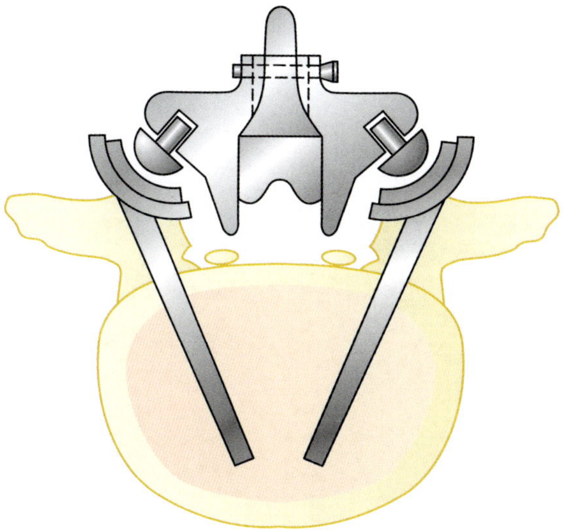

图 16-6 TFAS 关节成形系统。

的并发症，感染等。对患者进行一些非特异性的术前治疗而不是单纯的常规脊柱手术术前处理可以避免上述一些并发症的发生。

手术装置和手术技术相关的并发症则是因装置的不同和技术差异而引起。同样，很多这种并发症都与脊柱后路减压术和仪器操作引起的并发症相似。如果牵涉到囊鞘和神经根的操作，那么，很可能会发生神经系统并发症。所有关节成形术的装置相关并发症主要包括假体移位、磨损、术后疼痛无缓解。

避免发生装置相关并发症的手段主要包括选择合适的患者；操作过程当中对每一细节都要加倍小心。选择合适的患者对于获得成功的临床疗效非常关键。判断小关节是否为疼痛来源、选择合适的装置进行合适的手术对于术后疼痛的缓解也非常重要。避免选择长期疼痛并且疼痛来源诊断不清的患者以及严重骨质疏松症患者等，这些都是成功选择患者的例子。避免假体的异常磨损和移位需要精确地放置以及适当地锚定假体。这需要根据假体种类选择特异的技术，同时，需严格地根据手术装置种类选择合适的患者。

（杨长伟　徐建广校）

参考文献

1. Frymoyer JW, Moskowitz RW. Spinal degeneration: pathogenesis and medical management, Chapter 31. In Frymoyer JW, Wiesel SW, eds. The Adult Spine. New York: Raven Press, 1991:611-634.
2. Kirkaldy-Willis WH. Managing Low Back Pain. New York: Churchill Livingstone, 1983.
3. Mooney V. Facet syndrome. In Weisel SW. The Lumbar Spine. Philadelphia: WB Saunders, 1990:422-441.
4. Goldthwait JE. The lumbo-sacral articulation: An explanation of many causes of lumbago, sciatica, and paraplegia. Boston Med Surg J 1911:164:365-372.
5. Putti V. New conceptions in the pathogenesis of sciatic pain. Lancet 1927;2:53-60.
6. Ghormley RK. Low back pain: With special reference to the articular facets. JAMA 1933;101: 1773-1777.
7. Mooney V, Robertson J. The facet syndrome. Clin Orthop Relat Res 1976;115:149-156.
8. Bogduk N, Marsland A. The cervical zygapophysial joints as a source of neck pain. Spine 1988;13: 610-617.
9. Jackson RP, Jacobs RR, Montesano PX. Facet joint injection in low back pain. A prospective statistical study. Spine 1988;13:966-971.
10. Fairbank JC, Park WM, McCall IW. Apophyseal injection of local anesthesic as a diagnostic aid in primary low back pain syndromes. Spine 1972;6:598-605.
11. Dory MA. Arthrography of the lumbar facet joints. Radiology 1981;140:23-27.
12. LaRocca H, MacNab I. Value of pre-employment radiographic assessment of the lumbar spine. Can Med Assoc J 1969;101:383.
13. Fairbank JCT, Park WM, McCall IW, OBrien JP. Apophyseal injection of local anesthetic as a diagnostic aid in primary low back pain syndromes. Spine 1972;6:598-605.
14. McCall EW, Park WM, OBrien JP. Induced pain referral from posterior lumbar elements in normal subjects. Spine 1979;4:441-446.
15. Lewinnek GE, Warfield CA. Facet joint degeneration as a cause of low back pain. Clin Orthop Relat Res 1986;213:216-222.
16. Jackson RP, Jacobs RR, Mantesano PX. Facet joint injection in low back pain. A prospective statistical study. Spine 1988;13:966-971.
17. Moumene HY. Effect of artificial disc placement on facet loading. Presented at the Spine Arthroplasty Society Summit 5, May 1-5, 2005, New York.
18. Phillips FM, Pimenta LF. Facet degeneration after Charite disc replacement. Orthopedics Today 2005;25:45.
19. Charité Lumbar Disc Prosthesis. Package Insert. Raynham, MA: DePuy Spine, 2004.

腰椎后路运动保留技术——动力棒

17A

Christopher M. Bono, MD Boston, Massachusetts
John Pryor, MD Boston, Massachusetts

引言

脊柱疾病手术治疗的根本源于后路手术技术。除此之外，首先在运动保留技术方面引起关注的是前路技术，比如椎间盘置换术。但是，越来越多的外科医生致力于研究动力后路设备。迄今为止，已经发展成熟的植入设备都基于椎弓根螺钉，在外科医生熟练掌握后路手术的基础上，促进了从依赖关节融合术向运动保留技术的转化。

在“动力棒”这一标题下，最近介绍了大量植入物，但截至本文撰写时，在美国仍然只有少数几个植入物可用于临床。本章的目的是介绍后路动力棒用于治疗退变性椎间盘疾病的原理，理解这种技术的适应证，并回顾一些常用设备之间的细微差别。

后路动力棒治疗退变性椎间盘疾病的原理

退变性椎间盘疾病是腰椎手术的一种常见适应证。然而，重要的是认识到椎间盘退变是一个渐进的病理过程，其临床表现可从轻度椎间盘紊乱到严重脊柱滑脱这一疾病链上的任一阶段。同样必须记住的是，在融合术之后，各种退变性诊断会有不同的临床和影像学表现。在最近一次对文献的评判性回顾中，与疼痛性非根性退变性椎间盘疾病相比，有退变性腰椎滑脱等不稳定诊断的患者，临床结局良好，但影像学融合率较低[1]。基于这种背景，我们能够更好地理解以动态固定替代融合技术的原理。

椎间盘退变导致通过腰椎运动节段的负荷分布异常。椎间盘的纤维环和小关节突关节的负荷多增加，从而导致其病理性的活动度增加，比如屈伸时动力性不稳定。但是在大多数病例，总活动度可能减少。因此，把活动过度归因为病理过程（和融合术导致的活动度丧失）是有缺陷的。

在过去10年中，对疼痛来源的关注已从椎间盘内部转移到了炎性刺激。这种理论认为，退变椎间盘所承受的负荷导致神经性炎性介质释放，比如白介素6和白介素8。这些炎性介质可以刺激位于后路椎管内的疼痛神经末梢[2]，刺激背侧神经根和神经节内的P物质（一种神经肽）的产生[3]。于是，生理重量的负荷即可导致病理性疼痛。

从椎体间活动度到椎间盘引起疼痛这种错误观念的转变，激起人们对椎体间融合术的兴趣，这种技术是将整个椎间盘全部切除。前路和后路椎体间融合术曾经流行于20世纪90年代，而且与单纯内固定或非固定性后外侧融合术相比，在治疗退变性椎间盘疾病引起的下腰痛方面，临床结局似乎更好。基于这种“成功”，全椎间盘置换术在逻辑上看来是一种有效的机制，因为这种手术在保留椎体间活动度的同时，摘除整个椎间盘。

后路动力棒从一个不同角度阐述了椎间盘退变的病理机制。像大多数的脊柱植入物，其设计反映了疼痛传导的理论。最早期的设计，比如 Graf 人工韧带 [Science Et Medecine（Sem）Montrouge, France]，将人工弹力绷带缚于运动节段以限制活动度，尤其是屈曲运动时的活动度。然而该系统术后有新发神经根病（缘于椎间孔狭窄）的报道，如此看来后路加压固定虽然能够限制活动度，但它也许不是减少椎间盘负荷的最优设备。其后一个阶段的设计，比如 Dynesys® 动态固定系统（Zimmer Spine, Minneapolis, Minnesota），同样认为椎间盘本身就是疼痛源，认为减少椎间盘轴向负荷是一个有益目标。之后的设备仍必须植入人体，尝试减少椎间盘负荷，甚至进一步采用一种可屈伸的支架系统。

然而，很明显，动力性稳定不是对运动的恢复。例如，全椎间盘置换术是一种尝试恢复运动的手术方法，因此在理论上有可能产生更大的活动度。根据定义，动力性稳定为手术节段提供了一定的稳定性，同时也对运动范围有一定程度的限制，并且改变了生物力学负荷模式。这种精细的改变取决于设备的设计[14-16]。在生物力学研究中，Sengupta 和 Mulholland描述了后路动力棒系统支架的位置对运动范围和椎间盘内力学机制的影响。对于任何类型的后路设备，矢状面瞬时旋转轴自前向后移动，围绕更靠近刚性杆的一个点旋转。同样，对动力棒系统来说，我们同样可以预期，它对抗屈伸运动的能力大于非固定运动节段。

如果认为减少椎间盘负荷是一个重要目标，那么可认为这种生物力学影响是有益的。在保留一定活动度的同时，减少椎间盘负荷，在生物力学上这是非常具有挑战性的。在 Sengupta 和 Mulholland[17] 的研究中这种结果很明显，椎间盘负荷越小，活动范围越小。理想的植入物在允许足够程度椎体间运动的同时，通过使瞬时旋转轴后移来减少椎间盘负荷。

融合对邻近椎间盘的生物力学影响

运动节段固定（即融合）在治疗退变性疾病中令外科医生不满意，似乎促成了动力棒的产生。与单纯椎板切除术（本身即为运动保留技术）相比，融合术在治疗腰椎滑脱方面具有明确的益处[4,5]。通过细致观察，可以发现它对相邻运动节段的退变作用。越来越多的文献已经证实，融合后上位相邻运动节段（与下位相邻运动节段相比更多）影像学退变几率很高[6-9]。大量生物力学研究也证明，在上位相邻运动节段中，椎体间活动度和椎间盘内压力二者不成比例地增加[10-13]。

这些数据中大多数提示融合后的固定作用是邻近节段退变的原因，或者至少是一个诱因。基于这种假设的关联，逻辑上可以推论出，在一定程度上保留手术节段的活动度将会比完全固定更好。这就是腰椎动力棒稳定的生物力学基础。

相邻节段退变的临床后果

尽管对文献的详细回顾并非本章讨论范围，但对相邻节段退变和临床症状之间关系的理解是非常重要的。Hilibrand 和 Robbins[18] 对该课题杰出的综述性研究已经将相邻节段退变（影像学发现）和相邻节段疾病区别开来，后者是临床症状并伴随或不伴随退变。在一项包括许多研究的综述中，临床预后和影像学上的相邻节段退变似乎无相关性[9,12,20]。尽管存在这种趋势，不同形式的相邻节段退变个案在临床上表现得很明显，例如椎管狭窄（图 17-1A-C）、轴向椎间盘源性腰痛（图 17A-2）和小关节突综合征[8]。与腰椎手术失败综合征的不同在于，相邻节段疾病术后具有一段明显的无症状期[8]。一些研究者把是否需要再次手术作为相邻节段疾病的诊断指标[7,21]。据报道，术后5年再次手术率较低，为 11%，而 10 年再次手术率则升至 36%。

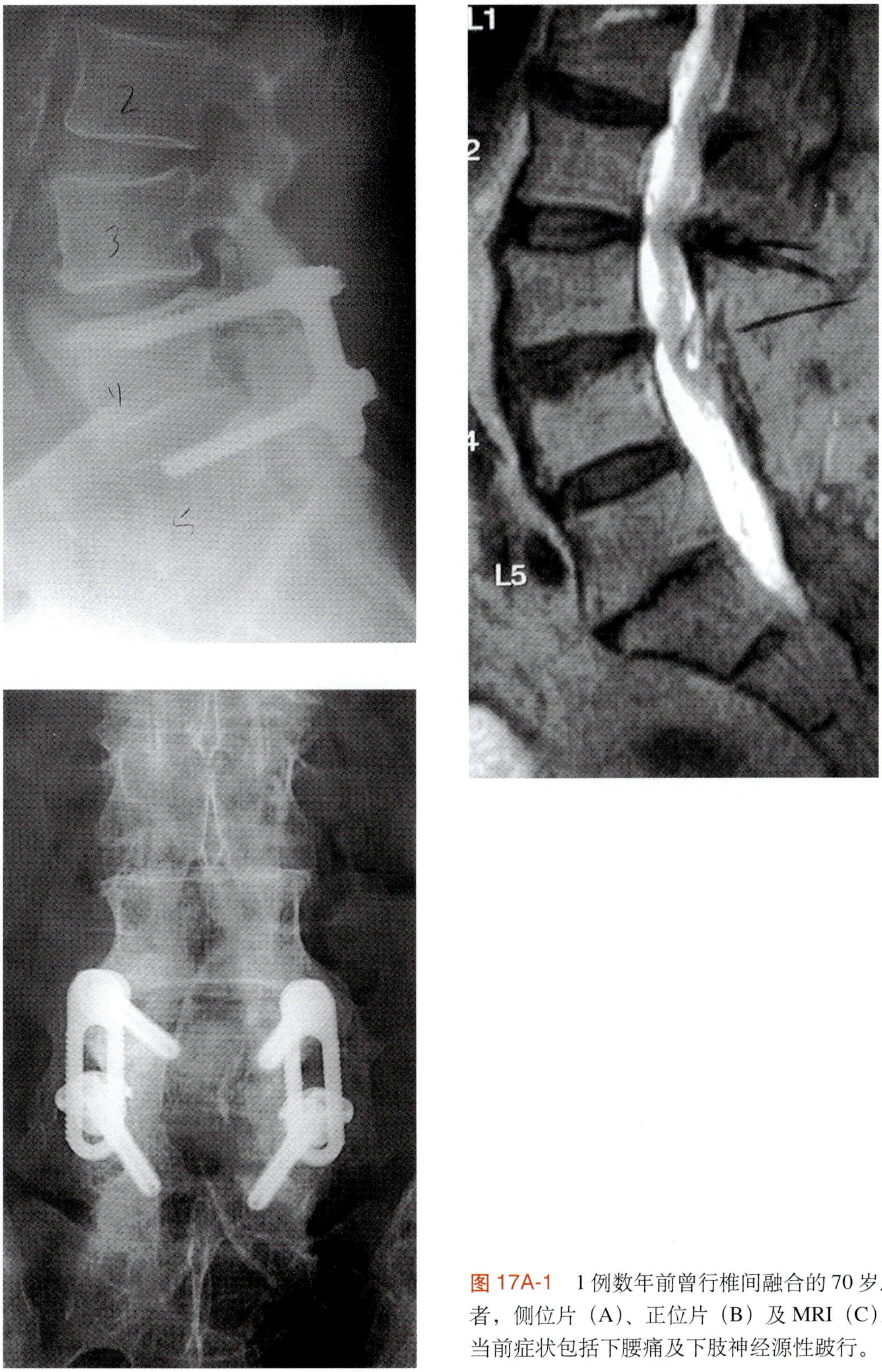

图 17A-1　1 例数年前曾行椎间融合的 70 岁患者，侧位片（A）、正位片（B）及 MRI（C）。当前症状包括下腰痛及下肢神经源性跛行。

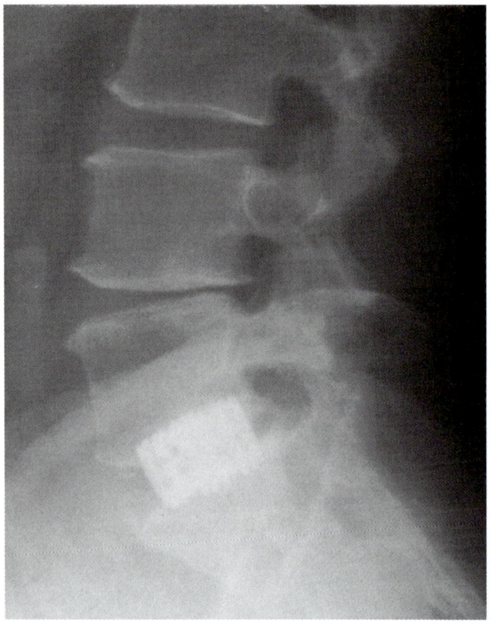

图 17A-2　1 例曾行 L5 ~ S1 前路腰椎融合术的 52 岁患者，侧位 X 线片。症状缓解 5 年后又出现下腰痛。

在这些研究中，必须重视对次级诊断的治疗。其中很多报道中都对各种退变性疾病进行了治疗，其中很大比例是退变性椎管狭窄伴随或者不伴随腰椎滑脱[21]。椎间盘置换术适用于那些患有单纯性椎间盘源性腰背痛的患者，而动力棒的目标患者群则明显不同，即那些因椎管狭窄或动力性不稳而进行减压手术的患者，目前后者是椎间盘置换术的相对禁忌证。

设备

分节稳定棒

在开始探讨动力棒系统时，首先考查那些设计用于扩大后外侧融合的设备。这并不是一个新概念。1993年，Zdeblick比较了无固定、刚性内固定和半刚性内固定 3 种融合术后的融合率[22]。一种假说认为，半坚强固定的钉板结构与那些刚性钉棒结构相比，在融合位置能够分散更多的负荷。实际上，半坚强固定和无固定术后的融合率相同，而坚强固定的融合率在统计学上显著升高。相比较而言，对文献的荟萃分析表明半坚强固定的融合率趋于更高，但无统计学差异[23]。

半坚强固定的概念得到了进一步的深入。Scient'X USA（Maitland, Florida）已经研发了一种真正的动力棒，与腰椎后路椎弓根螺钉一起使用。这种动力棒有一个人工关节，可以允许几度的转动（图 17A-3）。最近，这种产品作为腰椎后路融合术的一种附加产品投放于市场。根据制造商网页（www.scientxusa.com）介绍，该设计是用来增强关节融合术和接骨术，同时能够保护相邻节段椎体。但尚无相关临床数据发表。

除了促进融合之外，半刚性系统的目的是通过允许手术节段有一定的活动度，使传递到相邻椎体的负荷最小。但这仅在融合痊愈后才可能实现。根据作者的推理，一旦产生稳定融合，半坚强固定棒所具有的允许微动的保护性作用也就微乎其微了。有人争论说，即使有稳定融合，椎弓根螺钉固定也会给运动节段附加持续的坚强固定。在体监测数据表明，在稳定融合后，负荷持续存在于椎弓根螺钉结构中[24]。

脊柱半坚强固定系统的另一个潜在用途是用作非融合设备。其设计使得能够在颅底产生一种既有坚强固定又有动态稳定的融合（由人工关节提供动态稳定），由此可能产生一种从刚性融合椎体到保留活动椎体的更加缓和的力学传递。这种设备的优点仍然有待证明。理想的适用患者应该是单节段退变性滑脱和椎管狭窄合并上一相邻节段椎间盘退变者，可拟行单

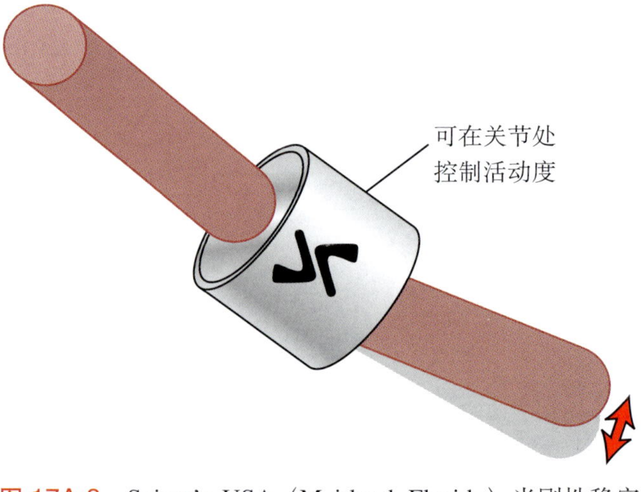

图 17A-3　Scient'x USA（Maitland, Florida）半刚性稳定系统示意图，根据传统的椎弓根螺钉系统设计，如图所示增加了一个动力分节棒。

节段椎板切除和融合术。在这种病例，半刚性棒能够用于上一相邻运动节段的动力性稳定，以防止其可能的退变。

生物力学

在作者对相关文献所做的一篇综述中，尚无关于这种设备的生物力学测试报道发表。

临床结果

截至编写此书时，仍无关于这种设备的临床试验结果报道。2003年国际高级脊柱技术会议中，Perrin和Cristini曾有1篇报道，在L5/S1和L4/L5脊椎滑脱的融合术治疗中采用了这种设备，手术节段上方相邻节段术后退变率较低。在平均8年的随访中，有82%的患者在采用了设备保护的节段能够保持椎间盘高度，但只有68%的患者可在该节段产生运动，19%可见自发性小关节融合。

弹性绷带

Graf韧带是首批用于腰椎非融合固定的设备之一。它包含一个人工韧带，该韧带跨越脊柱后方，并将椎弓根螺钉作为锚点（图17A-4）。

生物力学

理解人工韧带稳定的生物力学机制很重要。由于其具有弹性，故仅能够起到后方拉力带的作用，对后方结构产生压缩力。生物力学研究表明，其在屈曲方向的稳定性增加了，但对伸展和侧屈方向的稳定性作用很小[12]。关于相邻节段退变的倾向，体外实验显示Graf人工韧带稳定对上下相邻节段的活动度都没有影响[12]。

临床结果

早期的临床试验证明，弹性绷带趋向于关闭后方结构，尤其是椎间孔，这导致术后神经根性疾病的发生率高[25]。Grevitt等回顾50名使用Graf人工韧带后出现慢性腰痛的患者，推测可能缘于退变性椎间盘疾病[25]。但在回顾列出的本次手术时施行的其他操作中，13例进行了椎间盘切除，5例椎板切除，6例小关节突切除术，2例融合翻修术，这暗示实际的次级诊断并不是同一的。虽然Oswestry评分从术前平均59分降至术后的平均31分，但在17名患者中共出现了27种并发症。最常见的并发症是术后新发下肢痛，50例患者中出现了12例。其中4例出现持久性的感觉缺失。这使得研究者们推荐在实施韧带加压前进行预防性椎间孔减压术。尽管研究者认为这些早期结果令人鼓舞，但他们确实推荐进行预防性椎间孔减压，以减少术后神经根性疾病的出现。Hashimoto等[26]报道了使用Graf韧带对59例日本患者行神经减压术的结果。平均随访超过3年，证实日本骨科协会和视觉模拟疼痛评分显著改善。

在另一早期报道中，Brechbuhler等报道了Graf

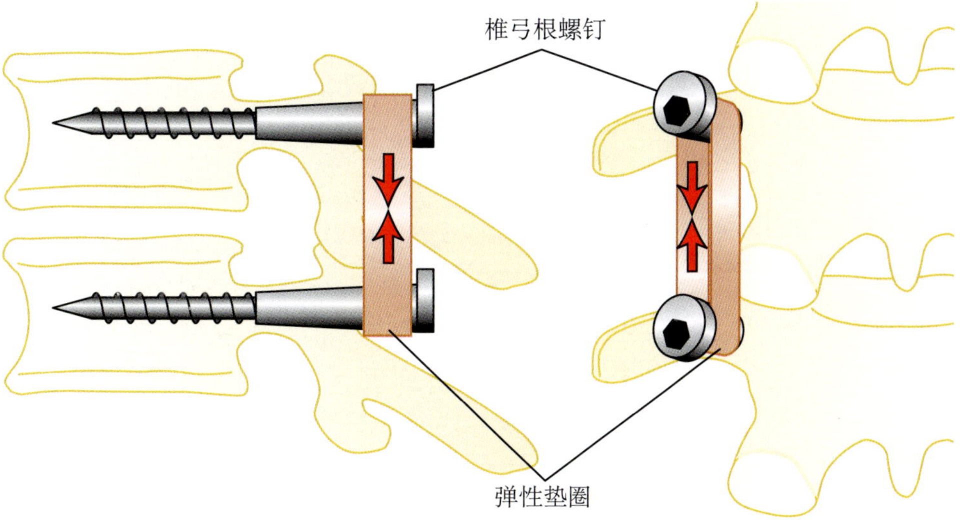

图17A-4 Graf稳定系统[Science Et Medecine（Sem）Montrouge,France]。

弹力韧带的良好结果[27]。在该小组更近期的报道中，Markwalder和Wenger回顾了他们使用Graf韧带治疗39名单纯椎间盘源性下腰痛伴有或不伴有轻度小关节突退变，经保守治疗无效的患者[28]。他们报道经过平均7.4年随访，64%的患者预后良好或极佳，但他们强调说这些患者是经过仔细选择的。重要的是，39名患者中有9名疼痛无任何改变，其中7名最后进行了融合术术并获得良好效果。关于Graf固定系统的其他报道也描述其治愈率为54% ~ 78%不等[29-31]。

Graf韧带成形术后曾报道的其他并发症有螺钉错位、椎弓根骨折和深部感染[25]。螺钉断裂率比标准椎弓根螺钉固定术高[25]。也有弹力绷带松脱的报道，这种并发症是该种动态稳定系统所独有的。

一些研究比较了融合术与Graf韧带成形术。Madan和Boeree采用单节段ALIF和Graf韧带成形术两种术式，对54例椎间盘退变患者进行了前瞻性随机研究[32]。采用Graf韧带成形术的27例患者中，93%结果良好或极佳，采用融合术的27例患者中，78%结果为良好或极佳。与之相反，Hadlow等对单个医师经验的回顾性研究表明，后外侧融合术患者其下腰预后评分好于实施Graf韧带稳定术的患者[33]。他们还发现，Graf韧带成形术后的二次手术率高，而二次手术常常预后较差。

在一项有趣的研究中，Kanayanma等比较了在L4 ~ L5行Graf韧带成形术和后外侧融合术后相邻节段退变的发生率[34]。尽管两组相邻节段椎间盘在术前无差异，但是融合组退变的发生率确实较高。Graf韧带成形组18例患者中仅有1例（5.6%）因相邻节段退变行二次手术，而融合组27例患者中有5例（18.5%）再次手术。

弹性棒

为了提高压迫性弹力绷带的力学限度，以椎弓根螺钉为基础的弹性棒产生了。这种设备中最常见的是Dynesys®动态平衡系统。其设计包含一根聚碳酸酯聚氨酯管，在椎弓根螺钉的锚之间起到调整垫的作用（图17A-5）。它可以对抗后方的压缩力。管内是一种预张了的聚酯弹性带，以抵抗后方的伸展力。

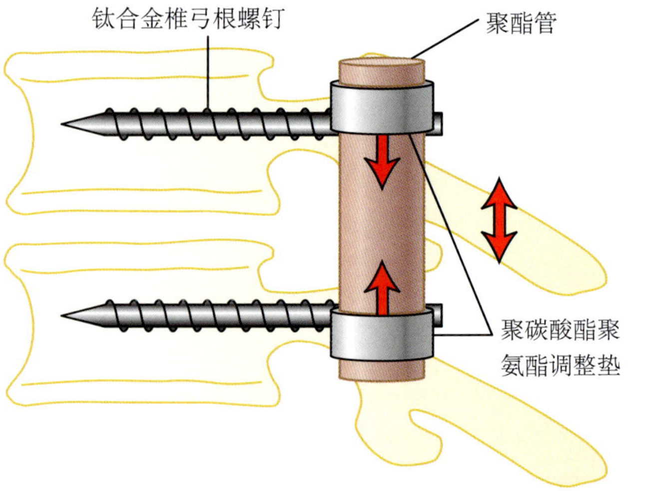

图 17A-5　Dynesys® 系统（Zimmer Spine, Minneapolis, Minnesota）。

生物力学

在尸体生物力学研究中，Schmoelz等发现，与完整标本相比，Dynesys®系统可降低屈曲和侧弯方向的运动范围，而在伸展方向无明显改变[16]。有趣的是，Dynesys®在屈曲方向上提供了与刚性椎弓根螺钉固定相同的对抗力。

临床结果

在前瞻性多中心试验中，Stoll等治疗了连续83名具有各种不同退变性副诊断的患者，包括椎管狭窄（50例，其中29例有退变性腰椎滑脱，6例有退变性脊柱侧凸）、椎间盘源性腰痛（20例）、椎间盘突出（7例）[35]。其余5名患者进行了翻修手术。其中74名患者进行了平均38个月的随访，疼痛评分从7.4降至3.1，Oswestry评分从54.9降至22.9。遗憾的是，各亚组的结果没有分别进行报道，所以对于这种方法治疗椎间盘源性下腰痛和椎管狭窄是否成功还无法作结论。尽管非设备相关并发症发生率可以接受，但是与动态稳定系统相关的特殊并发症发生率仍然较高。这包括7例影像学发现的螺钉松动，其中2例需要手术取出。有趣的是，7名患者（约10%）都出现了相邻节段退变并出现症状，而且在本操作后，都需要在6~24个月内另外进行手术。该数据与融合术后因相邻节段疾病行二次手术的发生率相同[21]。

Grob等更不乐观地报道了他们在31名各种退变性疾病患者中使用Dynesys®系统的结果，这些退变性疾病包括椎管狭窄、脊柱强直、椎间盘源性腰痛、术后失败综合征和腰椎滑脱。1例为硬膜外肿瘤，进行了治疗36。腰痛评分中度改善，从术前平均7分降为术后4.7分，下肢痛评分术前6.6分，术后降为3.8分。尽管50%的患者认为生活质量有所提高，但是由于没有采用Oswenstry评分系统，所以其结果很难与Stoll等的研究结果直接进行比较。为了与Stoll等的研究相比较，Grob等将行动态固定的患者和单纯行减压术的患者进行了对比。因为大多数人都认为椎管狭窄病例的临床改善是充分减压的结果，所以这种对比是非常重要的。像预期的那样，椎管狭窄行减压术的患者中69%认为手术非常有效，但在非神经压迫性疾病患者中只有39%认为有效。

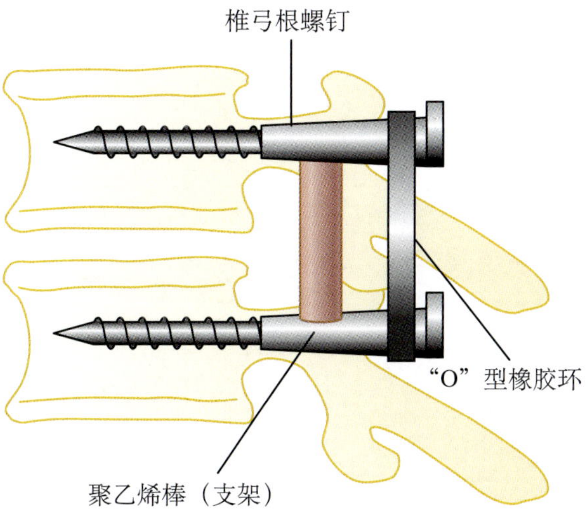

图 17A-6　FASS 系统（支架辅助稳定系统）。

并发症

在可获得的使用 Dynesys® 系统的系列研究中，技术相关并发症包括了椎弓根螺钉错位和植入物松动[35,36]。Rajarathnam 等在没有发表的 60 名患者的报道中发现，那些没有临床改善的患者也伴有固定节段腰椎前凸的消失[37]。Mulholland 和 Sengupta 认为，这种设备是否有效依赖于个体患者腰背伸肌维持腰椎前凸位置的能力[15]。

支架辅助设备

在后路动力棒持续进化过程中，下一个设计目标是生产一种能够更加持久保持腰椎前凸力线的设备。Sengupta 已研发了 FASS 或支架辅助软固定系统，但尚未用于临床[14,17]。这种设备从某种程度上来说是将一根弹性棒和弹性绷带与椎弓根螺钉系统整合而成（图17A-6）。其不同于Dynesys®设备的力学机制特征在于，弹性棒起到了轴向不可压缩性枢轴点或支点的作用，围绕该点进行屈伸运动。

生物力学

在关于这种设备的最近的研究中，支架越坚硬，椎间盘负荷越低，但这是以增加僵硬度为代价的，这恰恰否定了动态固定系统与坚强固定和融合术相比的潜在益处[17]。

临床结果

截至出稿时间，尚无有关这种设备临床结果的报道。

退变性椎间盘疾病以外：侧弯的非融合矫形

在过去几年中，人们对非融合手术治疗青少年特发性脊柱侧凸的关注日益增加。大部分努力方向在微创前路椎间U形钉固定方面，以减缓凸侧的生长。但是改革者们生产了一种以后路弹性侧凸矫形棒为基础的后路椎弓根螺钉系统。Orthobiom™ 非融合侧弯系统最近被美国 FDA 调查研究性器械豁免机构批准使用。使用这种矫形力强的椎弓根螺钉，使得外科医生可以将刚性锁定、侧方加载的传统椎弓根螺钉附加在波形钛棒或不锈钢棒上。其独有特征在于可以选择在使用一种滚筒套将椎弓根螺钉固定于棒上时，保留冠状面和矢状面的矫形，同时允许头尾方向（纵向）的运动（图17A-7）。根据制造商网站，它被用于非融合术，使得未成年患者可以保留纵向的生长。

生物力学

截至出稿时间，尚无有关这种设备相关生物力学研究结果报道。

临床结果

根据制造商网站内容，人体应用临床研究还在计划中。在一项尚未发表的生产商赞助的动物实验中，Rivard等制作了小猪医源性侧凸模型，从T10-L6 节段使用刚性椎弓根螺钉固定或弹性固定（Orthobiom™ 系统）[38]。在12个月时，坚强固定导致

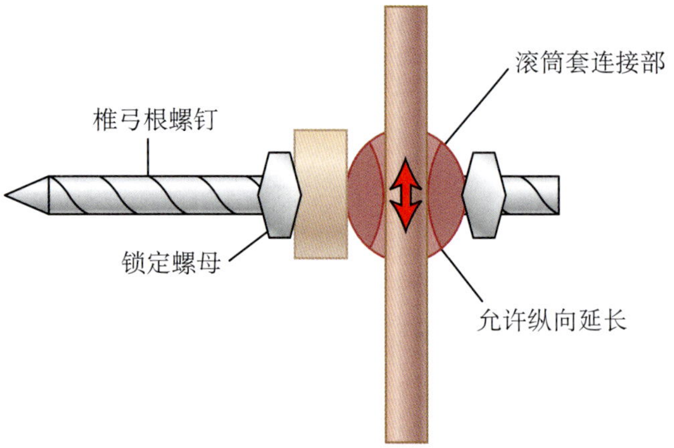

图17A-7　Orthobiom™矫正脊柱侧凸的非融合系统滚筒套((Paradigm Spine, New York, New York）示意图。据报道，该系统可在维持冠状位和矢状位畸形矫正的同时，允许脊柱的生长，像一个内部撑杆。

了小关节突的自发性融合和椎间盘退变，弹性固定则无椎间盘小关节突退变的表现。重要的是，两种系统都维持了初始的侧弯角度，但是Orthobiom™组的弯曲角度（初始 19°，最终 17°）确实比刚性内固定组(初始31°，最终27°）降低得更多。这也许说明，尽管弹性设备能够持久维持矫形，但在达成畸形校正方面略为逊色。

（马辉　鲍广全译　李明校）

参考文献

1. Bono CM, Lee CK. The influence of subdiagnosis on radiographic and clinical outcomes after lumbar fusion for degenerative disc disorders: an analysis of the literature from two decades. Spine 2005;30:227-234.
2. Burke JG, Watson RW, McCormack D, et al. Intervertebral discs which cause low back pain secrete high levels of proinflammatory mediators. J Bone Joint Surg Br 2002;84:196-201.
3. Weinstein J, Pope M, Schmidt R, et al. Neuropharmacologic effects of vibration on the dorsal root ganglion. An animal model. Spine 1988;13:521-525.
4. Fischgrund JS, Mackay M, Herkowitz HN, et al. Volvo award winner in clinical studies: degenerative lumbar spondylolisthesis with spinal stenosis: a prospective, randomized study comparing decompressive laminectomy and arthrodesis with and without spinal instrumentation. Spine 1997;22:2807-2801.
5. Herkowitz H, Kurz L. Degenerative lumbar spondylolisthesis with spinal stenosis. A prospective study comparing decompression with decompression and intertransverse process arthrodesis. J Bone Joint Surg Am 1991;73-A: 802-808.
6. Okuda S, Iwasaki M, Miyauchi A, et al. Risk factors for adjacent segment degeneration after PLIF. Spine 2004;14:1535-1540.
7. Gillet P. The fate of the adjacent motion segments after lumbar fusion. J Spinal Disord Tech 2005;16:338-345.
8. Lee CK. Accelerated degeneration of the segment adjacent to a lumbar fusion. Spine 1988;13:375-377.
9. Miyakoshi N, Abe E, Shimada Y, et al. Outcome of one-level posterior lumbar interbody fusion for spondylolisthesis and postoperative disc degeneration adjacent to the fusion. Spine 2000;25:1837-1842.
10. Weinhoffer SL, Guyer RD, Herbert M, et al. Intradiscal pressure measurements above an instrumented fusion. Spine 1995;20:526-531.
11. Rohlmann A, Neller S, Bergmann G, et al. Effect of an internal fixator and a bone graft on intersegmental spinal motion and intradiscal pressure in the adjacent regions. Eur Spine J 2001;10:301-308.
12. Nohara H, Kanaya F. Biomechanical study of adjacent intervertebral motion after lumbar spinal fusion and flexible stabilization using polyethylene-terepthalate bands. J Spinal Disord Tech 2004;17:215-219.
13. Axelsson P, Johnsson R, Stromqvist B. The spondyolytic vertebra and its adjacent segment: mobility measured before and after posterolateral fusion. Spine 1997;22:414-417.
14. Sengupta DK. Dynamic stabilization devices in the treatment of low back pain. Orthop Clin North Am 2004;35:43-56.
15. Mulholland RC, Sengupta DK. Rationale, principles and experimental evaluation of the concept of soft stabilization. Eur Spine J 2002;11:S198-S205.
16. Schmoelz W, Huber JF, Nydegger T, et al. Dynamic stabilization of the lumbar spine and its effects on adjacent segments. J Spinal Disord Tech 2003;16:418-423.
17. Sengupta DK, Mulholland RC. Fulcrum assisted soft stabilization system: a new concept in the surgical treatment of degenerative low back pain. Spine 2005;30.1019-1029.
18. Hilibrand AS, Robbins M. Adjacent segment

degeneration and adjacent segment disease: the consequences of spinal fusion? Spine J 2004;4:190S-194S.
19. Kumar MN, Jacquot F, Hall H. Long-term follow-up of functional outcomes and radiographic changes at adjacent levels following lumbar spine fusion for degenerative disc disease. Eur Spine J 2001;10:309-313.
20. Throckmorton TW, Hilibrand AS, Mencio GA, et al. The impact of adjacent level disc degeneration on health status outcomes following lumbar fusion. Spine 2003;28:2596-2550.
21. Ghiselli G, Wang JC, Bhatia NN, et al. Adjacement segment degeneration in the lumbar spine. J Bone Joint Surg Am 2004;86-A:1497-1503.
22. Zdeblick TA. A prospective, randomized study of lumbar fusion. Preliminary results. Spine 1993;18:983-91.
23. Bono CM, Lee CK. Critical analysis of trends in fusion for degenerative disc disease over the past 20 years: influence of techniques on fusion rate and clinical outcome. Spine 2004;29:455-463.
24. Rohlmann A, Graichen F, Weber U, et al. 2000 Volvo Award winner in biomechanical studies: monitoring in vivo implant loads with a telemeterized internal spinal fixation device. Spine 2000;25:2981-2986.
25. Grevitt MP, Gardner ADH, Spilsbury J, et al. The Graf stabilisation system: early results in 50 patients. Eur Spine J 1995;4:169-175.
26. Hashimoto T, Oha F, Shigenobu K, et al. Mid-term clinical results of Graf stabilization for lumbar degenerative pathologies. A minimum 2-year follow-up. Spine J 2001;1:283-289.
27. Brechbuhler D, Markwalder TM, Braun M. Surgical results after soft system stabilization of the lumbar spine in degenerative disc disease-long term results. Actua Neurochir (Wien) 1998;140: 521-525.
28. Markwalder TM, Wenger M. Dynamic stabilization of lumbar motion segments by use of Graf's ligaments: results with an average follow-up of 7.4 years in 39 highly selected, consecutive patients. Acta Neurochir 2003;145:209-214.
29. Guigi P, Chopin D. Assessment of the use of the Graf ligamentoplasty in the surgical treatment of lumbar spinal stenosis. Apropos of a series of 26 patients. Rev Chir Orthop Reparatrice Appar Mot 1994;80:681-688.
30. Moon MS, Moon YW, Moon JL, et al. Treatment of flexion instability of lumbar spine with Graf band. J Musculoskeletal Res 1999;3:49-63.
31. Skinner I, Mather-Brown N, Hardcastle P. Comparative study of Graf stabilization and posterior fusion in the treatment of chronic symptomatic mechanically unstable low back syndrome. J Musculoskeletal Res 1998;2: 89-100.
32. Madan S, Boeree NR. Outcome of the Graf ligamentoplasty procedure compared with anterior lumbar interbody fusion with the Hartshill horseshoe cage. Eur Spine J 2003;12:361-368.
33. Hadlow SV, Fagan AB, Hillier TM, et al. The Graf ligamentoplasty procedure. Comparison with posterolateral fusion in the management of low back pain. Spine 1998;23:1172-1179.
34. Kanayama M, Hashimoto T, Shigenobu K, et al. Adjacent-segment morbidity after Graf ligamentoplasty compared with posterolateral lumbar fusion. J Neurosurg Spine 2001;95:5-10.
35. Stoll TM, Dubois G, Schwarzenbach O. The dynamic neutralization system for the spine: a multi-center study of a novel non-fusion system. Eur Spine J 2002;11:S170-178.
36. Grob D, Benini A, Junge A, et al. Clinical experience with the Dynesys semirigid fixation system for the lumbar spine. Spine 2005;30: 324-331.
37. Rajarathnam SS, Selman GPF, Mueller M, et al. Dynesis stabilization of the lumbo-sacral spine. Presented at BritSpine 2002 Meeting, February 27-March 1, 2002, Birmingham, UK.
38. Rivard CH, Kim WJ, Coillard C, Rhalmi S. Influence of fixation rigidity on intervertebral joints: an experimental comparison between a rigid and a flexible unconstrained system. Presented at the Scoliosis Research Society (SRS) 36th Annual Meeting, September 2001, Cleveland, OH. Abstract available at http://www.spineuniverse.com/displayarticle.php/article1466.html. Accessed April 2006.

腰椎后路动态保留技术：动态腰椎管狭窄处理

17B

Alexis Falicov, MD, PhD Seattle, Washington
Brian K. Kwon, MD, PhD, FRCSC Vancouver, British Columbia

引言

腰椎管狭窄的定义为腰椎椎管或者椎间孔的狭窄[1]，是常见的导致下肢痛、麻木、无力的原因。在因腰痛而寻求专家意见的患者中，大约有13%～14%的患者有腰椎管狭窄症。在对2374名慢性下腰痛患者进行的综述中，国家下腰痛研究中心（National Low Back Pain Study）发现有35%的患者有椎间孔神经根压迫症状[2]。由于很多腰椎管狭窄可归因于年龄相关退变性椎间盘疾病，老龄化人群毫无疑问使得脊柱外科临床医师面对的这一问题越来越普遍。

腰椎管狭窄的外科处理原则：

- 直接或间接对神经进行减压
- 受累节段脊柱的稳定（被动性稳定脊柱，即不使已经稳定的脊柱失衡；或主动性稳定脊柱，即用刚性融合非稳定运动节段）

尽管最近的技术革新使得人们能够以上一代人也许难以想象的精巧技术进行减压和融合脊柱，但这些时间检验过的基本理念仍在应用。腰椎融合的局限性已经众所周知，这促使人们以极大的兴趣致力于研究在不固定受累运动节段的情况下取得神经减压和脊柱稳定的方法。本章讨论的技术就源于这种兴趣。

目前这种技术策略已出现了两种，用于动态处理腰椎管狭窄：

1. 棘突间植入物
2. 非融合椎弓根螺钉系统

一般来说，棘突间植入物是指在腰椎棘突之间插入，通过防止腰椎后伸、促进腰椎前屈、通过分散应力椎间盘来减少神经压迫。非融合椎弓根螺钉系统是使用一种非刚性方法连接的标准椎弓根螺钉，尽管如此，它允许通过椎间盘分散或通过绷带技术调整椎体间屈曲的程度。

腰椎解剖学因素

腰椎管狭窄患者的典型表现为下腰痛和臀部或下肢痛。一般站立和行走会加重腰痛和腿痛的症状，而平躺、坐和前屈位能够减轻症状。在一项包括100名腰椎管狭窄患者的研究中，61%的患者前屈体位能够减轻下肢痛[3]。临床症状和体位改变间的关系说明了在腰椎进行生理运动时与临床相关的椎管和椎间孔大小的改变。

为了理解椎管狭窄动态处理的基础（特别是棘突间植入物的合理性），重要的是认识到椎管和椎间孔口径并不是静止的。腰椎运动时轴向负荷和屈伸方向运动会使相邻椎体的相对位置发生改变，从而改变容纳神经结构的空间[4,5]。理解轴向负荷增加和屈伸运动的改变怎样影响椎管狭窄，对于动态治疗策略的调整是很重要的。

轴向负荷增加和屈伸运动中腰椎管和椎间孔口径的改变

尸体研究已经证明了轴向负荷增加和屈伸运动对腰椎管口径的影响。一般而言，体外研究与普通临床观察相一致，屈曲位和轴向负荷分散使椎管管径增加；相反，轴向负荷增加和后伸位使椎管径减少[6,7]。例如，Schonstrom 等[6]证明屈曲位和轴向负荷分散二者均可独立增加椎管面积 45 ~ 55mm^2。采用 MRI 的体内研究有同样的发现，并且证明了黄韧带的改变对椎管口径的影响[8,9]。Schmid等在志愿者发现平均椎管面积在屈曲位、中立位和后伸位分别为 268.0 mm^2、240.7 mm^2 和 224.1 mm^2，表明单纯过屈和过伸位平均椎管面积的变化幅度为 16.4%（图 17B-1）[8]。相应的，黄韧带的厚度为屈曲位 1.8mm，中立位 2.3 mm，后伸位 4.3 mm。在另一项针对 20 名无症状志愿者的 MR 研究中，Chung 等发现当从后伸位到前屈位时，椎管横截面面积在 L3 ~ L4 节段增加了 68mm^2，在 L4 ~ L5 节段增加了 61mm^2，黄韧带的厚度在 L3 ~ L4节段增加了0.6mm，在L4 ~ L5节段增加了0.5mm。这些研究证明在椎管可能正常的无症状患者屈伸活动时椎管径的改变，但有证据表明这种动态改变在椎管狭窄患者中更加显著[10]。图 17B-1 显示了在活体和体外实验中的这种动态改变。尽管在正常椎管和狭窄椎管中这种椎管面积的绝对值改变基本相同，但在狭窄椎管中，这种改变占椎管面积的百分比更高。

与椎管一样，当脊柱负荷改变和运动时，椎间孔

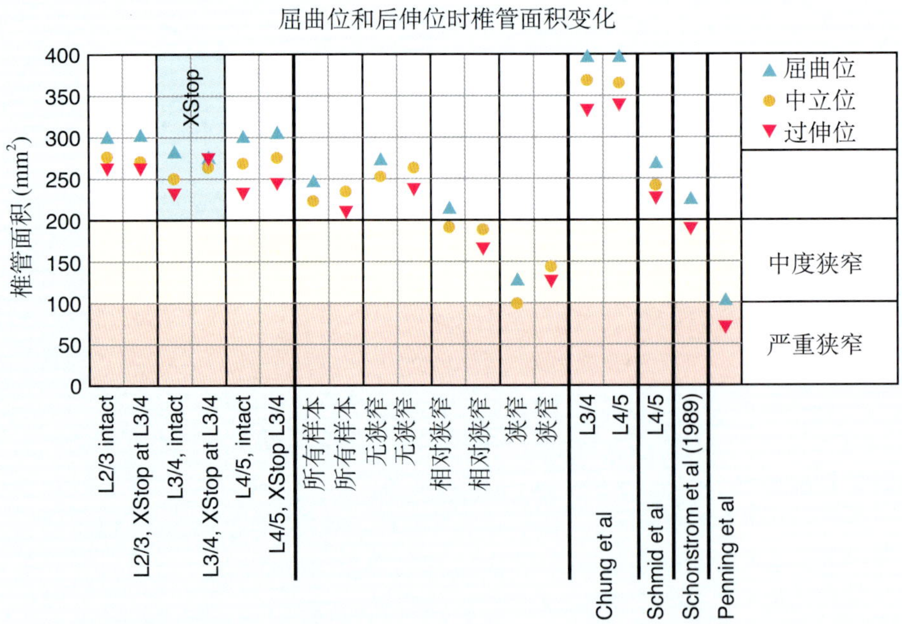

图 17B-1 屈曲位和后伸位时椎管容积变化多项研究汇总直方图。用粗线将不同研究分隔开。第 1 ~ 6 柱为正常尸体脊柱的生物力学研究[19]，测量了在 L3 ~ L4 植入 X STOP® 装置（St. Francis Medical Technologies, Alameda, California）之前和之后 L2-L3、L3-L4 和 L4-L5 椎管的管径。X STOP® 植入节段的效果用绿色加以凸显。第 7 ~ 14 柱为对尸体脊柱的生物力学研究[10]，一半样本用于过屈位研究，另一半样本用于过伸位研究。此外，所有样本分为正常（>200mm^2）、相对狭窄（150 ~ 200mm^2）和绝对狭窄（< 150mm^2）。第 15 ~ 16 柱[9]和第 17 柱[8]均来自健康志愿者的 MRI 扫描。第 18 柱[6]为尸体脊柱的 CT 扫描[6]。第 19 柱为有症状患者的 CT 脊髓造影[34]。

的面积同样发生变化。体内和体外实验都证明了椎间孔面积在屈曲位增加，在后伸位减少（图17B-2）。例如，在上述 Inufusa 等所做的尸体研究中，椎间孔的高度和宽度在屈曲位时增加，在后伸位时降低[10]，从而导致了椎间孔横截面积在屈曲位时增加了 11.8%，后伸位时降低了 15.3%。Schmid 等使用 MRI 显示了椎间孔的平均面积，在屈曲位、中立位和后伸位分别为167.4mm^2、140.5mm^{2}和107.9mm^2，变化约为36%[8]。图17B-2显示了体内和体外实验中椎间孔在屈伸位的动态改变。

腰椎管狭窄治疗中的融合与运动

如前所述，腰椎管狭窄手术治疗的指导原则如下：

1. 确保减压节段腰椎的稳定性得以维持
2. 主动固定本身已经失衡或减压导致失衡的节段，一般通过脊柱融合达到这一目标。

最近腰椎融合方面的大量技术进步反而引起了对融合（本书的主题）潜在问题的察觉和关注。融合相邻节段椎间盘退变成了关注的焦点，并且是运动保留技术的主要原理。

关于相邻节段退变超出了本章讨论范围，有兴趣者可阅读 Hilibrand 和 Robbing[11] 以及 Eck[12] 等关于这个问题的综述。围绕相邻节段退变的许多论题与后路运动保留技术尤其相关，因此在此做一简短阐释。

首先，也许是最重要的，对于相邻节段出现退变，已经毫无异议，但关于其病因仍不太确定。相邻节段退变很可能部分反映了椎间盘的自然退变过程，

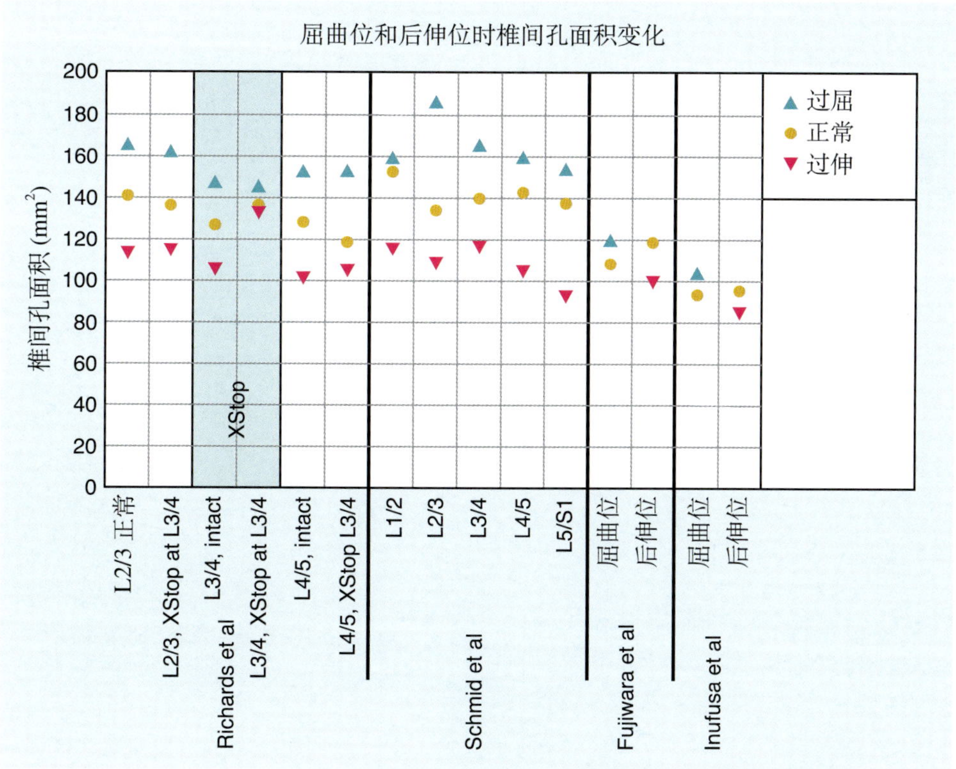

图17B-2　屈曲位和后伸位时椎间孔容积变化多个研究汇总直方图。用粗线将不同研究分隔开。第1～6柱为正常尸体脊柱的生物力学研究[19]，测量了在 L3～L4 植入 X STOP® 装置（St. Francis Medical Technologies, Alameda, California）之前和之后 L2～L3、L3～L4 和 L4～L5 椎管的管径。X STOP® 植入节段的效果用绿色加以凸显。第 7～11 柱为来自健康志愿者的 MRI 扫描[8]。第 12～13 柱[35] 和第 14～15 柱[10] 为尸体脊柱的生物力学研究，一半样本用于过屈位研究，另一半样本用于过伸位研究。

也可能部分缘于融合节段应力传递。相邻节段退变程度反映自然退变过程，运动保留技术明显不能达到其理论上降低发病率的期望。在相邻节段退变中，自然过程对比融合的相关重要性仍然有待确定，但在腰椎椎间盘成形术前瞻性评价中对患者进行长期（即5～10 年）随访会对此提供有价值的观察。

其次，基于运动节段刚性融合从某种程度上刺激了相邻节段退变的假设，人们自然认为保留一定程度的运动将会防止这种现象。确切保留多大程度的运动才能防止退变还没有确定，生物力学的争论有待通过接下来谈到的后路运动保留技术来解决。最后，有证据表明融合后突的脊柱节段可促使相邻节段退变[13,14]。如果确实是这样，棘突间植入物所致的轻微屈曲将可能加剧相邻节段退变问题（但有人可能争论说，保留手术节段水平的活动度能够减轻这个问题）。

棘突间植入物

在腰椎棘突之间植入一种设备治疗腰椎管狭窄的基本原理是，神经性跛行症状在屈曲体位缓解，而在后伸体位加重。从概念上来说，促使某些运动节段屈曲的设备将会增加椎管和椎间孔的口径。而且，如果一个设备仅仅防止了后伸，就能够最大限度降低腰椎后伸时椎管和椎间孔的口径的缩小。另外，棘突间植入设备也许还有一定程度的分离作用，从而使椎间盘和小关节突的负荷都降低，最终减少腰背痛。最后，从临床实用角度，棘突间植入物创口小且最大限度减少了椎旁肌肉的剥离，意味着植入过程比减压术和融合术的创伤小。

目前设计了四种这样的植入物：X STOP®（St. Francis Medical Technologies, Alameda, California）、Wallis® 系统（Spine Next, Bordeaux, France; Abbott Spine, Austin, Texas）、DIAM™（椎间辅助运动设备）（Sofamor Danek, Memphis, Tennessee）和 U 型棘突间融合器（Fixano，Péronnas，France）（表 17B-1）。总而言之，至截稿为止，这四种设备处在不同的临床研发阶段。最近，美国 FDA 批准了 X STOP©在美国境内使用。有关这种植入物的绝大多数临床经验来自欧洲中心地区。

X STOP®

X STOP®包含一个椭圆形钛金属植入块，两侧有翼，防止侧方的移位（图17B-3）。它植入时无需破坏

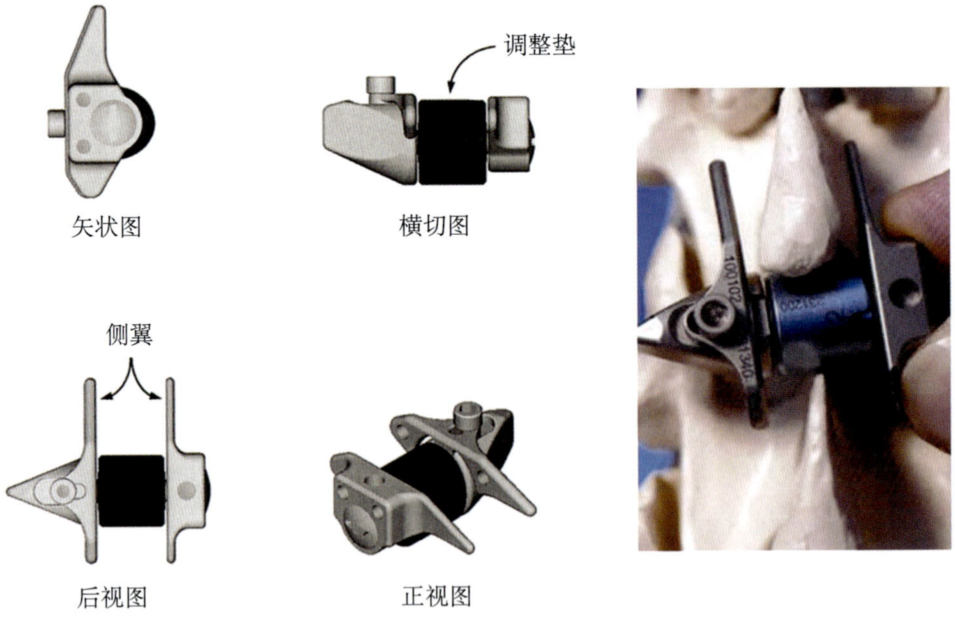

图 17B-3　X STOP®（St. Francis Medical Technologies, Alameda, California），该装置由带 2 个侧翼的椭圆形钛合金调整垫组成，侧翼的作用是防止侧方移动。在实际操作中不切除棘间韧带。

表 17-B1　**市场上四种棘突间植入物的比较**

植入物	Interspinous U	X STOP®	Wallis®	DIAM™
制造商	Fixano（Péronnas, France）	St. Francis Medical Technologies（Alameda, California）	Abbott Spine（Austin, Texas）	Medtronic Sofamor Danek（Memphis, Tennessee）
网址	http://perso.wanadoo.fr/fixano/ANGLAIS/prod_uinter.htm	http://www.sfmt.com/ sfmtus/ind ex. html	http://www.abbottspine.com/index.php?pid=101	http://www.medtronic.com/index. html
现状	美国还没有应用，18个病人的小样本在瑞士已经完成[25]	美国还没有应用。经美国 FDA 批准，随机前瞻性多中心研究已经完成[16,17]。多数生物力学研究也已完成[15,18-21]。	美国还没有应用，50个病人的小样本在法国已经首先完成[22]。第二代植入物的非随机性对照研究在法国已经完成[23]。	美国还没有应用，43 个病人的小样本在意大利已经完[24]。
	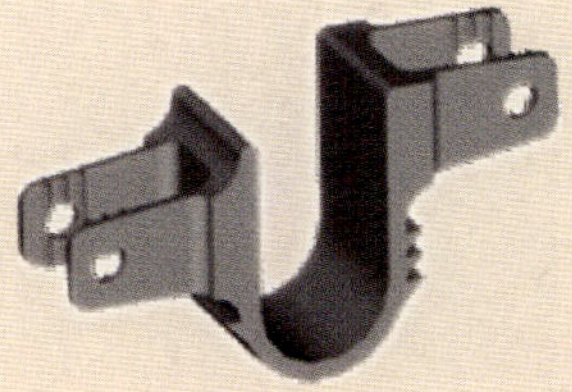	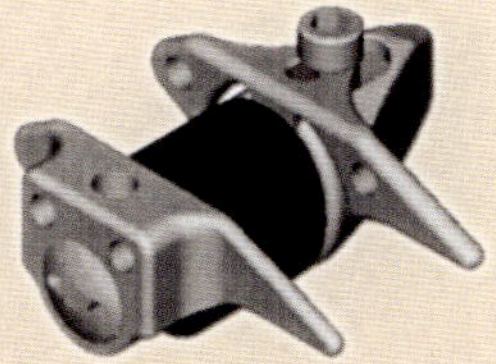	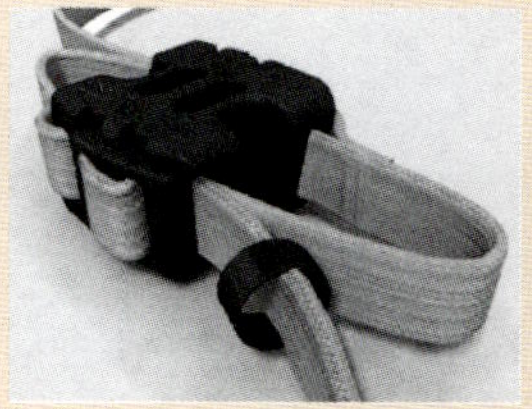	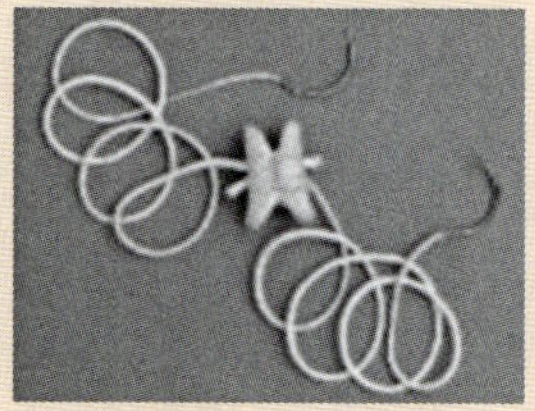

续表

植入物	Interspinous U	X STOP®	Wallis®	DIAM™
适应证	邻近节段退变 减压手术以后退变节段的保护（复发性椎间盘突出，双侧开窗减压） 轻度节段不稳	腰椎管狭窄症 神经性间歇跛行	巨大椎间盘突出摘除术后 椎间盘突出第二次摘除术后 第五腰椎骶化过渡期椎间盘切除术后 孤立的 Modic 结节，并伴有腰背痛	脊柱不稳 邻近节段退变 椎间盘突出伴腰背痛 腰椎管狭窄症 后突畸形
材料	钛合金	钛合金	PEEK（polyetheretherketone） Victrex（Greenville, South Carolina） Woven Dacron®（Invista, Wichita, Kansas）	硅酮内心，聚酯网状外壳 含有钛合金的聚酯绳索 防腐的不锈钢针
棘间韧带	去除	保留	先分离，在修复	保留
侧方稳定性	金属 U 型夹	侧方夹	涤纶绳和装置中心的槽	侧方夹
头和尾固定	头尾端棘突的摩擦力，夹被固定在头尾端棘突上	头尾端棘突的摩擦力	涤纶绳	头尾端棘突的摩擦力，插入头尾端棘突的聚酯绳

所有四种植入物均采取后正中入路，局部或全身麻醉，需要从棘突双侧骨膜下剥离肌肉。根据文中所述的各植入物的适应证选取相应的植入物，并按制造商提供的操作手册进行外科操作。

棘突间韧带。生物力学研究证实，植入正确位置时所需的力量比偏向头侧或尾侧而折断棘突所需的力量小4.5倍，说明植入该设备是相对安全的[15]。X STOP®的生物力学和临床文献远远超过了其他设备。对于患有腰椎管狭窄伴下肢痛、臀部痛或腹股沟部痛且在腰椎屈曲位时可以减轻、无或有腰背痛的患者，已经 CT 或MRI做出了正式评估[16,17]。有篇文章假设这种植入物有分离作用而降低椎间盘压力，从而推测它对于压力相关的椎间盘源性腰背痛有益[18]。

体外实验已经证明了 X STOP® 的生物力学效应，它能够改变椎管和椎间孔的大小，并提供了一些有关作用机制的概念性研究。在 X STOP® 植入前后，对人尸体腰椎椎管和椎间孔在中立位、屈曲位、后伸位时的口径进行了评估[19]。X STOP®改变了植入节段的椎管面积，但对相邻的非植入节段没有影响（图 17B-1）。与非植入腰椎节段相比，X STOP® 使椎管面积在伸展位时增加了 18%（231 ~ 273mm^2，$P<0.0001$），在中立位时增加了6%（251～265mm^2，$P<0.0499$）。在屈曲位时，椎管面积没有明显改变。X STOP®对椎间孔面积的影响也相似（图17B-2），后伸位时平均增加25%（106～133mm^2，$P<0.0001$）。

还进行了X STOP®体外研究来评价它降低小关节突和椎间盘负荷的能力，以及对相邻节段的影响。一项尸体标本研究中，在小关节突面上使用了富士压力感应器，以评价 X STOP® 植入前后的变化，该研究发现植入节段的最高压力降低了 55%（3.73 ~ 1.68Mpa，$P<0.0021$），平均压力降低了 39%（0.92 ~ 0.57Mpa，$P<0.0021$）[20]。另一项尸体标本研究了 X STOP® 植入对椎间盘压力的影响，它报道说植入节段纤维环后部在后伸体位时轴向压力和径向压力显著降低（分别为63%和46%）[18]。这些研究都没有发现 X STOP® 植入后对相邻节段椎间盘和小关节突压力的明显改变。沿着这个思路，另一尸体研究报道了 X STOP® 对活动度的影响，植入节段活动范围缩小了，但相邻节段未受影响[21]。在讨论中，作者认为棘突间调整垫应在大约屈曲2° 的体位植入狭窄节段。

如前所述，在四种棘突间植入设备中，X STOP®积累了最广泛和细致的临床经验。一项关于X STOP®的多中心前瞻随机对照试验纳入了 9 个外科中心的 200 名患者。患者最低年龄为 50 岁，都患有在前屈位能够减轻的下肢、腹股沟和臀部疼痛。关于症状严重性，患者必须能够坐50分钟不出现疼痛，行走50英尺以上，且必须经过了6个月的非手术治疗。随机分入非手术治疗组的患者除了使用非甾体类抗炎药、止痛药和物理治疗以外，还至少应接受过一次硬膜外类固醇药物注射。临床结局使用 SF-36（Short Form，SF）和 ZCQ（Zurich Claudication Questionnaire，ZCQ）评分（已经验证的椎管狭窄特异性评估标准）。

这种前瞻性随机研究的初期报道发现，随机植入 X STOP® 的患者 SF-36 和 ZCQ 评分显著高于非手术治疗组[16]。2 年的随访结果说明了 X STOP® 的持久的有效性 17。在 ZCQ 症状严重程度评分中，X STOP® 治疗组 2 年随访结果提高了 45.2%，而非手术治疗组仅提高 7.5%（$P<0.001$），X STOP® 治疗组 93 名患者中有 56 名感觉有明显改善，非手术治疗组 81 名患者中只有 18 名（$P<0.001$）。在 ZCQ 体格机能评分中，手术组提高了44.3%，而非手术组降低了0.4%。2 年随访中，手术组 93 名患者中有 68 名（73.1%）对治疗感到满意，非手术组 78 名患者中只有 28 名（35.9%）（$P<0.001$）满意。在多变量分析中，只有股骨牵拉试验阳性，无合并症和手术失血量低才是患者手术成功的惟一有效预测指标。植入物相关并发症包括伤口裂开、肿胀、血肿、偶发的切口痛、由于摔倒后无症状棘突骨折所致的植入物移位、植入位置错误、缘于植入物的持续性疼痛，各 1 例。

总体来说，这些生物力学数据和临床数据提示了 X STOP®在有症状的腰椎狭窄治疗中的重要作用。由于缺乏其他设备的相关数据，人们倾向于从X STOP®的数据推演到其他棘突间植入物，认为它们也能够引起椎管和椎间孔的口径的改变。显然，这种假设需要体外评估来证实。

Wallis® 系统

Wallis® 系统包括一个由 PEEK™（聚醚醚酮）（Victrex, Greenville, South Carolina）材料制成的棘突间模块和两根缠绕于上下棘突的 Dacron® 针织绳索

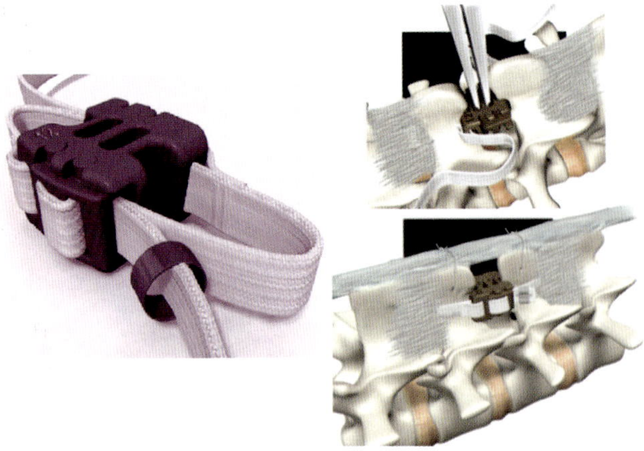

图17B-4 Wallis®（Abbott Spine, Austin, Texas）。装置（A）的中间为 PEEK™（polyetheretherketone）（Victrex, Greenville, South Carolina）制成的棘突间模块，带有两条 Dacron绳索（Invista, Wichita, Kansas）。分离棘间韧带（B）以利于棘突间模块的植入，然后修复韧带（C）。

（Invista, Wichita, Kansas）（17B-4）。去除棘间韧带，将 Dacron 韧带植入上下棘突上。最后，修复棘间韧带。该设备设计者建议遵循以下适应证：单纯椎间盘切除后再发性椎间盘突出、巨大椎间盘突出首次切除、变迁期椎间盘突出的切除、融合相邻节段椎间盘退变、单纯性 Modic I 度损害所致的慢性下腰痛。

一篇文章回顾了仅有的2篇针对这种设备的专家评审文章[22,23]。其中一篇记载了 1984 — 1988 年中 50 名使用第一代钛金属（而不是PEEK）的 Wallis 系统辅助用于部分椎板切除减压的患者[22]。术前41名患者有慢性腰背痛，6 名患者疼痛严重，3 名患者轻度疼痛，无不疼痛的患者[22]。术后，没有患者慢性疼痛，5 名患者疼痛严重，40 名患者轻度疼痛，5 名患者疼痛消失。58%能够重返正常活动，其他的40%有轻度受限。有两种并发症：感染和椎板骨折。

新近一篇文章中，A 组 40 名患者接受了翻修椎间盘切除术，B 组 40 名患者的翻修椎间盘切除术使用了PEEK材料制成的第二代Wallis®系统[23]。这是一个回顾性非随机性研究。A 组有 2 例表浅感染，4 例硬膜漏，1例感染性脑膜炎。B组有7例硬膜漏。A组 VAS 疼痛评分提高了 52%，B 组提高了 74%（未给出 P 值）。Oswestry 功能评分两组均得到改善，A 组从 54.7 降至 22，B 组从 58.2 降至 16.4。基于作者提供的标准差，我们分析认为，这些数据没有说明两组在 Oswestry 功能评分上有显著差异。

DIAM™ 系统

DIAM™ 系统或者说椎间辅助运动设备是一种棘突间植入物，由网状聚酯外层包裹着的硅酮核组成，两条聚酯绳将其固定于头尾端棘突上（图 17B-5）。这些绳子通过附着的钢针穿过棘突，并通过钛夹固定在设备上。跟 X STOP® 一样，它插入棘突间隙，而不用去除棘间韧带。

本文写作时尚无一篇揭示DIAM™任何生物力学研究或前瞻性随机临床研究的文献回顾。临床报道仍缺乏。使用过 DIAM™ 系统的医师建议遵循以下适应证：相邻节段融合性疾病、椎间盘突出合并下腰痛、腰椎狭窄、腰椎不稳。1项回顾性系列病例研究报道了 43 名使用 DIAM™ 的患者[24]。最初的 51 名患者中，43名随访时间超过1年。39名患者有下腰痛，31 名有坐骨神经痛，2 名有 cruralgia，7 名有小腿麻木感。Dallas 问卷得到的机能调查结果运用 Henderson 分类法进行分类。尽管未提供术前数据，但作者报道，在至少1年以上的随访期间，97%为良好或极佳。没有对照组甚或缺乏术前数据，使得难以对这些结果做出解释，因此仍然有待于对DIAM的深入研究。

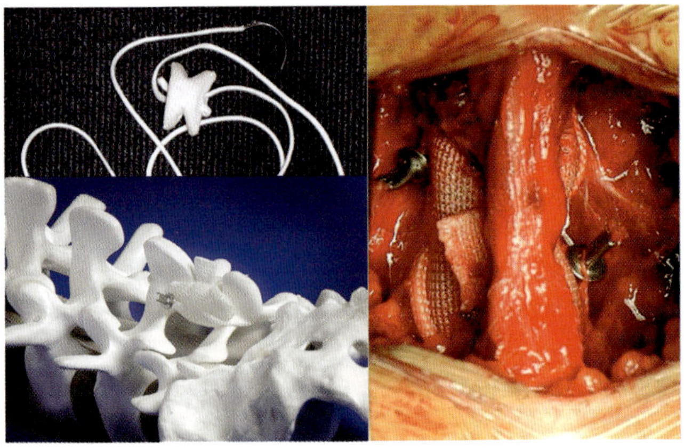

图 17B-5 DIAM™（Medtronic Sofamor Danek, Memphis, Tennessee）。如 A 所示，该装置是由网状聚酯外层包绕硅酮核组成，两条聚酯绳将其安全固定于头尾端棘突上（B），术中拍片（C）。

U 形棘突间植入物

U形棘突间植入设备由钛组成，通过两个翼状突起夹在头尾端棘突上（图17B-16）。植入之前去除棘间韧带。

截至出稿尚无关于这种植入物的生物力学和临床资料。惟一可以查到的资料来源于2002年出版的一本教科书中的一章[25]。该书作者主张以下适应证：L2/3、L3/4、L4/5，偶尔在 L5/S1 的中央型椎管狭窄和 / 或椎间盘突出并要求手术治疗的患者合并有小节段不稳时。该章中描述了 2001 年 4 ～ 8 月期间 18 例使用 U 形棘突间植入物的瑞士患者的早期结果。1例需要翻修，没有提供正式的疼痛或者功能性结局评分。18 例患者中有 15 名术后迅速康复，5 名术后 6 个月随访中出现问题：1 例轻微松动，1 例需要扳机点注射，1例需要神经根注射，2例出现下腰痛再发。很明显，这是一种尚处于早期临床发展阶段的技术，关于其在腰椎管狭窄治疗中的作用有待更深入的研究。

动态椎弓根螺钉系统

除了棘突间植入物，推荐的另一种保留相关节段活动度的内固定系统是使用传统的椎弓根螺钉，但是不用弹性棒连接。采用一种弹性、非刚性方法方法连接椎弓根螺钉能够提供一定的活动度，由此降低相邻节段退变的发生率。目前这样的系统有三种：Dynesys®（Zimmer Spine, Minneapolis, Minnesota）、支架辅助软性稳定系统（Fulcrum Assisted Soft Stabilization System，FASS）、动态稳定系统（Dynamic Stabilization System，DSS），其中DSS分为DSS-1和DSS-2[26,27]。FASS 和 DSS 是 Dilip Sengupta 的新发明，关于它的生物力学研究仍在进行中，市场上还购买不到，本章中也不做进一步讨论。有兴趣的读者可以参考 Sengupta 关于这些设备的论著[26]。

Dynesys® 系统

脊柱动态中和系统（DYnamic NEutralization SYStem of the spine，Dynesys）由 Dubois 于 1994 年发明（图 17B-7）[28]。目前由 Zimmer spine 生产，截至出稿时间，它正在美国进行 FDA 研究性设备豁免机构的试验。这种设备包括顶端有一个小孔的椎弓根螺钉，一根聚对苯二甲酸乙酯绳索穿过小孔，然后再穿过一个圆柱形聚碳酸酯氨基甲酸乙酯调整垫，此垫置于两相邻椎弓根螺钉之间，抵抗压缩性负荷。预先将此线拉紧，张力大小由医师自行调整，然后固定于螺钉上。较长的聚碳酸酯氨基甲酸乙酯调整垫可经椎弓根螺钉顶端分散一定的压力，而较短的调整垫则允许部分的压缩力以及腰椎前凸的重建。最初这种系统

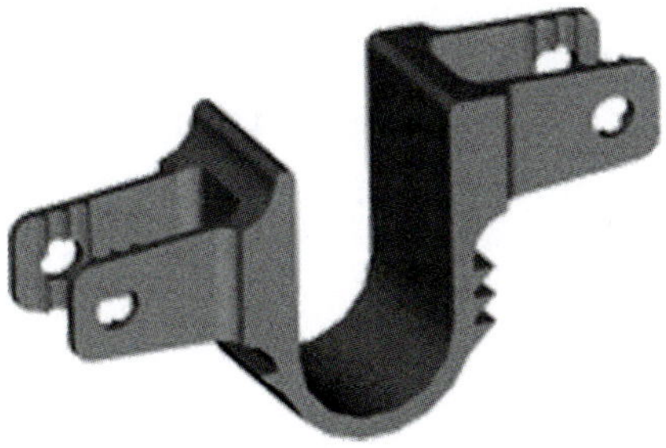

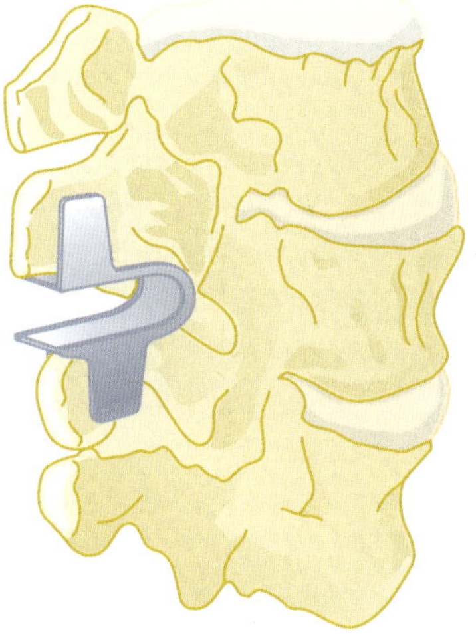

图 17B-6　Interspinous U（Fixano, Péronnas, France）。该装置为钛合金 U 型植入物（A），植入两相邻棘突之间（A），并通过两个翼形夹安全固定。

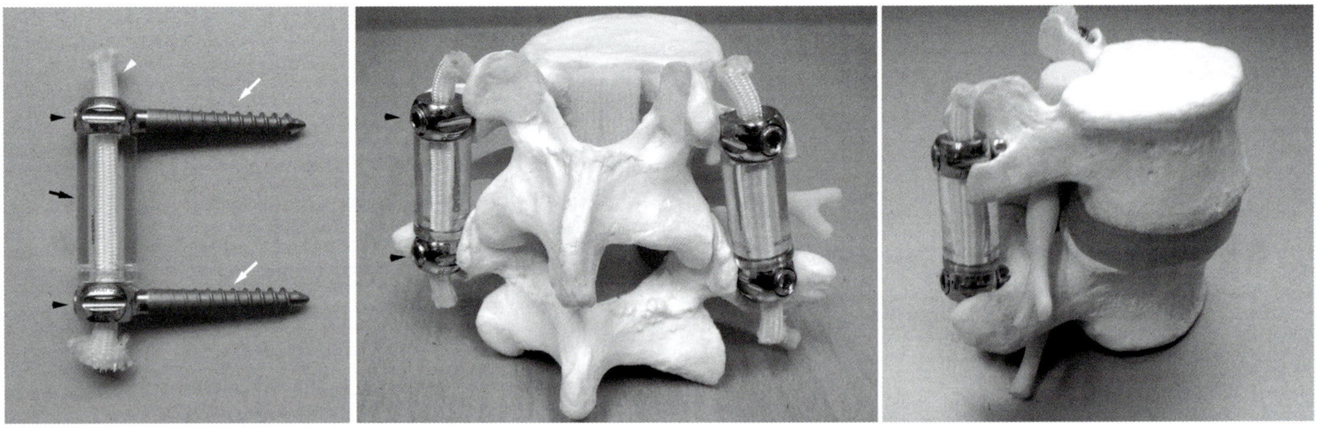

图 17B-7　Dynesys®（Zimmer Spine, Minneapolis, Minnesota）。该系统（A）包括聚对苯二甲酸乙酯绳索（白色箭头）连接的钛合金椎弓根螺钉（白色箭），绳索外为圆柱状氨甲基聚碳酸酯调整垫（黑色箭），拉紧绳索，安全固定于每一个螺钉帽上（黑色箭头）。椎弓根螺钉按标准术式植入（为了避免损伤小关节突，应尽量靠外侧植入）。从后面观（B）和侧面观（C），该系统看上去像一个标准钉棒系统，绳索及其外面的调整垫是非刚性的，使得该系统可保持一定的活动度。

应用于椎板切除/减压可能造成腰椎失衡的情况下提供腰椎的稳定性，不引起融合。

一篇文献对关于这种植入物的2篇生物力学论文[29,30]和3篇临床论文[28,31,32]进行了综述。另外，还有一份硕士学位论文对Dynesys®的生物力学性质进行了评估[33]。Schmoelz等对Dynesys®系统进行了大量的腰椎不稳的生物力学测试，证明这种动态系统与非固定失衡标本相比能够降低活动度和中性区，但是与刚性内固定相比仍然更有弹性[29]。尽管Niosis的研究没有证明动态稳定和刚性椎弓根钉棒结构的运动范围有显著区别，但她的硕士论文[33]和Freudiger等[30]的研究同样报道了Dynesys在尸体试验中发现其可使运动范围降低。如前所述，聚对苯二甲酸乙酯绳索既没有预定的张力，对于调整垫的长度也没有精确定义，所以植入方法的微小差别就能够导致截然相反的生物力学结论。必须认识到，绳索和调整垫植入体内后，在反复受压情况下其生物力学性质会发生改变，所以这些体外试验的结果必须谨慎解释。

3项临床研究检查了Dynesys®植入系统的效果。第一项研究报道了连续83名因腰椎狭窄使用Dynesys®系统的病例，其中73名平均随访时间为38.1个月[28]。下肢痛的VAS评分从6.9降至2.4（$P < 0.01$），下腰痛的评分从7.4降至3.1（$P < 0.01$）。Oswestry评分得以改善，从55.4%降至22.9%（$P < 0.01$）。因为没有对照组，所以这种改善没有前瞻性。有11例出现植入相关并发症，1例椎弓根骨折，8例螺钉松动，2例螺钉错位。螺钉松动的报道证实了人们对这种非刚性、不引起融合的固定方式的担忧，即其容易因骨 - 移植物界面反复受压而导致失效。此动态稳定研究最引人注意的是，73名患者中有7名（9.6%）出现相邻节段退变症状，需要再次手术干预。相邻节段退变的高发率再次引起人们对Dynesys®系统和动态稳定方面存在的两个重要争议：

1. 退变也许仅仅是自然进程的反映（因此内固定是动态还是刚性，对它没有影响）。
2. 动态稳定本身与刚性融合设备在生物力学的表现上并无明显不同（就像Niosis的硕士论文中所说的[33]），因此对相邻节段的作用也相似。

在另一项针对31名使用Dynesys®系统的患者进行的为期2年的回顾性病例系列研究中，大约半数(16/31)的患者认为从手术中获益，11名患者感觉没有改变，1名患者描述症状加重了。有趣的是，有6名患者（19%）要么要求再次手术，要么在远期随访中期望能够再次手术[31]。

在最后1项临床研究中，Putzier等报道了一项前瞻性非随机对比研究。入选患有椎间盘脱出症和神经根性疾病的患者，对施行髓核切除和髓核切除合并Dynesys® 固定的两组患者进行比较。将35名联合了Dynesys® 固定的患者与49名年龄和症状均匹配的单纯髓核切除的对照组患者进行比较。Oswestry评分和VAS疼痛评分显示，两组在3个月和最后随访（平均34个月）中都有明显改善，但行单纯髓核切除的患者随着时间的推移容易恶化，而那些使用了Dynesys系统的似乎能持久受益。作者指出，所有患者都出现了早期的椎间盘退变表现（Modic I），单纯髓核切除组退变持续进行，而Dynesys系统组的退变保持稳定，不再继续。

结论

腰椎管狭窄的动态运动保留技术代表了一个新兴的领域。本章描述了棘突间植入设备（X STOP®、Wallis®、DIAM™、U形棘突间植入物），该设备通过植入后使运动节段前屈或防止后伸来达到对神经组织的相对减压。我们还描述了动力非融合椎弓根螺钉系统（Dynesys®），该系统能够在行减压或椎板切除术后对运动节段产生潜在稳定作用。很明显，由于随机对照性临床评价和长期随访仍然缺乏，所以该领域仍然处于婴儿期。许多基础概念仍处于理论阶段，有待严格的临床评价来证实，比如前屈以扩大椎管，保留活动度以防止相邻节段退变。目前来说，这个领域仍然值得深入研究。将来需要细化的重要问题包括合适的适应证、真正的远期疗效以及植入物的耐久性。在没有融合的条件下，耐久性取决于腰椎活动时反复持续承受的负荷。

（马辉译　李明校）

参考文献

1. Arnoldi CC, Brodsky AE, Cauchoix J, et al. Lumbar spinal stenosis and nerve root entrapment syndromes. Definition and classification. Clin Orthop Relat Res 1976;(115):4-5.
2. Bigos SJ, Davis GE. Scientific application of sports medicine principles for acute low back problems. The Agency for Health Care Policy and Research Low Back Guideline Panel (AHCPR, Guideline #14). J Orthop Sports Phys Ther 1996;24(4):192-207.
3. Amundsen T, Weber H, Lilleas F, et al. Lumbar spinal stenosis. Clinical and radiologic features. Spine 1995;20(10):1178-1186.
4. Kirkaldy-Willis WH, Wedge JH, Yong-Hing K, Reilly J. Pathology and pathogenesis of lumbar spondylosis and stenosis. Spine 1978;3(4):319-328.
5. Yamada H, Oya M, Okada T, Shiozawa Z. Intermittent cauda equina compression due to narrow spinal canal. J Neurosurg 1972;37(1):83-88.
6. Schonstrom N, Lindahl S, Willen J, Hansson T. Dynamic changes in the dimensions of the lumbar spinal canal: an experimental study in vitro. J Orthop Res 1989;7(1):115-121.
7. Schlegel JD, Champine J, Taylor MS, et al. The role of distraction in improving the space available in the lumbar stenotic canal and foramen. Spine 1994;19(18):2041-2047.
8. Schmid MR, Stucki G, Duewell S, et al. Changes in cross-sectional measurements of the spinal canal and intervertebral foramina as a function of body position: in vivo studies on an open-configuration MR system. AJR Am J Roentgenol 1999;172(4):1095-1102.
9. Chung SS, Lee CS, Kim SH, et al. Effect of low back posture on the morphology of the spinal canal. Skeletal Radiol 2000;29(4):217-223.
10. Inufusa A, An HS, Lim TH, et al. Anatomic changes of the spinal canal and intervertebral foramen associated with flexion-extension movement. Spine 1996;21(21):2412-2420.
11. Hilibrand AS, Robbins M. Adjacent segment degeneration and adjacent segment disease: the consequences of spinal fusion? Spine J 2004;4(6 Suppl):190S-194S.
12. Eck JC, Humphreys SC, Hodges SD. Adjacent-level degeneration after lumbar fusion: a review of clinical, biomechanical, and radiologic studies. Am J Orthop1999;28(6):336-340.
13. Kumar MN, Baklanov A, Chopin D. Correlation between sagittal plane changes and adjacent segment degeneration following lumbar spine fusion. Eur Spine J 2001;10(4):314-319.
14. Lai PL, Chen LH, Niu CC, Chen WJ. Effect of postoperative lumbar sagittal alignment on the development of adjacent instability. J Spinal Disord Tech 2004;17(5):353-357.
15. Talwar V, Lindsey DP, Fredrick A, et al. Insertion loads of the X STOP interspinous process distraction system designed to treat neurogenic intermittent claudication. Eur Spine J 2005 May 31; [Epub ahead of print].

16. Zucherman JF, Hsu KY, Hartjen CA, et al. A prospective randomized multi-center study for the treatment of lumbar spinal stenosis with the X STOP interspinous implant: 1-year results. Eur Spine J 2004;13(1):22-31.
17. Zucherman J, Hsu KY, Hartjen CA, et al. A multicenter, prospective, randomized trial evaluating the X STOP interspinous process decompression system for the treatment of neurogenic intermittent claudication: two-year follow-up results. Spine 2005;30(12):1351-1358.
18. Swanson KE, Lindsey DP, Hsu KY, et al. The effects of an interspinous implant on intervertebral disc pressures. Spine 2003;28(1):26-32.
19. Richards JC, Majumdar S, Lindsey DP, et al. The treatment mechanism of an interspinous process implant for lumbar neurogenic intermittent claudication. Spine 2005;30(7):744-749.
20. Wiseman CM, Lindsey DP, Fredrick AD, Yerby SA. The effect of an interspinous process implant on facet loading during extension. Spine 2005;30(8):903-907.
21. Lindsey DP, Swanson KE, Fuchs P, et al. The effects of an interspinous implant on the kinematics of the instrumented and adjacent levels in the lumbar spine. Spine 2003;28(19):2192-2197.
22. Senegas J. La ligamentoplastie intervertebrale alternative a l'arthrodese dans le traitement des instabilites degeneratives. Acta Orthopaedica Belgica 1991;57(Suppl 1):221-226.
23. Senegas J. Mechanical supplementation by non-rigid fixation in degenerative intervertebral lumbar segments: the Wallis system. Eur Spine J 2002;11 Suppl 2:S164-S169.
24. Mariottini A, Pieri S, Giachi S, et al. Preliminary results of a soft novel lumbar intervertebral prothesis (DIAM) in the degenerative spinal pathology. Acta Neurochir Suppl 2005;92:129-131.
25. Kaech D, Fernandez C, Lombardi-Weber D. The interspinous 'U': a new restabilization device for the lumbar spine, in spinal restabilization procedures: diagnostic and therapeutic aspects of intervertebral fusion cage. In Kaech DL, Jinkins JR, eds. Spinal Restabilization Procedures. Amsterdam: Elsevier Science, 2002:355-362.
26. Sengupta DK. Dynamic stabilization devices in the treatment of low back pain. Orthop Clin North Am 2004;35:43-56.
27. Sengupta DK, Mulholland RC. Fulcrum assisted soft stabilization system: a new concept in the surgical treatment of degenerative low back pain. Spine 2005;30(9):1019-29; discussion 1030.
28. Stoll TM, Dubois G, Schwarzenbach O. The dynamic neutralization system for the spine: a multi-center study of a novel non-fusion system. Eur Spine J 2002;11 Suppl 2:S170-S178.
29. Schmoelz W, Huber JF, Nydegger T, et al. Dynamic stabilization of the lumbar spine and its effects on adjacent segments: an in vitro experiment. J Spinal Disord Tech 2003;16(4):418-423.
30. Freudiger S, Dubois G, Lorrain M. Dynamic neutralisation of the lumbar spine confirmed on a new lumbar spine simulator in vitro. Arch Orthop Trauma Surg 1999;119(3-4):127-132.
31. Grob D, Benini A, Junge A, Mannion AF. Clinical experience with the Dynesys semirigid fixation system for the lumbar spine: surgical and patient-oriented outcome in 50 cases after an average of 2 years. Spine 2005;30(3):324-331.
32. Putzier M, Schneider SV, Funk JF, et al. The surgical treatment of the lumbar disc prolapse: nucleotomy with additional transpedicular dynamic stabilization versus nucleotomy alone. Spine 2005;30(5):E109-E114.
33. Niosi CA. Dynamic stabilization of the lumbar spine: an in vitro biomechanical investigation, in mechanical engineering. Master's thesis, University of British Columbia, Vancouver, Canada, 2004:198.
34. Penning L, Wilmink J. Posture-dependent bilateral compression of L4 or L5 nerve roots in facet hypertrophy: a dynamic CT-myelographic study. Spine 1987;12(5):488-500.
35. Fujiwara A, An HS, Lim TH, Haughton VM. Morphologic changes in the lumbar intervertebral foramen due to flexion-extension, lateral bending, and axial rotation. Spine 2001;26(8):876-882.

运动保留技术的并发症

Choll W. Kim, MD, PhD San Diego, California
Andrew Perry, MD San Diego, California
William Taylor, MD San Diego, California
Steven R. Garfin, MD San Diego, California

18

引言

人工椎间盘假体用于置换退变的椎间盘，重建正常腰椎运动节段的运动和稳定。这种装置与传统的腰椎融合相比，优点在于防止了融合术后相邻节段退变加速。椎间盘置换治疗颈腰椎疾病的短期临床结果令人鼓舞[1-14]，但远期疗效仍不可知，对相邻节段的影响可能并不能符合当初设计者的初衷。与任何技术一样，使用这种装置有产生并发症的潜在风险。根据出现时距离手术的时间分类，这些并发症主要包括：（1）术中并发症；（2）术后近期并发症，发生于术后几天之内，通常仍在住院期间；（3）术后远期并发症，发生于术后几周或者几年。

术中并发症

术中并发症通常与患者体位、手术显露和假体植入技术直接相关。术中并发症通常能够很快被手术医师发现，而且能够通过制定仔细的术前计划降低其发生的几率[15,16]。一些并发症，如血管和脏器损伤，在传统的颈腰椎融合手术中也有发生。其他的术中并发症，如假体错位，是椎间盘成形术所特有的。

手术显露

目前大多椎间盘假体置换术的显露方式与前路腰椎椎体间融合手术（ALIF）以及颈椎椎体切除融合术（ACDF）[17]的显露方式类似。PDN（prosthetic disk nucleus）也许是个例外，这种装置利用后路半椎板切开入路或者经腰大肌入路[18]，也有腰椎微创入路的报道[19]。运动保留技术仍属较新技术，故对操作中显露相关并发症仍缺少广泛的描述。但是，从过去椎体间融合术获得的经验能够帮助我们洞悉植入过程中可能发生的并发症。掌握所有与手术有关的潜在风险和易犯的错误及其病因，或许能防止某些并发症的发生。

颈椎和腰椎都一样，显露相关的并发症包括切口裂开和肌肉失神经支配[20]以及血管和其他软组织的损伤。在颈腰椎两个区域，多节段疾病和/或翻修手术将增加发生并发症的风险[21]。总之，任何区域的并发症都能通过严格选择适应证、仔细制定术前计划以及精细的手术技术来降低[22]。

血管损伤

ACDF手术相关的颈动脉损伤很少见[23]。迄今为止还没有因运动保留手术导致颈动脉医源性损伤的报道。颈椎前路的运动保留手术中，仔细的术前计划和术区解剖结构的掌握，对于降低医源性血管损伤至关重要。手指钝性分离和反复轻柔的触扪颈动脉的位置能够减少损伤的出现。

医源性椎动脉损伤是颈椎前路手术的少见并发症，发生率为0.3%[24]。颈椎间盘植入相关的椎动脉损伤发生率理论上也许差不多，但是目前仍未见报道。大多数患者能够耐受单侧椎动脉结扎，部分患者会出现一些椎基底动脉供血不足症状，比如晕厥、眼球震颤、头昏和延髓背外侧综合征等[24]。熟悉动脉与椎管、椎体的解剖关系可以避免动脉损伤[25]。大多数椎动脉撕裂可以用凝血酶浸泡的可吸收明胶海绵压迫处理[24]。但是一些医师仍然选择直接修补，以避免因瘘口产生的并发症，如迟发性出血、假性动脉瘤、血栓和栓子等[26]。腔内血管技术甚至受损血管的夹闭和结扎也可以考虑[25,26]。

前路腰椎手术是比较安全的，前路血管损伤发生率据报道为2%～6%之间[27,28]。Charite人工椎间盘置换的临床试验报道了类似的血管损伤发生率，为2%～3%[9,29]。全椎间盘置换术比ALIF要求血管有更大的活动度。假体必须由冠状面的前正中位置植入。这需要对位于L5-S1水平以上的主动脉和腔静脉进行较大程度的牵拉。植入过程中，血管有可能因植入物的阻挡而看不到。必须极端小心以避免拉钩误伤血管或者血管阻碍假体植入。在L5-S1节段，术野位于血管分叉之间，不太需要移动血管，椎间盘显露的技术要求相对较低。

下腰椎区域前路血管结构的解剖变异甚多。在腹膜后分离时，这种变异会增加医源性血管损伤的几率。Vraney等通过血管造影研究了21例动脉和22例静脉以确定主动脉分叉部位和髂总动静脉的走行[30]。他们发现，腹主动脉分叉在L4、L5、L3椎体前方的比例分别为48%、38%、14%，相对来说静脉变异较少，86%的髂静脉汇合于L5，14%汇合于L4。

相关腰椎血管的解剖结构可以用标准的术前MRI来评估。如果这些影像出现可疑的血管异常，进一步用三维CT扫描和静脉造影。这些辅助检查能够帮助评估腹膜后血管的大小、形状和拓扑结构[19]。在这方面，静脉和动脉的分叉能够通过动脉和静脉分支之间的关系来确定。对个体血管结构的掌握能够细化手术技巧，减少血管损伤的可能性（图18-1），也可能得出结论该病例不适于行运动保留手术[19]。

TDR手术中可能遇到的其他血管并发症包括硬膜外静脉丛出血。这些会在撑开椎间盘空间、重建腰椎前凸、植入假体之前发生。不论出血来源在哪里，小的静脉出血常常可以通过明胶海绵压迫3～5分钟来处理[31]。显著的较大血管损伤不难发现，并伴有血压迅速降低，需要立即修复。小的动脉损伤常常在麻醉苏醒室才会被发现，伴随症状常常是不稳定的低血压，有时伴随疼痛性腹胀。这种情况下必须急诊剖腹术以确定出血部位并加以修复。

淋巴管损伤

胸导管直接终止于横膈膜下方的乳糜池。胸导管由三个分叉组成，包括肠管和脊椎左右两侧的淋巴管。对这些淋巴管或其主要分支的直接损伤在前路脊柱手术中比较少见。一旦发生，持续的乳糜漏可能导致切口引流时间延长（图18-2）。持续的蛋白质和淋巴细胞的丢失会导致营养和免疫缺陷。根据大多数

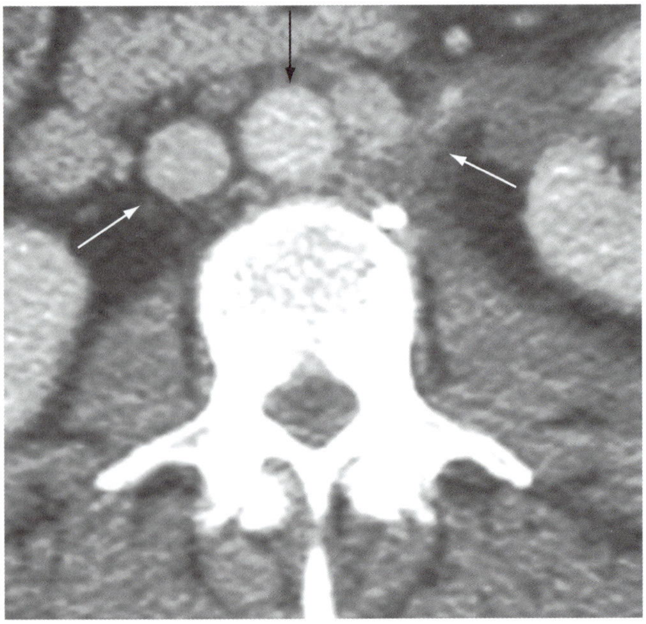

图18-1 腔静脉的高位分叉。黑色箭头指示主动脉。白色箭头指示在L2水平分叉后的下腔静脉。该病例出现一条静脉撕裂，早期成功修复。

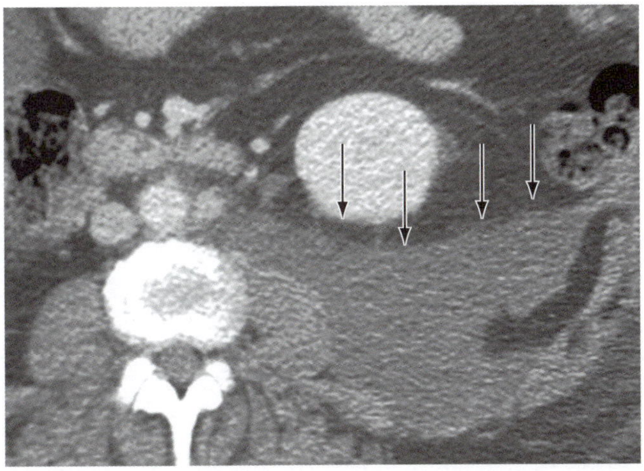

图 18-2 因乳糜池渗漏，故对伤口进行持续性引流。黑色箭头指示术后3天大量蛋白质性积液位于左侧腹膜后间隙。

保守治疗的反应，术后乳糜腹水的预后都很好[32]。乳糜漏的保守治疗包括引流和使用中链三酰甘油的低脂饮食或者全肠外营养[33,34]。对于严重的病例可以手术干预[32]。

神经损伤

在前路颈椎手术中，拉钩和气管内套囊可能压迫喉返神经。气管插管内的套囊压力监控和拉钩定位后的放松可以防止损伤该神经。有报道证明，这种操作能够将颈椎前路融合术后暂时声带麻痹的发生率从 6.4% 降至 1.6%（P=0.0002）[35,36]。

若有椎间盘置换术中的医源性神经根损伤，一旦患者苏醒，立刻就会表现出来。但解剖上神经损伤的严重程度和术后表现并不成正比。开放的神经根损害在有些患者只是麻木而没有疼痛或运动障碍，另一些患者则可能有剧烈的疼痛和区域性的肌无力。

颈椎减压术后C5神经麻痹的发生率大概为3%～5%，表现为三角肌和 / 或二头肌的无力[37,38]。但是，TDR 术后 C5 神经麻痹的发生率目前未见报道。其发病机制以及预防和治疗的办法仍然不清楚。解剖显示，与其下的其他神经分支相比，C5神经腹侧支更短更宽，从脊髓分出的角度更钝。短的 C5 腹侧分支更容易被拉紧，在前路减压术中容易损伤[39]。为了减少术后 C5 神经麻痹，术中应考虑对三角肌和二头肌经颅电刺激电位和自发肌电图监测[40]。术后 C5 神经麻痹的患者功能恢复预后常常很好，但症状严重的病例，恢复时间会相应延长[38]。

与颈椎一样，腰椎神经根损伤常在患者苏醒后呈现出新的或加重的神经症状。这两个区域，剥离过程中过度的牵拉或者压迫、电刀的使用，都会导致医源性神经根损伤。增加神经损伤机会的因素包括假体错位、植入前对骨赘没有进行正确的减压、视野不清、神经粘连以及先天性神经畸形，例如神经根并根畸形。术中牵拉L5-L4神经根后，也有一些患者仅出现局部的麻木，没有疼痛或运动障碍，但有些患者会出现剧烈的下肢疼痛和足下垂。术中对腰大肌的过度侵犯也会导致腰丛和交感神经链的损伤。

硬膜损伤

记住任何手术都可能发生硬膜损伤以及脑脊液漏。如果不清楚是否是脑脊液，可做 β_2 转铁蛋白测试[41]，这是一种非常快速而有效的方法。医源性硬膜损伤与经验有关，一份研究中，经验较少的医师硬膜损伤发生率为7.2%，经验老到的医师发生率为0.8%（$P < 0.001$）[42]。

硬膜损伤的并发症包括脑脊液漏、脑膜炎、蛛网膜炎[22,43]。可出现直立位头痛加重[44]。硬膜损伤若不进行防漏修复，会导致假性脑脊膜膨出[43]。这种情况一般会在术后几天到几个月内发生。修复的第一步是完全显露裂口，对前路手术窄而深的切口来说很难做到这一点。为了修复硬膜，必须去除很多骨质，直到取出TDR装置。目的是无张力防漏修复。3毫米以上的裂口必须关闭[45]。常常使用 6-0 的聚丙烯缝线连续锁闭缝合。麻醉医师可以用Valsalva动作（鼓气）来检查有无残余裂缝。如果修复后仍有渗漏，可以加用缝线或者明胶海绵、自体脂肪或者纤维胶[45,46]。更复杂的撕裂可以用阔筋膜移植或者商用硬膜修补片[46]。由于筋膜屏障是用来防止硬膜瘘，严密防漏的筋膜层的关闭和硬膜修复本身同样重要。大多数外科医师避免使用筋膜下引流，因为负压可能造成持久的渗漏[46]。但是很多医师使用引流来排除切口中的脑脊液。这些患者需要应用抗生素，并且卧床 24 ～ 72 小时。

脏器损伤

在颈椎区域的手术，食管损伤的发病率和死亡率相当高[49,50]。触摸鼻胃管能够确定食管的位置。松解椎体前外侧的颈长肌在和将拉钩置于颈长肌下方能够防止损伤该重要结构。食管损伤最常见的并发症是喉部疼痛和吞咽痛[51]。食管穿孔的临床表现有发热、颈部柔软硬结、消瘦、心动过速、气肿捻发音、呕血等。大多数人认为内镜检查和吞咽试验具有较高的确诊率[52]。提高对这些症状和临床体征的认识，立刻制定多种方式的治疗手段对于治疗成功是至关重要的。

食管穿孔的处理多种多样。非手术处理包括观察、静脉营养、管饲或者胃造口、适当的抗生素、预防性抽吸等[49]。大多数医师倾向于手术关闭瘘口。保守治疗可能对封闭式穿孔有效。晚期穿孔可以使用T形食管管[49]。必要时，可采用肌瓣扩大修复，比如胸锁乳突肌整形术[53]。也可以考虑咨询胸外科食管手术专家或头颈部外科医师。

腰椎 TDR 手术中肠道损伤的确切发生率还不清楚。前路腰椎手术中的肠道损伤很常见，报道有1.6%[47]。典型的肠道损伤患者有腹痛和腹胀，经过几天后伴有发热和腹膜炎症状。直立位平片或者腹部CT可以发现腹腔中的游离气体[48]。推荐普外科医师迅速手术修补损伤肠管。

输尿管损伤可以发生于腰椎TDR手术。在腰椎，输尿管紧贴于腹主动脉左侧和腔静脉右侧，相邻于L4-5椎间盘前外侧。输尿管表面覆盖一层脂肪组织，紧靠在腹膜上，通常很小，可以移位。翻修术中，输尿管会粘连于腹膜上，分离时易机械牵拉直接损伤或因血运受损而间接损伤。这些情况下使用输尿管导管可以帮助确认其走行，防止不必要的结扎和钳夹伤。术中的输尿管损伤可以进行手术修复，偶尔可以使用修复支架。

植入物相关并发症

在手术进行中，选择合适的器械，植入物型号正确，精细地直视下椎间盘切除，终板边缘和后外侧角的处理，都能够使 TDR 手术的成功率最大化。椎间隙上下的骨性终板不能破坏。前方的骨赘必须清除，以获得良好的视野。外侧环和后纵韧带应该保留，前者可以防止过度牵拉，后者能够作为最大重建高度的视觉信号。有时为了适应植入物的尺寸和放置，后纵韧带可以部分松解。过度牵拉会导致神经根损伤，小关节突骨折从而使假体不能起到正常的作用。椎间盘应该一直切除到后外侧角，可以看见后纵韧带的边缘和神经根出口处包绕的脂肪。从这个角度来说，也可以完成合适的试模和神经根减压。

假体错位

许多研究者都报道了矢状面或者冠状面的假体错位。假体的中线定位是至关重要的[11,31,54,55]。假体偏离中线太远会导致脊柱侧弯，对侧小关节突负荷过大，损害侧方的神经结构和腰大肌以及引起假体侧方下沉。理想的假体植入位置应该在矢状面上偏离中线的距离不超过3mm。McAfee等显示当TDR术中假体偏离中线距离在 3mm 以内时，83% 的患者预后良好，在3～5mm之间时，预后一般，当大于5mm时，临床预后很差[9]。

腰椎体后方边缘和后外侧角的皮质层最坚硬，中间和前边最软。如果可能的话，为了得到理想的假体位置，椎间盘切除仅仅应该保留后纵韧带，如果可能的话，去除上下终板的纤维环，不破坏皮质骨也有利于理想的植入位置。后方环形结构的过量切除会使假体因得不到合适的骨性支持而下沉（图 18-3）。假体放置不够靠后后会出现异常瞬时旋转轴而产生不良的生物力学效果。假体放置过前，会导致在屈伸位时不能发挥正常的功能，而仅仅起到了没有运动的椎体间填充物的作用。严重错位需要再次手术，以使其瞬时旋转轴更可能的靠近正常腰椎活动节段的瞬时旋转轴（图 18-4）[31]。

椎体骨折

TDR术中，这种并发症常常发生于金属板上有单个高突起的假体。在置入过程中、围手术期或者稍晚一点，椎体骨折可能表现得更明显[56,57]。在TDR植入时，必须小心以防止椎体骨折，尤其是那些椎体高度比较小、骨质疏松的患者，或者在多节段的置换手术中。Shim等报道了两例在使用ProDisc[56]进行TDR手术后椎体纵向骨折。骨折本身并没有严重的临床

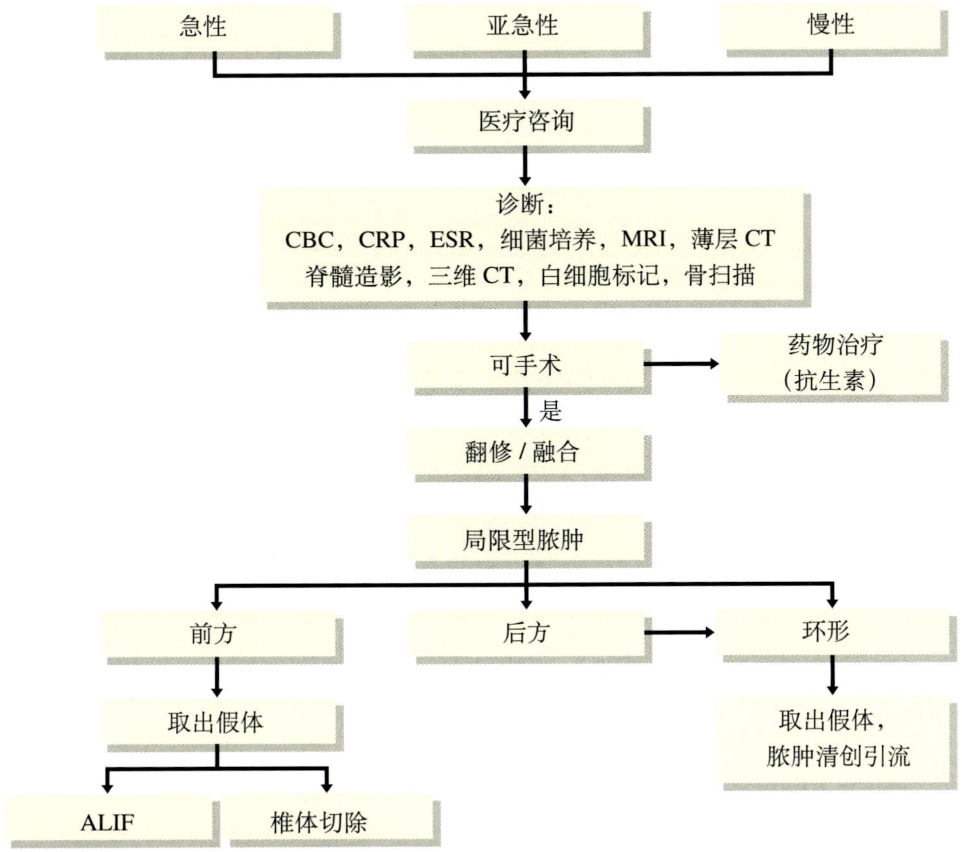

图 18-3　植入物感染的处理流程。

后果，但是在三个月的术后随访中发现，患者对延期的腰背痛不满。在出现沉降的情况下，进行翻修术取出植入物、椎骨切除、内固定融合是有必要的（图 18-7）[57]。

围手术期并发症

围手术期并发症包括呕吐、伤口感染、深静脉栓塞、肺栓塞、尿潴留等，可发生于任何手术而并非仅是TDR手术。植入物相关并发症，比如假体感染、松动，是椎间盘成形术特有的。围手术期并发症通常源于术中，常常在术后几天表现出症状之后才被发现。

神经病学

与椎间盘成形术相关的神经病学并发症包括术后腰腿痛、孤立的神经根损伤、根性疼痛、马尾综合征等。

术后根性疼痛

术后根性疼痛的发生率高达 10%[11,54]，可能起因于术中撑开椎间隙时对神经根的牵拉或压迫[19]。压迫可能来源于骨赘或椎间盘碎片，这是由于植入前不充分的减压所致。持续的根性疼痛也可能由于术前慢性的压迫。其他原因包括漏诊了椎间孔狭窄、在错误的无症状节段进行手术[58]。同样症状也可源于术中椎间隙撑开时对后路小关节囊的牵拉[31]。大多数情况下，术后出现的根性疼痛可以通过保守治疗缓解[59]。

马尾综合征

马尾综合征是对腰骶部的神经压迫所致。在椎间盘成形术中血肿是最常见的原因，其他潜在的原因有后置的椎间盘组织、假体或人工髓核。马尾综合征表现很广泛，从轻微的膀胱功能紊乱到严重的肛周麻

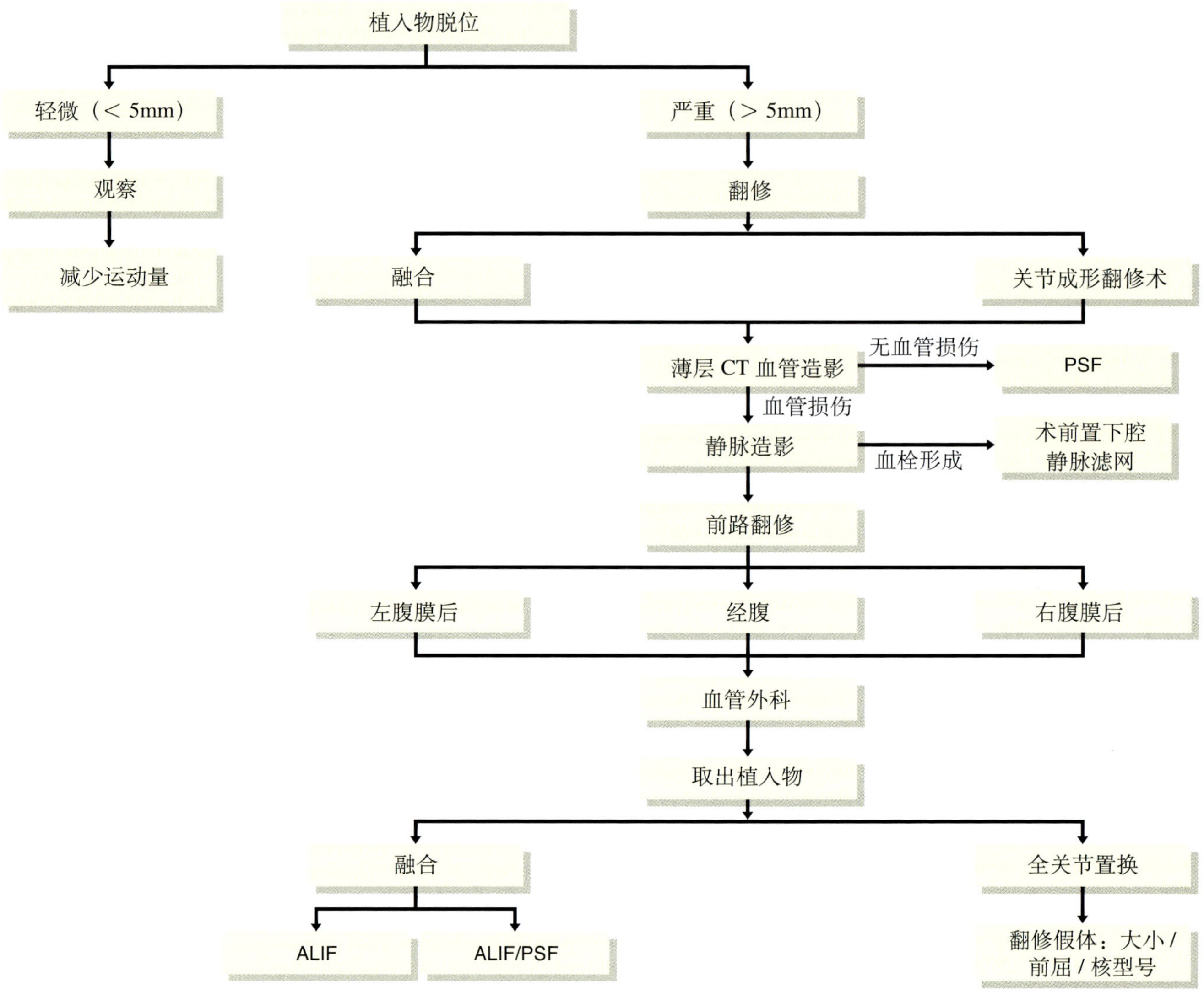

图 18-4　植入物脱位的处理流程。

术、括约肌张力降低、进行性肌无力[60,61]。部分或完全马尾综合征的术后症状是脊柱外科的急诊，尤其是在进行性加重的情况下。有必要快速诊断以确定引起神经压迫的原因。如果影像学表现有大块的肿物，或者症状无原因的持续加重，必须手术探查[62]。手术的时机很重要，一般建议 48 小时内解除马尾压迫[63]。

逆行射精

据报道，前路腰骶部手术出现逆行射精的发生率为0.5%～6%[64]。在腰椎间盘成形术中，暂时或持久性的逆行射精发病率基本相同。Guyer等在一项对比 Charite 和 BAK 用于前路椎体间融合的前瞻性多中心研究中报道，逆行射精的发病率为1%[5]。其他的研究者也报道了椎间关节成形术中类似的逆行射精发病率[65,66]。

在Tiusanen等的报道中，9名逆行射精的患者中7名行双节段手术（L4-5），8名患者既往有1～3次的脊柱手术病史[67]。既往的腰椎手术史和多节段手术可能是增加逆行射精的危险因素。在前路腰椎体间融合术中，对低位节段的经腹膜入路的逆行射精发病率10倍于腹膜后入路[64]。

尿潴留

尿潴留是脊柱外科常常忽略的问题，但是在颈椎和腰椎手术中，其发病率高达38%[68]。尿潴留会导致住院时间延长、增加住院费用。尽管不是椎间盘成形术的直接后果，也是与之伴行的马尾综合征的后果之一。尿潴留通常伴随着高龄、延长的术后镇静期、术前β阻滞剂的使用[68]。Foley导尿管的长期留置也会导致尿潴留高发，这也许是因为扰乱了膀胱三角的力学机制，使膀胱颈变得更直更短。腰椎手术患者的导尿管在术后应尽早拔除，通常经过每6～8小时排空监测和排空后残余尿量的测量，术后1～2天拔除导尿管。无创性膀胱扫描能简化这个任务[69]。对于残余尿量大于200ml的，有理由进行间歇清洁管导尿。

栓塞

前路腰椎关节成形术中栓塞的发病率为0.5%～2%[70,71]。Kullkarni等报道[72]，在8例L4-5节段ALIF术后出现动脉栓塞的并发症中，6例髂动脉栓塞，2例急性血管痉挛。所有患者均吸烟。3例有血管疾病。7例左侧髂动脉和股动脉有影响，右侧髂动脉只有1例。5例有血管栓塞，1例出现内膜撕裂，2例功能性血管痉挛。血栓切除和动脉成形术（血管痉挛）后下肢血运得到了重建。除了第一例，每个中心的患者都在术中或者术后2小时内得到了诊断。警惕腰椎间盘成形术后的动脉血栓是非常重要的。术中使用血氧饱和度测定器在足趾对下肢血流监控被证明对早期诊断是有帮助的[72]。

脊柱术后深静脉血栓的处理是挑战性的，这方面研究很少。术后4天内使用抗凝治疗可能会导致严重的出血和硬膜外血肿，以致截瘫[73]。没有研究证明预防性的抗凝治疗有效。Desbordes等对比了在腰椎术后没有预防性抗血栓治疗的患者和使用了抗凝（低分子肝素或肝素钙）或抗血小板的患者血栓并发症的情况，两组在肺栓塞和下肢血栓性静脉炎方面无统计学差异[70]。对已经形成的深静脉栓子，可以放置下腔静脉过滤器联合抗凝治疗。对这个重要临床问题的进一步研究是非常有必要的。

感染

TDR手术感染可以分为浅部感染和深部感染。据报道脊柱融合术中浅部感染发病率为0.05%～4%[74-77]。使用运动保留装置的浅部感染发病率也大致相同，为1.5%～6%[78,79]。引流量过多、血肿形成都可能是潜在的伤口感染征兆。风险因素包括高龄、肥胖、糖尿病、抽烟、免疫抑制、术前住院时间长、翻修术和手术时间过长[81]。术后伤口血肿可能是伤口感染易发的局部因素，必须立即清除[82]。大多专家赞成一期伤口闭合引流，保留缝线，以防止伤口裂开[77]。

18

美国任何随机临床试验中都未见Charite椎间盘感染的报道[31]。就像椎体间融合装置的深部感染，治疗方法也类似。术后几天内，深部或者假体感染的症状就会出现，有发热、不适、严重下腰痛。感染的植入物、邻近椎体骨髓炎、硬膜外脓肿都会出现症状[76]，最初几周可以是无痛性感染。细菌由身体其他部位经血源性传播至伤口区域也会引起感染。

在腰椎手术的患者体内，C反应蛋白术后开始升高，术后第2～3天到达顶峰，术后第5～14天恢复正常[83]。当出现感染时，C反应蛋白会出现第2次升高或持续上升。相比其他常用的传统实验室检验指标，如白细胞计数、红细胞沉降率等，该检验指标在术后感染的早期诊断方面更好[83,84]。使用针头对假体周围抽吸对于发现感染是有价值的。影像学和高分辨CT扫描上发现假体周围骨吸收也有利于发现感染，但是在早期感染没有这种表现[85]。其他有用的诊断方法包括MRI、骨髓成像、白细胞示踪骨扫描等。

感染的植入物必须翻修，因为抗生素治疗对于根除感染很少有效。必须尽早下决定，不然组织纤维化会成为手术的重要阻碍因素。纤维化越多，翻修术中损伤血管的可能性越大，万一出现这种情况，支架植入术适用于动静脉，甚至输尿管。

伤口清创必须按照系统步骤进行[86]。深入分离之前的每一层都必须清创好。必须把感染的骨质和人工椎间盘一并取出，这可能需要切除部分椎骨。感染向前方扩散可以形成大血管周围脓肿，甚至会侵袭到双侧腰大肌。侵袭到椎管内形成脓肿的发病率和死亡率很高，这些患者常常会出现败血症，在手术重建之前需要ICU心血管循环支持治疗。大多数情况下需要对周围探查（图18-5）。对于简单的软组织感染，术后抗生素治疗至少要10～14天。对于骨或植入物感染，推荐口服抗生素联合肠外抗生素治疗6周[87]。

术后并发症

运动保留手术术后并发症包括患者出院之后才出现的并发症。像感染、性功能障碍、切口疝等，也可见于其他脊柱手术。椎间盘成形术特殊的术后并发症包括假体下沉、植入物松动、假体感染、假关节、异位骨化、关节强直等，金属终板机械故障和假体内核磨损也有发生。术后短期即刻的并发症已有文献报道，但是远期并发症及其结果（>15年）仍未可知。

纤维化

严重的炎症反应，在运动保留手术术后7天就可以发生纤维化和粘连，这增加了翻修术的难度。初次手术的腹膜后途径，很容易不经血管进入腹膜后腔，返修时由于纤维化和粘连变得困难无法进入。先前对髂静脉的移位会使得内皮层纤维化，使之变硬，容易撕破、栓塞。这些血管的分离变得困难，使得没有足够的空间显露椎间盘间隙。纤维化也包含其他结构如

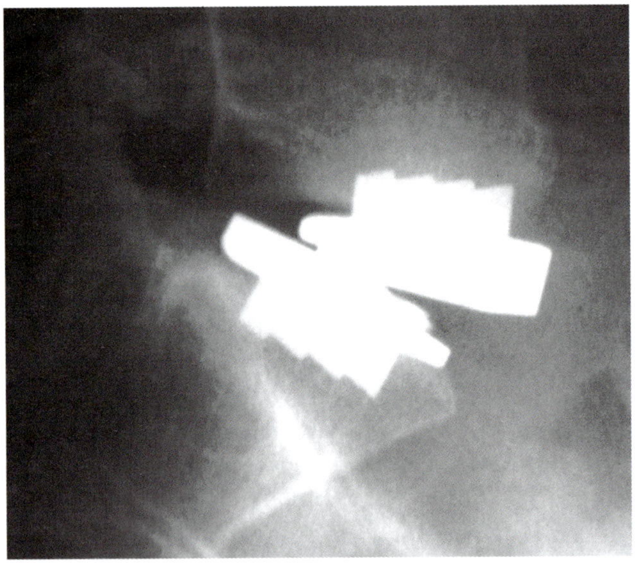

图 18-5 植入物脱位。

输尿管，硬膜外神经根区域。硬膜外纤维化可能是术后神经根疼痛的原因[87]。在一项前瞻性对比随机双盲多中心研究中，197名在单节段单侧行椎间盘切除后进行了增强MRI扫描，有广泛的硬膜外瘢痕的患者发生神经根疼痛的几率是没有瘢痕的3.2倍[89]。这些研究表明了硬膜外瘢痕和神经根性疼痛之间的重要联系。

人们已经研究了很多种方法以减少瘢痕形成，预防术后根性疼痛[90-95]。脂肪移植和纤维胶对于抑制瘢痕形成作用甚微[96]。一些暂时性的屏障取得了有效的结果，包括黏性羧甲基纤维素、碳水化合物聚合片、胶原密封层、硅管等[90-94]。对于腰椎置换手术，一些医师认为在修复的椎管后方或上方以及低位的腔静脉后面进行脂肪移植是有效的。这些腹膜外或者皮下的脂肪移植据报道可以减少翻修术中分离的难度[97]。

相邻节段退变和小关节病变

相邻节段退变指手术节段上方或下方相邻节段加速退变。在TDR术后确切的患病率仍不可知。TDR节段不足的或非正常的运动被认为是导致椎间盘退变和小关节病变以及脊柱不稳的原因。植入物缺少吸收冲击的能力也被认为是引起相邻节段退变的原因。很明显随着时间推移，相邻节段退变发生率也在上升。Cinotti等研究在SB Charite[54]植入后两年的随访中没有发现相邻节段退变。Bertagnoli和Schonmayr的研究表明两年随访中相邻节段退变发生率为5%[98]，Huang等报道了植入术后9年相邻节段退变发生率为24%[99]。

小关节运动的保留会导致小关节病变和椎管狭窄（小关节肥大引起的）。假体的活动性引起机械限制力的缺乏和前方承重减少，导致了小关节突肥大。小关节病变的患者在屈身活动时在腰部手术节段或相邻节段会出现研磨感。小关节病变可能是术后临床“失败”的原因，也许是后路融合的适应证。Van Ooij等研究证明TDR术失败的患者中有41%患有小关节病变[100]。

异位骨化和关节强直

TDR术后异位骨形成可以出现在颈椎和腰椎区

域[54,55,57,65,66,101,102]。腰椎间盘假体置换术后异位骨化的发生率据报道为0.5%到15.2%[54,55,65,66,79]。骨形成可位于前方、后方、侧方或者环绕。必须考虑到，平片上的骨化并不意味着限制了假体活动。在异位骨化的患者中，除非有屈伸位动态影像，异位骨化的严重性常常被高估。

使用McAfee等提出的分类系统，异位骨化可以分成5个等级[103]。0级表示不存在异位骨化，1级表示椎间盘空间外的软组织有骨岛形成，2级表示运动范围受到了影响，异位骨化位于椎体终板之间，但没有阻挡住关节面，3级表示椎体终板间在屈伸或者侧方的运动受到了异位骨的影响，4级表示脊柱运动节段的整个骨性融合（关节强直，表18-1）。进一步评估、预防、治疗TDR术后出现的异位骨化是一个重要的研究方向。

植入物相关并发症

植入物磨损

由于椎间盘置换的患者平均年龄为30岁，椎间盘植入物需要能够使用30年以上，因此假体内含物的材料必须能够抵抗快速的分解。椎间盘成形术的设计以及内含物材料曾经受关节成形术的影响很多。新的假体使用了聚合物和专为关节置换术而优化的金属混合物。但是假体的侵蚀、磨损、磨损颗粒形成以及组织对它的反应仍然值得关注。

所有植入生物体的金属都会降解并释放金属离子[104]。通过移走金属表面的氧化保护层，活动也会加快金属在生物体内的持续侵蚀[105]。钛、钴以及新近的非金属材料比如羟基磷灰石的表层加强了骨和假体表面亲合力。这不仅减少了交界面的活动，也降低了磨损率[104]。研究表明钴铬钼合金是降低假体磨损的最好材料[106]。这种材料应用于多种假体的终板面，比如Charite人工椎间盘。目前假体的磨损率通常都很低，不成为主要问题[104]。

假体核材料的磨损看来不是装置失败的主要因素。在髋关节中不同的关节面材料的磨损率不一样。材料越坚硬，活动产生的磨损越小。在金属－聚乙烯表面，聚乙烯的磨损率高于金属面的磨损率。聚乙烯磨损产生的碎屑比金属磨损产生的碎屑更容易引起的侵袭性的炎性反应。在金属－金属表面中，金属磨损及其产生碎屑的量远比金属－聚合物表面产生的碎屑总量高几倍。但是在金属－金属人工椎间盘关节面磨损产生的碎屑总量仍然低于金属－金属髋关节所产生的碎屑总量。比如10 000 000次（约合30年临床体内使用次数）Maverick人工椎间盘加负荷循环试验产生的磨损碎屑的数量只有同类髋关节产生的碎屑总量的7.6%～8.9%[107]。Anderson等研究表明Bryan颈椎间盘在10 000 000次循环中平均产生重量约1.8%的磨损碎屑，40 000 000次循环中平均产生重量约18%的磨损碎屑[108]。Kurtz等分析了聚乙烯SB Charite椎间盘在植入后1.6年取出时的磨损、氧化和机械性质。取出的聚乙烯核可见围绕着边缘的损伤和横行的浅层表面之下深入核心的裂纹。关节表面1mm之内低度氧化，但是机械测试没有发现其力学性质有实质性的降低[109]。

几个活体动物研究证明TDR植入材料的生物学相容性并不是主要的问题。Chang等报道了在术后12周，人工椎间盘中钛金属磨损产生的颗粒在兔的腹膜外和硬膜外空间引起了极微小的生物学反应，甚至没有反应[110]。任何组织中都未发现有害的反应如纤维化、肉芽肿、坏死等。所有的节段（初始位置、区域

表18-1　TDR后异位骨化的分级

0级：无异位骨化
1级：软组织内有骨岛存在但不影响节段的运动范围。两终板平面之间无骨质。
2级：骨化物可能影响运动范围。两终板平面之间有骨质但不形成阻碍，邻近椎体终板形成关节或骨赘。
3级：骨化物影响运动范围，或术后屈曲位、侧屈位示骨赘形成。
4级：骨化导致关节僵直。邻近椎体终板间形成骨桥，侧位上屈伸运动小于3°。

Reprinted with permission from Mcafee PC et al[103].

淋巴结、主要器官）都分布了游离粒子，并伴有微小的细胞反应。大些的粒子被巨噬细胞吞噬，但并未产生不良生物学后果。Anderson等也报道了在山羊模型上试验的类似结果[108]。尽管在11只实验动物中有4只在Bryan颈椎间盘周围组织中发现磨损产生的碎屑，但无炎性反应。Cunningham等在灵长类动物试验中发现，植入Charite人工椎间盘之后，在局部或全身都没有发现特殊磨损碎屑（钛、高分子聚乙烯、钴铬）或者细胞因子（YNF-α，PGE-2，IL-1、IL-2或IL-6）的累积[111]。但有必要进一步研究磨损碎屑对人体组织的影响，以评估人工椎间盘的远期表现。

植入物移位

植入的假体在植入后可能向前、向后甚至侧方移位，严重程度也不尽相同。椎间盘假体前置会导致节段绞锁或者碰撞到相邻结构，比如大血管[100]。据报道，1990年代植入物移位的发生率为6.5%～9%[54,65]。最近的研究表明这个数据有所降低。Blumenthal等观察到Charite植入物移位发生率为0.5%。发病率降低也许和新的设计和更多的手术经验有关[112]。

新近的椎间盘设计中使用了更大的终板面，并且引入了牙状或钉状突起以减少移位、增加即刻稳定性[113]。第三代SB Charitee III的特点是宽大平坦的终板上有六个牙状凸起。ProDisc椎间盘的终板面积也得到了增加，但它采用的是中线矢状位的脊来进行即刻固定。这两种设计特点已经被证明能提高即刻固定效果，降低但没能完全去除移位的发生率[11,114]。假体终板表面羟基磷灰石涂层也可以增加假体与椎体终板面的亲和力并降低移位率[112,114,115]。

植入物脱位

引起植入物脱位的可能的原因有：植入物放置过前（最常见的原因是椎间盘切除不彻底或准备不充分引起）、患者术后过度进行过伸位、旋转的运动，巨大腰骶角或者错误的假体设计（图18-5）[31,116]。放置腰椎间盘时大于15°的偏斜或节段前凸角，都会增加前脱位的风险，因而应避免。这个位置只允许很小的假体伸展，当腰椎过伸时能导致脱位。植入物应该选择与地板平行的位置以最小化剪切角。如果腰骶角过大，在L5-S1节段使用楔形假体尤为重要[31]。人工髓核脱位的重要后果是碰撞血管，这必须立即引起重视。可以在此再次植入假体，但是行前路融合是更好的办法。处理植入物脱位的流程见下图18-6。

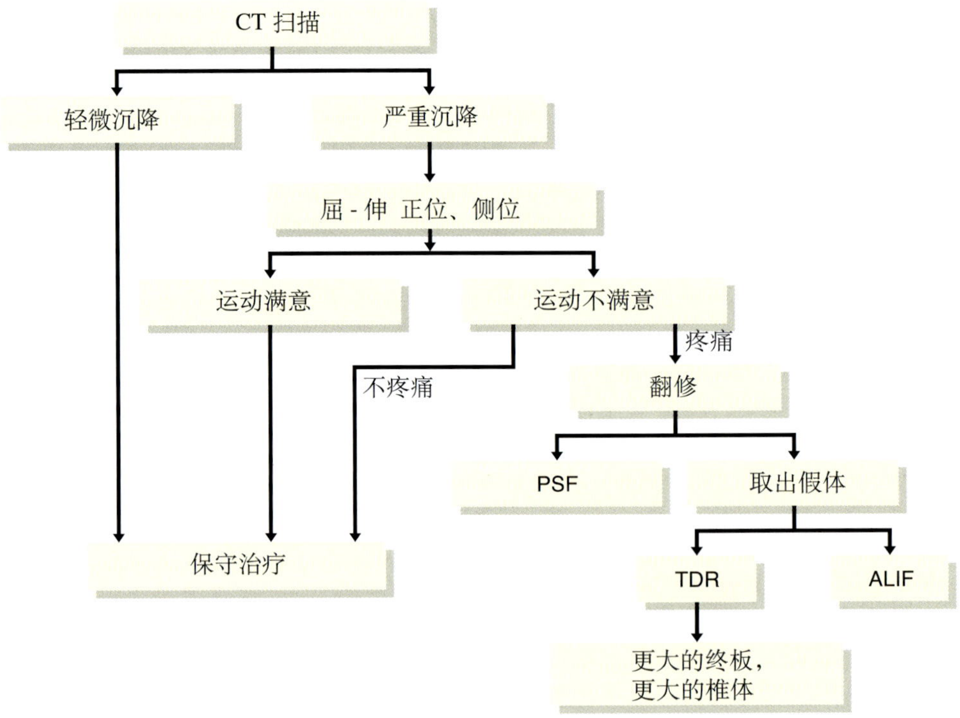

图 18-6 处理植入物脱位的流程。

植入物沉降

最近的SB Charite椎间盘临床试验报道植入物沉降发生率为3.5%[79,100]。椎间盘假体沉降入椎体中可能的原因有放置位置偏离、假体尺寸过小、术中终板破坏、骨质疏松。终板准备和植入假体的时候必须小心。大多数外科医师同意终板只有软骨必须去除。对终板骨质的过分破坏将会降低结构的完整性，造成沉降。植入过程中使用X线侧位透视，使假体与终板平行植入从而降低对终板的破坏[31]。沉降可能是没有症状的，椎间盘假体像牵引器那样起作用。如果沉降产生了疼痛，又没有其他疼痛来源，那么必须考虑翻修或者后路融合（图 18-7）。

终板周围环状骨性凸起是最坚硬的骨质。合适大小的假体提供了良好的横断面覆盖，使得假体坐落于该种骨质上，以避免沉降。理想的情况下，从前后位看，假体应该刚好位于两个椎弓根之间，它紧靠后方皮质边缘，离前方皮质层至少 2 ～ 3mm[117]。

Van Ooij 等发现沉降是临床预后较差的重要原因[100]。27 名椎间盘成形术后效果不满意或出现并发症的患者中，18名（67%）出现植入物沉降。由于这些患者的平均年龄为 40 岁，Van Ooij 等声明年龄相关的骨质疏松症并不像是沉降的原因。一些外科医师建议对老年患者使用术前DEXA扫描，尤其是女性。对于DEXA 分大于1.5、标准差超过正常水平的，建议采用融合而非置换[117]。

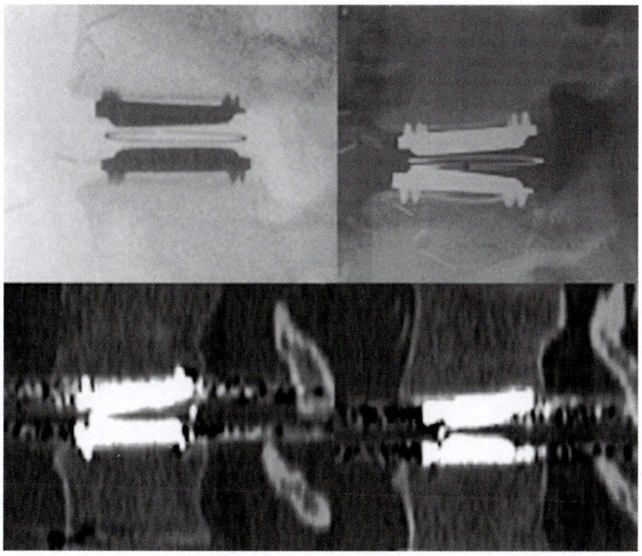

图18-7　后方去除骨赘过多削弱了外层环状结构，增加了植入物沉降的可能性。A. 术后立即拍片显示植入物位置良好；B.下地行走后侧位片显示上位植入物后方沉降；C.D. CT 矢状位重建显示植入物移位及沉降的角度。

小 结

运动保留手术的潜在并发症很多，手术本身具有挑战性。并发症可以发生于手术相关的各个时期。在切口显露、终板准备、假体植入的过程中，精细的操作是必须的。围手术期应注意切口护理、肺部及泌尿系统功能。术后必须注意到发生的微小症状。异位骨化、关节强直、邻近节段退变、纤维化以及植入相关并发症比如移位、沉降、磨损等等这些都可能在术后数月或数年内发生。定期随访、加强对这些并发症的认识能够使患者及时获得更好的治疗机会。在所有治疗过程中，一如既往关注细节，能够防止与这些新技术相关的近期和远期并发症。

（严宁译　傅强校）

参考文献

1. Bertagnoli R, Yue JJ, Pfeiffer F, et al. Early results after Pro-C cervical replacement. J Neurosurg Spine 2005;2(4):403-410.
2. Bertagnoli R, Duggal N, Pickett GE, et al. Cervical total replacement, part two: clinical results. Orthop Clin North Am 2005;36(3):355-362.
3. Pimenta L, McAfee PC, Cappuccino A, et al. Clinical experience with the new artificial cervical PCM (Cervitech) . Spine J 2004;4(6 Suppl):315S-321S.
4. Zigler JE. Lumbar spine arthroplasty using the Pro II. Spine J 2004;4(6 Suppl):260S-267S.
5. Guyer RD, McAfee PC, Hochschuler SH, et al. Prospective randomized study of the Charite artificial: data from two investigational centers. Spine J 2004;4(6 Suppl):252S-259S.
6. Delamarter RB, Fribourg DM, Kanim LE, Bae H. Pro artificial total lumbar replacement:

introduction and early results from the United States clinical trial. Spine 2003;28(20):S167-S175.
7. Delamarter RB, Bae HW, Pradhan BB. Clinical results of Pro-II lumbar total replacement: report from the United States clinical trial. Orthop Clin North Am 2005;36(3):301-313.
8. McAfee PC, Fedder IL, Saiedy S, et al. SB Charite replacement: report of 60 prospective randomized cases in a US center. J Spinal Disord Tech 2003;16(4):424-433.
9. McAfee PC, Cunningham B, Holsapple G, et al. A prospective, randomized, multicenter Food and Drug Administration investigational device exemption study of lumbar total replacement with the CHARITE artificial versus lumbar fusion: part II: evaluation of radiographic outcomes and correlation of surgical technique accuracy with clinical outcomes. Spine 2005;30(14):1576-1583; discussion E388-E390.
10. Kim WJ, Lee SH, Kim SS, Lee C. Treatment of juxtafusional degeneration with artificial replacement (ADR): preliminary results of an ongoing prospective study. J Spinal Disord Tech 2003;16(4):390-397.
11. Tropiano P, Huang RC, Girardi FP, Marnay T. Lumbar replacement: preliminary results with Pro II after a minimum follow-up period of 1 year. J Spinal Disord Tech 2003;16(4):362-368.
12. Tropiano P, Huang RC, Girardi FP, et al. Lumbar total replacement. Seven to eleven-year follow-up. J Bone Joint Surg Am 2005;87(3):490-496.
13. Shim CS, Lee SH, Park CW, et al. Partial replacement with the PDN prosthetic nucleus device: early clinical results. J Spinal Disord Tech 2003;16(4):324-330.
14. Wigfield CC, Gill SS, Nelson RJ, et al. The new Frenchay artificial cervical joint: results from a two-year pilot study. Spine 2002;27(22):2446-2452.
15. Raw DA, Beattie JK, Hunter JM. Anaesthesia for spinal surgery in adults. Br J Anaesth 2003;91(6):886-904.
16. Brown CA, Eismont FJ. Complications in spinal fusion. Orthop Clin North Am 1998;29(4):679-699.
17. Hochschuler SH, Ohnmeiss DD, Guyer RD, Blumenthal SL. Artificial: preliminary results of a prospective study in the United States. Eur Spine J 2002;11 Suppl 2:S106-S110.
18. Ray CD. The PDN prosthetic-nucleus device. Eur Spine J 2002;11 Suppl 2:S137-S142.
19. Mayer HM, Wiechert K, Korge A, Qose I. Minimally invasive total replacement: surgical technique and preliminary clinical results. Eur Spine J 2002;11 Suppl 2:S124-S130.
20. Polly DW Jr. Adapting innovative motion-preserving technology to spinal surgical practice: what should we expect to happen? Spine 2003;28(20):S104-S109.
21. Frempong-Boadu A, Houten JK, Osborn B, et al. Swallowing and speech dysfunction in patients undergoing anterior cervical ectomy and fusion: a prospective, objective preoperative and postoperative assessment. J Spinal Disord Tech 2002;15(5):362-368.
22. Bertalanffy H, Eggert HR. Complications of anterior cervical ectomy without fusion in 450 consecutive patients. Acta Neurochir (Wien) 1989;99(1-2):41-50.
23. Inamasu J, Guiot BH. Iatrogenic carotid artery injury in neurosurgery. Neurosurg Rev 2005;28(4):239-247; discussion 248.
24. Burke JP, Gerszten PC, Welch WC. Iatrogenic vertebral artery injury during anterior cervical spine surgery. Spine J 2005;5(5):508-514.
25. Smith MD, Emery SE, Dudley A, et al. Vertebral artery injury during anterior decompression of the cervical spine. A retrospective review of ten patients. J Bone Joint Surg Br 1993;75(3):410-415.
26. Daentzer D, Deinsberger W, Boker DK. Vertebral artery complications in anterior approaches to the cervical spine: report of two cases and review of literature. Surg Neurol 2003;59(4):300-309; discussion 309.
27. Brau SA, Delamarter RB, Schiffman ML, et al. Vascular injury during anterior lumbar surgery. Spine J 2004;4(4):409-412.
28. Oskouian RJ Jr, Johnson JP. Vascular complications in anterior thoracolumbar spinal reconstruction. J Neurosurg 2002;96(1 Suppl):1-5.
29. Lemaire JP, Carrier H, Ali el HS, et al. Clinical and radiological outcomes with the Charite artificial: a 10-year minimum follow-up. J Spinal Disord Tech 2005;18(4):353-359.
30. Vraney RT, Phillips FM, Wetzel FT, Brustein M. Perial vascular anatomy of the lower lumbar spine. An endoscopic perspective. Spine 1999;24(21):2183-2187.
31. Regan JJ. Clinical results of charite lumbar total replacement. Orthop Clin North Am 2005;36(3):323-340.
32. Leibovitch I, Mor Y, Golomb J, Ramon J. The diagnosis and management of postoperative chylous ascites. J Urol 2002;167(2 Pt 1):449-457.
33. DeHart MM, Lauerman WC, Conely AH, et al. Management of retroperitoneal chylous leakage. Spine 1994;19(6):716-718.
34. de Gier HH, Balm AJ, Bruning PF, et al. Systematic approach to the treatment of chylous leakage after neck dissection. Head Neck 1996;18(4): 347-351.
35. Apfelbaum RI, Kriskovich MD, Haller JR. On the incidence, cause, and prevention of recurrent laryngeal nerve palsies during anterior cervical spine surgery. Spine 2000;25(22):2906-2912.

36. Kriskovich MD, Apfelbaum RI, Haller JR. Vocal fold paralysis after anterior cervical spine surgery: incidence, mechanism, and prevention of injury. Laryngoscope 2000;110(9):1467-1473.
37. He G, Zhang JX, Shen CL, et al. [The study of the C5 nerve root palsy after surgery of cervical spondylosis]. Zhonghua Wai Ke Za Zhi 2005;43(12):781-783.
38. Sakaura H, Hosono N, Mukai Y, et al. C5 palsy after decompression surgery for cervical myelopathy: review of the literature. Spine 2003;28(21):2447-2451.
39. Shinomiya K, Okawa A, Nakao K, et al. Morphology of C5 ventral nerve rootlets as part of dissociated motor loss of deltoid muscle. Spine 1994;19(22):2501-2504.
40. Fan D, Schwartz DM, Vaccaro AR, et al. Intraoperative neurophysiologic detection of iatrogenic C5 nerve root injury during laminectomy for cervical compression myelopathy. Spine 2002;27(22):2499-2502.
41. Papadea C, Schlosser RJ. Rapid method for beta2-transferrin in cerebrospinal fluid leakage using an automated immunofixation electrophoresis system. Clin Chem 2005;51(2):464-470.
42. Delamarter RB, Ross JS, Masaryk TJ, et al. Diagnosis of lumbar arachnoiditis by magnetic resonance imaging. Spine 1990;15(4):304-310.
43. Cammisa FP Jr, Girardi FP, Sangani PK, et al. Incidental durotomy in spine surgery. Spine 2000;25(20):2663-2667.
44. Wang JC, Bohlman HH, Riew KD. Dural tears secondary to operations on the lumbar spine. Management and results after a two-year-minimum follow-up of eighty-eight patients. J Bone Joint Surg Am 1998;80(12):1728-1732.
45. Hodges SD, Humphreys SC, Eck JC, Covington LA. Management of incidental durotomy without mandatory bed rest. A retrospective review of 20 cases. Spine 1999;24(19):2062-2064.
46. Bosacco SJ, Gardner MJ, Guille JT. Evaluation and treatment of dural tears in lumbar spine surgery: a review. Clin Orthop Relat Res 2001(389):238-247.
47. Rajaraman V, Vingan R, Roth P, et al. Visceral and vascular complications resulting from anterior lumbar interbody fusion. J Neurosurg 1999;91 (1 Suppl):60-64.
48. Houten JK, Frempong-Boadu AK, Arkovitz MS. Bowel injury as a complication of microectomy: case report and literature review. J Spinal Disord Tech 2004;17(3):248-250.
49. Bufkin BL, Miller JI Jr, Mansour KA. Esophageal perforation: emphasis on management. Ann Thorac Surg 1996;61(5):1447-1451; discussion 1451-1452.
50. Eroglu A, Can Kurkcuogu I, Karaoganogu N, et al. Esophageal perforation: the importance of early diagnosis and primary repair. Dis Esophagus 2004;17(1):91-94.
51. Morales-Angulo C, Rodriguez Iglesias J, Mazon Gutierrez A, et al. [Diagnosis and treatment of cervical esophageal perforation in adults]. Acta Otorrinolaringol Esp 1999;50(2):142-146.
52. Orlando ER, Caroli E, Ferrante L. Management of the cervical esophagus and hypofarinx perforations complicating anterior cervical spine surgery. Spine 2003;28(15):E290-E295.
53. Lamesch P, Dralle H, Blauth M, et al. [Perforation of the cervical esophagus after ventral fusion of the cervical spine. Defect coverage by muscle-plasty with the sternocleidomastoid muscle: case report and review of the literature]. Chirurg 1997;68(5):543-547.
54. Cinotti G, David T, Postacchini F. Results of prosthesis after a minimum follow-up period of 2 years. Spine 1996;21(8):995-1000.
55. Lemaire JP, Skalli W, Lavaste F, et al. Intervertebral prosthesis. Results and prospects for the year 2000. Clin Orthop Relat Res 1997(337):64-76.
56. Shim CS, Lee S, Maeng DH, Lee SH. Vertical split fracture of the vertebral body following total replacement using pro: report of two cases. J Spinal Disord Tech 2005;18(5):465-469.
57. Bertagnoli R, Zigler J, Karg A, Voigt S. Complications and strategies for revision surgery in total replacement. Orthop Clin North Am 2005;36(3):389-395.
58. Shiraishi T, Crock HV. Re-exploration of the lumbar spine following simple discectomy: a review of 23 cases. Eur Spine J 1995;4(2):84-87.
59. Tropiano P, Huang RC, Girardi FP, et al. Lumbar total replacement. Seven to eleven-year follow-up. J Bone Joint Surg Am 2005;87-A(3):490-496.
60. Fraser RD. RE: Cauda equina syndrome as a postoperative complication in five patients operated for lumbar herniation. Spine 2001;26(21):2404-2405.
61. Shapiro S. Cauda equina syndrome secondary to lumbar herniation. Neurosurgery 1993;32(5): 743-746; discussion 746-747.
62. Jensen RL. Cauda equina syndrome as a postoperative complication of lumbar spine surgery. Neurosurg Focus 2004;16(6):e7.
63. Henriques T, Olerud C, Petren-Mallmin M, Ahl T. Cauda equina syndrome as a postoperative complication in five patients operated for lumbar herniation. Spine 2001;26(3):293-297.
64. Sasso RC, Kenneth Burkus J, LeHuec JC. Retrograde ejaculation after anterior lumbar interbody fusion: transperitoneal versus

18

retroperitoneal exposure. Spine 2003;28(10): 1023-1026.
65. Griffith SL, Shelokov AP, Buttner-Janz K, et al. A multicenter retrospective study of the clinical results of the LINK SB Charite intervertebral prosthesis. The initial European experience. Spine 1994;19(16):1842-1849.
66. Zeegers WS, Bohnen LM, Laaper M, Verhaegen MJ. Artificial replacement with the modular type SB Charite III: 2-year results in 50 prospectively studied patients. Eur Spine J 1999;8(3):210-217.
67. Tiusanen H, Seitsalo S, Osterman K, Soini J. Retrograde ejaculation after anterior interbody lumbar fusion. Eur Spine J 1995;4(6):339-342.
68. Boulis NM, Mian FS, Rodriguez D, et al. Urinary retention following routine neurosurgical spine procedures. Surg Neurol 2001;55(1):23-27; discussion 27-28.
69. Borrie MJ, Campbell K, Arcese ZA, et al. Urinary retention in patients in a geriatric rehabilitation unit: prevalence, risk factors, and validity of bladder scan evaluation. Rehabil Nurs 2001;26(5):187-191.
70. Desbordes JM, Mesz M, Maissin F, et al. [Retrospective multicenter study of prevention of thromboembolic complications after lumbar disk surgery]. Neurochirurgie 1993;39(3):178-181.
71. Dearborn JT, Hu SS, Tribus CB, Bradford DS. Thromboembolic complications after major thoracolumbar spine surgery. Spine 1999;24(14):1471-1476.
72. Kulkarni SS, Lowery GL, Ross RE, et al. Arterial complications following anterior lumbar interbody fusion: report of eight cases. Eur Spine J 2003;12(1):48-54.
73. Herbstreit F, Kienbaum P, Merguet P, Peters J. Conservative treatment of paraplegia after removal of an epidural catheter during low-molecular-weight heparin treatment. Anesthesiology 2002;97(3):733-734.
74. Wimmer C, Gluch H, Franzreb M, Ogon M. Predisposing factors for infection in spine surgery: a survey of 850 spinal procedures. J Spinal Disord 1998;11(2):124-128.
75. Hodges SD, Humphreys SC, Eck JC, et al. Low postoperative infection rates with instrumented lumbar fusion. South Med J 1998;91(12):1132-1136.
76. Weinstein MA, McCabe JP, Cammisa FP Jr. Postoperative spinal wound infection: a review of 2,391 consecutive index procedures. J Spinal Disord 2000;13(5):422-426.
77. Levi AD, Dickman CA, Sonntag VK. Management of postoperative infections after spinal instrumentation. J Neurosurg 1997;86(6):975-980.
78. Le Huec JC, Mathews H, Basso Y, et al. Clinical results of Maverick lumbar total replacement: two-year prospective follow-up. Orthop Clin North Am 2005;36(3):315-322.
79. Blumenthal S, McAfee PC, Guyer RD, et al. A prospective, randomized, multicenter Food and Drug Administration investigational device exemptions study of lumbar total replacement with the CHARITE artificial versus lumbar fusion: part I: evaluation of clinical outcomes. Spine 2005;30(14):1565-1575; discussion E387-E391.
80. Capen DA, Calderone RR, Green A. Perioperative risk factors for wound infections after lower back fusions. Orthop Clin North Am 1996;27(1): 83-86.
81. Massie JB, Heller JG, Abitbol JJ, et al. Postoperative posterior spinal wound infections. Clin Orthop Relat Res 1992(284):99-108.
82. Anielski R, Barczynski M. [Postoperative wound infections. II. Risk factors related to surgery]. Przegl Lek 1998;55(3):109-119.
83. Thelander U, Larsson S. Quantitation of C-reactive protein levels and erythrocyte sedimentation rate after spinal surgery. Spine 1992;17(4):400-404.
84. Meyer B, Schaller K, Rohde V, Hassler W. The C-reactive protein for detection of early infections after lumbar microectomy. Acta Neurochir (Wien) 1995;136(3-4):145-150.
85. Kostuik JP. Complications and surgical revision for failed arthroplasty. Spine J 2004;4(6 Suppl):289S-291S.
86. Beiner JM, Grauer J, Kwon BK, Vaccaro AR. Postoperative wound infections of the spine. Neurosurg Focus 2003;15(3):E14.
87. Viola RW, King HA, Adler SM, Wilson CB. Delayed infection after elective spinal instrumentation and fusion. A retrospective analysis of eight cases. Spine 1997;22(20):2444-2450; discussion 2450-2451.
88. Maroon JC, Abla A, Bost J. Association between peridural scar and persistent low back pain after lumbar ectomy. Neurol Res 1999;21 Suppl 1: S43-S46.
89. Ross JS, Robertson JT, Frederickson RC, et al. Association between peridural scar and recurrent radicular pain after lumbar ectomy: magnetic resonance evaluation. ADCON-L European Study Group. Neurosurgery 1996;38(4):855-861; discussion 861-863.
90. Rodgers KE, Robertson JT, Espinoza T, et al. Reduction of epidural fibrosis in lumbar surgery with Oxiplex adhesion barriers of carboxymethylcellulose and polyethylene oxide. Spine J 2003;3(4):277-283; discussion 284.
91. Alkalay RN, Kim DH, Urry DW, et al. Prevention of postlaminectomy epidural fibrosis using bioelastic materials. Spine 2003;28(15):1659-1665.
92. Wujek JR, Ahmad S, Harel A, et al. A carbohydrate polymer that effectively prevents epidural fibrosis

at laminectomy sites in the rat. Exp Neurol 1991;114(2):237-245.
93. Liu S, Boutrand JP, Bittoun J, Tadie M. A collagen-based sealant to prevent in vivo reformation of epidural scar adhesions in an adult rat laminectomy model. J Neurosurg 2002;97 (1 Suppl):69-74.
94. Robertson JT, Meric AL, Dohan FC Jr, et al. The reduction of postlaminectomy peridural fibrosis in rabbits by a carbohydrate polymer. J Neurosurg 1993;79(1):89-95.
95. Akeson WH, Massie JB, Huang B, et al. Topical high-molecular-weight hyaluronan and a roofing barrier sheet equally inhibit postlaminectomy fibrosis. Spine J 2005;5(2):180-190.
96. Gorgulu A, Simsek O, Cobanoglu S, et al. The effect of epidural free fat graft on the outcome of lumbar surgery. Neurosurg Rev 2004;27(3):181-184.
97. McAfee P, Scott-Young M, Bertagnoli R, et al. Part III: Roundtable discussion. Roundtables in Spine Surgery 2005;1(2):135-208.
98. Bertagnoli R, Schonmayr R. Surgical and clinical results with the PDN prosthetic-nucleus device. Eur Spine J 2002;11 Suppl 2:S143-S148.
99. Huang RC, Girardi FP, Cammisa Jr FP, et al. Long-term flexion-extension range of motion of the pro total replacement. J Spinal Disord Tech 2003;16(5):435-440.
100. Van Ooij A, Oner FC, Verbout AJ. Complications of artificial replacement: a report of 27 patients with the SB Charite. J Spinal Disord Tech 2003;16(4):369-383.
101. Bartels RH, Donk R. Fusion around cervical prosthesis: case report. Neurosurgery 2005;57(1):E194; discussion E194.
102. Pointillart V. Cervical prosthesis in humans: first failure. Spine 2001;26(5):E90-E92.
103. McAfee PC, Cunningham BW, Devine J, et al. Classification of heterotopic ossification (HO) in artificial disk replacement. J Spinal Disord Tech 2003;16(4):384-389.
104. Oskouian RJ, Whitehill R, Samii A, et al. The future of spinal arthroplasty: a biomaterial perspective. Neurosurg Focus 2004;17(3):E2.
105. Garcia-Alonso MC, Saldana L, Valles G, et al. In vitro corrosion behaviour and osteoblast response of thermally oxidised Ti6Al4V alloy. Biomaterials 2003;24(1):19-26.
106. Hellier WG, Hedman TP, Kostuik JP. Wear studies for development of an intervertebral prosthesis. Spine 1992;17(6 Suppl):S86-S96.
107. Mayer HM. Total lumbar replacement. J Bone Joint Surg Br 2005;87(8):1029-1037.
108. Anderson PA, Sasso RC, Rouleau JP, et al. The Bryan Cervical: wear properties and early clinical results. Spine J 2004;4(6 Suppl):303S-309S.
109. Kurtz SM, Peloza J, Siskey R, Villarraga ML. Analysis of a retrieved polyethylene total replacement component. Spine J 2005;5(3): 344-350.
110. Chang BS, Brown PR, Sieber A, et al. Evaluation of the biological response of wear debris. Spine J 2004;4(6 Suppl):239S-244S.
111. Cunningham BW, Dmitriev AE, Hu N, McAfee PC. General principles of total replacement arthroplasty: seventeen cases in a nonhuman primate model. Spine 2003;28(20):S118-S124.
112. Huang RC, Sandhu HS. The current status of lumbar total replacement. Orthop Clin North Am 2004;35(1):33-42.
113. Bono CM, Garfin SR. History and evolution of replacement. Spine J 2004;4(6 Suppl):145S-150S.
114. Link HD. History, design and biomechanics of the LINK SB Charite artificial. Eur Spine J 2002;11 Suppl 2:S98-S105.
115. Cunningham BW, Lowery GL, Serhan HA, et al. Total replacement arthroplasty using the AcroFlex lumbar: a non-human primate model. Eur Spine J 2002;11 Suppl 2:S115-S123.
116. Mathew P, Blackman M, Redla S, Hussein AA. Bilateral pedicle fractures following anterior dislocation of the polyethylene inlay of a Pro artificial replacement: a case report of an unusual complication. Spine 2005;30(11):E311-E314.
117. Scott-Young M. Strategy for revision replacement surgery. Roundtables in spine surgery. Complications & Revision Strategies in Lumbar Spine Arthroplasty 2005;1(2):23-72.

颈椎人工椎间盘置换术失败后的翻修策略

Praveen V. Mummaneni, MD San Francisco, California
Lali H.S. Sekhon, PhD, FRACS Reno, Nevada
Regis W. Haid, MD Atlanta, Georgia

19

引言

过去半个世纪以来，采用颈椎融合术治疗颈椎间盘疾病的方法已经发生了巨大的进步。随着颈前路植入物的应用，融合术的融合率可高达95%以上[1,2]。然而，颈椎相邻节段退变降低了颈椎融合术的长期临床效果[3,4]。

颈椎间盘置换术的优势在于可用来维持颈椎活动度，并且可避免或减少颈椎相邻节段的退变[5]。20 世纪 90 年代以来，出现了多种新一代人工椎间盘。为了追踪更替的每一代人工椎间盘的发展，颈椎研究组织为颈椎置换术创立了新的命名规范[6]。目前，人工椎间盘可以分为：无关节型、单关节型和双关节型。人工椎间盘材料可分为金属对金属（图 19-1）、金属对聚乙烯（即超高分子量聚乙烯）、金属聚氨酯复合材料（图 19-2）、陶瓷对聚乙烯或者陶瓷对陶瓷。椎间盘也可分为模块型（有可置换部件）或非模块型（不可置换），部分还附有锥体螺杆式固定。某些设计的人工椎间盘可促进人工生物骨组织长入假体之内或长入假体和椎体终板之间。人工椎间盘根据活动度可分为限制型、半限制型及非限制型三种。综上所述，人工椎间盘可根据以下特性分类：关节、材料、设计、固定和运动学特征（图 19-3）。

如果颈椎置换术成功，颈椎间盘疾病手术治疗的长期疗效将得以提高。然而，颈椎置换术仍存在的一些缺点需要改进。大关节成形术已报道存在人工关节的磨损、疲劳和损坏。为了减少此类问题，目前正在进行很多研究[6]。本章将探讨颈椎置换术失败后的翻修策略。

避免置换术并发症

通过注意置换手术的5个关键技术要点，外科医生可降低颈椎置换术的失败率。

首先，当放置假体时必须注意患者的体位，确保患者颈部处于正常前凸位。在手术台上患者颈椎处于后凸位或者中立位（直位）可能造成所选择的人工关节尺寸不恰当（通常偏小）。手术医生必须谨记，椎间盘置换手术的器械是按照正常颈椎前凸位设计的，不适于后凸位（图 19-4）。

第二，在神经减压过程中，双侧钩突均应充分切除。切除钩突可以使出口处神经根充分减压，避免在人工椎间盘过屈、过伸及旋转过程中对神经的挤压。

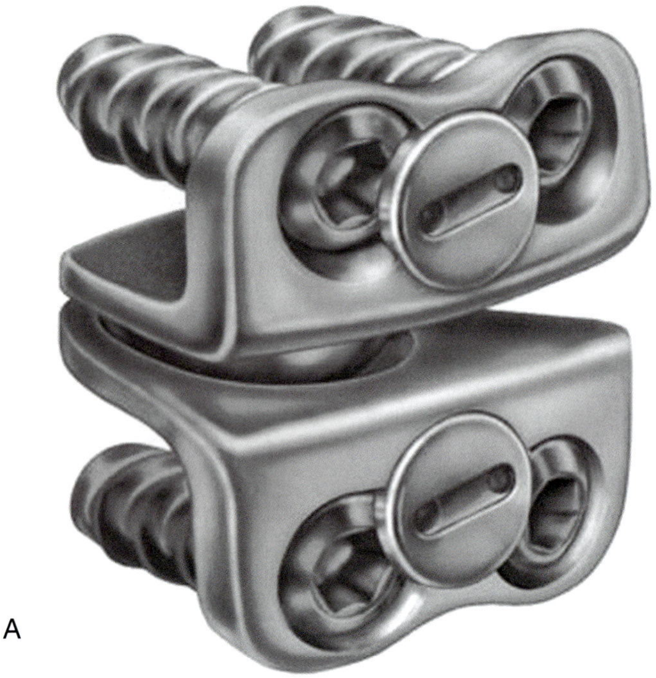

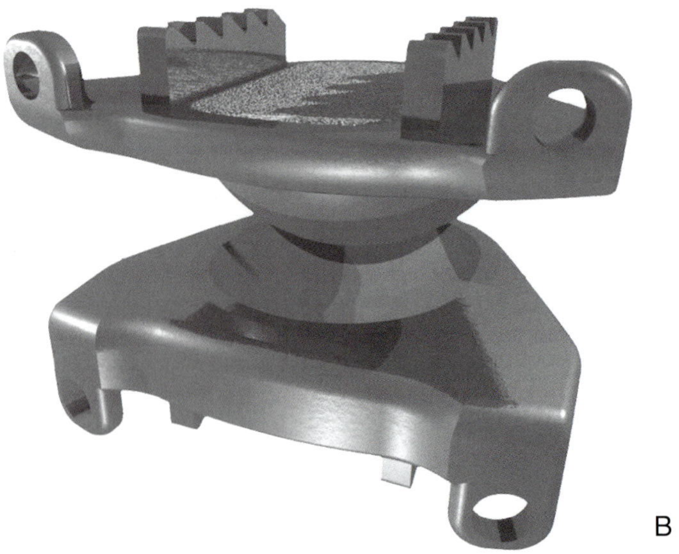

图 19-1 A. Prestige® ST 颈椎椎间盘（Medtronic Sfamor Danek, Memphis,Tennessee）；注意金属 - 金属设计，不锈钢或二氧化碳。B. 下一代金属 - 金属碳化钡低侧面：Prestige® LP 椎间盘。

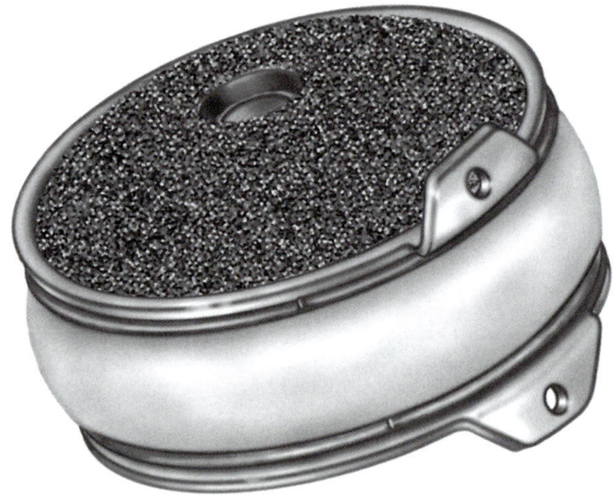

图 19-2 Bryan® 颈椎椎间盘（Medtronic Sfamor Danek, Memphis,Tennessee）金属 - 聚乙烯设计。

第三，在正确摆放体位和行椎间隙减压后，正确处理终板非常关键。在小心不伤及终板的同时，应彻底清除终板上所有的椎间盘组织碎片。椎间盘组织碎片残留会阻碍人工关节的妥善固定，引起假体滑脱。如终板受损，并被去除，可造成植入物陷入锥体松质骨。假体塌陷会导致椎间隙塌陷，造成神经根压迫和/或人工关节正常运动功能受限。对于术中终板未受损的骨质疏松患者，也有可能发生假体塌陷。所以，对于骨质情况不佳的患者（如肾衰竭患者），我们不建议实施置换术。

第四，外科医生必须注意选择适当尺寸的假体。如果尺寸过小，假体可能会移动。如果尺寸过大，假体正常活动度又将受限。

第五，假体必须植入椎间盘的中心位置（包括了冠状面和矢状面）。偏离椎间盘瞬时旋转轴放置假体，会使人工关节运动度受限或在植入后期发生移位（旁注 19-1）

旁注 19-1　颈椎置换术的关键技术要点

- 将患者颈部摆放于处于正常前凸位
- 双侧神经根充分减压
- 正确处理终板
- 选择适当尺寸的假体
- 假体必须植入椎间盘的中心位置

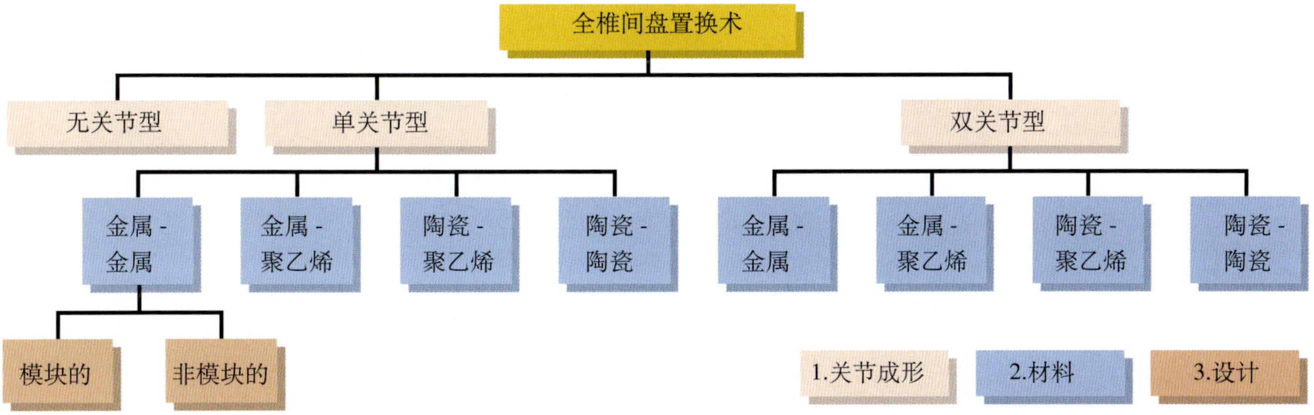

图 19-3　人工椎间盘目录。

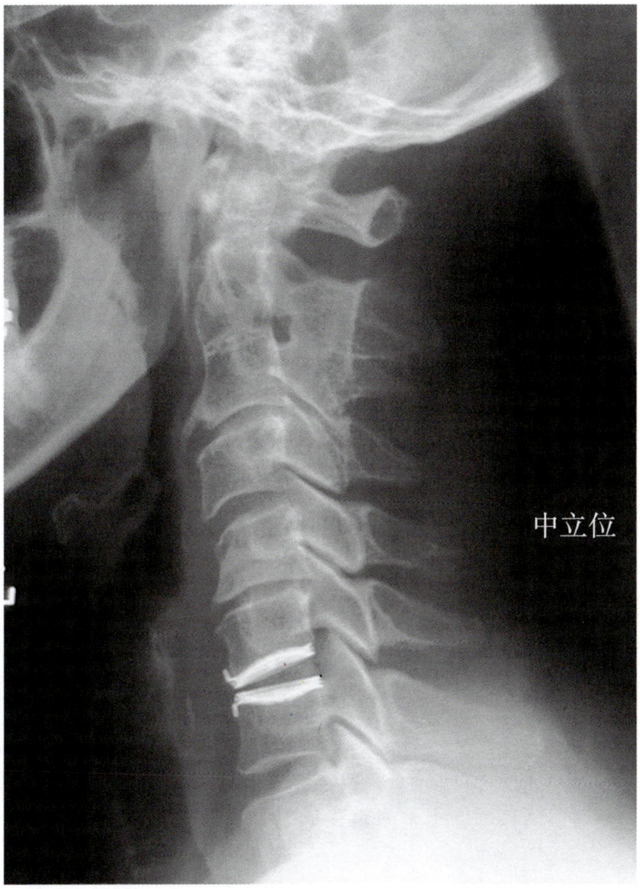

图 19-4　与半限制型器械相反，脊柱后凸成角可为采用非限制型器械失效的表现或见于术前有畸形的患者植人工假体后。该患者术前无脊柱前凸，术后出现脊柱后凸。该患者可以一直很好，但也有可能发生偏心性磨损、新发颈痛，或将来发生器械故障。

问题识别

如果颈椎置换患者术后在置换部位出现了新症状，医生必须找到问题的根源。患者的病史和体格检查可以提供一些线索。特别注意，应当检查患者颈部活动度，以发现是否存在置换节段相应的神经根病或脊髓病。有经验的医生可以通过体检确诊神经根型颈椎病，有时可行选择性神经根袖部注射予以有效治疗。如果患者有颈部疼痛，应查明疼痛的根源。医生必须弄清是肌肉痉挛性疼痛还是小关节病所致疼痛。肌肉松弛剂和理疗对肌肉痉挛性疼痛疗效好，而小关节阻滞用于小关节相关疼痛的诊断和治疗。

患者出现人工椎间盘置换相关新症状时，应行影像学检查。我们建议先行静态和动态 X 线检查，以判定假体的位置以及有无移位。如果 X 光无异常发现而患者有神经根症状，则行进一步影像学检查，比如CT、MRI或者脊髓造影。医生必须考虑植入材料对检查的影响。例如不锈钢或者钴铬合金，禁行MRI检查，在CT扫描上也会产生明显的金属伪影（图19-5）。对于不锈钢植入物，脊髓造影术是检测新发或残留椎间孔狭窄的最好方法。相反，钛材料植入物仅在 MRI 或 CT 上形成束状伪影（旁注 19-2）。

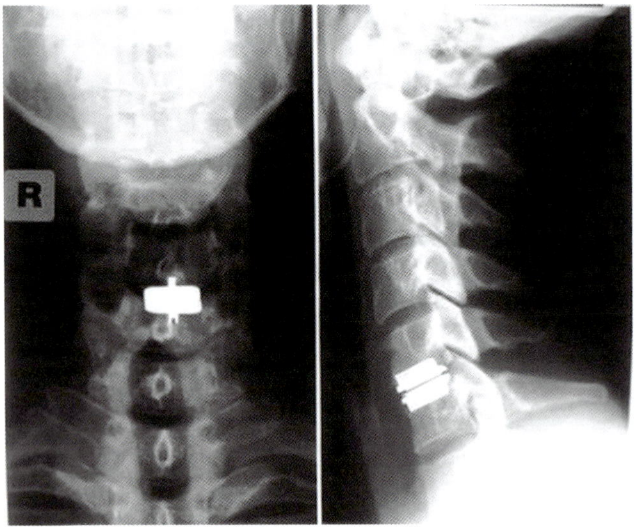

左

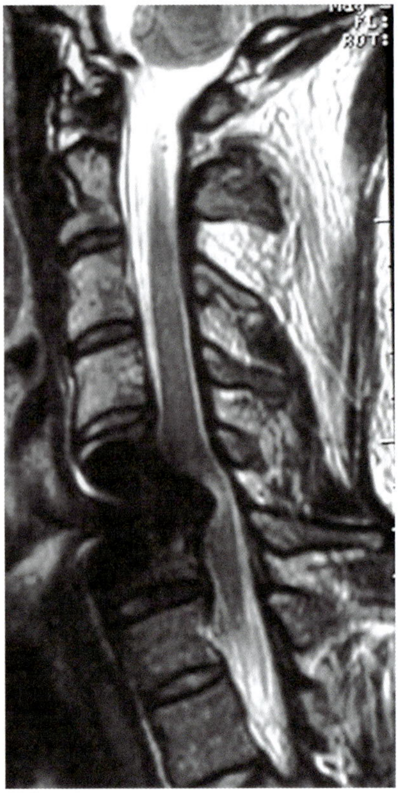

右

图19-5 该患者因颈椎神经根病成功实施了C5-C6 ProDisc-C® (Synthes，Paoli，Pennsylvania）移植。术后X线片（左侧）显示假体内大块金属。术后MR扫描（右侧）很难观察，因为假体上一大块金属伪影使手术节段和脊髓显得很模糊。

旁注 19-2　主要颈椎置换移植材料

Bryan® 椎间盘：钛和聚氨酯复合材料
Prestige® LP：钛碳化物
Prestige® ST：不锈钢或者钛碳化物
ProDisc-C®：钴铬合金 - 聚乙烯
CerviCore®：钴铬

Bryan® (Medtronic Sofamor Danek, Memphis, Tennessee); CerviCore™ (SpineCore, Summit, New Jersey); Prestige® (Medtronic Sofamor Danek, Memphis, Tennessee); ProDisc-C® (Synthes, Paoli, Pennsylvania).

翻修策略

人工椎间盘术后翻修的原因主要有四个：残余的或新发的神经根性病变、关节强硬（假体无活动度）、假体陷入终板和假体脱离椎间隙。

置换术后神经根病变

人工椎间盘置换术后的神经根性病变可能是残余的（神经根性症状和术前一样）或新出现的（对侧出现神经根性症状）。残余的神经根性症状可能与减压过程中骨赘（图19-6）或钩突关节减压不充分、假体偏心放置或植入物塌陷导致椎间孔狭窄等因素有关。对侧出现新发神经根性症状可能与假体偏心放置或者钩突关节未充分切除有关（图 19-7）。对于术后立即出现神经根性症状的患者，应进行X线检查，以确保假体不在偏心位置。如患者术后神经根性症状持续1个月以上无缓解，应再次行CT或脊髓造影术检查椎间孔的状态。如术后残留椎间孔狭窄，有三种治疗方法可以选择：非手术治疗（选择性神经根袖部注射）、再次手术行更宽泛的前路椎间孔神经减压和翻修术（换用其他人工关节或转行融合术）或者行后路椎间孔切开术。

再次经前路行人工椎间盘置换的翻修手术时，必须注意几点。第一，必须选择合适的手术入路。如从上次手术侧进入，须对原手术瘢痕进行分离。对侧入路也是可行的，但为了避免可能出现的双侧喉返神经麻痹，术前必须检查声带功能。第二，医生必须明确前次的植入物是否有增强生物性固定的涂层或表面处

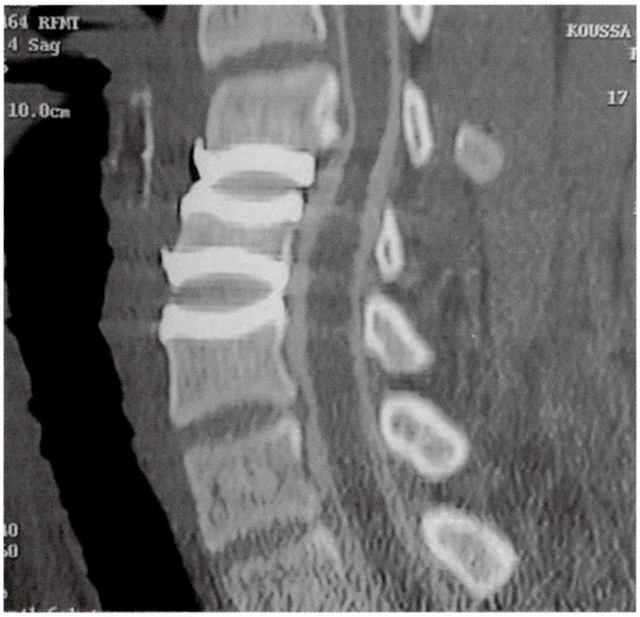

图 19-6　实施两节段 Bryan® 椎间盘（Medtronic Sfamor Danek, Memphis,Tennessee）移植患者的术后 CT，可见上方移植物上部壳的连续骨赘。

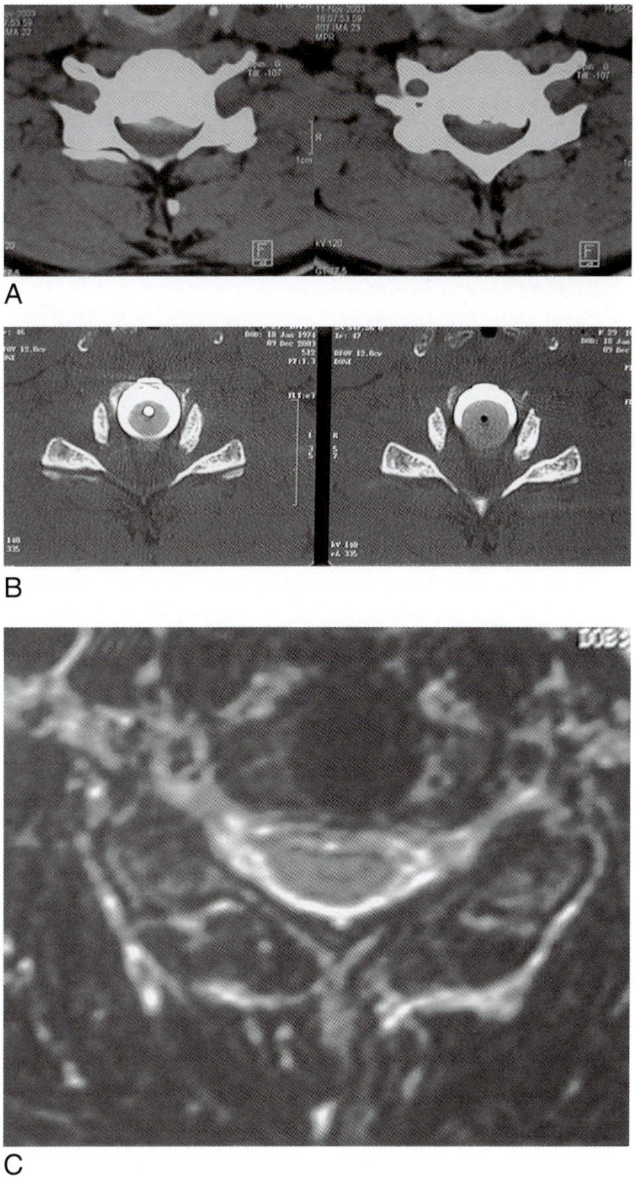

图19-7　该患者因脊椎炎性脊髓病实施了单节段关节成行形术。(A）还未完成。术后脊髓症状有所改善，但其手术节段仍有左侧 C6 神经根症状。术后 CT 扫描（B）显示，椎管减压充分但仍有椎间孔狭窄。施行了后路椎间孔切开术和左侧 C6 神经根 rhyzolysis，手术不复杂，不会引起过度活动。术后MR扫描（C）显示左侧椎间孔切开术的切除程度。

理，如多孔的可长入表面（如Prestige® LP, Medtronic Sofamor Danek, Memphis, Tennessee）或羟磷灰石涂层。这种情况下医生可能必须用特别的翻修工具——薄骨凿或者钻，去分离骨组织和金属界面。第三，医生必须注意植入物是否有额外的固定装置，如垂直固定片（如ProDisc C®、Synthes、Paoli、Pennsylvania)。如果固定极为牢固，医生必须准备进行部分锥体切除术以去除原植入物。如采用部分锥体切除，那我们建议改行关节融合术。

关节强直

人工椎间盘置换术后关节强直最常见的原因包括假体型号过大或小关节病 / 自发性融合或者代谢性疾病（如后纵韧带骨化）或者术前即无活动度（图 19-8）。一旦假体融合固定后造成关节不可移动，不论是融合还是形成稳定的假关节，则不一定需要再次翻修手术。然而，如果患者强烈要求即使再次手术也要恢复关节的运动功能，则需再次行经前路行翻修（如前所述）。

塌陷

假体塌陷较为常见，多与移植手术中终板损伤或骨质疏松有关。如塌陷后患者无症状，则无需行翻修手术。但如存在明显的脊柱后凸、植入物移位或椎间孔狭窄引起神经根性症状复发，则必须再次行前路手术。因植入物塌陷而行翻修手术时，我们建议改行融合术。为了避免再次发生塌陷问题，宜选用弹性模量低、表面积大的椎体间融合假体（如聚醚醚酮；PEEK™，Victrex，Greenville，South Carolina）[2，7]。

假体移位

如患者无症状，数毫米的假体移位可行连续影像学观察，密切随访。然而，如移位造成患者出现明显症状（吞咽困难、椎间孔狭窄引起的新发的神经根病等），应立即采用前述方法进行二次前路翻修术。因植入物移位而行二次翻修术者，除非在首次手术中选择的假体明显过小并导致移位，否则均应改行融合术。

结论

迄今为止，欧洲和澳大利亚的多项临床试验均已证明，采用颈椎活动障碍指数、前臂疼痛强度视觉类比评分以及神经学指标，与颈椎椎间盘切除融合术相比，使用金属 - 金属或金属 - 聚乙烯人工椎间盘的疗效相似或者更好[5,8-11]。

在欧洲的临床试验中，没有发现材料磨损生成大量碎片、材料疲劳伴裂痕以及灾难性的失效问题。欧洲的研究表明，人工椎间盘置换术的优势（维持活动和潜在改善临床结果）远大于其弊病（磨损碎片、材料疲劳和关节失能）。

在美国，目前已对5种人工椎间盘进行了置换术与关节融合术结局的前瞻性随机对照临床研究。其中包括 Prestige® ST，LP 椎间盘（Medtronic Sofamor

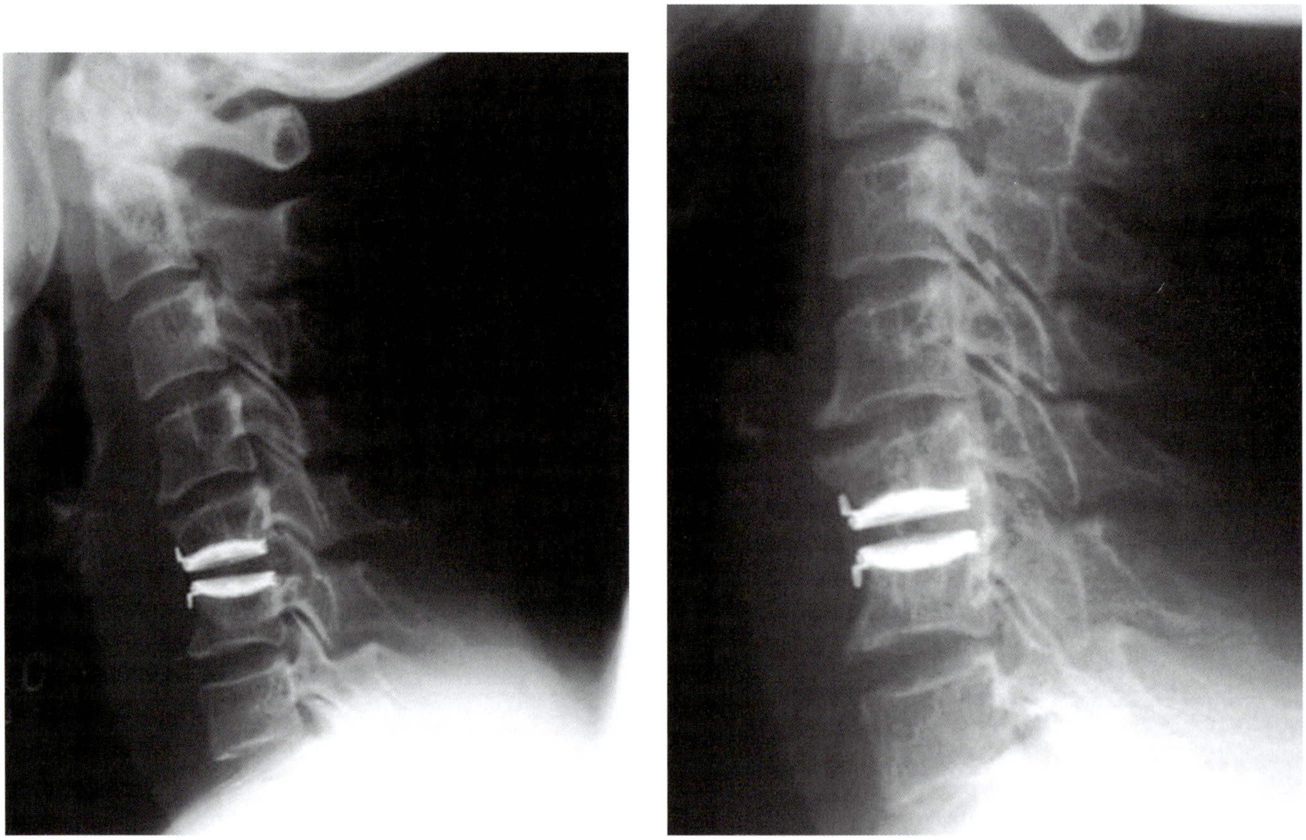

A B

图 19-8　该患者因 C6 神经根病成功实施了 C5-6 Bryan® 椎间盘（Medtronic Sofamor Danek，Memphis,Tennessee）置换。术后即刻成像显示，器械在手术层前凸成角（A）。即使已最大限度进行保守治疗且在移植17个月后经假体实施了后路融合术，仍持续项部疼痛（B）。该患者的节段性脊柱后凸归因于其本身的问题。

Danek)(图19-1)、Bryan®椎间盘(Medtronic Sofamor Danek)(图19-4)、ProDisc-C®(Synthes)、PCM™(多孔、涂层、活动)椎间盘(Cervitech, Rockaway,New Jersey)。在美国，颈椎人工椎间盘置换术的翻修很罕见[12]。我们所建议的策略在未来将有助于外科医生处置置换术失败案例。

(曹鹏译　袁文校)

参考文献

1. Kaiser MG, Haid RW, Subach BR, et al. Anterior cervical plating enhances arthrodesis after discectomy and fusion with cortical allograft. Neurosurg 2002;50(2):229-236.
2. Boakye M, Mummaneni PV, Garrett M, et al. Anterior cervical discectomy and fusion involving a polyetheretherketone spacer and bone morphogenetic protein. J Neurosurg Spine 2005;2(5):521-525.
3. Hilibrand AS, Carlson GD, Palumbo M, et al. Radiculopathy and myelopathy at segments adjacent to the site of a previous anterior cervical arthrodesis. J Bone Joint Surg Am 1999;81:519-528.
4. Matsunaga S, Kabayama S, Yamamoto T, et al. Strain on intervertebral discs after anterior cervical decompression and fusion. Spine 1999;24(7):670-675.
5. Wigfield C, Gill S, Nelson R, et al. Influence of an artificial cervical joint compared with fusion on adjacent-level motion in the treatment of degenerative cervical disc disease. J Neurosurg 2002;96(1 Suppl):17-21.
6. Mummaneni PV, Haid RW. The future in the care of the cervical spine: Interbody fusion and arthroplasty. J Neurosurg Spine 2004;2:155-159.
7. Mummaneni PV, Mummaneni VP, Haid RW, et al. Cervical osteotomy for the correction of chin on chest deformity in ankylosing spondylitis: Technical note. Neurosurg Focus 2003;14(1):e 9.
8. Cummins BH, Robertson JT, Gill SS. Surgical expansion with an implanted artificial cervical joint. J Neurosurg 1998;88:943-948.
9. Goffin J, Casey A, Kehr P, et al. Preliminary clinical experience with the Bryan Cervical Disc prosthesis. Neurosurg 2002;51:840-847.
10. Goffin J, Van Calenbergh F, van Loon J, et al. Intermediate follow-up after treatment of degenerative disc disease by the Bryan Cervical Disc Prosthesis: Single-level and bi-level. Spine 2003;28:2673-2678.
11. Sekhon L. Cervical arthroplasty in the management of spondylotic myelopathy. J Spinal Disord Tech 2003;16(4):307-313.
12. Mummaneni PV, Stachniak J, Ceola W, et al. Prestige ST Cervical Disc 4 Site IDE Pooled Data. Platform Presentation. International Meeting on Advanced Spine Techniques. Banff, Canada. 2005.

19

全腰椎间盘置换术的翻修策略

20

John Peloza, MD Frisco, Texas

引言

在腰背痛的治疗方法中，全椎间盘置换术（TDA）是一项令人振奋的治疗选择。欧美食品药物管理局的调查研究性器械豁免资料表明，无论采用哪种假体，全椎间盘置换术都取得了良好的疗效。本章将阐述全腰椎间盘置换术手术失败对患者造成的后果。与之前手术失败的患者相比，这些患者的病症较特殊却又常见，具有更大的挑战性。随着全椎间盘置换术失败病例的增多，我们对于手术失败的原因以及翻修的方法也了解得更多。本章所表述的概念来自一些脊柱学相关文献、众多脊柱与血管外科医生的个人经验总结以及回顾 TDA 翻修过程所得出的建议。TDA 翻修指南的制定工作正在进行中，并且需要不断地改进。理解腰椎 TDA 面临的挑战将会有助于我们获得安全满意的临床疗效。

腰椎间盘置换术失败的原因

像其他所有脊柱手术一样，TDA 手术失败的原因很多。TDA 手术失败可以分为手术技术成功但疼痛持续存在和手术技术失败两种，还可以进一步分为早期和晚期失败。

要理解为什么从技术角度讲手术成功了但疼痛依然存在，我们必须先要了解 TDA 手术的适应证和禁忌证。由于退变性椎间盘疾病可以发生在多个腰椎节段，而且每个节段退变的严重程度也不同，所以必须对每个运动节段进行分级。但由于受到诊断性检查水平的限制，分级有时很困难。分级需要详细询问病史、体格检查、影像学检查、诊断性注射药物和椎间盘造影。在那些疼痛源自单个椎间盘（前柱）、其余运动节段相对正常且腰椎无手术史的身心健康患者，TDA最容易成功。患者对于疼痛所能缓解的程度、医生诊断能力的有限性及假体的缺点，必须要有一个理性的认识。患者也必须理解，我们对于假体的设计/功能、材料的磨损、人体对于运动的反应及持续性退变等问题的认识是有限的。腰椎 TDA 可以应用于多个节段，应用于有后路减压/椎间盘切除手术史的患者，应用于已融合部位的邻近节段，但这些情况会增加疗效欠佳的风险[1,2]。

能够从 TDA 获益的典型病例是那些具有严重的、顽固性致残性下腰痛而不伴有或仅有轻度下肢痛的患者。如果伴有下肢痛，这是一种牵涉痛，疼痛持续6个月以上并且积极的保守治疗无效。体格检查有疼痛和活动度减少（通常是屈曲活动）的阳性体征，对后方结构施加压力会使患者感到舒适，手法检查骨盆和骶髂关节结果为阴性。腰椎触诊常有典型的压痛。其余肌肉骨骼系统的检查，特别是髋关节及双下肢检查，均为阴性。

脊柱的影像学检查从腰椎的X线片检查开始，包括前后位、站立侧位、过伸过屈位和斜位片。通过这些X线片来估量椎间盘的高度、骨赘、小关节病、峡部裂、脊柱前移、不稳定程度、畸形、骨密度和术前的脊柱活动度。如果椎间盘的退变非常严重，以致在过伸过屈位片的活动度消失，那么TDA术后也不会有活动度。如果存在骨密度降低的问题，那就需要作双能X线吸收测定（DEXA）。磁共振（MRI）是诊断退变性疾病的最佳筛查方法。病理学改变应该局限于前柱（即椎间盘），而椎管及后柱结构相对正常。大多数研究者提倡术前做激惹CT/椎间盘造影实验来诊断产生疼痛的椎间盘，其中的CT检查对于进一步评估狭窄及小关节病很有帮助。另外，诊断性注射有助于排除对TDA造成不良影响的其他病理学改变。

腰椎TDA的禁忌证比适应证更多。后柱病变如脊柱滑脱、脊柱前移、手术导致的不稳定、畸形、严重的小关节病都是禁忌证。小关节病的严重程度没有明确的限定，不过轻度的关节病（I和II度）似乎是可以接受手术的，特别是采用半限制型球窝关节设计的假体时[3]。然而，如果术前就存在小关节源性的疼痛（可由小关节和神经中支阻滞确定），那么术后很可能仍然存在。椎管狭窄（中央、侧隐窝、椎间孔）和突出的髓核（脱出、游离碎片），也是单纯全椎间盘置换术的禁忌证。骨质疏松是最重要的禁忌证之一，因为受损的骨质无法支撑这些巨大的假体。除此之外，还有许多其他禁忌证，如感染、肿瘤、代谢性骨病、肥胖、蛛网膜炎、慢性疼痛综合征、精神障碍及所有前路脊柱手术的禁忌证[1,2]。

技术上的失败可以由手术技巧或假体失败引起。必须有脊柱前路手术（腹膜后及经腹膜）的经验，以保证在获得充分的椎间隙手术视野的同时，尽量减少手术显露相关并发症。将假体放置在最佳位置非常关键，这样可以最大限度减少假体、运动节段的其他结构和邻近的运动节段的下陷、移位、脱位、偏心性磨损。McAfee、Tropiano和van Ooij研究了假体失败与Charité™（DePuy Spine, Raynham, Massachusetts）假体、ProDisc®（Synthes, Paoli, Pennsylvania）假体初始位置之间的关系，证明不理想的初始位置可导致不理想的结果[4-7]。

前路手术的并发症在相关文献中都有很详细的描述[8]，最严重的并发症是血管损伤。多数血管损伤发生在L4-L5节段水平[9]。在L4-L5节段左髂腰静脉和腔静脉损伤的风险最大，而L5-S1节段髂静脉易受损伤。动脉因为血管壁较厚、术中易被发现以及毗邻于静脉，因而损伤较少见，如果既往有前路手术史、腹膜后手术史、感染、放疗史，血管损伤风险更大。其他血管损伤包括动脉血栓和深静脉血栓[10-13]。大多数手术小组会使用一名血管外科医生以减少与手术入路有关的并发症发生。

神经损伤可以由锐性分离或暴力牵拉所致。如果交感神经干受到损伤，患者会出现交感神经切除综合征（同侧下肢水肿、皮温升高，对侧下肢皮温相对较低）。腰肌牵拉过度或损伤可以导致神经根或丛的损伤，引起明显的下肢功能障碍[13]。交感神经源性（上腹下丛）的泌尿系损伤可以引起逆行射精（0.1%～5.0%），骶前副交感神经丛损伤可导致男性性无能（0.44%）和女性排尿功能障碍[11,14,15]。

在手术暴露及准备椎间隙植入床的过程中还可能导致特定的神经系统损伤。手术节段的椎间盘髓核可被推入椎管导致神经压迫或受损，椎间盘上下椎体后缘的骨赘或骨皮质也会发生骨折并移位到椎管内导致神经根受损。如果在术中准备终板的时候不切除先前存在的骨赘，它们可能会在术后引起狭窄及放射痛。由于必须对后方软组织作松解，这样可能损伤硬膜外血管引起硬膜外血肿，或撕裂硬膜引起脑脊液漏。

有关内脏并发症常见于经腹膜入路，包括术后回肠梗阻和结肠梗阻[16,17]。腹膜后入路手术也会出现这些并发症，除非术中侵及腹膜，一般较少见。腹膜后入路术中需注意保护输尿管，可能会由于锐性分离或牵拉导致内膜损伤或撕脱。其他由于手术入路导致的并发症包括切口疝、腹壁薄弱、血肿和感染[18]。

假体失败

所有的脊柱假体都有可能发生故障，这些故障可能与骨植入体的固定、假体周围骨质破坏、材料磨损、假体引起的周围软组织破坏有关。

各种假体的寿命都取决于骨质与假体之间的固定。幸运的是，含多孔涂层（羟基磷灰石或钛金属涂层）的腰椎间盘假体与骨的整合（49%，±9%）要明显优于四肢骨骼不含涂层的假体（10%~30%）[19,20]。美国现行的Charité™假体（2005）没有多孔涂层，周围骨质无法长入金属，其他的 TDA 假体都有多孔涂层设计。所有的 TDA 假体初始稳定性来自于纤维环的韧带整复术产生的压力。Charité™ 和 FlexiCore®（Stryker Howmedica Osteonics, Allendale, New Jersey）人工椎间盘依靠钉状突起固定于终板[21,22]。FlexiCore® 假体具有圆顶形设计的终板可以进一步增加初始固定的强度。ProDisc® 和 Maverick™（Medtronic Sofamor Danek, Memphis, Tennessee）假体依靠韧带整复术、压配（press fit）及中线脊状突起固定于骨质，这一设计被证明是稳定的。现在并不提倡通过螺钉固定假体与椎体，因为终板的骨质太薄，而且椎体内疏松的骨质会破坏螺钉固定的强度。最后，假体金属终板必须与椎体终板的环形突起衔接以防止下陷（图 20-1）。

所有人工椎间盘都设计了多种不同的终板尺寸和椎间盘高度，这是为了与椎体终板接合，并使韧带整复，来保持最初的稳定。如果植入物发生塌陷，那么不仅骨固定松动，韧带的固定作用也一样发生松动。植入物 / 脊柱功能单位（functional spinal unit, FSU）发生塌陷，其活动范围就会改变。同时也会改变作用于手术节段椎间小关节的应力和相邻 FSU 节段的结构。如果植入物与骨面的固定强度不够的话，那么金属植入物就会在术后早期或晚期发生半脱位（向前或向后）或脱位（图20-2，20-3，20-4）。植入物与骨面固定失败也会导致植入物松脱，尤其是环壁的牵张和随时间推移而出现的微动（图 20-5）。植入物松脱常会引起疼痛。

材质磨损是引起植入失败的确定的机制。

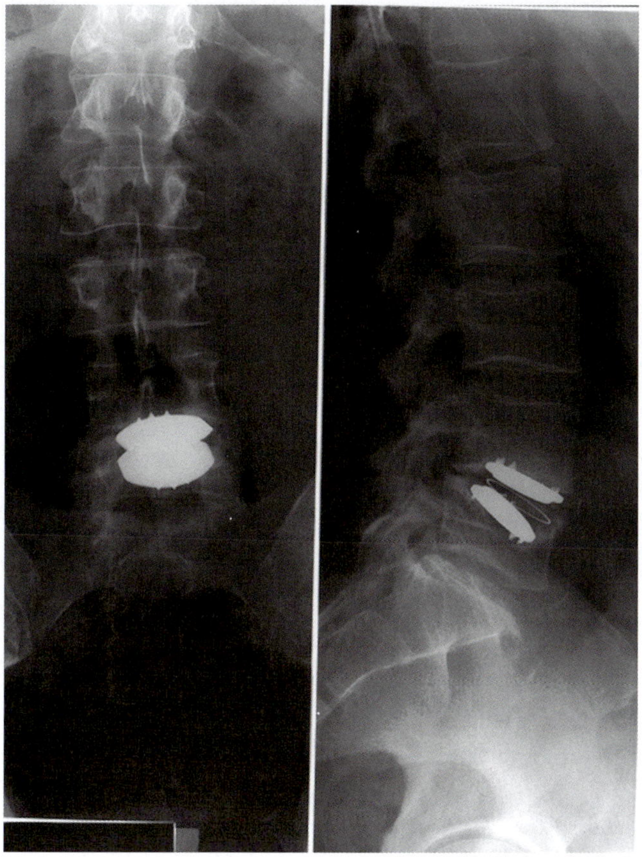

A

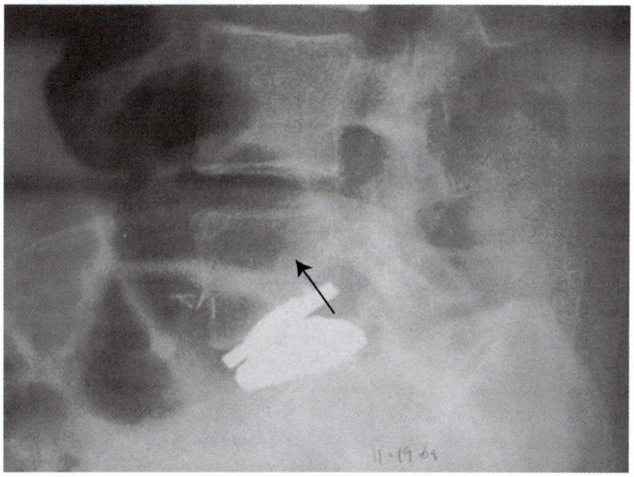

B

图 20-1　腰椎 TDA 假体的下陷。A.前后位及侧位X线片，Charité™（DePuy Spine, Raynham, Massachusetts）假体陷入 L4 和 L5 终板；B.侧位 X 线片，FlexiCore®（Stryker Howmedica Osteonics, Allendale, New Jersey）假体陷入 L5 椎体。

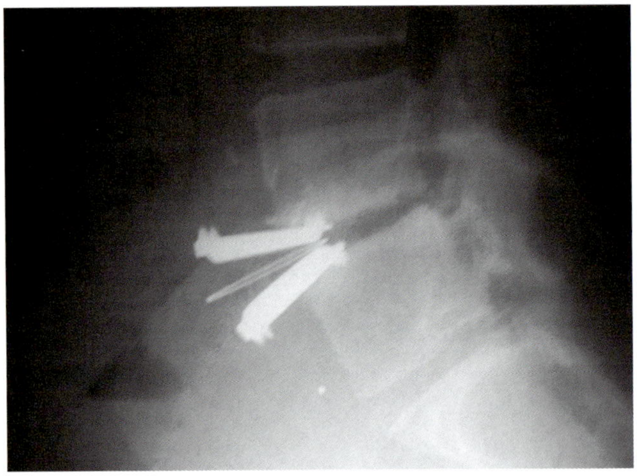

图 20-2　术后 4 周 Charite™（DePuy Spine, Raynham, Massachusetts）假体前脱位，前后位 X 线片。

Charite™ 和 ProDisc® 是金属 - 聚乙烯关节，而 Maverick™ 和 FlexiCore® 是金属 - 金属关节。因为脊柱不是一个滑膜关节，运动范围比滑膜关节小，负重机制与髋关节及膝关节不同，故在理论上，已被认为是一个受保护的环境。不过，进行脊柱关节成形术的患者平均年龄显著小于进行髋关节或膝关节置换的患者，因此，随着运动负荷要求的提高，脊柱植入物的使用寿命应维持更长时间[23]。

文献中全髋关节取出研究对于预知人工椎间盘外面的磨损很有帮助。典型的金属 - 聚乙烯人工髋关节每年大约会有 43 ~ 135 立方毫米的聚乙烯衬垫磨损碎屑。金属 - 金属髋关节置换术每年大约形成 5 立方毫米的金属碎屑。金属 - 金属 Maverick™ 人工椎间盘检测的模拟磨损年限为 31.5 年，产生 12 ~ 14 立方毫米（每年约 0.40 立方毫米）的碎屑。在 31.5 年期间，金属 - 金属人工髋关节预计每年会产生 157 立方毫米的碎屑，而金属 - 聚乙烯人工髋关节预计每年会产生 1300 ~ 4500 立方毫米的碎屑。因此，在一个“31.5 年”的年限期间，金属 - 金属 Maverick™ 人工椎间盘每年产生的碎屑只相当于金属 - 金属人工髋关节

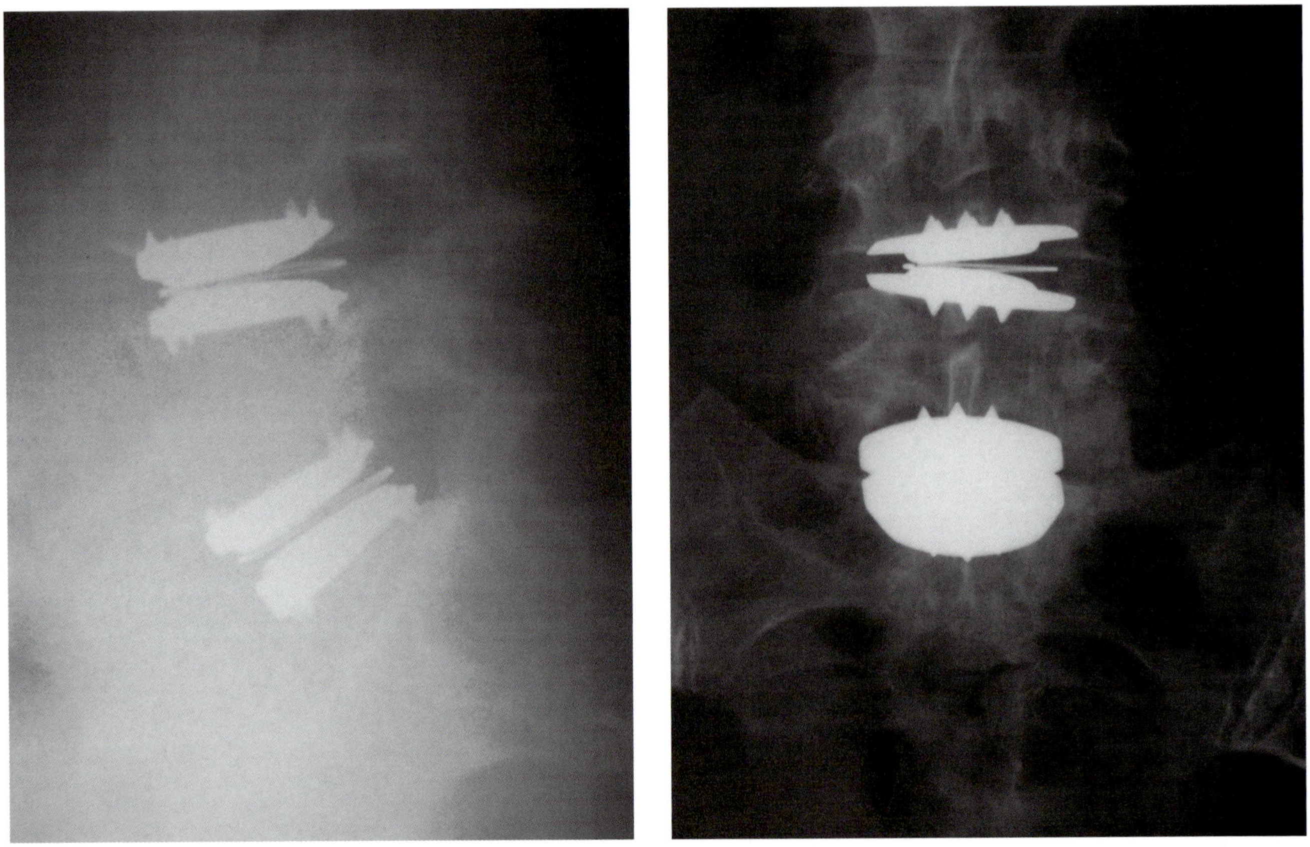

A　B

图 20-3　由于骨质疏松导致的骨损伤及假体故障。A. 术后即刻发生假体陷入 L5 上下终板，侧位及前后位 X 线片；B. 术后即刻发生假体陷入 L5 上下终板，侧位及前后位 X 线片。

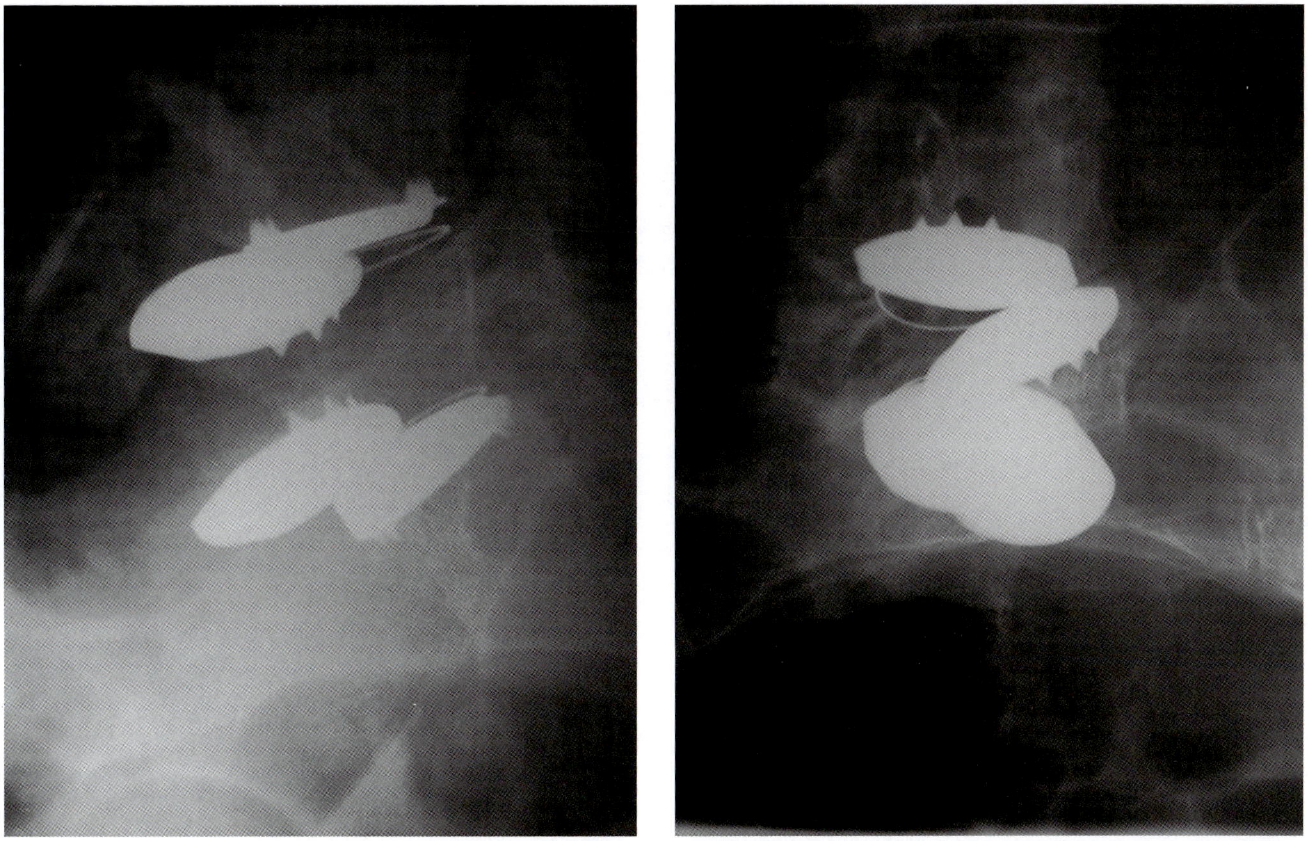

C D

图 20-3（续） C. 术后 2 周侧位及前后位 X 线片，患者主诉严重的下腰痛伴假体脱位及 L5 椎体骨折；D. 术后 2 周侧位及前后位 X 线片，患者主诉严重下腰痛伴假体脱位及 L5 椎体骨折。

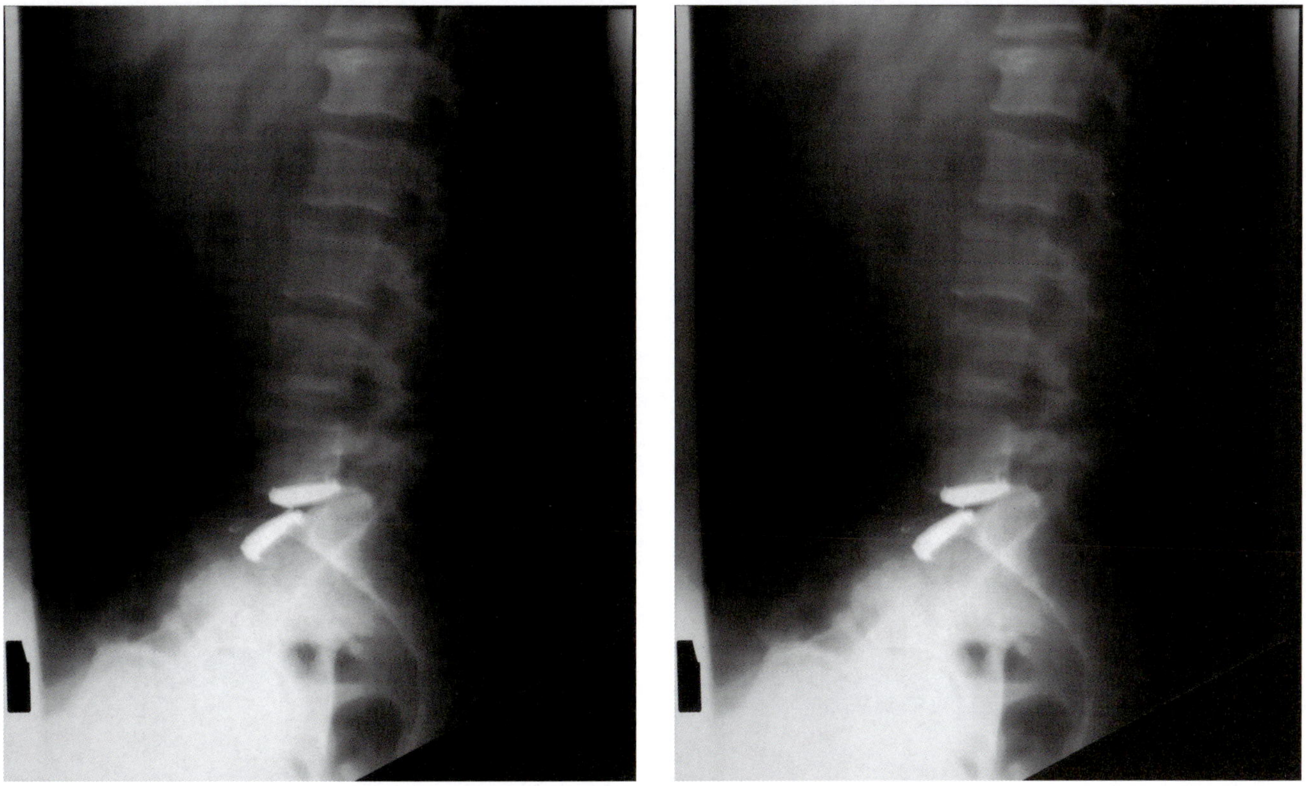

A B

图 20-4 术后侧位 X 线片，由于术前未发现脊柱前移导致的术后假体故障。

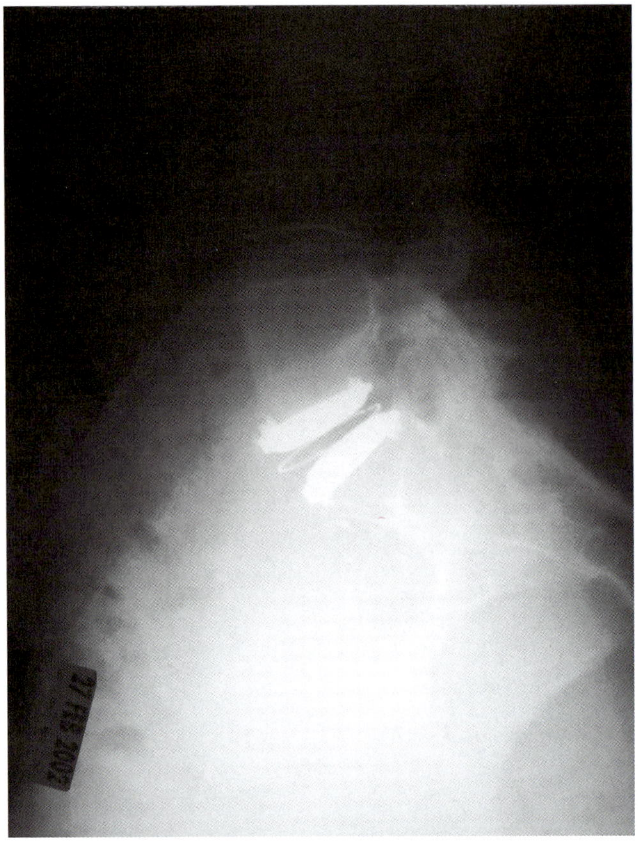

图 20-5　L5 与 S1 终板间假体松动的侧位 X 线片。

的 9%，相当于金属 - 聚乙烯人工髋关节的 0.3% ～ 1.0%[24]。这些数据是基于模拟情况得出的，无法证实，但也能提高我们对于不同材料磨损特征的认识。

幸运的是，现在我们从失败的全椎间盘置换术中收集了取出的植入物。目前，有 9 个 SB Charite™III（Waldemar Link GmbH & Co, Hamburg, Germany）的植入物已经在研究，这些植入物都是取自术后2～12年的病例。在所有这些病例中，已有证据证实，人工椎间盘的聚乙烯髓核圆顶处出现擦伤，边缘出现机械性裂缝（图20-6，20-7）。另外，在更长时间取出的植入物中，有证据表明植入物材料出现了氧化退变。这类似于在全髋关节置换术中金属-聚乙烯髋臼组件中发生的情况。在一些更长时间的病例中，还阐释了针对吞噬的聚乙烯碎片发生的严重巨噬细胞炎症反应。这些原因共同导致了骨溶解，当时其中有3例这样的报道（图 20-8）。还有过聚乙烯中心金属线固定失败的病例，伴有聚乙烯材料裂缝（图 20-9）。在植入物

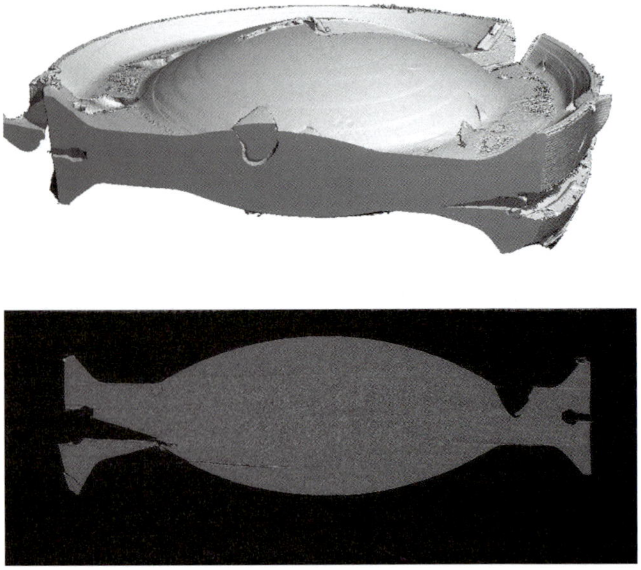

图 20-6　聚乙烯核的显微 CT。A. 植入 2 年 11 个月后三维重建显示边缘破裂，圆顶部凹陷；B. 同一假体的切片显示横断性破裂。

与椎骨之间没有很重要的金属固定物与其固定。我们取回了一个置换失败的Maverick™的人工椎间盘，失败原因为继发椎间隙塌陷和并发神经根压迫。在该病例中，植入物与骨面愈合和固定都极佳，无可评估的金属磨损和碎屑（图20-10）。通过对非摩擦表面进行分析，发现存在一种包括不活泼氧化物保护层的生化反应。这证明其为一种滑液样组织液。因此，脊柱可能并非受保护的环境[25，26]。

在一些金属-聚乙烯假体中存在聚乙烯破坏的迹象。上下两侧金属板间的椎间高度降低表明聚乙烯核变薄或脱位（图20-11）。Charité™假体上金属标记线的破裂是聚乙烯核被破坏的特征性病理表现。CT 扫描图像上出现假体前方钙化时，可能提示聚乙烯核受到破坏或是发生了生物学反应[6,7]。

后方结构损伤

所有的人工椎间盘置换术都会增加手术及邻近节段FSU后方结构的压力负荷，但不同的假体设计类型所增加的负荷量也不同。非限制型假体（如 SB Charité™假体）会显著增加过伸过屈及旋转活动时小

A

B

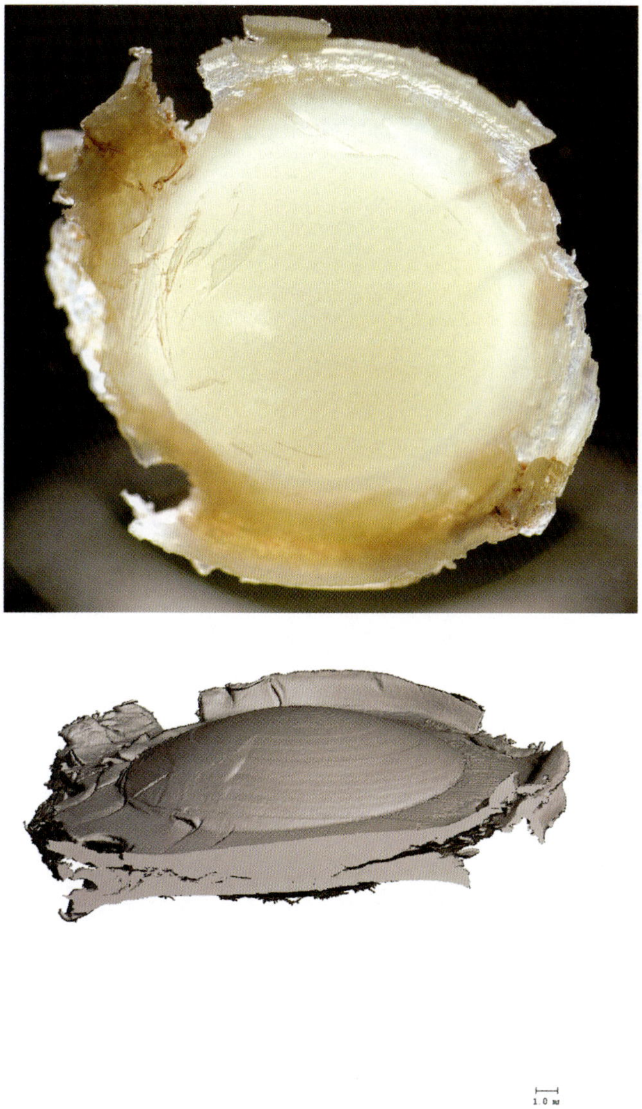

图 20-7　回收的人工椎间盘说明聚乙烯核损坏。照片（A）和显微 CT（B）三维重建显示终板和横断性破裂。

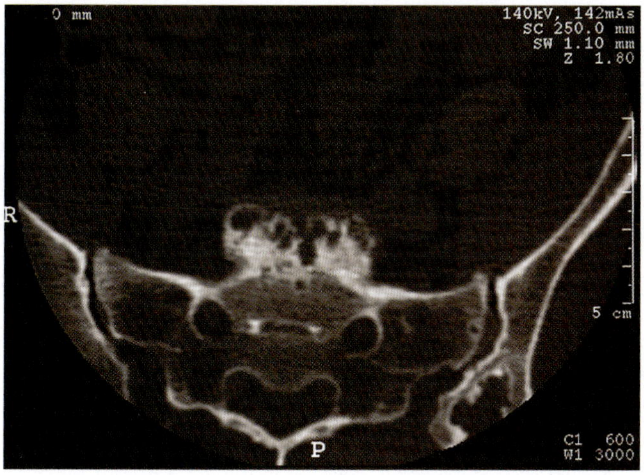

图 20-8　轴位 CT 扫描显示 TDA 术后骶骨骨质溶解。

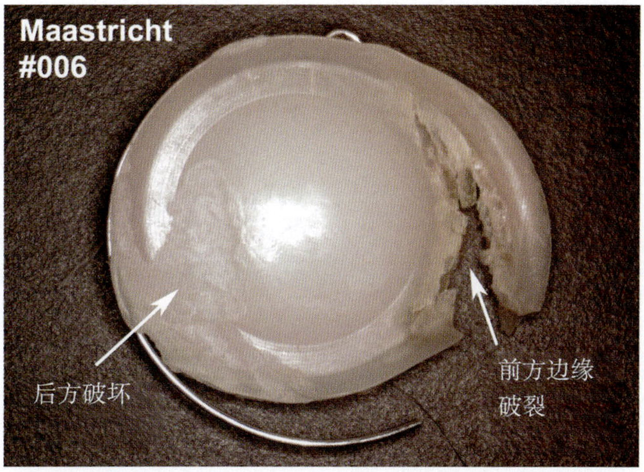

图 20-9　聚乙烯核金属标志线损坏伴聚乙烯核破裂。

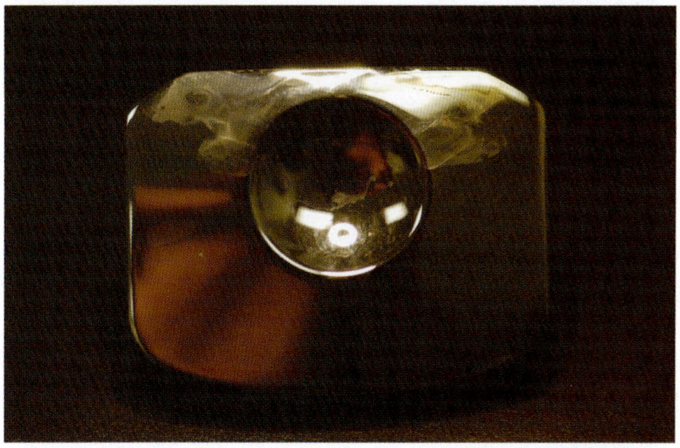

图20-10　Maverick™（Medtronic Sofamor Danek, Memphis, Tennessee）金属 - 金属假体没有磨损的迹象。这种假体在非负重面有抗氧化涂层。

关节的压力负荷（图20-12）[27,29]。半限制型球窝关节假体（如 ProDisc®, Maverick™ 假体）会增加后方结构的压力，增加的程度主要取决于假体与FSU的瞬时旋转轴（IAR）之间的位置关系[28,29]。虽然旋转瞬轴的概念很难描述，但可以认为它是单独一个点或是一个小椭圆，在正常的运动节段中移位很小，发生退变后移位增大。瞬时旋转轴位于运动节段下方终板的后 1/3 处[28,29]。限制型假体（如 FlexiCore® 假体）的设计可以模仿正常运动节段的 IAR。目前还没有 FlexiCore® 人工椎间盘置换术后后柱磨损的实验或临床数据。最后，如果假体的理想位置出现任何的偏差，无论是初始位置（术中放置）或术后位置（下陷、半脱位、脱位），则所有手术的运动节段及邻近运动节段的应力都将明显改变[6,7]。

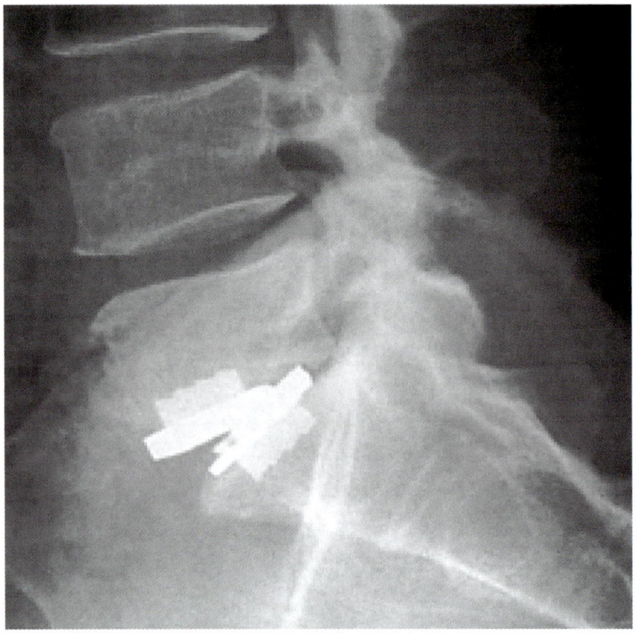

图 20-11　全椎间盘置换术后 4 个月出现聚乙烯核脱位，侧位 X 线片。

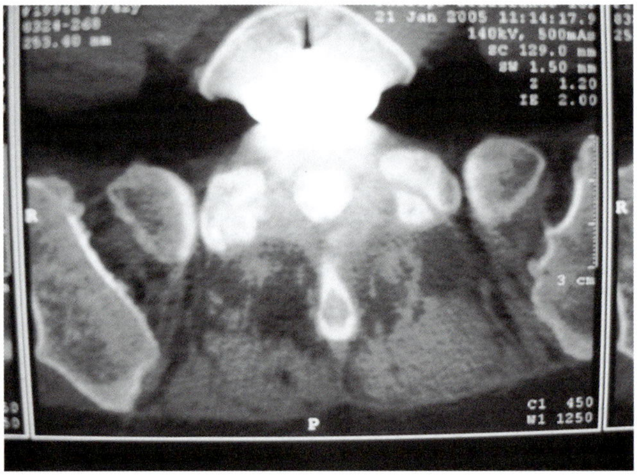

图 20-12　带突起人工椎间盘置换术后出现明显的小关节病。

有几个关于SB Charité™假体的临床报道。荷兰的van Ooij报道了SB Charité™人工椎间盘置换术的长期随访结果[6,7]。据他的描述，35%患者的手术及邻近运动节段的小关节有明显的退变。后方结构的退变及增生肥大可以导致椎管狭窄（侧隐窝、中央型、椎间孔），如伴有假体下陷和不稳也会加重狭窄。van Ooij的报道中超过50%的患者出现了明显的狭窄。根据LeMaire报道的术后平均51个月的随访结果，Charité™人工椎间盘置换显示了良好的疗效，但造成了小关节的退变和疼痛[27]。柏林Charité医院的Putzier等报道了17年来56%的失败率，这些患者普遍存在手术节段及邻近运动节段小关节的退变。Putzier报道的病例中最好的结果是由于异位骨化导致最后自发性融合[30]。Heim报道了1例植入Charité™假体3个月后发生双侧椎弓根骨折的病例（图20-13），他将椎弓根骨折归咎于前方假体的不稳定对后方结构产生了过量的压力，从而导致骨折[31]。目前还没有关于ProDisc®、Maverick™或FlexiCore®人工椎间盘置换术后导致后方结构损伤的报道。

翻修策略

医生对TDA失败的患者进行评估，不能做任何假设，必须复习术前的病史、体格检查、影像学检查、诊断性注射以及椎间盘造影的结果。另外，对手术报道、术后恢复情况、手术反应和物理治疗反应的回顾也很重要。接下来，着手建立新的完整病史、体格检查和诊断。常规的X线片检查对估计假体位置、活动度、后方结构及邻近运动节段的稳定性是必须的，包括标准前后位、标准侧位、过伸过屈位片。荧光透视检查和X线电影照相术可以用来评估活动度。MRI扫描可以帮助评估邻近节段的情况，但是在金属假体平面，由于图像质量明显下降，对评估的意义不大。CT/脊髓造影有助于判断神经受压情况，但是由于图像质量下降使得判断较困难，而且往往无法评估骨质与假体之间结合程度。通过冠状位、矢状位、轴位薄层重叠CT扫描可以显著提高图像的分辨率。诊断性阻滞（例如选择性神经阻滞，小关节阻滞、骶髂关节阻滞）对判断症状、影像学检查和疼痛发生之间的关系很有帮助。椎间盘造影可用来评估邻近椎间盘的情况。

翻修指南

以下的讨论假设患者没有心理及疼痛行为问题，积极的保守治疗无效，强烈要求手术。翻修指南的制定工作还在进行中，其中提出的建议得到了文献回顾、病例报道、个人经验、TDA翻修术中讨论结果的支持[32,33]。

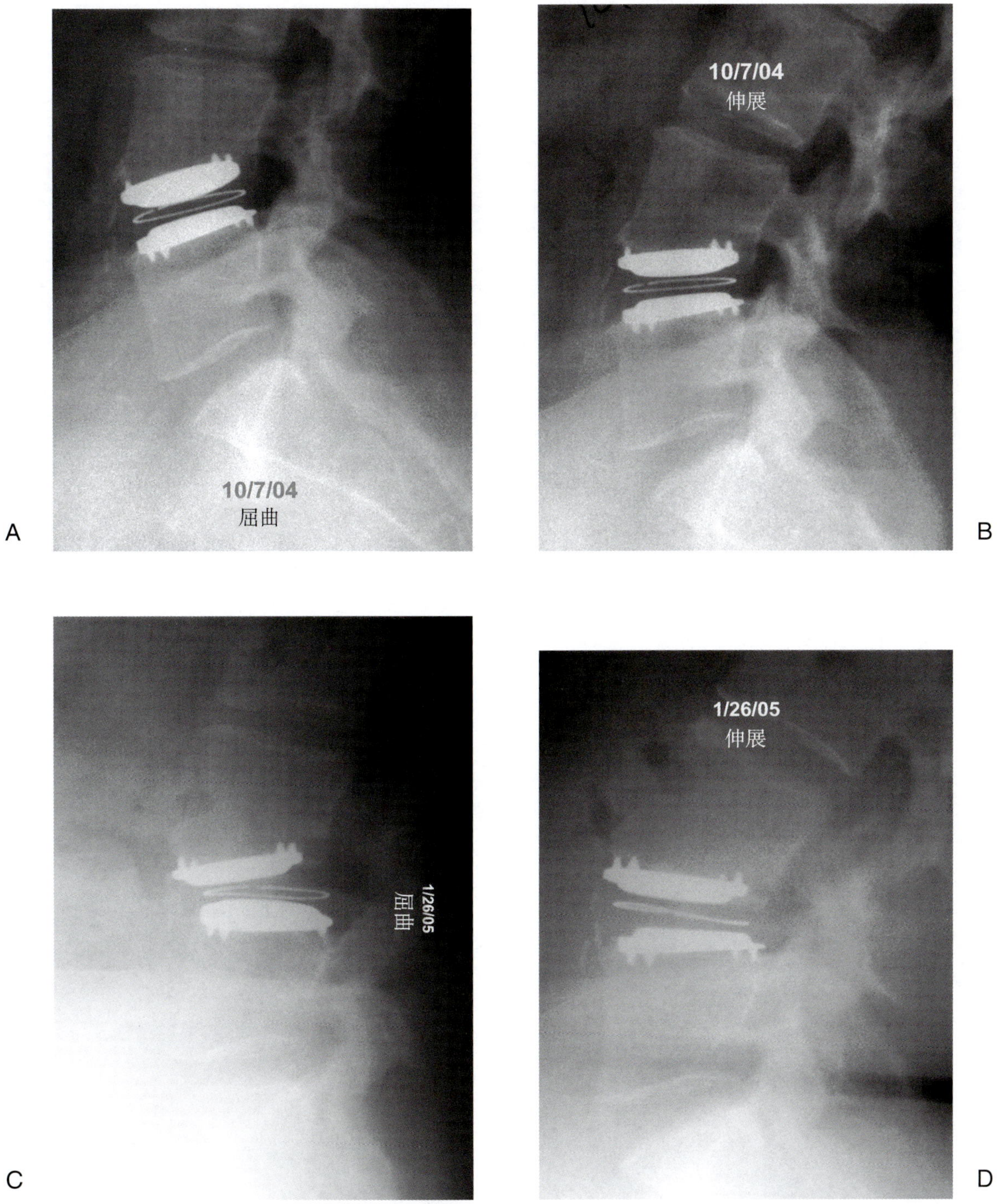

图20-13 后方结构损伤：双侧椎弓根骨折。A. 后方结构损伤：双侧椎弓根骨折；B. 术后不久假体陷入L4终板，过伸过屈位X线片（C）；术后不久假体陷入L4终板，过伸过屈位X线片（D）（待续）。

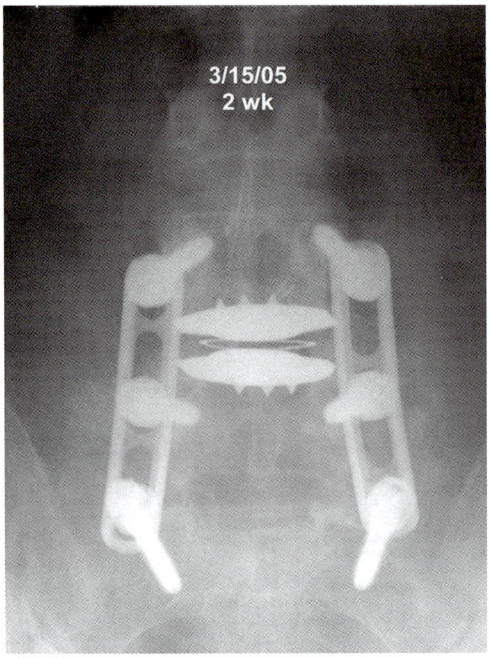

E

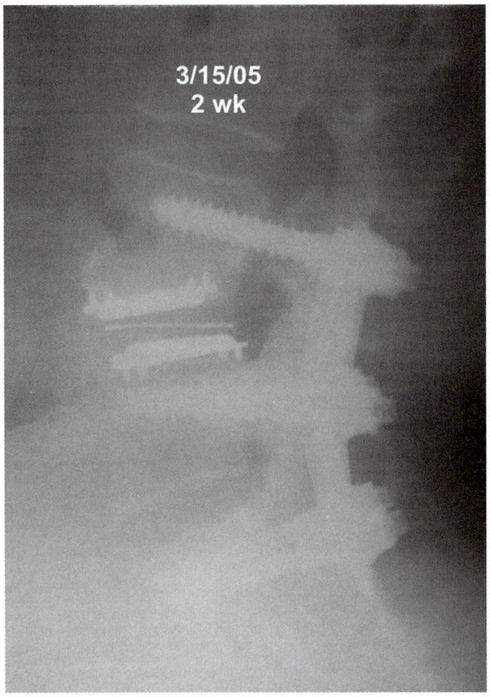

F

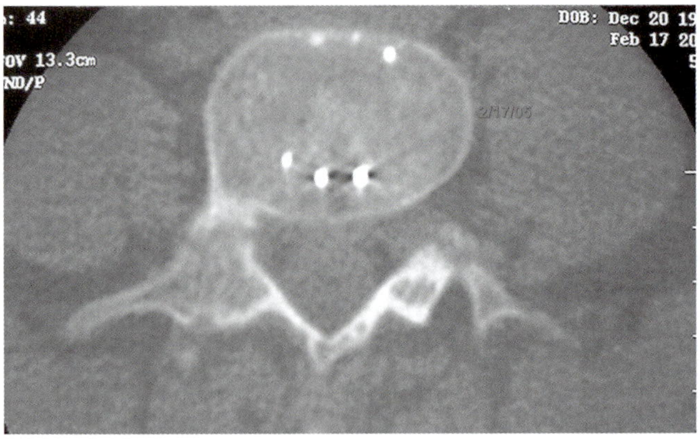

G

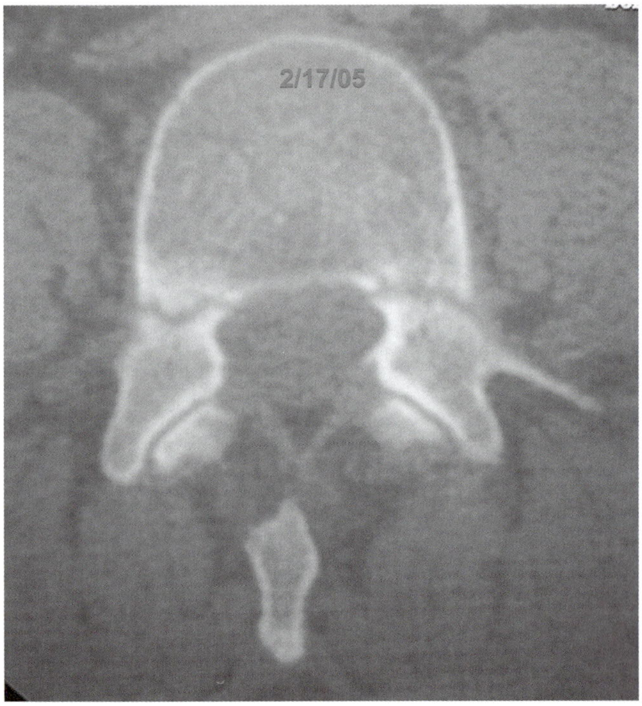

H

图20-13（续） 后方结构损伤：双侧椎弓根骨折（E,F）；术后不久假体陷入 L4 终板，过伸过屈位 X 线片（G,H）。

方案 1：假体本身没有问题

按照上文提到的步骤建立诊断。如果邻近的节段存在问题，则对邻近节段进行重新分级，将其作为一个独立的病变部位。如果疼痛原因不明，可以继续观察病情并对症处理疼痛；也可以假定疼痛由假体松动/故障所引起，进行后路刚性内固定融合。如疼痛是由小关节引起，则进行小关节神经根切断术[34,35]或后路刚性内固定融合[4,5,36]。如果有以前没有发现的峡部裂、脊柱前移、椎弓根骨折，则行后路刚性内固定融合术。将来我们也许可以用后路动态内固定，但目前它们的作用不十分明确。

方案 2：有神经症状或神经损害，假体本身没有问题

下肢痛是 TDA 术后常见的并发症，但通常是暂时性的。Dickerman 曾经独立报道应用 ProDisc® 假体时出现这一情况，它与椎间隙的过度分离有关。对于这种情况，他主张进行止痛对症处理和临床观察[37]。如果患者术前存在后方骨赘，术中没有进行充分切除，这些骨赘就可能在术后导致椎管狭窄。冠状位、矢状位、轴位薄层重叠 CT 扫描 / 脊髓造影有助于评估病情。如果有椎管狭窄，且诊断性神经根注射可以缓解疼痛，则在注意保留小关节的情况下行椎间孔切开术是合理的。如果椎间盘的组织被推入椎管，则需将其切除。如果在置入假体的过程中将后方的骨皮质或终板推入椎管，而假体的位置良好稳定，则应该考虑行后路减压手术。

方案 3：假体下陷（图 20-1）

如果下陷程度较轻且没有进展，可以继续观察。如果下陷进行性加重且患者出现临床症状，则考虑行后路刚性内固定融合。如果患者没有症状但下陷进行性加重，可以考虑后路内固定融合以防止更严重的并发症及其后果。

术中假体位置不佳

如果假体放置的位置较差而且无法修正，应该将假体取出并改行融合术。同意进行 TDA 手术的患者术前也必须让其同意行融合术，以防出现 TDA 手术不能精确完成的情况。

向后移位（半脱位）

如果患者没有症状，假体没有松动、进行性移位和下陷，可以继续观察。如果患者没有症状，但假体有松动、进行性移位和下陷的表现，应该行后路刚性内固定融合。如果患者出现了神经症状而且假体移入椎管内，就应该行前路翻修手术。

前移位（图 20-2）

如果没有压迫血管，可以考虑行后路刚性内固定融合。一旦血管受到了压迫，就必须行前路翻修手术。

聚乙烯核或金属终板的脱位（图 20-11）

如果假体向前脱位，必须行前路手术将它取出。

松动（图 20-7）

除非假体的松动已经相当明显，否则是很难诊断的。但在某些病例中，冠状位、矢状位、轴位薄层重叠 CT 扫描（骨窗）可以显示骨 - 金属接合面。出现假体松动时可以行后路钢性内固定融合；但大多数作者报道这种治疗的成功率不足50%[6,7,30,38]。如果后路融合失败，则应该考虑行前路手术。

骨质溶解（图 20-8）

骨质溶解会在X线片上出现可疑征象，并且可以通过CT确诊。骨质溶解是由磨损碎屑引起的严重炎症反应所导致的，可以通过行前路假体取出及重建手术来治疗。

前路手术计划

由于脊柱前路手术较危险，尤其是翻修手术，故在术前制定避免出现问题并获得充分的手术暴露策略是十分有用的。首先，要讨论施行前路手术的步骤。其次，要考虑松解和处理瘢痕组织使用的材料和技术。再次，用于取出假体的技术和器械必须是成熟的、测试过的并已应用于临床。最后，考虑重建手术方法的选择。

为了保留解剖层次，需要考虑可选择的脊柱手术入路。首次行L5-S1节段前路手术，应该从右侧暴露，而不是左侧。这样可以保留腹膜后左侧解剖结构的完整性，可作为再次手术的入路（特别是对 L4-L5 节

段）。由于血管解剖的原因，从右侧无法暴露L5-S1以上的节段。当再次对L5-S1行暴露的时候，从对侧行暴露比从原切口再次暴露要容易。髂嵴上方的侧方腹膜后入路可用于髂嵴平面以上（通常为L4-L5及其以上）节段的手术，并且与下一代的TDA设计相适应。同样，L4-L5及其以上节段的带钉TDA假体可以通过侧方腹膜后入路进行翻修而不需要剥离周围的血管。

在再次行腰椎前路手术暴露的过程中，发生已知并发症的风险会增大，对此已经提出了一些指南。术前静脉造影可鉴别深静脉血栓（DVT），对有DVT的患者，术前需放置Greenfield型过滤器，以防止肺栓塞。术前通过股静脉插入球囊导管和控制出血的方法需谨慎采用。术前放置输尿管支架有助于在术中解剖分离和牵拉输尿管时鉴别并防止输尿管的损伤。还要准备自体血回输，以防出现失血过多。手术小组中最重要的成员是随时准备处理意外情况的血管外科医生。

已有明确有效的材料来防止腰椎前血管周围瘢痕形成。Peloza 等在狗模型试验中应用 MacroPore（PLLa）聚合物防止瘢痕的形成，使得施行翻修手术变得更为容易（MacroPore Biosurgery, San Diego, California）[39]。McAfee 和 Cunningham 使用猪小肠黏膜下层组织取得了同样的效果[40]。腰椎前路手术中可以考虑应用这些材料，使以后翻修手术的暴露更简单安全。

Blackhawk翻修系统是设计用来取出全椎间盘假体的一种通用型翻修系统。这一系统由多种大小和厚度的骨刀组成，用以在尽量减少骨质损失的前提下把金属与骨质分开。一个独特的抓取系统抓住假体表面的脊状突起，然后通过螺旋旋转机制产生巨大的拉力将假体取出（图20-14，20-15）。对于带钉假体，用一个撑开器撑开椎间隙，使聚乙烯核与金属终板脱离。一旦取出聚乙烯核，合金终板就可以利用骨刀取出（图 20-16）。

假体取出后，有多种重建方法可供选择。如果骨质保留完好，又没有骨质疏松的迹象，终板完整，仍然适合作TDA，那么可以再次行TDA[4]。如果有骨质破坏，终板受损，那么可以行前后联合入路内固定融合。对于那些下陷严重或有椎体骨折的病例，需要行椎体切除重建术。翻修选用何种假体，是否行植骨和融合，需要视各个患者的情况而定。

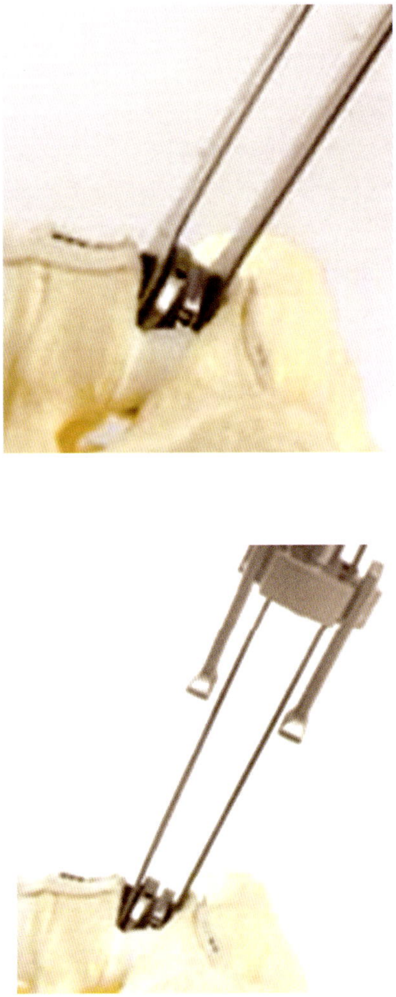
A

B

图 20-14 Blackhawk 通用型 TDA 取出系统，带突起人工椎间盘取出器（待续）。

小结

本章旨在帮助外科医生逻辑性评估 TDA 翻修术的患者。了解腰椎 TDA 手术适应证、禁忌证、假体设计的特点、术中易犯错误很重要，这有助于医生避免或处理并发症。一旦出现腰椎 TDA 失败，一个有经验的团队和采取综合治疗措施是获得安全、有效及成功的关键。

（莫建强　王根林译　杨惠林校）

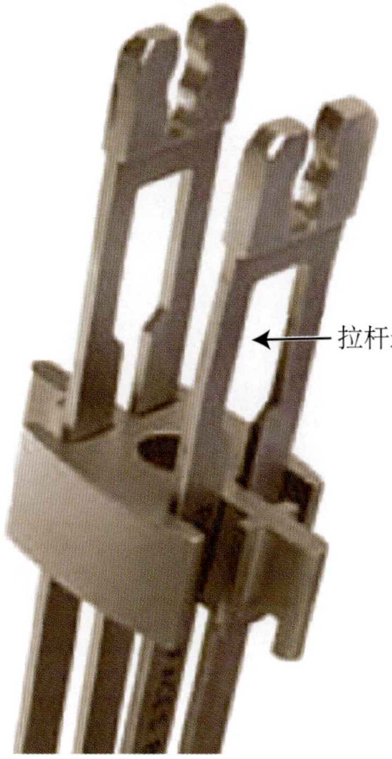

C

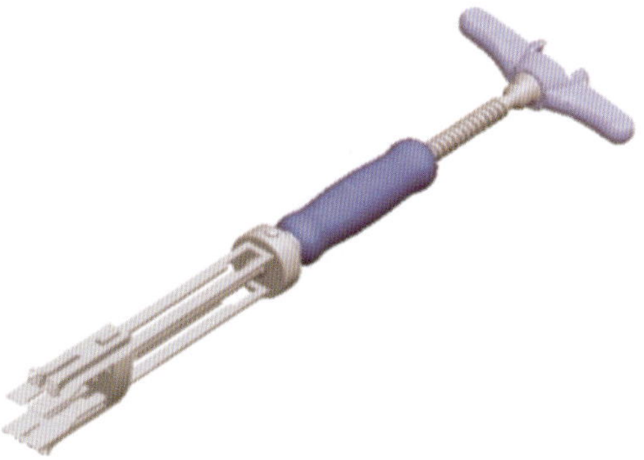

D

图 20-14（续） Blackhawk 通用型 TDA 取出系统；带突起人工椎间盘取出器。

带突起人工椎间盘取出技术

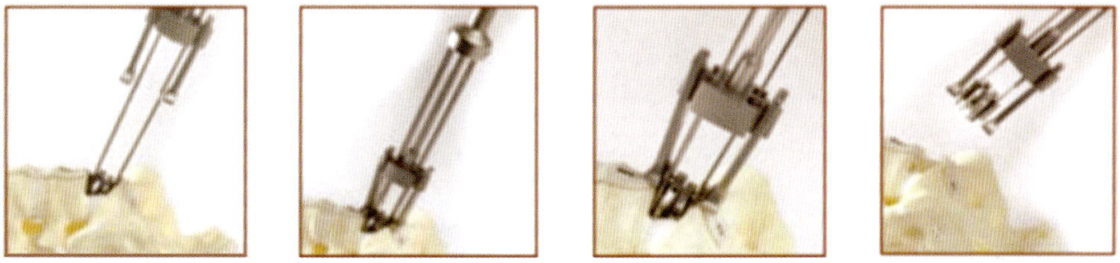

器械的斜面包绕接触假体的脊状突起

延伸器的臂向前伸向椎间隙

当延伸器的臂碰到椎体后，器械斜面和延伸器的部件将假体拉出椎间隙

从椎间隙中完全取出带突起的假体

图 20-15 Blackhawk 通用型 TDA 取出系统；带突起人工椎间盘取出器。

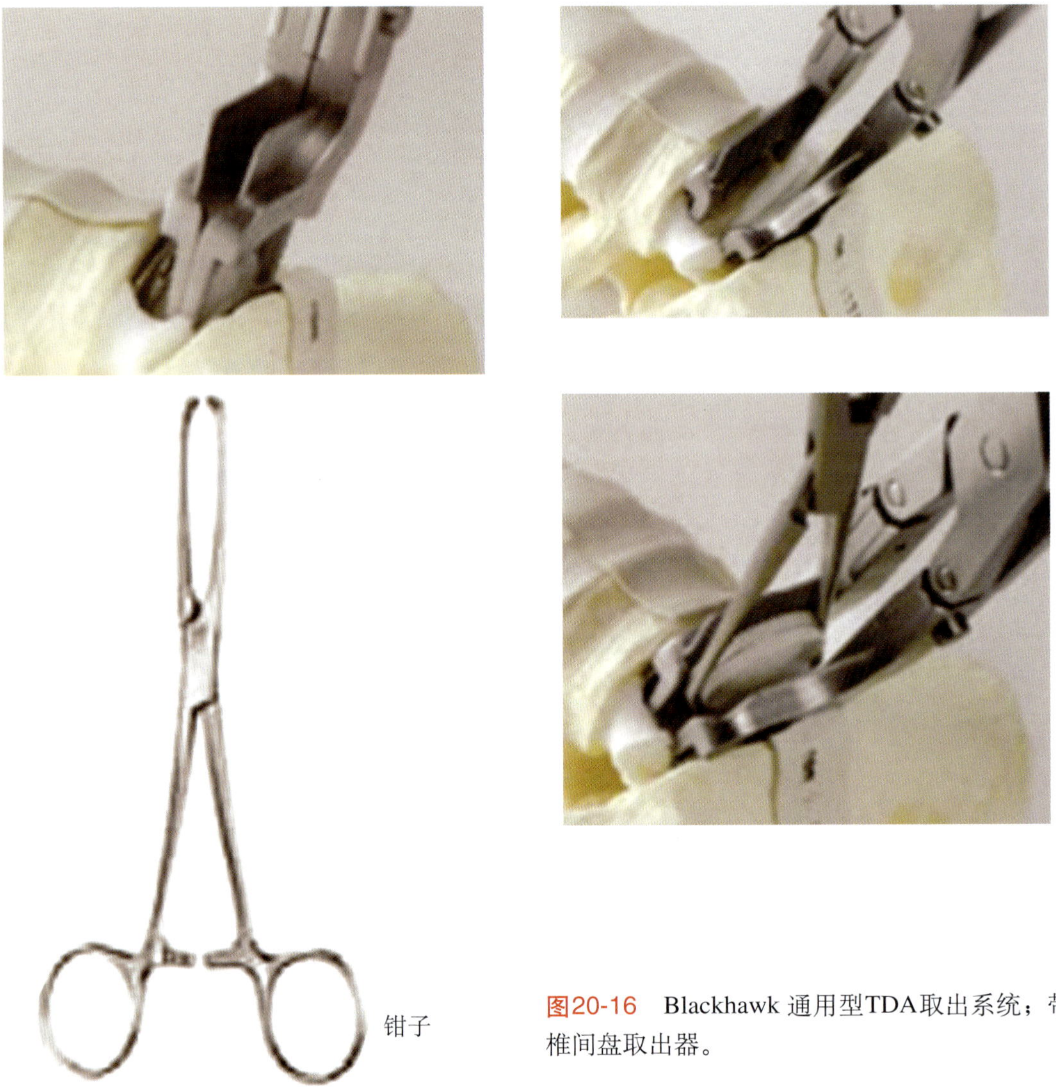

图20-16 Blackhawk 通用型TDA取出系统；带钉人工椎间盘取出器。

参考文献

1. U.S. Food and Drug Administration, Investigational Device Exemption. Inclusion criteria. Maverick™ total disc replacement pivotal study, IDE G010354.
2. McAfee PC. The indications for lumbar and cervical disc replacement. Spine J 2004;4(6 Suppl):177S-181S.
3. Panthria M, Sartoris DJ, Resnick D. Osteoarthritis of the facet joints: accuracy of oblique radiographic assessment. Radiology 1987;164;227-230.
4. McAfee PC. Revisability of the Charité™ artificial disc replacement-Analysis of 347 patients enrolled in the U.S. IDE study of the Charité™ Artificial Disc. Presented at the Fifth Annual Meeting of the Spinal Arthroplasty Society Meeting, May 4-7, 2005, New York.
5. Tropiano P. Strategy for lumbar total disc replacement revision and salvage. Presented at the Fifth Annual Meeting of the Spinal Arthroplasty Society Meeting, May 4-7, 2005, New York.
6. van Ooij A, Oner FC, Verbout AJ. Complications of artificial disc replacement: A report of twenty seven patients with the SB Charité™ disc. J Spinal Disorders Tech 2003;16(4):412-417.
7. van Ooij A. Complications of Charité™ disc prosthesis in fifty five patients. Presented at the North American Spine Society Meeting, October 2004, Chicago, IL.
8. Polly DW. Adapting innovative motion preserving technologies in spinal surgical practice: What should we expect to happen? Spine 2003;28(20):S104-S109.
9. Brau SA. Mini open approach to spine for anterior lumbar interbody fusion: Description of the procedure, results and complications. Spine 2003;2:215-223.

10. Calendrokio RA, Benton, BF. Anterior lumbar fusion. Clin Orthop Relat Res 1964;35:63-68.
11. Chow SP, Leong JC, Ma A, et al. Anterior spinal fusion for deranged lumbar intervertebral discs. Spine 1980;5:452-458.
12. Goldner JL, Rubaniak JR, McCollum DE. Anterior discus incision and interbody spinal fusion for chronic low back pain. Orthop Clin North Am 1971;2:543-568.
13. Watkins RM. Assessment of results and complications of anterior lumbar fusion. In Lynn PM, ed. Lumbar Interbody Fusion. Rockfield, MD: Aspen Publishers, 1989:163-169.
14. Stauffer RN, Coventry MB. Anterior interbody lumbar spine fusions: Analysis of Mayo Clinic series. J Bone Joint Surg Am 1972;54:756-768.
15. Flynn JC, Price CT. Sexual complications of anterior fusion of the lumbar spine. Spine 1984;9:489-492.
16. Kuslich SD, Olstrom CL, Griffin SL, et al. Bagby and Kuslich Method of lumbar interbody fusion: History, techniques and two year follow-up results of the United States Prospective multicenter trial. Spine 1998;23:1267-1278.
17. Humphries AW, Hawk WA, Berndt AL. Anterior interbody fusion for lumbar vertebra. Surg Clin North Am 1961;41:1685-1700.
18. Inoue SK, Wantanabe T, Hirose A, et al. Anterior discectomy and interbody fusion for lumbar disc herniations: A review of three hundred fifty cases. Clin Orthop Relat Res 1984;183:22-31.
19. McAfee PC, Cunningham BW, Orbegoso CM, et al. Analysis of porous ingrowth in intervertebral disc prosthesis: A non-human primate model. 2001 Moe Exhibit Award, Scoliosis Research Society. Spine 2003;28(4):332-340.
20. Cunningham BW. Basic scientific considerations in total disc arthroplasty. Spine J 2004;4(6 Suppl):219S-230S.
21. Hedman TP, Kostuik JP, Fernie GH, et al. Design of an intervertebral disc prosthesis. Spine 1991; 16(6 Suppl):S256-S260.
22. Kostuik JP. Intervertebral disc replacement-experimental study. Clin Orthop Relat Res 1997;(337):27-41.
23. Santos EG, Polly DW, Mehbod AA, et al. Disc arthroplasty: Lessons learned from total joint arthroplasty. Spine 2004;4(6 Suppl):182S-189S.
24. Matthews HH, LeHuec JC, Friesem T, et al. Design rationale and biomechanics of Maverick™ total disc arthroplasty with early clinical results. Spine 2004;15:268S-275S.
25. Kurtz SM, Peloza JH, Siskey R, et al. Analysis of retrieved polyethylene total disc replacement component. Spine J 2005;5:344-350.
26. Kurtz SM, McCombe P, Ciccarelli L, et al. In vivo wear mechanisms of a retrieved metal on metal total disc replacement. Presented at the Twelfth International Meeting on Advanced Spinal Techniques (IMAST), July 7-9, 2005, Banff, Alberta, Canada.
27. LeMaire JP, Shalli W, Alveste F, et al. Intervertebral disc prosthesis: Results and prospects for the year 2000. Clin Orthop Relat Res 1997;337:64-76.
28. Huang RC, Girardi FT, Cammisa FP, et al. The implications of constraint in lumbar total disc replacement. J Spinal Disord Tech 2003;16:412-417.
29. Dorris AP, Goel VK, Grosland NM, et al. Load sharing between anterior and posterior elements in the lumbar motion segment implanted with an artificial disc. Spine 2001;26:E122-E129.
30. Putzier M, Schneider SV, Disch AC, et al. Clinical and radiological results after artificial disc replacement: Seventeen year follow-up. Presented at Spine Week 2004: Combined Meeting of Leading Scientific Spine Societies, Porto, Portugal. May 30-June 04, 2004.
31. Heim S. Personal communication, April 2005.
32. Lumbar total disc replacement revision course, Memphis, Tennessee, April 2005.
33. Lumbar total disc arthroplasty revision course, Dallas, Texas, June 2005.
34. Bogduk N. Diagnosing lumbar zygapophyseal joint pain. Pain Med 2005;6(2):139-142.
35. Hooten WM, Martin DP, Huntoon MA. Radiofrequency neurotomy for low back pain: Evidence based procedural guidelines. Pain Med 2005;6(2):129-138.
36. Cunningham BW, Hu N, Beatson H, et al. Multidirectional flexibility properties of single versus multilevel Charité™ total disc arthroplasty-an emphasis on revision strategies. Presented at the Fifth Annual Meeting of the Spinal Arthroplasty Society, May 4-7, 2005, New York.
37. Dickerman R, Ziegler JE, Sachs B, et al. Stretch neuropraxia after anterior lumbar interbody fusion or artificial disc replacement: Incidence and prevention. Presented at the Fifth Annual Meeting of the Spinal Arthroplasty Society, May 4-7, 2005, New York.
38. Cinotti G, David T, Postacchini F. Results of disc prosthesis after a minimum follow-up period of 2 years. Spine 1996;21:995-1000.
39. Peloza JH, Dace M, Allard R, et al. Tissue adhesion prevention in lumbar artificial disc revision. Presented at World Spine III, August 2005, Rio de Janeiro, Brazil.
40. Cunningham BW, Berven S, Hu N, et al. An investigational study of porcine small intestine submucosa for anterior longitudinal ligament replacement and anti-adhesion following total disc arthroplasty: An in vivo non-human primate model. Presented at the Fifth Annual Meeting of the Spinal Arthroplasty Society, May 4-7, 2005, New York.

人工椎间盘假体取出分析

Steven M. Kurtz, PhD Philadelphia, Pennsylvania
André van Ooij, MD Maastricht, Netherlands
John Peloza, MD Frisco, Texas
Marta L. Villarraga, PhD Philadelphia, Pennsylvania

21

引言

对于晚期椎间盘退变性疾病来说，全椎间盘置换术（TDR）是一种很有前景的治疗方法。尽管如此，美国大约有9%的全椎间盘置换术在2年之内可能会需要再次手术和翻修[1]。对于患者来讲，人工椎间盘翻修不仅会给国家卫生保健系统增加经济负担，还与致残率及结局较差相关。因为预料在接下来的10年中，椎间盘置换手术将会大规模开展，因此翻修术也将急剧增加。无论对于个人还是社会，均有巨大动力去更好地了解并改进人工椎间盘的使用寿命。

通过对翻修手术中采集的人工椎间盘进行分析（即取出分析），可以解决与人工椎间盘关节成形术临床效果相关的一些重要但尚未解答的问题。随着新的生物材料和人工椎间盘设计的出现，对人工椎间盘的评价，不仅在引入临床前很重要，在植入身体后也同样重要。取出分析对于检验人工椎间盘和人工椎间盘材料在体内的性能都是必需的，但美国仅有有限的几个研究中心常规进行取出分析。在2000年1月10～12日，国立健康研究院（NIH）主持召开了一个技术评估大会，对植入医学装置研究面临的挑战和机会进行了评估[2]。NIH一致同意一项声明，“通过一次次面对失败，并学习成功经验，技术才能进步。研发移植装置的目的是通过改进植入物来缓解患者的痛苦。一个基本目的是要理解成功的植入物，并通过取出分析对失败予以评估。”最近，在2002年9月19～20日，生物材料和医学植入物科学（BMIS）统筹委员会召开了一个专题学术研讨会，题目为“医用植入物的信息、性能与政策”。该专题学术研讨会旨在评价联邦政府在获取和发布医学植入物数据以确保卫生保健安全过程中所发挥的作用。

在上述NIH发起的所有会议和学术专题研讨会中，达成了一个共同的主题，即目前临床和科研团体基于对取出的人工椎间盘假体部件的分析所得到的信息,去评价和验证人工椎间盘临床性能的这种需求尚未得到满足。在临床医学、法律责任和可用资金方面存在许多严重而令人生畏的障碍，是广泛而公认的限制取出分析的人工椎间盘库信息建立和持续发展的因素。当前，对于我们卫生保健系统来说，面临的现实问题是经济条件有限，因此脊柱植入物的研究仅限于大型科研型医院和教学研究院。对责任的担忧，不仅包括脊柱植入物的制造者，还包括手术医生，对于在地区或全国范围内进一步开展取出分析，造成了另一障碍。最后，取出分析相关成本并不小，为了创建和维护这一项目，建立人工椎间盘假体库所需的基础工作、收集人工椎间盘并编目录以及最后分析基于假设的研究的结果，均须包括在内。

本章阐述了全椎间盘关节成形术取出分析的应用和效用，这是翻修手术策略的主要组成部分。在我们研究院，2004年已经建立了全椎间盘置换的国际库。目前，我们的库对所有脊柱外科医生开放，致力于包含所有颈椎和腰椎植入假体类型。尽管全椎间盘置换有很多其他可选择的材料正在研究中，本章仅展示我们库中现有的许多金属-聚乙烯复合体和金属-金属复合体腰椎全椎间盘置换假体，其中有的已在美国核准使用，有的在不久的将来即将申请批准，因此，目前都是与临床最密切相关的。

本章的目的是向脊柱外科执业医生提供一个参考，用以建立他们自己的假体取出研究项目，并对他们自己的科研机构收集的假体进行取出研究。颈椎人工椎间盘尺寸较小，植入困难，这是与颈椎相关的独有问题，除此之外，分析椎间盘置换部件的方法在颈椎和腰椎都是通用的。基于此，既然公开发表的以颈椎[3]或腰椎[4,5]椎间盘置换部件取出结果为主题的文章非常有限，那么我们将本章范围仅限于取出的腰椎间盘置换术，在此基础上再去探讨脊柱人工椎间盘潜在的磨损机制。本章还只限于探讨取出假体部件，而不探讨假体周围组织。尽管对取出组织的分析也是一个重要主题，但不在本章讨论范围之内。

假体取出项目设计

一个假体取出项目是对单机构研究或多机构研究中假体进行采集和分析，或作为一个更为通用的取出的假体资源库而独立建立。当作为临床研究的一部分，建立假体取出项目时，应获得学院审查委员会（IRB）或相当机构的批准，同时，在适当的时候，每个参与研究的患者均应签署知情同意书。临床研究型设计更优，因为这样作为研究的一部分，就可以收集和分析详细的临床信息，包括受保护的健康信息。

作为一个正规的多机构临床研究，管理这种假体取出项目的相关后期困难相当大，不可低估。在这种情况下，假体取出分析中心和参与的假体取出收集中心必须得到IRB的批准。在假体取出收集中心的患者不仅应该同意外部研究人员在研究过程中对其受保护的健康信息进行审查，还应同意外部科研机构对其假体进行研究。

假使能够克服这些管理上的障碍，一个多机构假体取出项目还应有效建立一个资源库。当将要回收的假体资源未知，全面收集患者受保护的健康信息并不是必需的时，选择设计一个资源库是很有吸引力的。假体回收的资源库可以包括假体、组织和不包含标识符的患者数据。假体中心的项目必须得到IRB批准，但是由于假体被归类为可以丢弃的组织，并且没有受保护的患者标识被收集，所以知情同意并不是必需的。这种类型的项目中最典型的就是血库。基于以上原因，我们的全椎间盘关节成形术假体取出项目已经采用了这种资源库模型。

建立假体取出项目时，实际还需考虑一些额外的具体事项，包括收集这些取出假体的原料和把这些原料转运到中心进行分析的协议。因为回收的假体和组织被认为是具有传染性的生物危害物，将这些材料从一个收集中心航运到分析实验室时，必须遵守国家相应规定和国际规则。市场上可以买到用于包装这些传染性材料的包装盒（例如SAF-T-PAK有限公司，Edonton，加拿大）。另外，可以定制回收采集盒，以满足一些回收项目的特殊需要，当然也需要遵守相关规定。

处理人工椎间盘假体部件时，应采取标准预防措施，直至完成清洗流程。在我们中心，由钛合金、钴铬合金和聚乙烯制成的假体，需要放在肥皂和去离子水中超声清洗，冲洗，并使用10%的漂白水消毒。对于不锈钢假体，我们省略了漂白水清洗，因为漂白水对这些合金具有潜在的腐蚀性。我们科研机构假体取出项目所属的工作人员已经完成了生物危害安全的培训。处理这些回收的植入物和软组织的其他指导可依据在美国材料测试学会（American Society for Testing and Materials，ASTM）标准F561-05，名为“医学设备及相关组织和液体取出和研究的实践标准”。

实际上，对所回收假体和组织进行分析，可采用的测试方法很广泛，这些方法在ASTM标准F561中有很全面的描述。ASTM标准F561为回收的金属、聚合物和陶瓷材料植入物和组织的分析提供了指导。本章不对该标准进行详细总结，但在随后节段中我们将重点讲述一些特殊测试方法，这些方法已经证实对于回收的金属 - 聚乙烯复合物和金属 - 金属复合物椎间盘假体的特性分析特别有帮助。

磨损与损伤评估

取出的人工椎间盘假体可能发生肉眼看不见的磨损与损伤，因此有必要用显微镜来鉴定损伤的模式。能够放大 10 ~ 40 倍的光学立体显微镜足以确定取出的人工椎间盘假体的磨损部位，采用能够放大5000倍以上的扫描电镜有助于对磨损表面进行分析。除了光学显微镜和扫描电镜，我们在过去有关取出的人工椎间盘假体部件磨损研究中，已经证实显微 CT 和白光干涉测量法是另外两种特别有用的方法[4,6]。本节重点讲述这些椎间盘磨损评估的新方法。

显微 CT 分析

我们已经利用显微CT对回收的聚乙烯全椎间盘置换部件的表面、内部空隙及裂隙进行了无损害性检测[4]。钴铬合金组件根据其厚度不同，会在显微CT上产生实质性伪像。例如 Charité™（DePuy Spine, Raynham, Massachusetts）设计的 X 线金属标记线，会在显微 CT 中产生伪像，致使判断几何边缘更为复杂。在用显微 CT 对 Charité™ 设计的边缘磨损进行分析前，我们发现去掉金属标记线，会有所帮助。金属标记线的伪像不会延伸到植入物的中心部分，因此，如果分析范围只局限于圆顶磨损，就没有必要去掉金属标记线。聚乙烯组件因不含金属标记线（例如 the ProDisc®, Synthes, Paoli, Pennsylvania），不存在显微 CT 伪像的问题。

在我们研究院，我们利用商业显微CT机（μCT80, Scanco Medical AG, Bassendorf, Switzerland）以 18 微米三维像素分辨率对聚乙烯人工椎间盘假体部件进行扫描[4]。利用组件的三维重建并获取组件二维截面来评价表面、全层以及内部出现的裂缝。先前我们观察到了平行于组件中心对称面的横向裂缝轨迹（图 21-1A）。我们还观察到组件边缘的凹陷结构，此处的中心球形部分被局部平坦的边缘所分割（图 21-1B）。这些小凹位于组件外侧和后方的周边。在移除聚乙烯假体时，我们可用显微CT鉴别表面损伤和医源性损伤。

就像我们之前所讨论的，当遇到金属组件时会出现衰减的伪像，因此显微 CT 仅对全椎间盘置换术取出的聚乙烯组件有用。为了测量金属组件的大体几何表面，研究人员可采用同样的测量仪器、激光轮廓分析仪以及光学轮廓分析仪等工具。为了测量植入物表面的微观变化，可应用白光干涉测量法。就像我们之后要讨论的，干涉测量对于椎间盘置换的聚乙烯组件和金属组件均适用。

白光干涉测量法

在我们研究室，我们也依靠白光干涉测量法来分析回收的人工椎间盘假体组件表面形态学特征。白光干涉测量法，通过与参比光束进行比较，来测量特定视野范围内组件反射回来的白光的干涉，从而检测纳米范围内的表面高度变化。在我们研究室，我们利用一种安装了先进纹理分析软件的 NewView 5000（Zygo, Middlefield, Connecticut）[4]，已经成功分析出

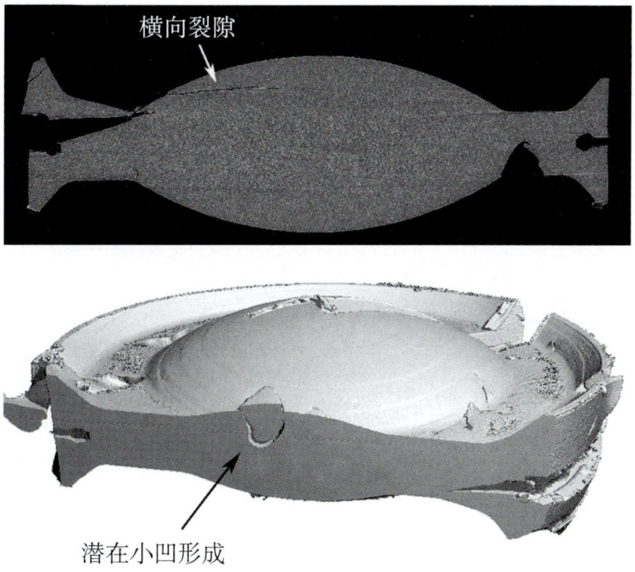

图 21-1　在人体植入 2.9 年后取出的聚乙烯人工椎间盘假体组件的显微CT图片。A. 二维切片显示横向裂隙。B. 三维重建图片显示潜在的小凹陷的形成。

人工椎间盘假体的聚乙烯及钴铬合金组件表面磨损。我们在一个回收的组件上磨损及未磨损区域各选取5 ~ 10个正方形样本（典型0.54 mm × 0.72mm），以获得具有代表性的局部图像。

图21-2显示了从回收的聚乙烯椎间盘置换组件上磨损及未磨损区域获取的表面局部图像。未磨损的聚乙烯表面以几微米的振幅顺次产生加工标志（图21-2A）。初期，粘连性磨损/研磨性磨损的微观证据是探测到标志的腐蚀、移失，并存在细微的划痕（图21-2B）。

图21-3显示了回收的人工椎间盘假体的钴铬合金表面局部形态。未磨损的钴铬表面除了在工业制造过程抛光阶段产生的微小划痕外，相对较平坦，没有特征（图21-3A）。在磨损区域，钴铬表面镜下有局限性划痕，其划痕长度在特征性范围内，一般要大于抛光时残留的划痕特色（图21-3B）。

如图21-2和21-3所示，利用白光干涉测定法获得的表面特征，为全椎间盘置换磨损机制提供了较为有用的资料。另外，通过对表面数据进行量化分析，与刚制造的组件比较，就可以定量分析粗糙度和起伏度，因此可以洞察体内植入物表面的变化程度[7-9]。最终，通过该采用植入物表面定量测量，在体外及计算机模型上模拟体内的磨损过程。

磨损及损伤机制

如前所述，为了在大的关节置换组件上发现是否存在典型损伤（例如磨光、磨损、划痕、点蚀、塑性变形、骨折、疲劳磨损以及埋入的碎屑），无论是金属-聚乙烯，还是金属-金属，对回收的人工椎间盘假体组件均应在肉眼和显微镜下评估损伤机制。已经有彻底、详尽的专门书籍阐述磨损及磨损机制这个问题[10]，故本章不再详述。另外，关于回收组件分析通用指南，也已总结于ASTM标准F561附件中。

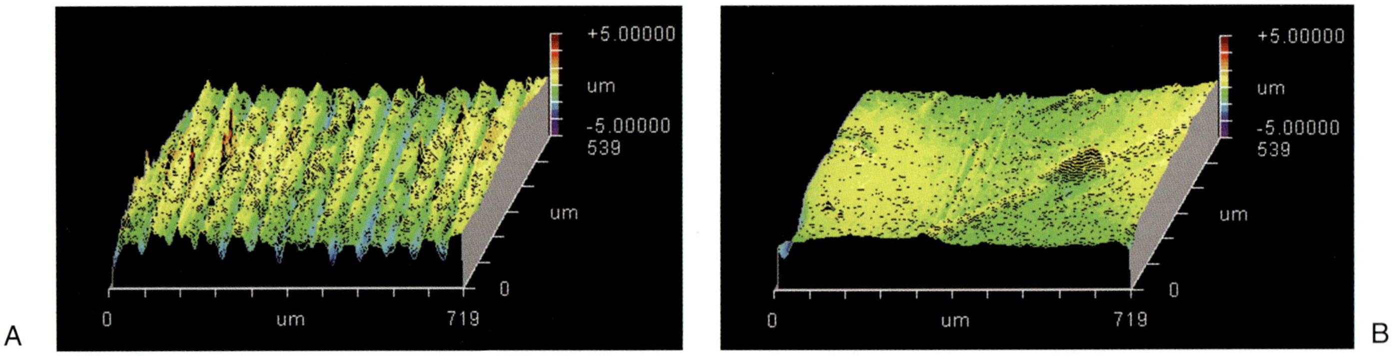

图21-2　在人体内植入11年后取出的聚乙烯人工椎间盘假体组件的三维表面轮廓。A. 新鲜表面有机械加工痕迹；B. 磨损表面有多方向的擦痕和侵蚀的机械痕迹。

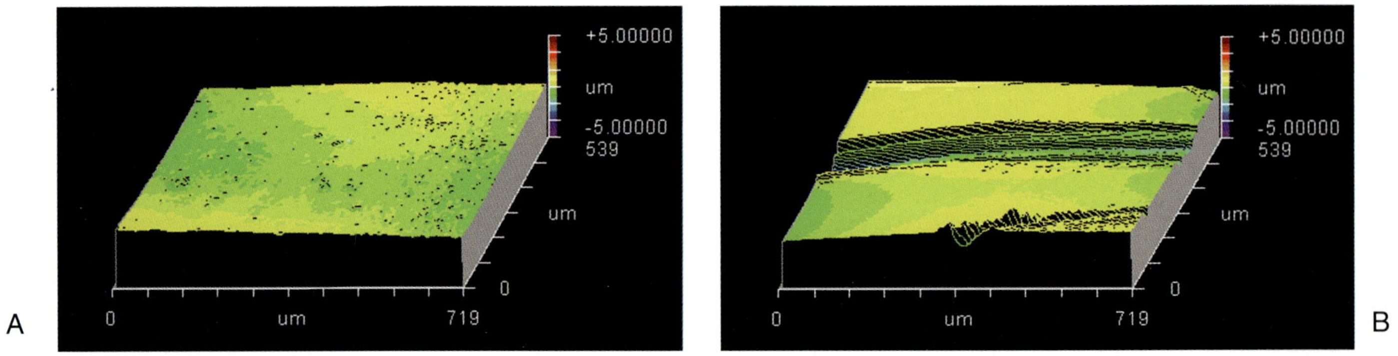

图21-3　在人体内植入不到1年取出的金属-金属人工椎间盘假体组件的三维外观轮廓。A. 平滑的未磨损表面；B.在磨损区域显微镜可见的擦痕。

因此，本部分只是给外科医生提供一个在检查回收的人工椎间盘假体组件时有可能遇到的关于磨损及疲劳损伤模式的简要概括。

研磨磨损与划痕

研磨磨损的证据是出现划痕，这对于人工椎间盘假体金属组件和聚乙烯组件都很常见。磨损有可能是肉眼可见的，也有可能接近肉眼可见，还有可能只能在显微镜下才看得到。当一个植入物镜下表面不规则（亦指“粗糙界面”），擦刮对应的接触面时，就发生了研磨磨损。当金属对聚乙烯时，粗糙的金属植入物则擦磨相对柔软的聚乙烯截面。而在钴铬金属对金属的人工椎间盘假体，较为坚硬的粗糙面，例如碳化物，擦磨相对柔软的钴合金基质，就产生了研磨磨损（图 21-4）。

无论从肉眼上还是微观上，通过对回收物组件划痕式样的分析，可以为判断体内接触面的运动模式提供线索。显微镜下在全椎间盘置换的聚乙烯（图21-5）圆顶处观察到的多向划痕以及十字形划痕，同先前对回收的髋关节置换组件显微镜下观察到的磨损机制一致[11,12]。对比两相反负重面的相应损伤区域，可以进一步推断二者接触时组件的运动方向。

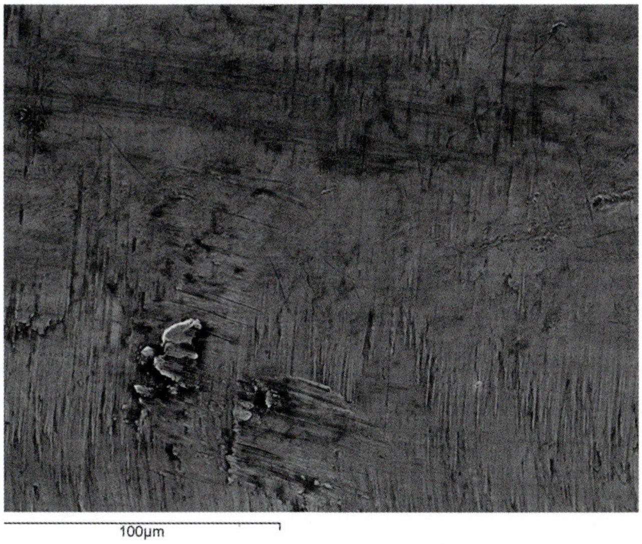

图21-4　取出的金属对金属人工椎间盘假体组件（在体内不到1年）的磨损和显微镜下可见的划痕。这些显微镜下可见的划痕是用电子显微镜（500 倍放大率）在上位组件边缘附件的一个局限性接触区域扫描到的。

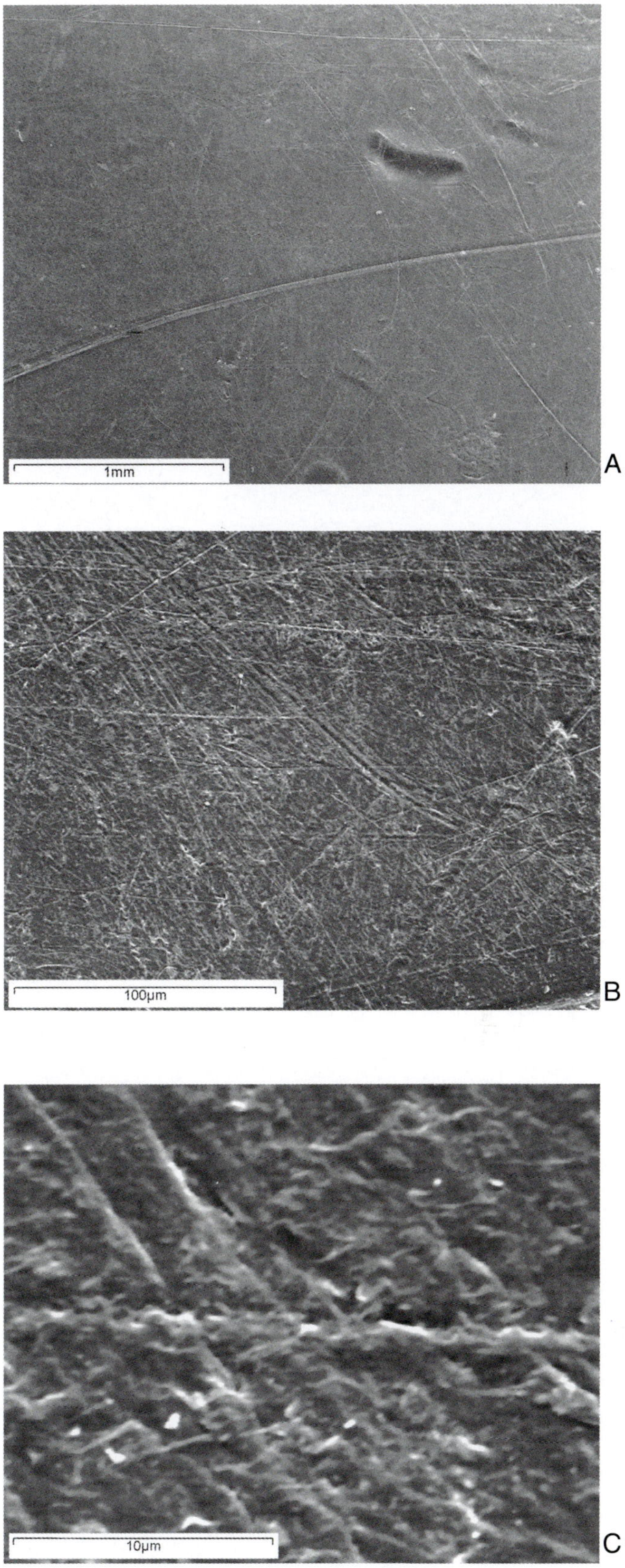

图 21-5　在取出的聚乙烯人工椎间盘假体组件（在体内 9.2 年）圆顶中央区域粘着物或磨损的在扫描电镜图像。放大率，A．40 倍；B．500 倍；C．5000 倍。

抛光

作为聚乙烯人工椎间盘组件典型的处理方法，抛光可以使聚乙烯表面更加光滑、有光泽（图 21-6）。在微观范围内，抛光与粘连磨损机制相关，当与对应的金属面相粘连附着时，聚乙烯表面就会出现磨损。图 21-5 显示了回收的全椎间盘置换组件抛光区域磨损的高倍放大图像，图标显示了划痕的迹象，表明关节面间存在磨损。因此，就像在全关节置换中一样，金属对聚乙烯关节的主要磨损机制被认为是粘连和摩擦共同作用造成的[11,12]。

聚乙烯回收物的抛光区在适当光线条件下通过肉眼即可评估（图 21-6）。相反，从体内取出的金属组件的负重面则是高度光滑的。因此，体内抛光的金属对金属椎间盘置换磨损，如果不使用电镜扫描的话是很难分辨出的。

表面形变

表面形变有时全椎间盘置换组件的塑性变形或蠕变，与外形及几何形状的持久改变相对应，而无金属材料的损失。尽管表面形变并不被认为是一种磨损机制，但它确实代表了一种不良的损伤模式。当组件的几何持久变形影响了组件在体内的功能或运动学，表面形变被认为是植入物失败的一种模式。

肉眼可见的大体表面变形，迄今为止已经在回收的全椎间盘置换聚乙烯组件边缘观察到。图21-6显示了较薄的聚乙烯边缘的持久形变同样与抛光有关，是由于金属终板的冲击引起。另一方面，已经在显微镜下水平观察到金属对金属椎间盘置换组件的表面形变，一般只能通过扫描电镜高倍放大才能观察到。

疲劳磨损及骨折

疲劳磨损及骨折，尤其是人得工椎间盘假体聚乙烯部件边缘部位（图21-1），是值得注意的问题。David 曾经报道过 1 例，经过体内置换 9.5 年后，椎间盘的整个边缘从中心中央体上发生骨折[5]。此例边缘骨折归因于椎间盘经空气 γ 射线消毒，从而造成严重氧化降解。

在Charité™设计中，疲劳相关边缘损伤的严重性及临床表现变异较大，从全层边缘骨折（图 21-7）到较良性的放射状裂纹（图 21-8）。在我们对 Charité™ 的取出研究中，在检查的 11 例植入物中，迄今有 6 例发生了放射性裂痕[6]。同样，11 例中有 4 例发生了横向裂痕[13]。在大多数病例中，疲劳骨折与金属终板的冲击相关。

人工椎间盘假体疲劳磨损以及骨折的病因学和发生率至今仍然未知，因为在一种独特设计下骨折机制

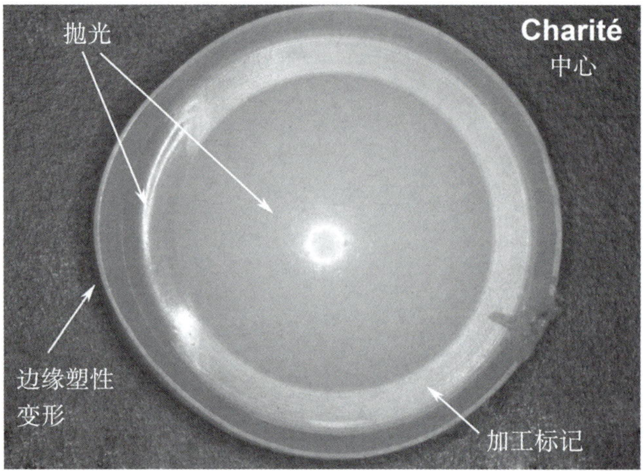

图21-6　植入人体内4年的聚乙烯人工椎间盘假体组件的磨光和塑性变形。边缘的抛光区呈光滑的高亮区，与边缘区相反，此处加工痕迹仍然清晰可见。边缘塑性变形是由金属终板冲击所致。

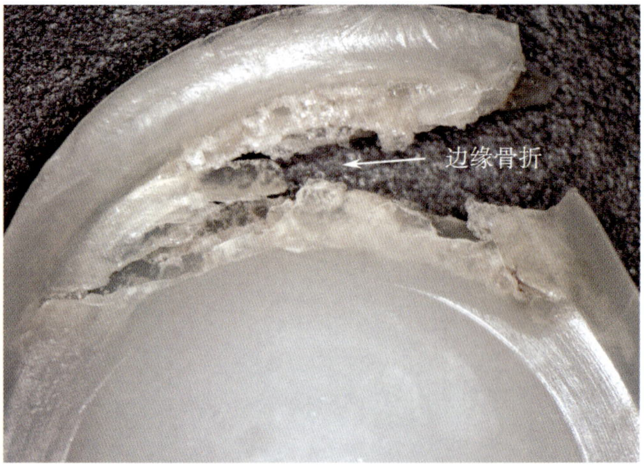

图21-7　在人体内6.5年后取出的Charité™（DePuy Spine, Raynham,Massachusetts）人工椎间盘假体组件的全层边缘骨折。

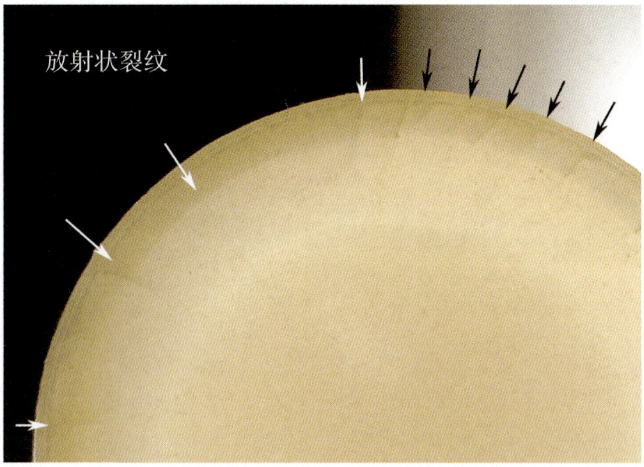

图 21-8　人体植入 11 年的 Charité™（DePuy Spine, Raynham, Massachusetts）人工椎间盘假体组件的放射状裂纹。

逐渐进展，要表现出临床症状需要很多年。空气中或低氧状态下 γ 射线消毒对椎间盘假体骨折机制的作用更是未知。我们的实验室正在对这些课题进行研究。

文献中也没有金属对金属椎间盘置换组件发生骨折的报道。当今髋关节假体金属对金属负重面也同样不用担心植入物的骨折。

嵌入碎屑

对于椎间盘置换，嵌入碎屑是一个不常见但值得注意的损伤机制。迄今为止，我们只发现了1例嵌入碎屑，折断的X线金属标记线被包埋在了金属终板和边缘之间（图 21-9）。至今，这一磨损方式的临床意义还不知晓。在大的全关节置换中，嵌入碎屑是金属部件变粗糙的潜在因素，能够加快磨损。在图 21-9 中，这种碎屑磨损机制不明显，似乎较为稳定，只导致了金属终板微小的切迹。因此，必须加大回收的样本量，从而更好地理解全椎间盘置换中嵌入碎屑的发生率和临床意义。尽管金属表面在理论上容易被嵌入的碎屑磨损，包括全关节置换时骨水泥造成的第三体擦伤，至今为止还没有金属对金属椎间盘假体发生第三体磨损的文献报道。

体内的化学变化

尽管磨损及损伤机制与特性是回收分析研究的最主要目的之一，但无论植入物是由聚乙烯、金属或陶瓷组成，研究生物环境是否导致植入物材料发生任何长期化学变化也同样重要。对于聚乙烯部件，体内的氧化作用可能是人工椎间盘长期损伤的潜在机制[4]。然而，体内植入物化学变化是偶然发生的，与临床性能无关。以髋臼聚乙烯假体为例，体内置换10年后，已经观察到边缘严重氧化[14]，但其临床相关性仍不明，因为这些植入物边缘通常并不以关节连接。已经在体内发现了人工椎间盘假体聚乙烯组件的边缘失

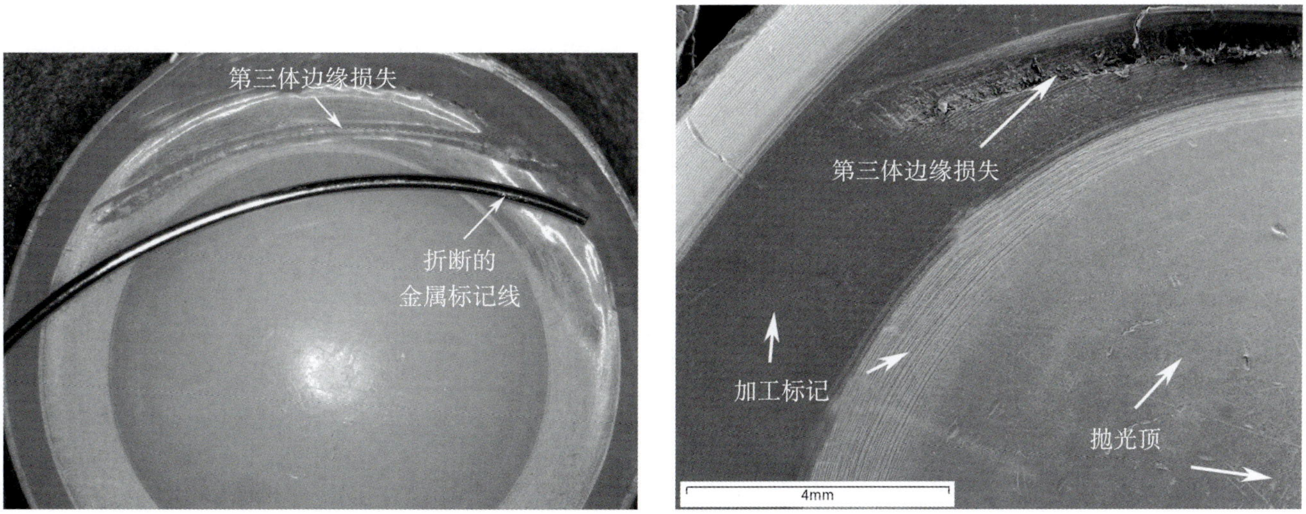

图21-9　在人体内12.7年后由于嵌入的金属标记线折断造成的边缘破坏。A. 聚乙烯假体中心和折断的金属标记线的光学显微照片；B. 扫描电子显微镜下第三体对聚乙烯假体边缘的破坏。

效[6]，但氧化作用是否是导致所有这些病例的驱动机制，或单独金属终板的冲击是否足以导致这些临床出现的骨折类型，还不为人知。

金属部件在体内也可能发生化学变化。在钴铬合金制造的金属对金属髋关节植入物，磨损产生的化学沉淀物已经在回收假体表面发现[15]。这些烟色或者混浊的碳氧丰富表面层有益于关节液，而关节液融合于关节的负重面。这一生物薄膜被认为为关节表面提供了固体润滑剂，从而产生积极效果。我们在回收的钴铬合金金属对金属人工椎间盘组件上已经观察到同样的生物薄膜（图 21-10），提示有可能发生类似机制。

用来评价人工椎间盘假体聚乙烯及金属部件化学变化的技术已经充分确立并发展，范围较广。ASTM 提供了一个综合目录。对于聚乙烯部件，首选方法包括利用差示扫描量热法对晶质内容物的特性进行鉴定，利用傅里叶变换红外光谱法测量氧化值，利用小型冲压实验测量机械性能（ASTM F2183-02）。在先前人工椎间盘假体聚乙烯组件的案例研究中，傅里叶变换红外光谱法和小型冲压实验均已成功应用[4,5]。

对于金属部件，利用电子分散X线广谱学联合扫描电子显微镜来鉴定合金及生物表面层的化学成分非常有效。就像我们之前提到的，我们已经成功应用电子分散 X 线广谱学对回收的钴铬合金制造的金属对金属人工椎间盘假体表面生物薄膜进行了分析13。通过使用这些电子分散X线广谱学分析，我们已经可以证实富有碳和氧的化学摩擦效应能够发生于脊柱关节金属对金属表面的凸面或凹面。为了确定钴铬合金部件以及不锈钢或金属对陶瓷椎间盘的生物薄膜发生率，有必要加大回收假体的样本量进行进一步研究。

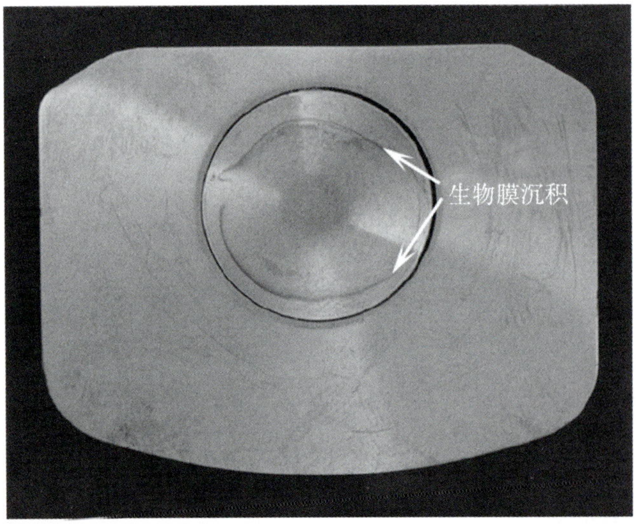

图 21-10　在人体内少于 1 年取出的铬钴合金金属对金属人工椎间盘假体组件表面化学沉淀物。所示为上部（凹面）组件。

小结和结论

本章总结了全椎间盘置换假体取出研究的组织和管理。全椎间盘置换假体的取出分析仍然处于初级阶段，但是已经发现膝关节和髋关节成形术的大多数特性分析技术对于全椎间盘置换仍然适用。我们寻求国际脊柱团体的帮助，希望可以收集并保存椎间盘置换的取出假体，以利于这一领域急切需要的研究的开展，为今后希望保留活动功能的患者造福。

（周立金译　海涌校）

参考文献

1. McAfee P, Geisler F, Saiedy S, et al. Revisability of the Charité artificial disc replacement-Analysis of 347 patients enrolled in the US IDE study of the Charité artificial disc. Presented at the Fifth Annual Meeting of the Spine Arthroplasty Society, May 4-7 2005, New York.
2. NIH Consensus statement. Improving medical implant performance through retrieval information: Challenges and opportunities. National Institutes of Health Technology Assessment Conference, 2000.
3. Anderson PA, Rouleau JP, Bryan VE, Carlson CS. Wear analysis of the Bryan Cervical Disc prosthesis. Spine 2003;28:S186-S194.
4. Kurtz SM, Peloza J, Siskey R, Villarraga ML. Analysis of a retrieved polyethylene total disc replacement component. Spine J 2005;5:344-350.
5. David T. Revision of a Charite artificial disc 9.5 years in vivo to a new Charite artificial disc: case report and explant analysis. Eur Spine J 2005;14:507-511.
6. Kurtz SM, van Ooij A, Peloza J, et al. Polyethylene wear analysis of retrieved total disc arthroplasty. Presented at the 12th International Meeting on Advanced Spine Techniques (IMAST), July 7-9, 2005, Banff, Alberta, Canada.

7. Kurtz SM, Muhlstein C, Edidin AA. Surface morphology and wear mechanisms of four clinically relevant biomaterials after hip simulator testing. J Biomed Mater Res 2000;52:447-459.
8. Kurtz SM, Turner JL, Herr M, Edidin AA. Deconvolution of surface topology for quantification of initial wear in highly cross-linked acetabular components for THA. J Biomed Mater Res 2002;63:492-500.
9. Kurtz SM, Turner J, Herr M, et al. Assessment of surface roughness and waviness using white light interferometry for short-term implanted, highly crosslinked acetabular components. In Kurtz SM, Gsell R, Martell J, eds. Highly Crosslinked and Thermally Treated Ultra-High Molecular Weight Polyethylene for Joint Replacements. West Conshohocken, PA: American Society for Testing and Materials, 2004, ASTM STP 1445.
10. Bhushan B. Principles and Applications of Tribology. New York: Wiley, 1999.
11. McKellop HA, Campbell P, Park SH, et al. The origin of submicron polyethylene wear debris in total hip arthroplasty. Clin Orthop Relat Res 1995;311:3-20.
12. Wang A, Essner A, Polineni VK, et al. Lubrication and wear of ultra-high molecular weight polyethylene in total joint replacements. Tribology International 1998;31:17-33.
13. Kurtz SM, McCombe P, Ciccarelli L, et al. In vivo wear mechanisms of a retrieved metal-on-metal total disc replacement. Presented at the 12th International Meeting on Advanced Spine Techniques (IMAST), July 7-9 2005, Banff, Alberta, Canada.
14. Kurtz SM, Rimnac CM, Hozack WJ, et al. In vivo degradation of polyethylene liners after gamma sterilization in air. J Bone Joint Surg Am 2005; 87-A:815-823.
15. Buscher R, Tager G, Dudzinski W, et al. Subsurface microstructure of metal-on-metal hip joints and its relationship to wear particle generation. J Biomed Mater Res B Appl Biomater 2005;72B:206-214.